JN206320

クイズで学ぶ口腔疾患123

編集委員
山城正司
NTT東日本関東病院　歯科口腔外科

Do/診断力てすと❺

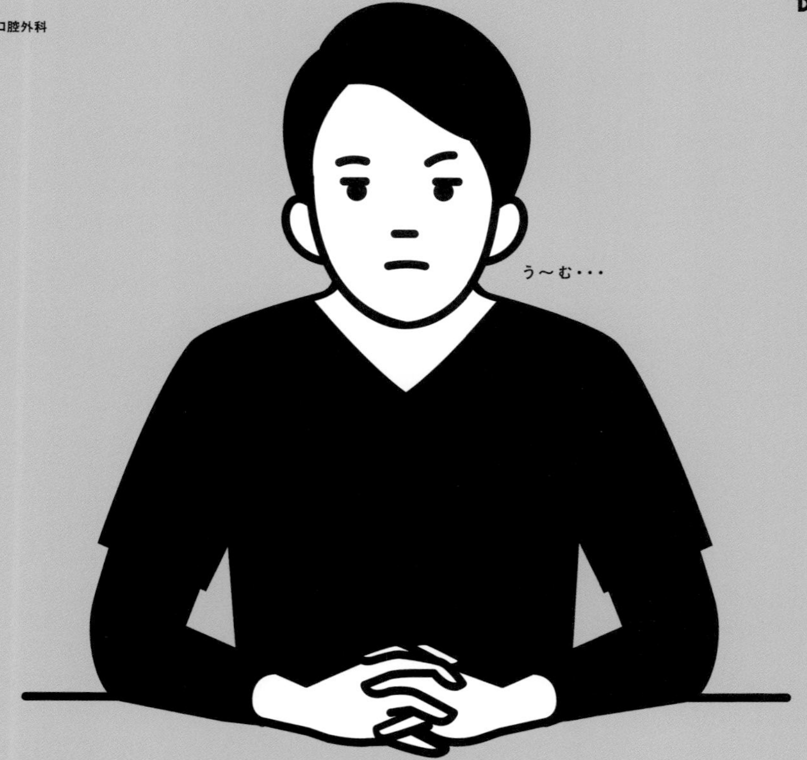

刊行にあたって

歯科医師は歯や歯周組織だけでなく、口腔の専門家であるべきと考えている。それは、少子高齢化とともに疾病構造が変化してきた時代の要求でもある。しかし、口腔の異常を示す疾患は多岐にわたり、全身疾患の一症状であることも多く、習熟には膨大な知識が必要であるが、厚い教科書を見るとうんざりしてしまう方も多いであろう。口腔粘膜疾患、口腔腫瘍などの口腔疾患に苦手意識をもつ開業歯科医師の気持ちもわかる。

私は口腔外科専門医として30年以上、診療に携わっている。その多くは問診や臨床所見ですぐに診断がつくが、未だに、なかなか診断がつかないことも珍しくない。長年やっていて、口腔疾患の診断は難しいと感じる一方、語弊があるかもしれないが、奥が深く「口腔疾患は面白い」と感じる。

本書には、頻出する疾患、稀だが重要な疾患、見過ごされがちな疾患など、さまざまな症例がそろっている。重要なのは正解することではなく、診断までのプロセスと、どうやって診断を進めていくのかを考えることである。実臨床でわからないまま漫然と放置して悪化させるような事態は避けたい。見逃してはならない疾患の代表は、口腔がん、造血器腫瘍などの悪性疾患であろう。前文では答えは明かせないが、今回、症状ごとに分類して改めて「ある症状」が悪性疾患のRed Flag Signとして有名であると再認識させられた。それが何かは読めばわかると思う。

本書に収載された123症例には、執筆した臨床医の想いが詰まっている。自身が経験した症例はなかなか忘れないが、臨床医一人が経験できる患者や症例は限られている。味気ない教科書を読むよりも、本書のような症例集を、自分が担当医になったつもりで目の前に患者を思い浮かべながら、推理して診断するほうがはるかに身になるはずだ。

患者が口腔の問題を訴えて来院したとき、本書がそれを解決するヒントとなり、読者と患者の助けになれば幸いである。

2019年１月

山城正司

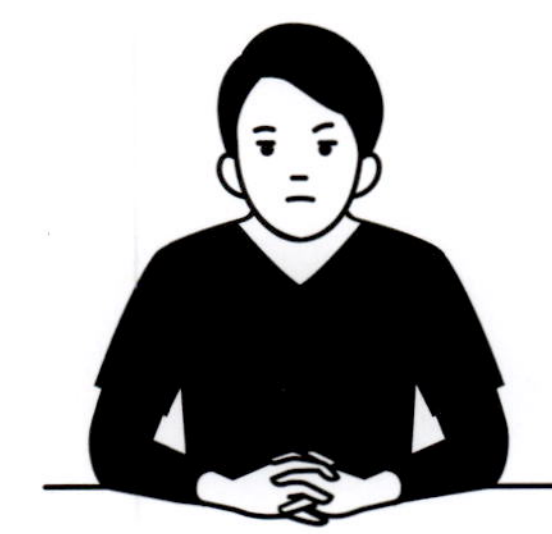

クイズで学ぶ口腔疾患

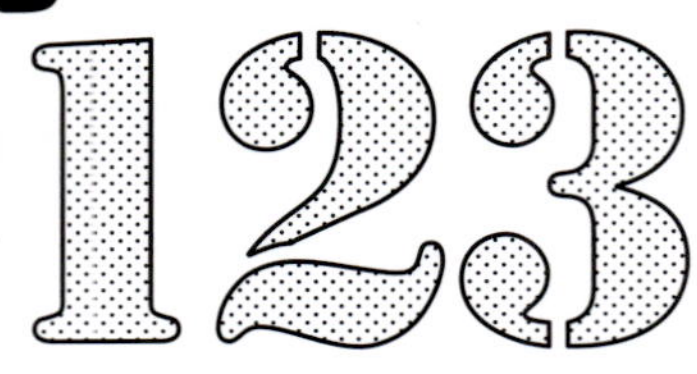

DQ診断力てすと⑤

歯・歯肉の異常

Q.001 先生、前歯の大きさが違います 日髙 聖 …009
Q.002 家族性に出現する歯の形成障害 日髙 聖 …011
Q.003 全顎的な歯肉腫脹 二宮雅美 永田俊彦 …013
Q.004 下顎前歯部の動揺 二宮雅美 永田俊彦 …015
Q.005 全顎的な歯肉のびらん・接触痛 二宮雅美 永田俊彦 …017
Q.006 歯根側面に認められたX線透過像 二宮雅美 湯本浩通 …019
Q.007 上顎歯肉の腫脹 蛇川東嗣 近津大地 …021
Q.008 無歯顎堤の下顎歯肉の腫瘤 尾木秀直 …023
Q.009 歯肉の腫瘤 柳澤高道 …025
Q.010 右上顎前歯部の無痛性腫脹 奥山秀樹 土屋沙枝子 中西義崇 …027
Q.011 過剰埋伏歯による永久歯萌出遅延 吉村仁志 佐野和生 …029
Q.012 歯肉が繰り返し腫れてすっきりしない 吉峰正彌 鴨井久博 …031

舌の異常

Q.013 舌の潰瘍 石井純一 八木原一博 …033
Q.014 舌縁部の発赤 石橋浩晃 …035
Q.015 舌辺縁部の不整白色病変 小笠原健文 …037
Q.016 右側舌背部の無痛性腫脹 長谷剛志 …039
Q.017 舌根部の腫瘤 中村友保 …041
Q.018 左側舌背部の無痛性の腫瘤 竹内純一郎 古森孝英 …043
Q.019 舌縁部の表面不整な腫瘤 尾木秀直 …045
Q.020 舌根部の腫瘤 中松耕治 …047
Q.021 舌の有茎性病変 山﨑浩史 小嶋玲奈 …049
Q.022 ときどき、舌が腫れて痛い 加納欣德 山本知由 …051
Q.023 舌がんの術後病変 兵東 巖 …053

口底の異常

Q.024　口底の腫れ　助川由佳　管野貴浩　古木良彦　…055

Q.025　右口底部の潰瘍　栗田 浩　宮下みどり　…057

Q.026　口腔内の潰瘍性病変　山川延宏　桐田忠昭　…059

Q.027　口底、オトガイ下の腫瘤　石井純一　…061

Q.028　口底部の腫脹　窪田泰孝　…063

Q.029　口底の腫脹と疼痛　髙後友之　山下徹郎　…065

Q.030　口底の腫瘤　谷池直樹　…067

Q.031　小児の口底部の腫脹　吉田博昭　磯崎仁志　…069

Q.032　舌縁部の違和感と口底部の腫瘤　小村 健　…071

Q.033　舌下部の無痛性腫瘤　木下靖朗　…073

口腔粘膜の異常

Q.034　口腔内の小水疱　小野沢基太郎　…075

Q.035　下唇および両側頬粘膜のびらん　小笠原健文　…077

Q.036　義歯装着時の違和感　里村一人　…079

Q.037　口腔内全体に出現した色素斑　飯野光喜　…081

Q.038　頬粘膜難治性びらん　肥後智樹　山本 学　…083

Q.039　口腔粘膜のびらん、潰瘍　上野尚雄　…085

Q.040　口腔粘膜疾患　金子忠良　…087

Q.041　潰瘍性歯肉炎と偽膜性白斑　水澤伸仁　…089

Q.042　頻発するアフタ性潰瘍　木本奈津子　大亦哲司　…091

Q.043　下唇のただれ　桑原 徹　岡田康男　…093

Q.044　口蓋の腫脹　鎌谷宇明　代田達夫　…095

Q.045　口唇の潰瘍　小牧完二　…097

Q.046　口腔粘膜炎　兵東 巖　…099

Q.047　口腔内のびらん・潰瘍性病変　山本哲也　…101

Q.048　歯肉の色調異常　内藤慶子　蒄島桂子　…103

Q.049　広範な口腔粘膜の潰瘍性病変　由良義明　…105

Q.050　再発を繰り返す口内炎　冨原 圭　…107

Q.051　上唇の潰瘍性病変　水谷美保　山城正司　…109

Q.052　難治性口内炎　小川 隆　…111

口蓋の腫脹・腫瘤

Q.053 口蓋の腫瘤 柳澤高道 …113
Q.054 口蓋の無痛性腫脹 榊原典幸 …115
Q.055 口蓋の腫脹 榊原典幸 …117
Q.056 口蓋の腫瘍 高橋喜浩 …119

顎骨の異常

Q.057 下顎前歯部の歯肉腫脹 二宮雅美 永田俊彦 …121
Q.058 下顎骨のX線透過像 関谷 亮 …123
Q.059 下顎骨内の透過像 谷池直樹 …125
Q.060 右下顎全体の痛み 藤田善教 菅田辰海 …127
Q.061 若年者における歯肉の腫脹 由良義明 松本章子 …129
Q.062 上顎臼歯部の骨露出 髙橋喜久雄 …131
Q.063 抜歯後治癒不全 佐野寿哉 大石建三 …133
Q.064 下顎の腫瘍状病変 鈴木泰明 古森孝英 …135
Q.065 下顎の違和感 小笠原健文 …137
Q.066 左側下顎の腫れ 兵東 巌 …139
Q.067 症状がない下顎前歯部のX線透過像 有吉靖則 …141
Q.068 下顎埋伏智歯周囲の病変 末松基生 …143
Q.069 下顎の無痛性腫脹 髙田正典 戸谷収二 …145
Q.070 抜歯窩治癒不全 城代英俊 小笠原健文 …147

上顎・副鼻腔の異常

Q.071 左上顎部の違和感 石井宏昭 …149
Q.072 鼻の違和感と鼻水が出る 吉峰正彌 鴨井久博 …151

顎下部の腫脹・腫瘤

Q.073 右側顎下部の無痛性の腫れ 住岡 聡 美馬孝至 …153
Q.074 顎下部の無痛性腫脹 山﨑 正 盛岡昌史 …155
Q.075 顎下部に腫脹を認める病変 山川延宏 桐田忠昭 …157
Q.076 顎下部に腫脹を認めた病変 山川延宏 桐田忠昭 …159
Q.077 顎下部の硬結 長谷剛志 …161
Q.078 顎下部の腫瘤 東森秀年 横山真樹 …163

顔面・頬部の腫脹・腫瘤

Q.079 右側顔面の皮膚発赤と腫脹 濱田 傑 …165
Q.080 頬部の痛みと腫れ 安部貴大 …167
Q.081 頬部の腫瘤と違和感 髙田 訓 …169
Q.082 開口障害と頬側の腫れ 藤川瑞穂 鴨井久博 …171
Q.083 右側頬部の無痛性腫脹 小板橋 勉 …173
Q.084 右頬粘膜の腫瘤 内藤博之 佐藤浩子 …175
Q.085 右頬部の腫瘤 長谷剛志 …177
Q.086 下顎の無痛性腫脹 石井宏昭 …179
Q.087 頬部の腫脹 小笠原健文 …181
Q.088 側頭部の腫脹 武内保敏 …183
Q.089 頬部の腫瘤 山本俊郎 金村成智 …185

咬合・顎関節の異常

Q.090 開咬と咀嚼障害 阿部成宏 横溝尚子 小林 裕 …187
Q.091 顎関節部の疼痛 井筒崇司 千葉雅俊 濱本宜興 …189
Q.092 「先生、口が閉じません」 黒柳範雄 …191
Q.093 開口障害 窪田泰孝 …193

疼痛

Q.094 抜歯しても痛みが治まらない 市川雄二 …195
Q.095 舌の接触痛 髙橋 哲 …197
Q.096 左側口蓋部の痛み 山下佳雄 …199
Q.097 口腔・口咽頭粘膜の疼痛を伴う摂食障害 領家和男 …201
Q.098 上顎前歯部の疼痛 上田大介 中島 健 …203
Q.099 下顎歯肉部の疼痛 宮本郁也 冨永和宏 …205
Q.100 左側下顎部の激痛 吉武桃子 村岡 渡 …207
Q.101 潰瘍形成を伴う臼歯部の疼痛 内田大亮 …209
Q.102 |6 根尖部の違和感と顔面の電撃様疼痛
柴田隆文 松本聖武 前原利彦 小林洋輔 森 悦秀 …211
Q.103 インプラント治療後の疼痛 福田雅幸 …213
Q.104 繰り返す下顎智歯の疼痛 家森正志 …215

知覚鈍麻

Q.105 下唇の知覚異常 福田雅幸 …217
Q.106 下顎臼歯部の痛みと下唇のしびれ 山口聖士 加納欣徳 …219
Q.107 歯肉の腫脹と下唇のしびれ 篠﨑勝美 …221
Q.108 下唇知覚鈍麻を伴う抜歯後の腫瘍性病変 山城正司 …223
Q.109 下顎の疼痛と下唇のしびれ 渡邉賀子 加藤文度 …225
Q.110 下唇部の知覚鈍麻 大澤孝行 …227
Q.111 下顎骨内の病変 小林 恒 …229

出血傾向

Q.112 舌誤咬部の止血困難 大矢亮一 …231
Q.113 上顎歯肉の腫脹、出血 山下佳雄 …233
Q.114 舌からの突然の出血 東森秀年 米田進吾 …235
Q.115 歯肉からの異常な出血 黒柳範雄 …237
Q.116 原因不明の鼻血と上唇の傷 加納欣徳 …239
Q.117 頬粘膜からの出血 武内保敏 …241

その他

Q.118 乳児の口蓋に突如出現した骨様物 大渕泰彦 加納欣徳 …243
Q.119 発赤を伴った腫瘤性病変 風岡宜暁 …245
Q.120 口腔内の腫瘤 武内保敏 …247
Q.121 口唇の腫脹と発赤 小澤通子 神部芳則 …249
Q.122 新生児の口腔内腫瘤 池田哲也 …251
Q.123 下顎臼後部の腫脹 榊原典幸 …253

ブックデザイン：金子俊樹

Q.001

先生、前歯の大きさが違います

患児：10歳0ヵ月、男児

主訴：前歯の大きさが違うので心配

現病歴：前歯部が交換した時期は覚えていないが、おそらく数年前。萌出時より左右で中切歯の大きさが違うことに気づいていたが、ずっと変わらないため上記主訴にて近医を受診。当院での精査・加療を勧められ、紹介状を持参して受診した。

既往歴：アレルギー性鼻炎。幼少時から鼻閉、口呼吸あり。鼻閉症状は通年性。扁桃炎が年1度程度反復し、以前に口蓋扁桃摘出術を勧められたこともある。喘息、薬物・食物アレルギーはない。

現症：身長140.0㎝、体重35.3kg。Hellman Dental stage Ⅲ B。1|の位置に、|1（幅径：9.1㎜）よりも近遠心幅径が小さな歯（幅径：7.55㎜）が萌出している。2|（幅径：7.6㎜）は口蓋側に変位して萌出し、交叉咬合となっている。2|頬側の歯肉に硬い膨隆を認める。|1 2は問題なく萌出している。初診時の口腔内写真を**図1**に示す（※参考：男児の上顎切歯平均幅径は、中切歯が8.55㎜、側切歯が7.0㎜）。下顎前歯は癒合歯と思われるＢＡ|が残存し、1|および2|は萌出していない。オーバーバイト3.6㎜、オーバージェット4.3㎜。正中のずれは左側へ約1㎜。左右ともターミナルプレーンは垂直型で6関係は咬頭対咬頭の偽Ⅱ級。

X線所見：**図2**に初診時のパノラマ、デンタルX線写真を示す。

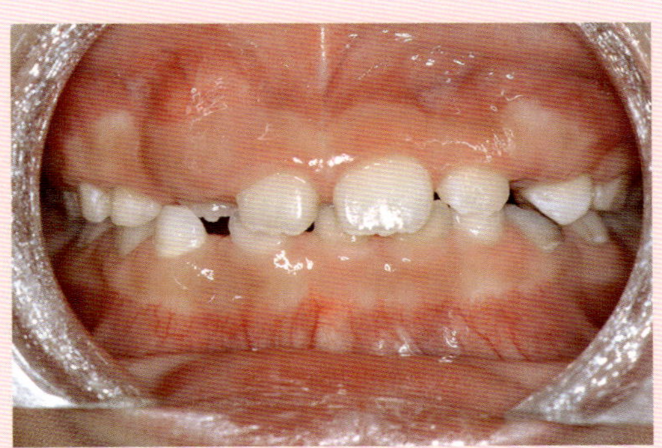

図❶　初診時の口腔内写真

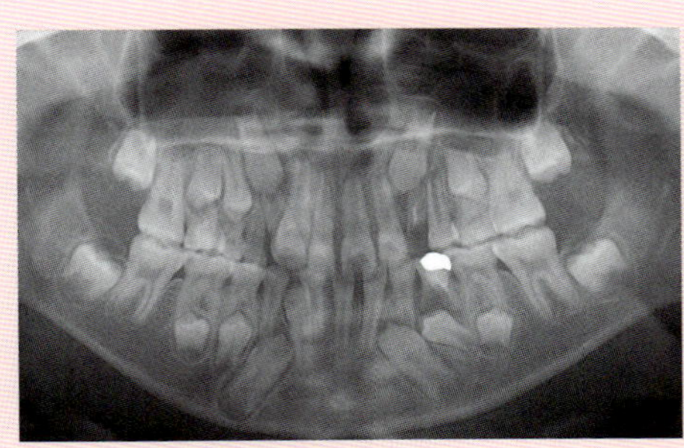

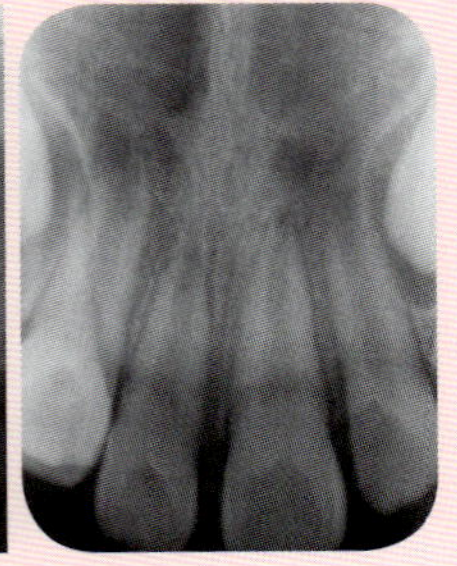

図❷　初診時のX線写真

最も疑われる疾患名は？

1. 1|歯冠形態の異常
2. 2|と1|の萌出位置の置換
3. A|の晩期残存
4. 上顎正中過剰歯

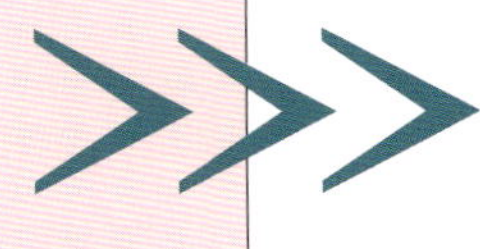

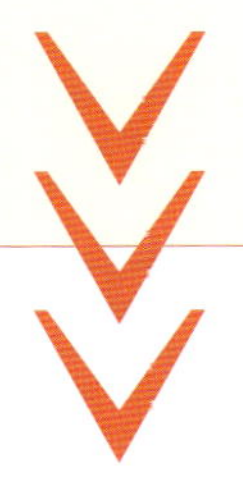

A.

④ 上顎正中過剰歯

2007～2008年に日本小児歯科学会が実施した大規模調査によると、先天性欠如歯の発現頻度が10.09％であることと同時に、過剰歯の発現頻度は4.99％（うち94.8％が上顎切歯部）であることが報告された[1]。つまり、上顎正中過剰歯は日常の歯科診療で遭遇する確率が高く、また前歯部の排列に影響している例も少なくないことから、比較的主訴になりやすい疾患といえる。

哺乳類では、犬歯と犬歯の間に存在する切歯の数は左右３本ずつ合計６本である種が多い。ヒトの上顎では左右の第一切歯が退化した結果４本となり、この退化の名残が上顎正中過剰歯として発現すると考えられている。従って、過剰歯を１本発見した場合には、もう１本存在すると思ってX線写真を読影しなければ見落としてしまう危険性があることに留意したい。逆に３本以上の場合は、過剰歯ではなく集合性歯牙種を疑うことになる。

上顎正中過剰歯の多くは矮小歯・円錐歯様の形態であり、これは過剰歯が退化の名残という仮説に矛盾しない。それに対し本症例では、1|の位置にある歯は幅径を含めて側切歯と区別がつかない形態である（したがって前医では2|と1|の萌出位置置換と説明された）。しかしX線所見から歯数が過剰であることは間違いなく、過剰歯の発現頻度としては上顎正中が圧倒的であることから、1|の位置にある歯は順生の正中過剰歯が萌出したものであり、この過剰歯の存在が原因で1|が遠心へ変位し、さらに2|を口蓋側へ変位させたと診断すれば、最も矛盾なく説明できる。

処置方針としては、1|を抜歯して過剰歯を中切歯様に歯冠補綴する選択肢もあったが、本来あるべき歯を本来あるべき位置に排列したほうが長期的に安定すると考え、過剰歯を抜歯して1|および2|を矯正的に移動することとした（図3）。

なお、下顎前歯にはＢＡ|癒合歯があり、|1の永久歯胚が欠如していた。同一の口腔内に過剰歯と先天性欠如歯が混在する例はしばしば認められ、本症例でも上顎の過剰歯を下顎の先欠部に自家移植できれば最善であったが、過剰歯抜歯と歯列治療の緊急度、移植床側の交換の状態から適切でないと判断し、今回は見送った。

また、［既往歴］に記述しているように患児には鼻閉があり、診察時には高頻度に通気障害と口呼吸がみられた。疾患との直接的な関係は否定的だが、将来の健全で長期にわたって安定する永久歯列育成のために院内紹介により当院耳鼻咽喉科を受診し、保存的加療を受けてこれまでに改善傾向を認めている。

【参考文献】

1）http://kaken.nii.ac.jp/pdf/2009/seika/jsps-1/17701/19390532seika.pdf

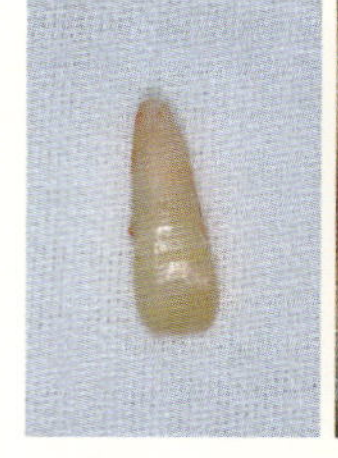
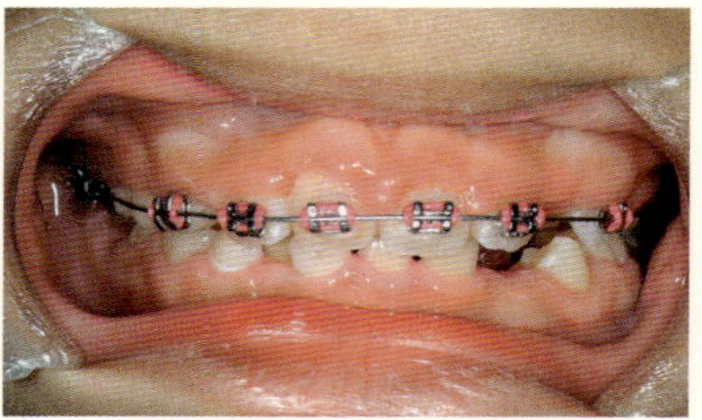

図❸　上顎正中過剰歯を抜歯後、1|および2|を本来の位置へ移動

日高 聖　Kiyoshi HIDAKA
長崎大学大学院医歯薬学総合研究科　小児歯科学分野
〒852-8588　長崎県長崎市坂本1-7-1

Q.002

家族性に出現する歯の形成障害

【症例1】
患児：2歳2ヵ月、男児
主訴：母親の歯と同じなので、治療が必要か知りたい
現病歴：歯の萌出直後より現症と同様の色調であった（**図1**）。保育園入園後に気づいた保育士が園医に相談し、園医からの紹介状持参にて当科を受診。
家族歴：母、母の同胞、祖母、曾祖母に同様の所見あり。母（36歳）は19歳のときにすべての歯を前装冠・鋳造冠で全部被覆する処置を受けた。
既往歴：特記事項なし
現症：萌出している全歯の全歯面に形態不良と黄変を認める。|E は未萌出である。咬耗は進んでおらず、咬合高径は維持されている。

【症例2】
患児：2歳6ヵ月、女児
主訴：歯の色が透明
現病歴：歯の萌出直後より上記主訴症状があり、前歯部は萌出後間もなく摩耗が進行した（**図2**）。母が児の姉（4歳、歯質に異常なし）のかかりつけ医に相談し、紹介状持参にて当科を受診。
家族歴：父、父の姉、祖母に同様の所見あり。父（34歳）は幼少時に乳臼歯部を金属冠で全部被覆する処置を受けた。
既往歴：生後1ヵ月時に感染性髄膜炎の診断にて5日間入院した。これまで骨折の既往はない。
現症：身長・体重は標準的。萌出している歯のすべてに茶〜褐色の色調変化を認める。上下顎とも、乳切歯部は咬耗による実質欠損が顕著である。乳犬歯・乳臼歯部の歯冠形態および咬合高径は維持されている。

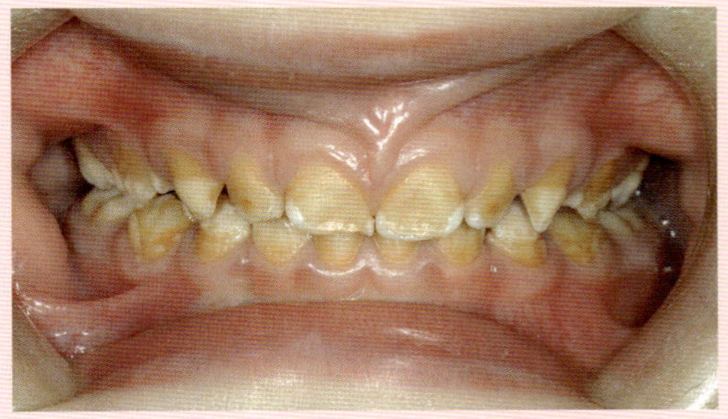

図❶　症例1：初診から5ヵ月後（2歳7ヵ月時）の口腔内写真

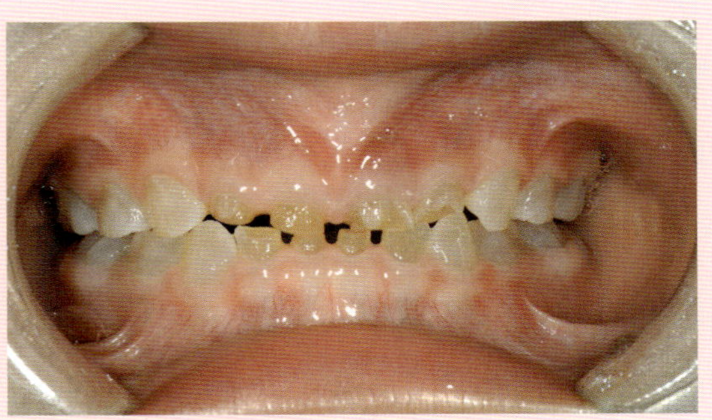

図❷　症例2：初診時の口腔内写真

最も疑われる疾患名は？

① 多発性う蝕
② エナメル質形成不全症
③ 象牙質形成不全症
④ テトラサイクリン歯

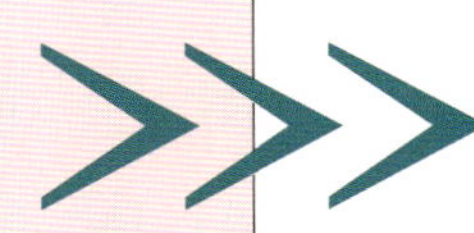

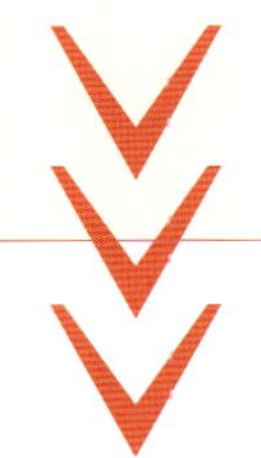
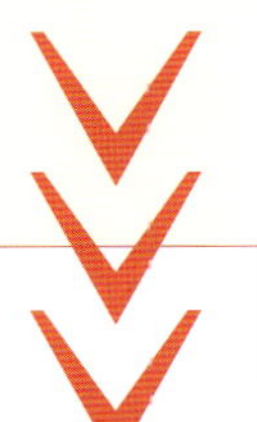
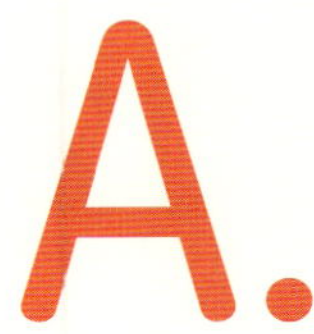

A.

【症例1】②エナメル質形成不全症 【症例2】③象牙質形成不全症

【症例1】の解説：遺伝性のエナメル質形成不全症（Amelogenesis Imperfecta、以下AI）は、①低形成型、②低成熟型、③低石灰化型、④タウロドント併発性低成熟・低形成型の4つのタイプに分類される。遺伝様式は、さらに細分される14のサブタイプにより異なる。

症例1は、エナメル質が全歯にわたって剥離し、象牙質の露出が著しいことから、③低石灰化型のAIと診断した。AIによる審美不良や冷水痛に加えて、無治療で経過すると咬耗による咬合高径の喪失が予想されるため、早期に乳歯冠修復を行う必要がある。本症例の場合、初診時には|Eが未萌出であったため、毎月経過を観察しながら萌出を待ち、乳歯咬合完成期（IIA）に入ったと同時に全身麻酔下にて乳臼歯の乳歯冠修復、乳前歯・乳犬歯のレジンジャケット冠修復を行った。このようなAIは、母親がそうであったように乳歯に限らず永久歯にも発現するため、以後の歯科的管理の継続が重要である。

【症例2】の解説：象牙質形成不全症（Dentinogenesis Imperfecta、以下DI）には、骨形成不全症を伴うI型と、DI単独で発現するII型があり、いずれも常染色体優性遺伝である。

症例2は、患児の全身状態より骨形成不全症は否定され、したがってDI単独のII型と診断した。DIは、エナメル質そのものは正常の組織像を呈するが、乳歯エナメル質は咬耗しやすいため、ひとたび咬耗が象牙質に達すると急速に進行する。とくに乳臼歯部が咬合高径を失うと回復困難となることから、歯髄保護の意味も含めて乳臼歯の乳歯冠修復が望ましい。本症例の場合、乳前歯は初診時すでに修復困難な状況であったため、数ヵ月ごとの観察のみで経過し、乳臼歯部の咬耗が進行してきた4歳11ヵ月の時点で乳臼歯の乳歯冠修復を行った。処置時には、なるべく象牙質を露出させないよう慎重にエナメル質のみを切削した。

本症例の予後を考えると、おそらく児も父と同様に永久歯では乳歯ほどDIが目立たない可能性が高い（**図3**）。永久歯エナメル質は乳歯ほど咬耗しないので、永久歯交換後はエナメル質の保全を第一優先とし、積極的な冠被覆は行わない方針である。DIは歯髄腔狭窄を伴うため根管治療が困難であること、レジンやセメントなどの歯科材料は定型のエナメル質・象牙質組織に対して接着するよう設計されており、形成不全を伴う歯質には十分な接着を期待できないことから、生涯にわたってそのような処置を行わずに済むよう、セルフケアの充実と歯科的管理の継続が重要である。

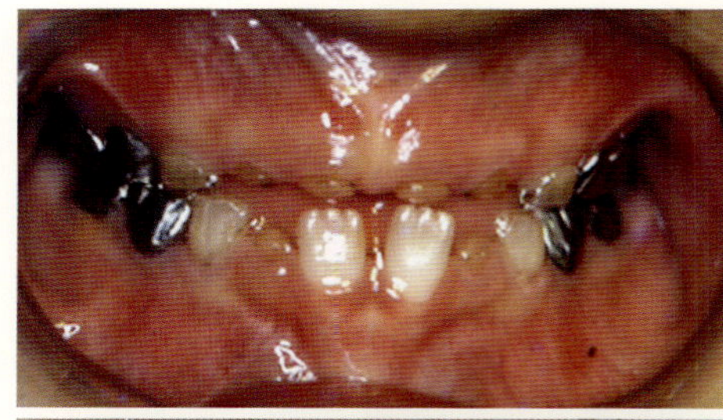
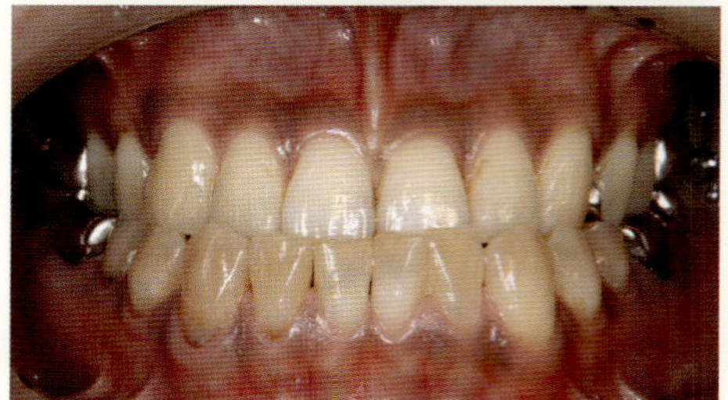

図❸　症例2：患児の父の6歳時（上）と現在（下）の口腔内写真

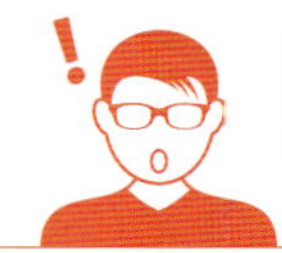

日髙 聖
Kiyoshi HIDAKA
長崎大学大学院医歯薬学総合研究科　小児歯科学分野
〒852-8588　長崎県長崎市坂本1-7-1

Q.003

全顎的な歯肉腫脹

患者：45歳、男性
主訴：全顎的な歯肉腫脹
現病歴：２年ほど前から全顎的に歯肉腫脹や発赤が認められ、近医にて抗生剤の投与を受けたが、ほとんど改善が認められなかった。最近では、重度の歯肉腫脹により歯並びも悪くなってきたため、精査加療を希望して本院を受診した。
既往歴：糖尿病（アマリール® 服用中）、高血圧（ノルバスク® 服用中）、腎不全（３年前に母親から腎移植を受け、ネオーラル® を服用中）。
現症：全顎的に歯肉腫脹、発赤が認められ、とくに上顎歯間乳頭部において腫脹が強く認められた（**図1**）。歯周ポケットは全歯において4～8㎜あり、BOP(＋）であった。
X 線所見：上顎前歯部に中等度の歯槽骨吸収が認められたが、その他の部位の骨吸収は軽度であった（**図2**）。
病理組織所見：歯肉結合組織中のコラーゲン線維の著明な増生と、上皮突起の不規則な伸長が観察された（**図3**）。

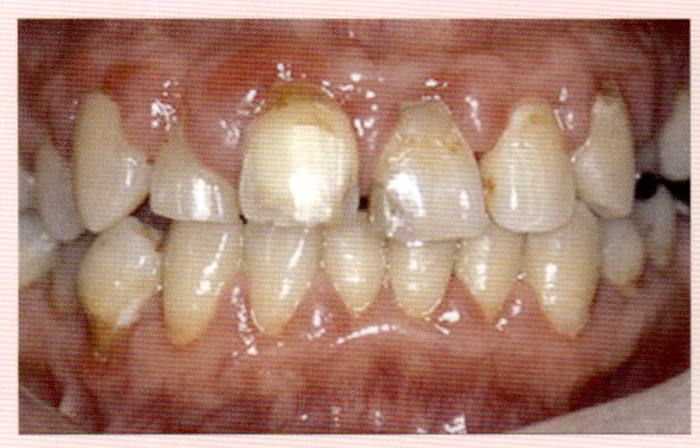
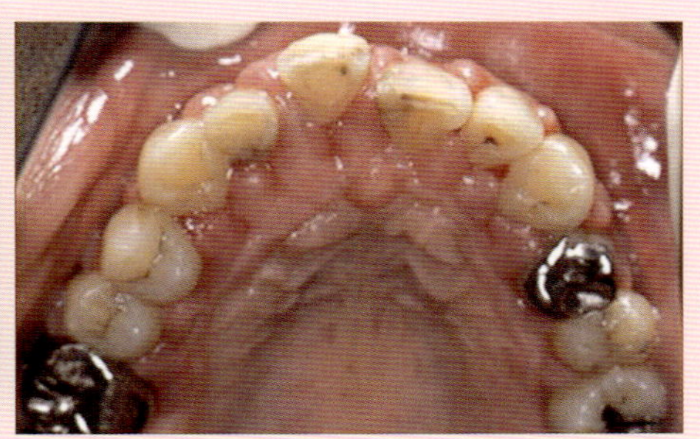

図❶　初診時の口腔内写真

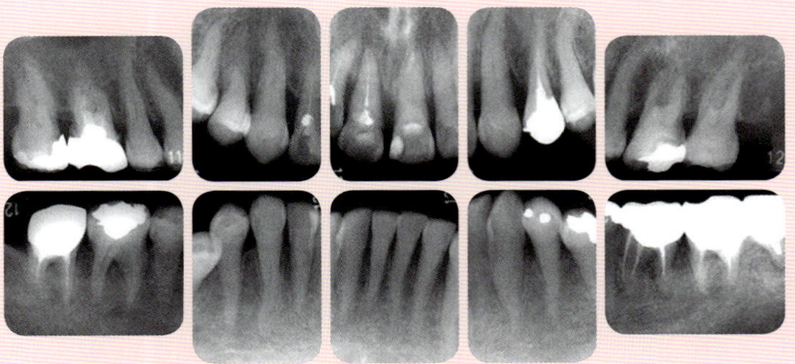

図❷　初診時のデンタル X 線写真

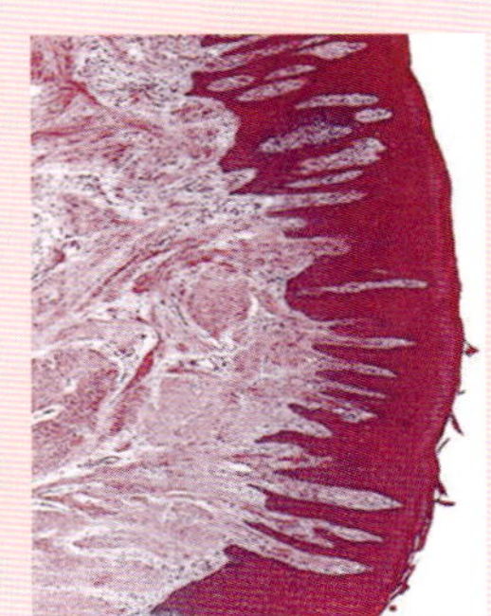

図❸　術前生検の病理組織像

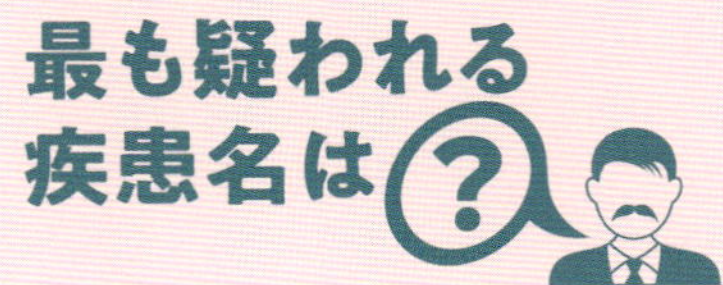

① 歯肉線維腫症
② 薬物性歯肉増殖症
③ 壊死性潰瘍性歯肉炎
④ 全身因子関連歯肉炎

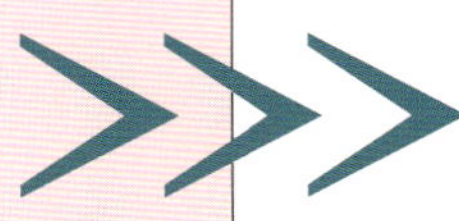

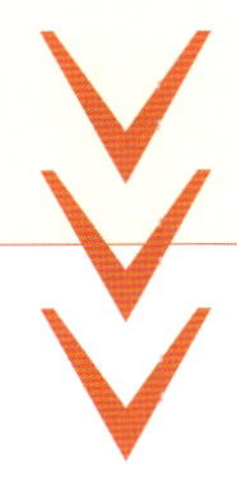

A.

② 薬物性歯肉増殖症

本症例は、全身既往歴や病理組織検査の結果から、腎移植に伴う免疫抑制剤（ネオーラル®：サイクロスポリン）と降圧剤(ノルバスク®：Ca 拮抗薬）の服用に関連して誘発されたと思われる「薬物性歯肉増殖症」の症例である。歯肉増殖症は両薬剤が併用されると、さらに重篤化するとの報告[1)]がある。

本症例では内科主治医に問い合わせを行い、降圧剤のみ Ca 拮抗薬からアンジオテンシンⅡ受容体拮抗薬へ変更した。免疫抑制剤に関しては、変更が不可能のため現状の処方が継続された。降圧剤の変更と歯周基本治療により、3ヵ月目には歯肉腫脹は改善されてきたが、上顎に関しては歯肉腫脹の程度が強く、骨吸収も認められたため歯周外科治療を行った。最初の治療計画では、上顎前歯部の M.T.M. も行う予定であったが、歯周組織が回復してくると上顎前歯部に認められた歯列不正、歯間離開が自然に改善されたため行わなかった。

本症例は、糖尿病の既往があり、免疫抑制剤も常用しているため細菌感染のリスクは高い。さらに、遺伝子多型検査からα2インテグリン+807遺伝子型[2)]は歯肉増殖症が発症しやすい C/C 型であった。初診時に、上顎前歯部は歯肉増殖症と併発して歯周炎も進行しており、もし患者が歯周治療を受けていなければ、さらに歯周炎が重篤化して全身的にも悪影響を及ぼす可能性が十分に考えられる。

現在まで、定期的な SPT を行うことで初診時のような歯周状態の悪化は予防できており（**図4**）、今後も患者の病状を確認しながら継続して SPT を行っていく予定である。

【参考文献】

1）Khoori AH, Einollahi B, et al: The effect of cyclosporine with and without nifedipine on gingival overgrowth in renal transplant patients. J Can Dent Assoc, 69(4): 236-241, 2003.

2）Ogino M, Kido J, Bando M, et al: α2 integrin +807 polymorphism in drug-induced gingival overgrowth. J Dent Res, 84(12): 1183-1186, 2005.

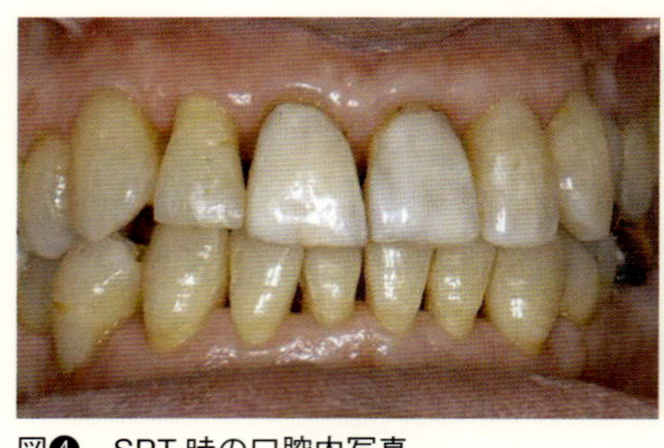

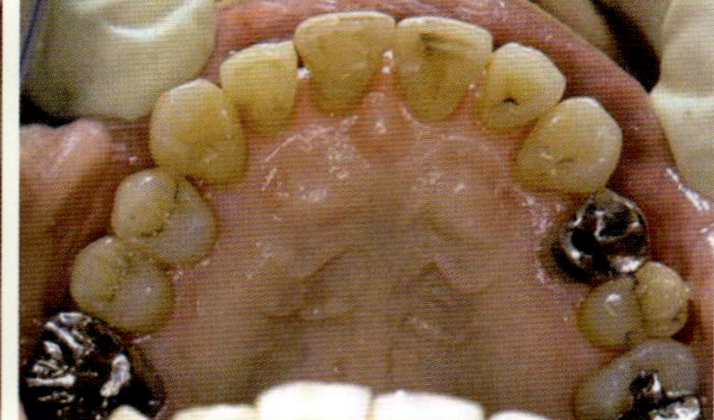

図❹ SPT 時の口腔内写真

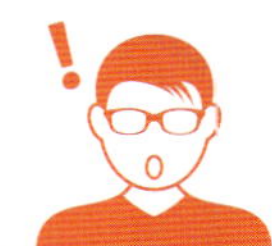

二宮雅美 Masami NINOMIYA　永田俊彦 Toshihiko NAGATA

徳島大学大学院医歯薬学研究部　歯周歯内治療学分野
〒770-8504　徳島県徳島市蔵本町3-18-15

Q.004 下顎前歯部の動揺

患者：40歳、女性

主訴：下顎前歯部の動揺

現病歴：1年前から下顎前歯部の動揺が気になっていたが、出産後の育児で多忙にしており、そのまま放置していた。最近、全顎的にブラッシング時に出血がみられ、下顎前歯部の動揺もさらに顕著になってきたため、精査加療を希望して本院を受診した。

既往歴：妊娠性境界型糖尿病（食事療法により現在はHbA1c=5.5）

現症：$\frac{|1}{21|12}$部に歯肉の発赤、腫脹が認められた。咬合状態は開咬で、$\underline{|1}$は挺出しており、$\overline{1|12}$は動揺度3であった。全歯において歯周ポケットは4～9㎜、BOP（＋）であった（**図1**）。

X線所見：全顎的に歯根長1/2以上の骨吸収が認められた。$\underline{|1}$は重度挺出しており、$\overline{1|12}$部は根尖近くまで骨吸収が重度進行していた（**図2**）。

歯周病原細菌検査：*P. gingivalis*、*T. denticola*、*T. forsythensis* の検出が認められた。

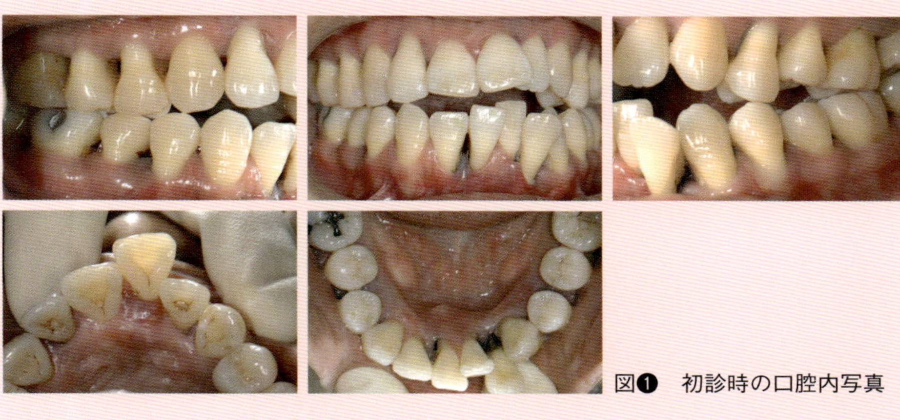

図❶　初診時の口腔内写真

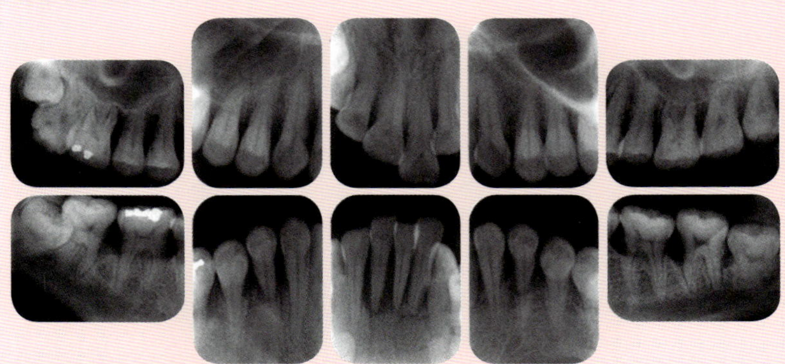

図❷　初診時のX線写真

最も疑われる疾患名は？

① 慢性歯周炎　② 侵襲性歯周炎
③ 糖尿病関連歯周炎　④ 一次性咬合性外傷

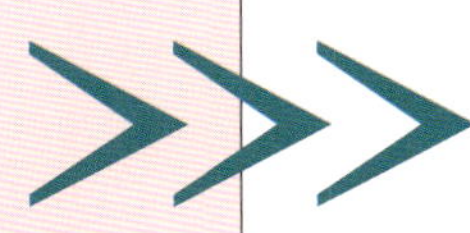

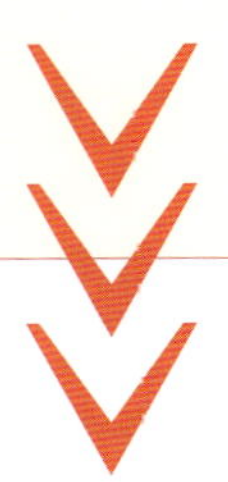

A.

② 侵襲性歯周炎

侵襲性歯周炎とは、以前の若年性歯周炎や急速進行性歯周炎に相当するものである。診断基準の一つであった年齢の枠がなくなり、本症例のように40歳の症例であっても急速なアタッチメントロスと骨吸収が認められれば、侵襲性歯周炎に分類されるようになった。侵襲性歯周炎は家族集積性があるため、遺伝的因子の関与が指摘されている。細菌学的な特徴として、*A. actinomycetemcomitans* がいわれているが、日本では *P. gingivalis* が多いという報告もある。

本症例の細菌検査では、重度歯周炎にみられるRed Complexの3菌種（*P. gingivalis*、*T. denticola*、*T. forsythensis*）が検出された。妊娠時期に境界型糖尿病になったという既往があるが、一時的なものであり、出産後のHbA1c値は正常の範囲内で安定しているため、歯周組織の重度進行には関与していないと思われる。

治療は、侵襲性歯周炎の進行を抑制するために、抗菌薬（アジスロマイシン）を併用したSRPや歯周外科治療をすみやかに進めていった。その結果、細菌学的にも菌数の減少が認められ、歯肉の炎症所見および歯周ポケットは顕著に改善し、歯周組織の回復所見が認められた（図3、4）。

現在は、2～3ヵ月の間隔で定期的にSPT（supportive periodontal therapy）を継続することにより、歯周組織の安定維持を図っている。

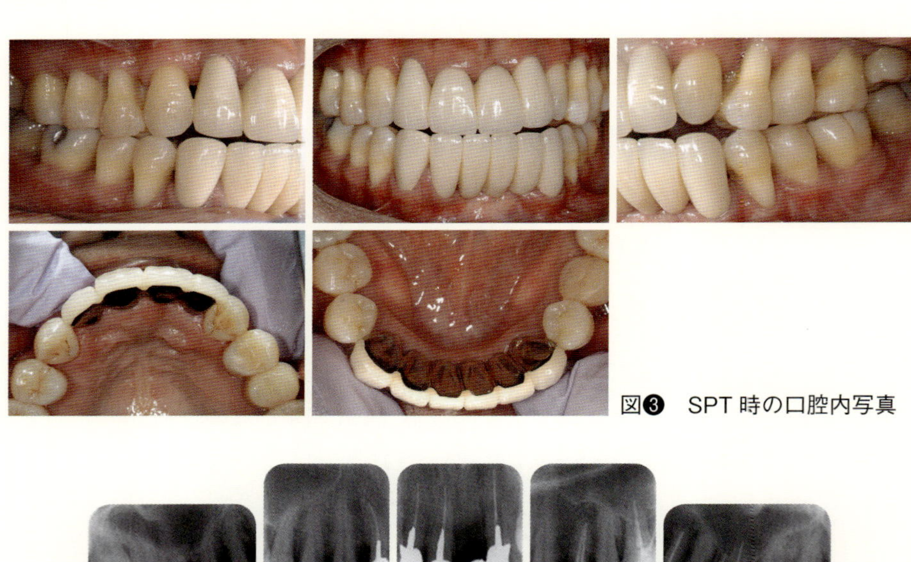

図❸　SPT時の口腔内写真

図❹　SPT時のX線写真

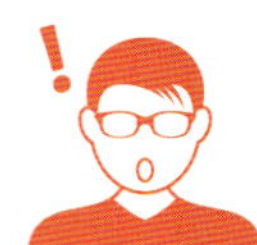

二宮雅美　Masami NINOMIYA
永田俊彦　Toshihiko NAGATA
徳島大学大学院医歯薬学研究部　歯周歯内治療学分野
〒770-8504　徳島県徳島市蔵本町3-18-15

Q.005

全顎的な歯肉のびらん・接触痛

患者：72歳、男性

主訴：全顎的な歯肉のびらん・接触痛

現病歴：3ヵ月ほど前から食事時やブラッシング時に歯肉痛が認められるようになった。口臭も強くなっていることを家族に指摘されたため、歯周治療を希望して来院された。

既往歴：高血圧、狭心症（ヘルベッサー® R、アイトロール® 服用）、B 型肝炎(バラクルード® 服用)

現症：全顎的に歯肉の発赤、びらんが認められ、とくに歯間乳頭部や辺縁歯肉において白色偽膜形成が認められた（**図1**）。歯周ポケットは全歯において4～8㎜あり、BOP（+）であった。体温は36.8℃で、軽度の全身倦怠感が認められた。

X線所見：全顎的に歯根長1/2程度の中等度の歯槽骨吸収が認められた（**図2**）。

細菌検査所見：基準値以上の *Porphyromonas gingivalis*、*Prevotella intermedia*、*Fusobacterium nucleatum* が検出された。

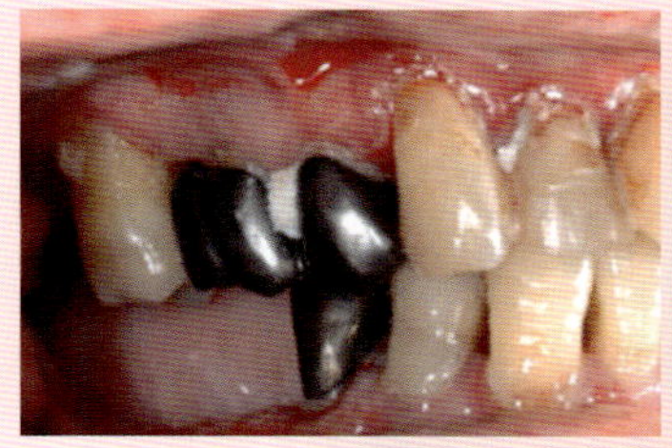
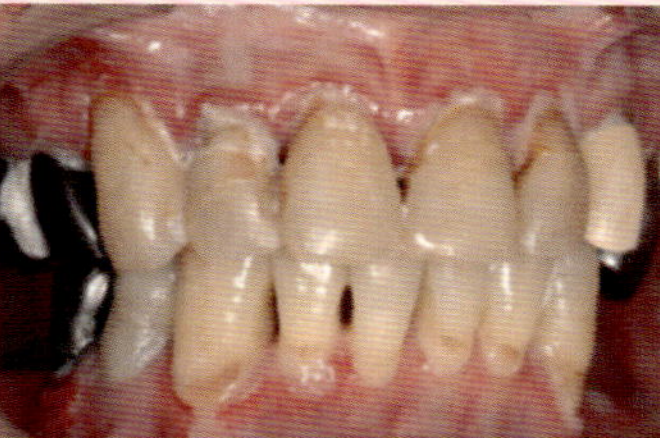
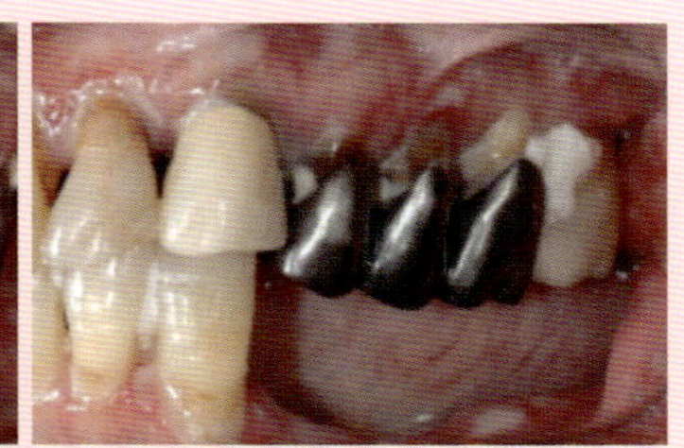
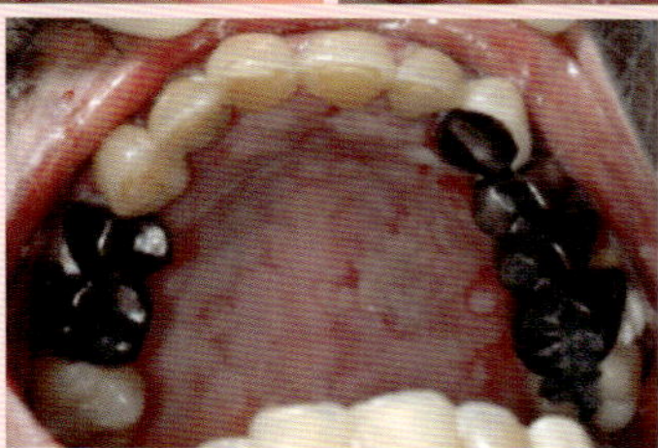
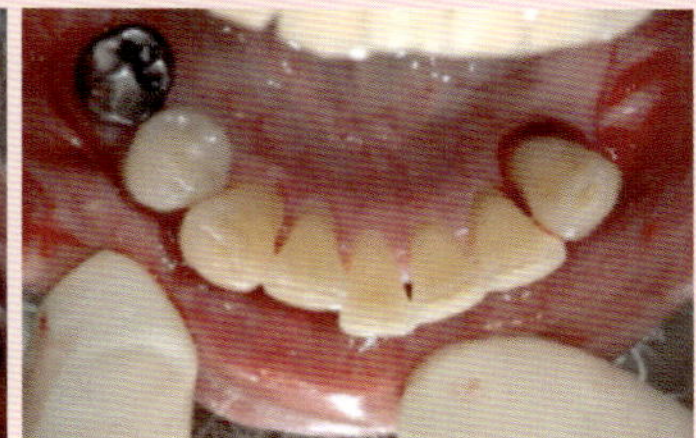

図❶　初診時の口腔内写真

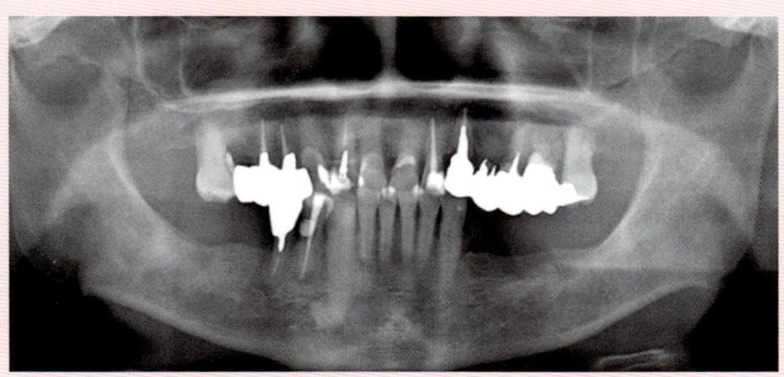

図❷　初診時のパノラマX線写真

最も疑われる疾患名は？

① 慢性剝離性歯肉炎
② 壊死性潰瘍性歯周炎
③ 全身疾患関連歯周炎

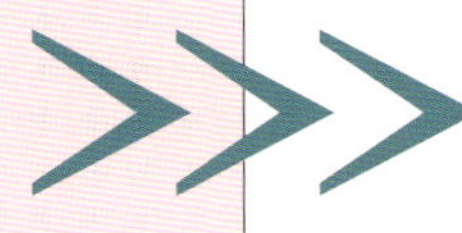

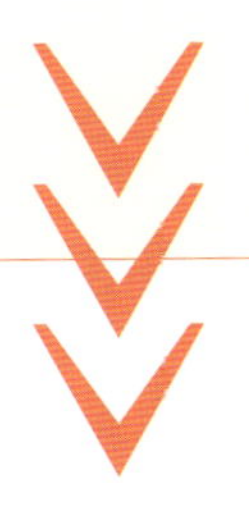

A.

② 壊死性潰瘍性歯周炎

本症例は、免疫力の低下している高齢者に認められた壊死性潰瘍性歯周炎の症例である。口腔内所見で、歯間乳頭部や辺縁歯肉に潰瘍形成や白色偽膜病変が認められ、接触痛や口臭があることから診断できる。壊死性潰瘍性歯周炎は、壊死性潰瘍性歯肉炎が治療されないまま進行し、歯肉に壊死組織や潰瘍形成が認められるとともに、著しいアタッチメントロスと歯槽骨吸収を伴う疾患である。重度になると、強い口臭や発熱、頭痛、倦怠感、リンパ節腫脹を伴うことがある。発症には、精神的ストレス、栄養不良、喫煙、白血病やHIV感染などの免疫機能の低下が関与していると考えられているが、詳細に関してはあきらかにされていない。病変部では、*Prevotella intermedia*、*Fusobacterium nucleatum* に加えて *Porphyromonas gingivalis* やスピロヘータが多く検出されている[1, 2]。

治療法は、初診来院時は患者の多くが痛みを訴えていることから、患部の洗浄処置と薬物療法（局所の抗菌薬投与や全身の抗菌薬、抗炎症薬の投与）が中心となる。その後、症状の改善に応じて、スケーリング・ルートプレーニングなどの歯周基本治療を進めていくようになる。口腔清掃指導は、最初の段階では接触痛が強いため、クロルヘキシジン洗口剤などを併用してスポンジブラシや軟毛の歯ブラシで無理のない程度に清掃してもらうよう指導し（**図3**）、日常生活では喫煙や体力を消耗するような運動は控えてもらうよう伝える。

本症例は、患部の洗浄処置と塩酸ミノサイクリン（ペリオフィール® 歯科用軟膏）の局所投与に加えて、ペニシリン系抗菌薬の全身投与（サワシリン®）により症状の改善を図った。また、接触痛が消失してきた段階で、スケーリング・ルートプレーニングを行った。その結果、初診時と比較して歯肉のびらんや潰瘍形成、接触痛の改善が認められた（**図4**）。しかし、本疾患は難治性のため、定期的に歯周管理 (supportive periodontal therapy) を継続して再発を予防している。

【参考文献】

1）吉江弘正，伊藤公一，村上伸也，申 基喆（編）：特殊な歯周病の治療．臨床歯周病学 第2版，医歯薬出版，東京，2013：357-359.

2）和泉雄一，沼部幸博，山本松男，木下淳博（編）：壊死性潰瘍性歯肉炎・歯周炎．ザ・ペリオドントロジー，永末書店，京都，2009：236-237.

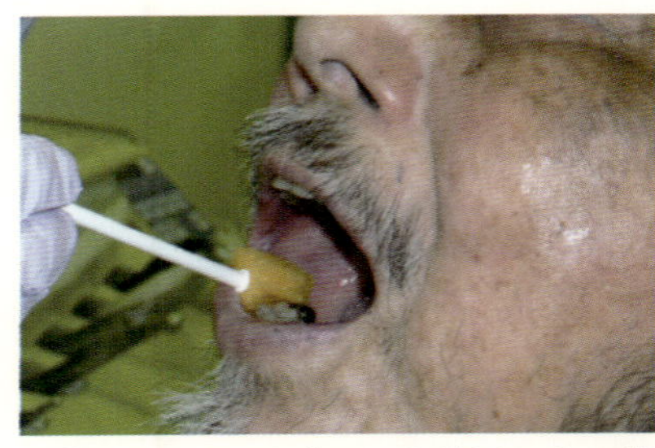

図❸ スポンジブラシを使用した口腔衛生指導

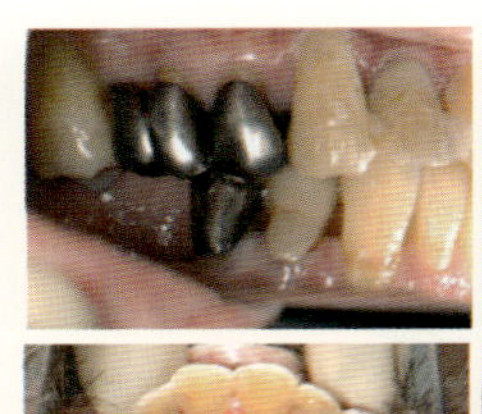
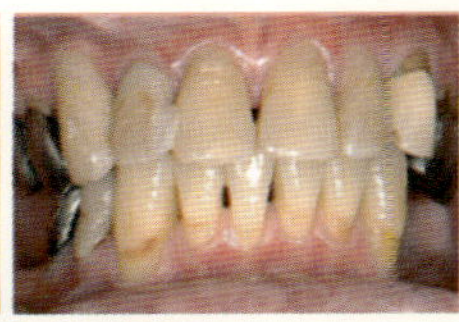
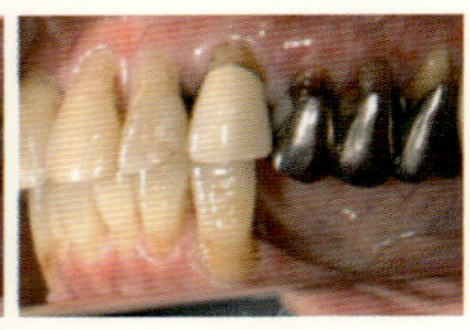
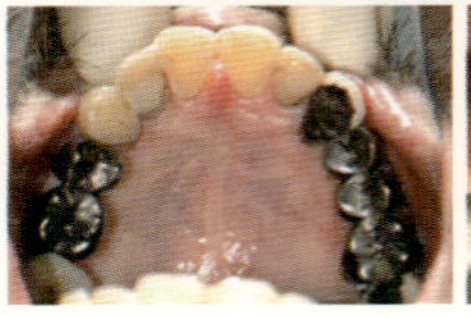
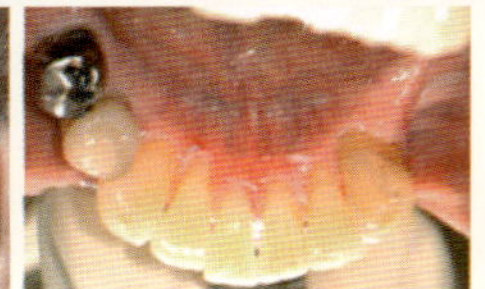

図❹ 再評価時の口腔内写真

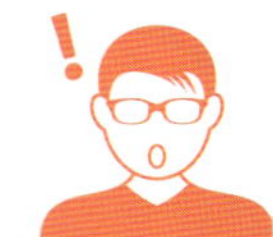

二宮雅美 Masami NINOMIYA
永田俊彦 Toshihiko NAGATA
徳島大学大学院医歯薬学研究部 歯周歯内治療学分野
〒770-8504 徳島県徳島市蔵本町3-18-15

Q.006

歯根側面に認められたX線透過像

患者：65歳、女性

主訴：3|頰側歯肉の腫脹の再発

現病歴：2ヵ月前から3|頰側近心部歯肉に腫脹が認められるようになり、近医にて切開処置や抗菌薬投与を受けていた。しかし、何度も再発を繰り返して完治しないため、精査を希望して本院を受診した。

既往歴：高血圧（降圧剤：ノルバスク® 服用中）

現症：下顎前歯部③┼③には連結前装冠が装着されており、3|の頰側近心部歯肉に径3㎜大のアブセス形成が認められた（**図1**）。3|に自発痛はないが、軽度の打診痛と歯肉の圧痛が認められた。プロービングデプスは、全周において3㎜以下であった。

X線所見：3|の歯根近心側に半円状の骨吸収像が認められた（**図2**）。瘻孔からポイントを挿入すると、ポイント先端は歯根近心中央部分を指していた（**図3**）。

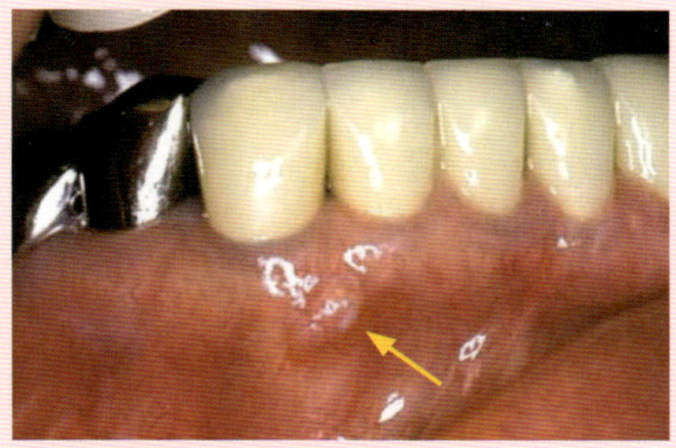

図❶　初診時の3|部の口腔内写真

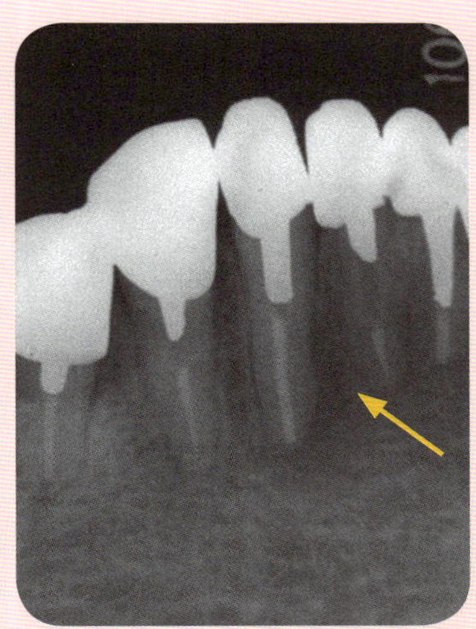

図❷　初診時のデンタルX線写真

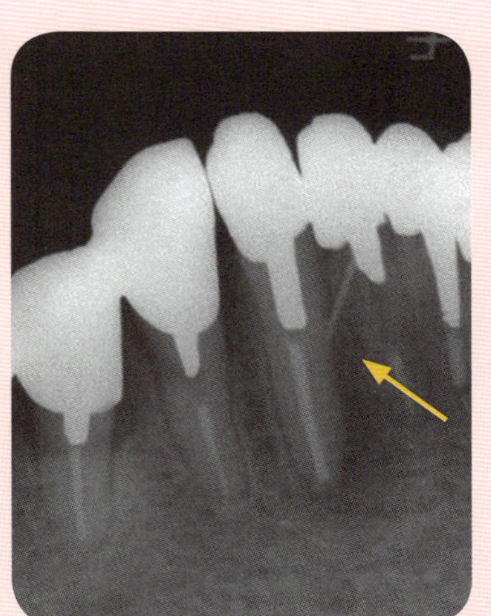

図❸　瘻孔からポイント挿入

最も疑われる3|の疾患名は？

① 側枝由来の根尖性歯周炎
② 垂直性歯根破折
③ 側方性歯周囊胞

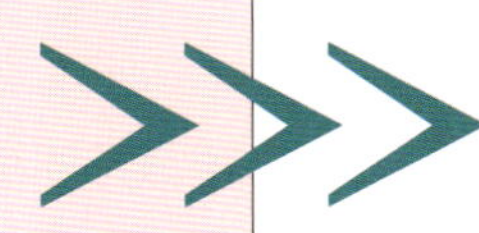

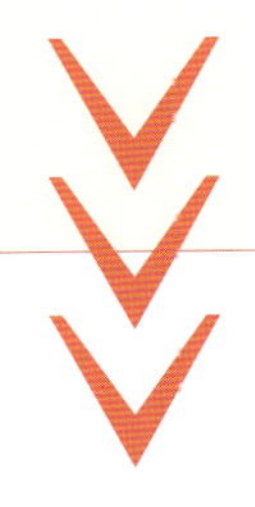

A.

② 垂直性歯根破折

本症例は、側枝による感染根管の可能性も考えられたが、瘻孔からポイントを挿入して撮影したX線写真がメタルコア下部を指していたことから、歯根破折の可能性が高いと考えた。そこで、実際に患部の歯肉弁を剥離して歯周状態を確認したところ、3|歯頸部から5㎜ほど下縁に楕円状の骨の裂開が認められ、歯根近心中央部分に垂直性歯根破折を確認した（図4）。

歯頸部から根尖にかけての破折（歯頸部破折）は、限局した深い歯周ポケット形成が認められるため比較的診断しやすい。しかし、根中間部分の微小亀裂の場合、診断の指標となる歯周ポケット形成が認められず、CT 画像でもメタルコアによるハレーションが診断の妨げとなるため、歯肉弁を剥離して直接患部を確認しないと確定診断が困難であった。

治療に関しては基本的には抜歯であるが、最近では、マイクロスコープを使って破折線を接着性レジンセメントで封鎖して保存する方法や、口腔外で破折部分を接着して再植する方法なども報告されており、本症例も接着性レジンで封鎖して保存を図った（図5〜7）。歯根破折のリスクファクターを考慮したうえで、早期の段階で正確な診断をすることが保存の可否に繋がると思われる。また、根管治療において、不必要な過度の根管拡大や過度の側方加圧は、歯根破折の原因となるので注意しなければならない。

【参考文献】

1）木村祐一：垂直性破折歯の文献的考察．日外傷歯誌，3（1）：1-8，2007.
2）菅谷 勉：垂直歯根破折の実態と接着治療の理論的背景．日補綴会誌，6（1）：14-19，2014.

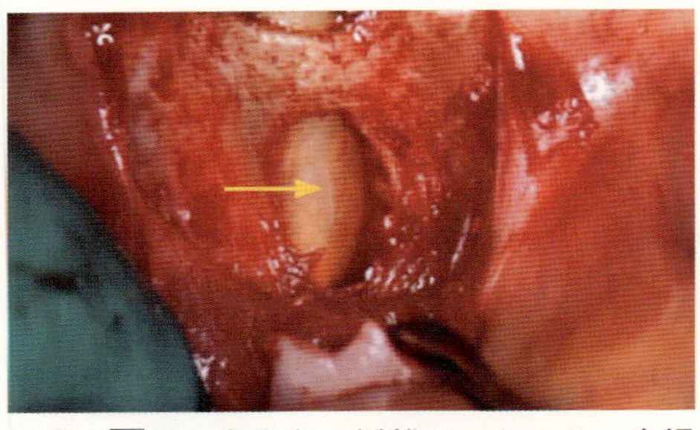

図❹　3|部の歯肉弁を剥離したところ、歯根中央部分に垂直性歯根破折（矢印）を確認した

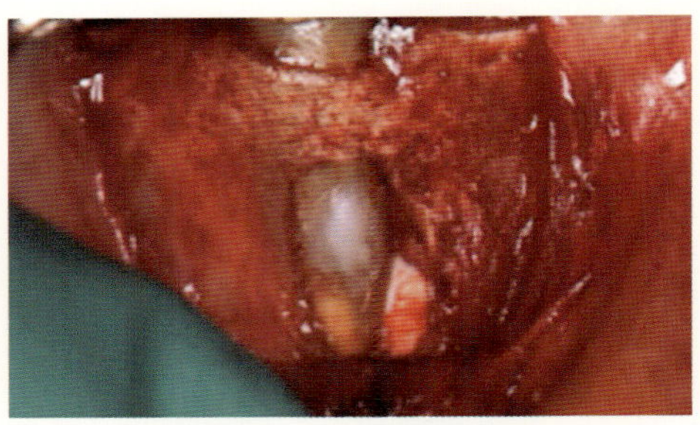

図❺　3|歯根破折部分を接着性レジンで修復

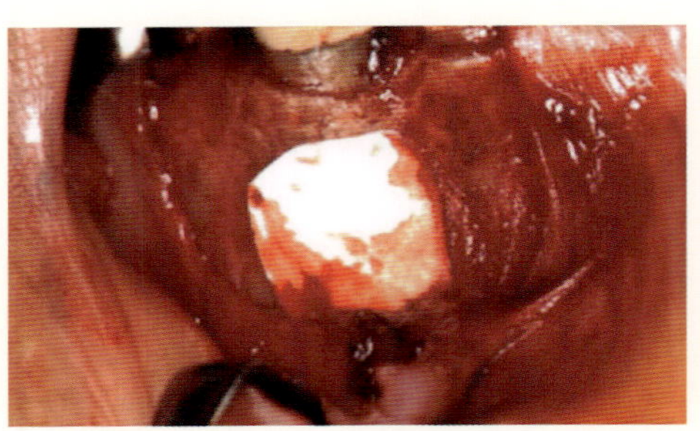

図❻　3|骨欠損部分を吸収性 GTR 膜で被覆

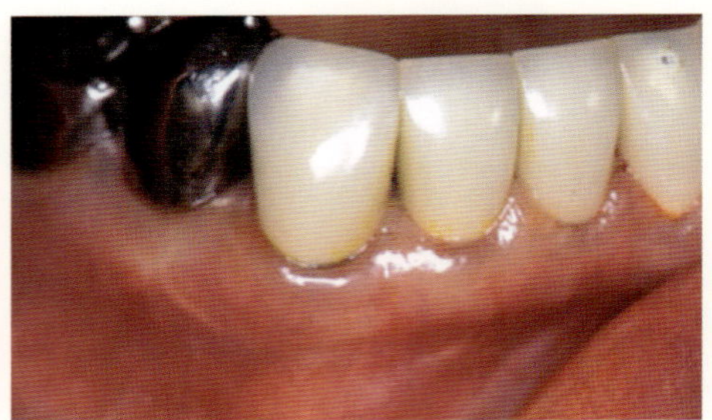

図❼　術後１ヵ月目の3|部の口腔内写真

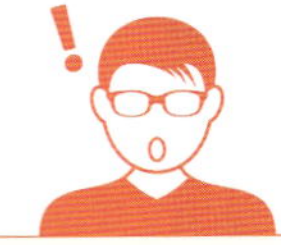

二宮雅美　Masami NINOMIYA
湯本浩通　Hiromichi YUMOTO
徳島大学大学院医歯薬学研究部　歯周歯内治療学分野
〒770-8504　徳島県徳島市蔵本町3-18-15

Q.007

上顎歯肉の腫脹

患者：74歳、女性

主訴：左側上顎歯肉の腫脹

既往歴：特記事項なし

現病歴：2ヵ月ほど前に左側上顎歯肉の無痛性腫脹を自覚し、近歯科医院を受診。その後、精査を目的に近病院歯科口腔外科を紹介受診。当科にはセカンドオピニオンを目的に受診。

現症：顔貌は左側頬部にび漫性の腫脹を認めた。口腔内は左側臼歯部相当部歯肉に、頰舌側にわたる境界が比較的明瞭な、弾性やや硬の無痛性腫脹を認めた（**図1**）。歯の動揺は認めなかった。

臨床検査所見：血小板（53.4×10⁴/μL）およびLDH（249 IU/L）の上昇を認めた。

画像所見：初診時X線CT像において、左側前歯部から臼歯部にかけて、上顎洞に進展する充実性腫瘤を認めた（**図2**）。

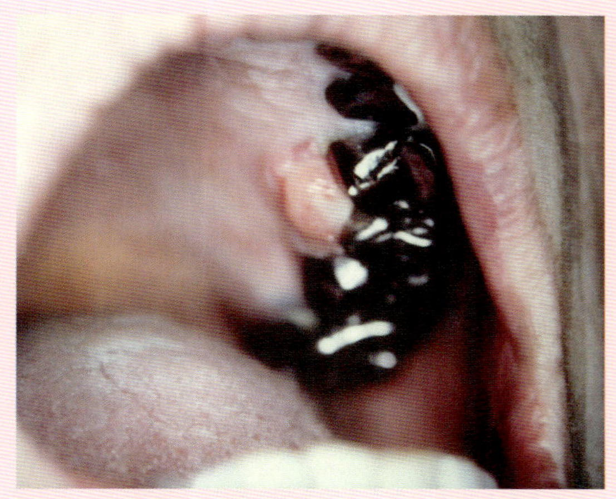

図❶　初診時の口腔内写真

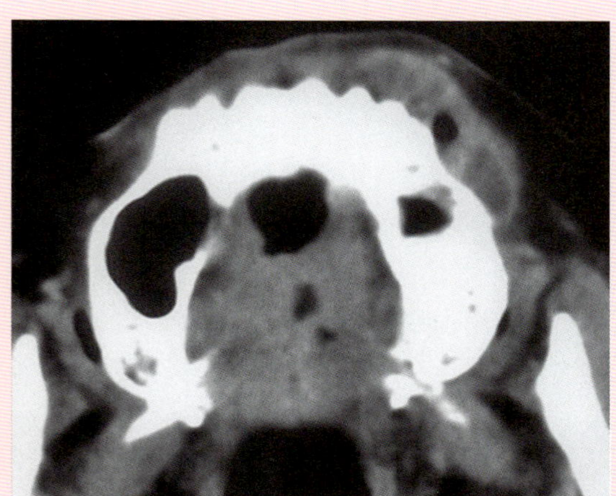

図❷　初診時のX線CT像

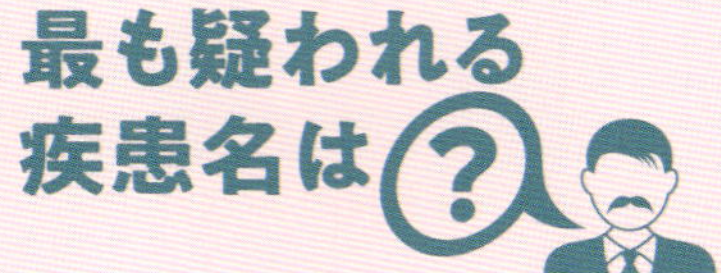

①歯肉がん
②エプーリス
③術後性上顎囊胞
④肉腫

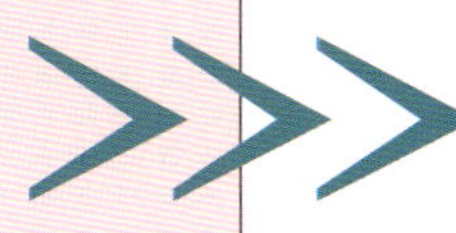

A.

病理診断による確定診断は、軟骨肉腫であった。軟骨肉腫は、頭頸部領域では稀な腫瘍である。痛みの少ない硬い腫瘤として気づくことが多いとされる。しかし、歯肉出血、口唇の知覚異常、あるいは歯の動揺を生じた症例も報告されている。軟骨肉腫の発育は一般的に緩慢とされているが、本症例は当科初診時から切除手術までの間に腫瘍の急速な増大を認めた（**図3、4**）。口腔内に生じた軟骨肉腫は、表面が潰瘍形成されにくい。したがってがん性潰瘍を形成し、がん性疼痛を伴うがん腫との鑑別は比較的容易である。

その他、鑑別診断上の重要な疾患として、エプーリスが挙げられる。エプーリスも充実性の硬い腫瘤を呈することが多いが、画像診断にて骨破壊を伴わないことが重要であろう。軟骨肉腫では、既存の皮質骨破壊による骨吸収像が特徴的である。一方、術後性上顎嚢胞は上顎洞前壁が初回手術により一部欠損しているため、歯肉頬移行部に波動を触れるのが特徴である。しかし、臨床所見だけで軟骨肉腫を鑑別するのは困難で、病理組織診断が重要となる。

世界保健機関（WHO）によると、軟骨肉腫は硝子軟骨の分化により生じる悪性腫瘍と位置づけられている。本症例のような原発性の軟骨肉腫は、正常骨から発生すると考えられている。軟骨肉腫の組織学的悪性度は、細胞の分化度を基準にGrade 1～3に分けられている。また、間葉性軟骨肉腫という組織亜型に分類される腫瘍があり、予後は不良である。

治療は、化学療法や放射線療法が有効であったとする報告は少なく、手術によって確実に腫瘍を切除することが重要である。肺などへの遠隔転移も報告されている。本症例では、全身麻酔下に上顎部分切除術を行った。病理組織学的所見は、腫瘍が骨梁を破壊して上顎骨および筋内に浸潤性に進展しており、Grade 2の診断であった。術後は摂食・嚥下機能も良好であったため、術後2週目に退院となった。欠損部の補綴は後日、顎義歯にて行った。術後5年を経過し、再発や転移を認めていない。

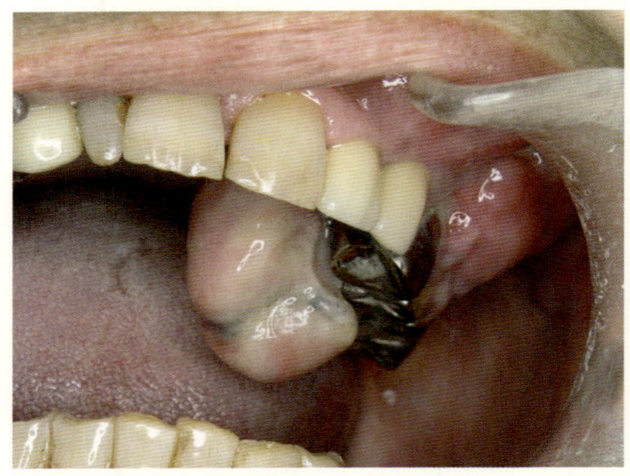
図❸　手術直前の口腔内写真

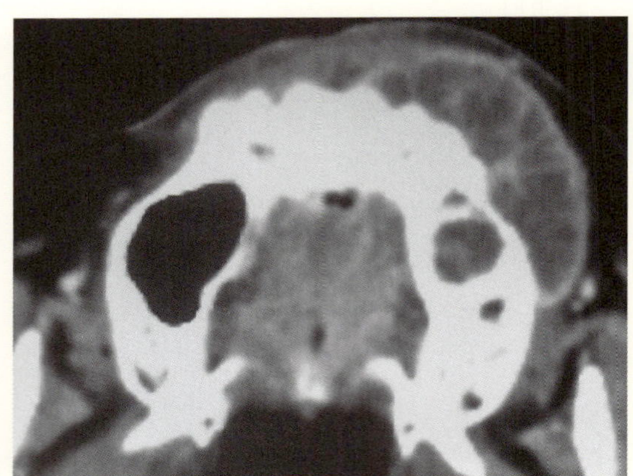
図❹　手術時のＸ線CT像

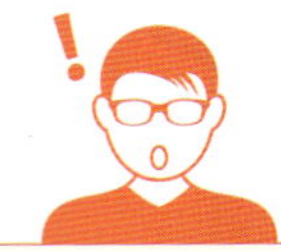

蛇川東嗣[1)] Harutsugi ABUKAWA
近津大地[2)] Daichi CHIKAZU
1）明海大学歯学部　病態診断治療学講座　口腔顎顔面外科学分野Ⅰ　〒350-0283　埼玉県坂戸市けやき台1-1
2）東京医科大学　口腔外科学分野　〒160-0023　東京都新宿区西新宿6-7-1

Q.008

無歯顎堤の下顎歯肉の腫瘤

患者：86歳、男性

主訴：義歯不適

既往歴：高血圧症、腹部大動脈瘤（10年前に手術）

現病歴：約1年前に下顎歯肉の「傷」を自覚するも、痛みがないため放置。その後、次第に同部に膨隆を認めるようになり、義歯不適となったため、近歯科医院を受診。腫瘤の精査・加療目的にて当科を紹介された。

初診時所見：右側下顎歯肉に、表面は小石を散りばめたような約10×6㎜の弾性硬で有茎性の腫瘤を認めた（**図1**）。パノラマX線画像では、骨に異常は認められなかった。

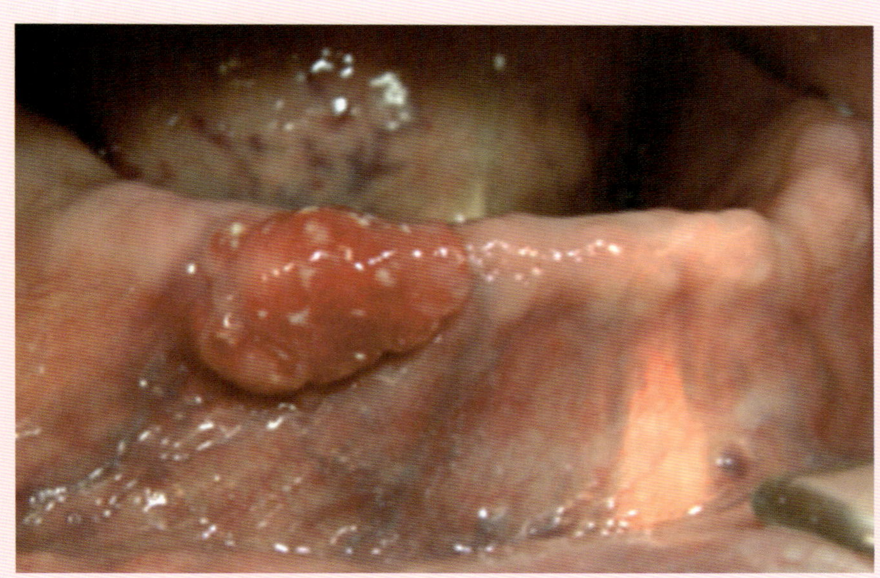

図❶　初診時の下顎歯肉（無歯顎切歯部）

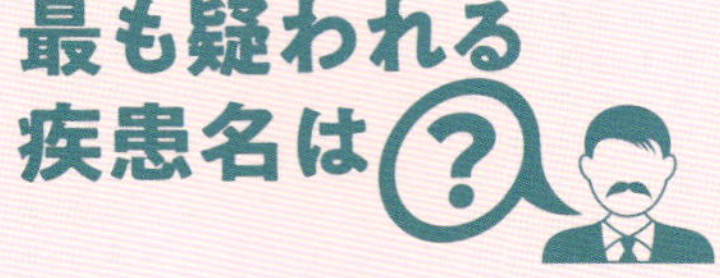

① 扁平上皮がん
② エナメル上皮腫
③ 義歯性線維腫

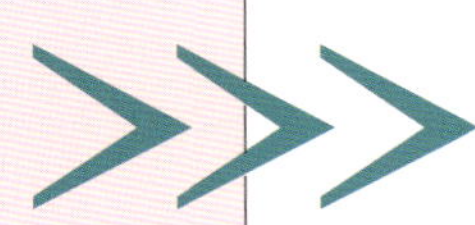

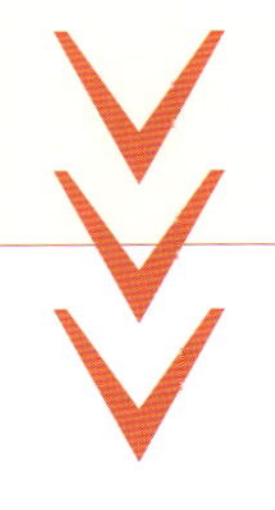

A.

② エナメル上皮腫

腫瘍性の病変が疑われたため、生検を行った。病理検査にて歯肉内にエナメル上皮細胞の柵状配列が認められ、エナメル上皮腫の診断となった。

WHO 組織分類（2005年）では、エナメル上皮腫を充実型 / 多嚢胞型、単嚢胞型、類腱型、骨外型 / 周辺型の４型に分類している[1)]。エナメル上皮腫は原則的に顎骨内に発生するが、稀に顎骨外の軟部組織にも認められる。このような症例を骨外型 / 周辺型（extraosseous/peripheral type; E/P）と呼んでいる。

2017年に改定された WHO 新分類では、エナメル上皮腫は臨床的に単房性の骨吸収を示す単嚢胞型と骨外型 / 周辺型そして転移性のエナメル上皮腫に分類が変更された。

E/P は、歯肉基底膜内の歯原性上皮遺残や、歯肉上皮の基底細胞から発生すると考えられている。E/P の臨床的特徴として、痛みはなく、エプーリス様に歯肉や歯槽粘膜に発生し、乳頭状や小石をちりばめたような（pebbly）表面を認める。下顎の小臼歯・前歯部に好発し、発症平均年齢は約52歳で、顎骨内発生のエナメル上皮腫と比べて高いといわれている。

E/P の発生頻度は、WHO の報告では、全エナメル上皮腫の1.3～10%、わが国での報告では3%程度である（**図2**）。再発率は低い（16～19%）といわれているが、長期のフォローアップが推奨されている。

本症例に対する治療は、5㎜の安全域を設定し、局所麻酔下にて骨膜下で腫瘍を切除した。術中、骨の異常は確認されなかった。創部は真皮欠損用グラフト（テルダーミス® ：テルモ社）にて被覆した。創部の治癒は良好で、術後6年が経過するが再発もなく、経過良好である。

【参考文献】

1 ）Barnes L, Eveson JW, Reichart P, Sidransky D: Pathology and Genetics of Head and Neck Tumours, WHO Classification of Tumours, Volume 9. World Health Organization, 2005.
2 ）日本口腔腫瘍学会学術委員会「歯原性腫瘍治療のガイドライン」ワーキング・グループ：本邦におけるエナメル上皮腫の病態と治療法に関する疫学的研究．口腔腫瘍，21(3)：171-181，2009.

（謝辞）

治療・診察に御指導・御尽力いただきました、熊本大学医学部附属病院歯科口腔外科 篠原正徳名誉教授、片山建一先生、児玉沙央理先生、平木昭光先生に深謝致します。

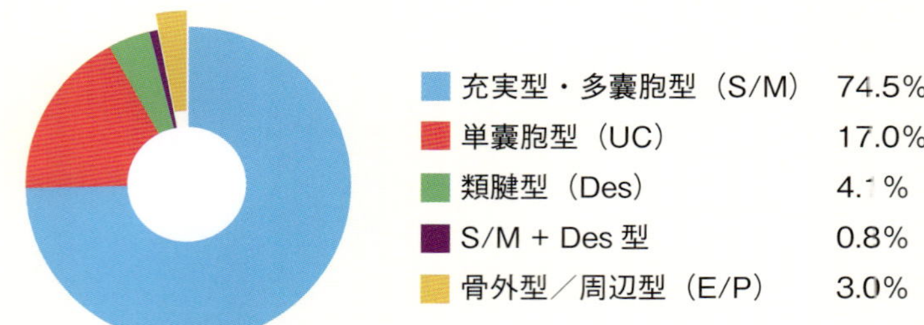

図❷ わが国におけるエナメル上皮腫の病理型別発生頻度（参考文献[2)]より引用改変）

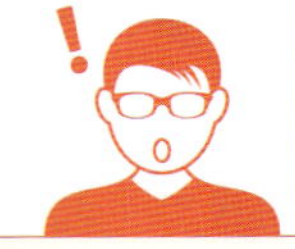

尾木秀直 Hidenao OGI
熊本大学大学院生命科学研究部 総合医薬科学部門感覚・運動医学講座 歯科口腔外科学分野
〒860-8556 熊本県熊本市中央区本荘1-1-1

Q.009

歯肉の腫瘤

患者：6歳、男児
主訴：左側下顎大臼歯部歯肉腫脹
既往歴：小児喘息、アレルギー性皮膚炎、アレルギー性鼻炎（1歳ごろより）
現病歴：初診2週間前ごろに左側臼歯部歯肉の腫脹に気づいたため、1週間後にかかりつけ歯科医を受診。歯牙交換期による歯肉腫脹との診断にてそのまま経過観察するも、徐々に増大傾向を認めたため、精査目的に当科を受診した。

現症：
全身所見；体格；中等度、栄養状態；良好
局所所見；左側下顎大臼歯部頬側歯肉に弾性硬、表面平滑で一部に歯牙圧痕を伴う、30×20×15mmの無痛性腫瘤を認める（**図1**）。
パノラマX線所見；⌈Eと⌈6との槽間中隔に骨吸収像を認めるとともに、両歯の歯間離開を伴う。また、⌈6の歯牙挺出および遠心傾斜を認める（**図2**）。

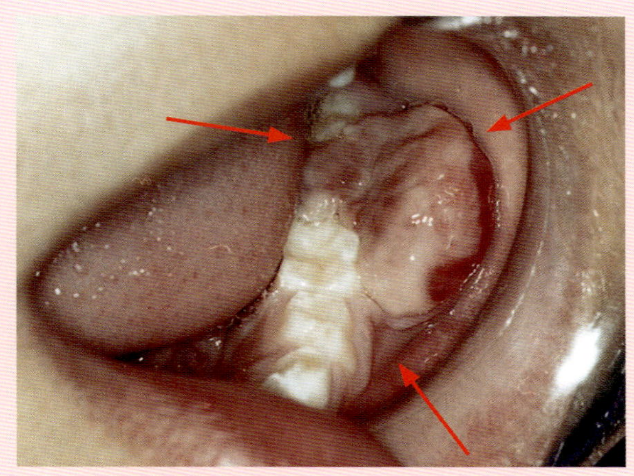

図❶　初診時口腔内所見

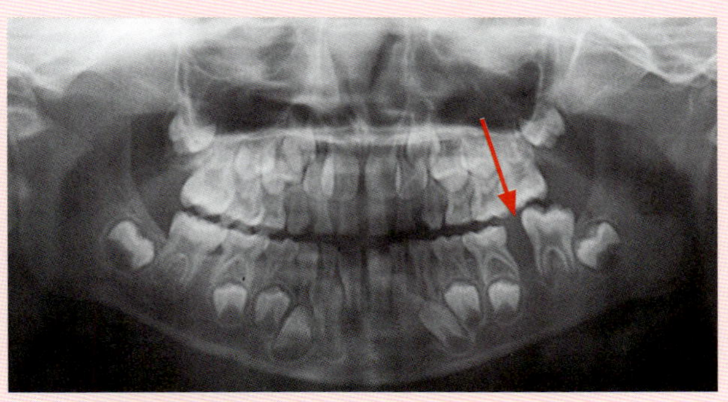

図❷　初診時パノラマX線所見

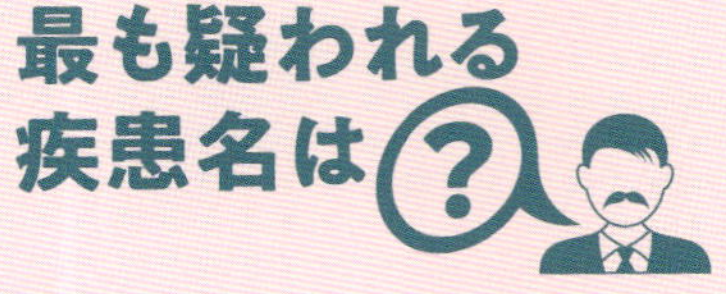

①線維腫　②歯肉がん
③線維肉腫　④侵襲性線維腫症

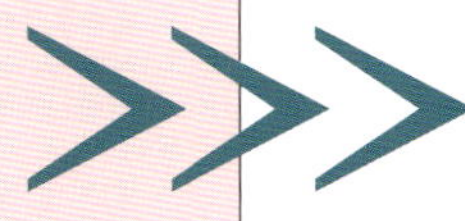

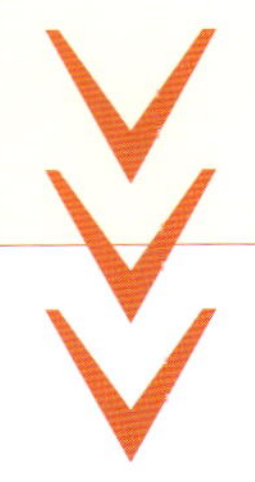

A.

④ 侵襲性線維腫症

本症例は患児家族の問診から、比較的短期間に腫脹が増大したことがうかがい知れた。そこで下顎臼歯部歯肉腫瘍を疑い、局麻下にて生検を施行したところ、生検直後より腫瘍の急速な増大を認め、腫瘍の一部に壊死を伴ってきたことから、悪性疾患も疑った。

しかし、病理組織所見から悪性腫瘍は否定された。そこで入院のうえで、全麻下にて腫瘍摘出術ならびに周囲骨の可及的な掻爬を施行した。

病理組織学的所見：腫瘍は境界明瞭な紡錘形細胞の増殖からなり、基質には多量の膠原線維の形成が認められ、血管が豊富であるが、あきらかな腫瘍性間質空間の形成はみられなかった。また、紡錘形細胞は束状に交錯して増殖し、ヘリンボン様も認められた。核は長楕円形葉巻き状で、異型性や多形性は認められなかった。また、高倍率視野では核分裂像が確認できるが多数ではなく、異型核分裂は認められなかった（図3、4）。

免疫組織化学的には、ビメンチン強陽性だが、ケラチン、アクチン、S-100蛋白質、CD34の陽性所見はみられなかった。また、KP-1およびS-100蛋白質陽性のマクロファージ系細胞が紡錘形細胞のなかに高頻度に認められた。

以上、病理組織学的所見ならびに臨床所見、さらに年齢などから、侵襲性若年性線維腫症と診断した。

侵襲性線維腫症は若年性線維腫症の1つであり、線維組織由来の良性軟部腫瘍であるが、局所浸潤が強く再発しやすい病変で、臨床的に悪性腫瘍に似た経過を辿ることが多い。

口腔領域における侵襲性線維腫症の好発年齢は30歳未満であり、とくに10歳未満の発症頻度が高いとされており、年齢的には歯の形成および萌出時期に相当している。好発部位は下顎骨周囲、とくに顎下部や下顎角部における発症が多く、これらの症例のなかには軟組織発生なのか、骨膜あるいは骨由来の腫瘍なのか確定が困難な症例も多々認められる。

なお、本疾患は高分化型線維肉腫との鑑別が困難な症例もあり、かつ術後再発率が20%程度といわれていることから、注意深い経過観察が必要である。

【参考文献】

1）高木 實（編）：口腔病理アトラス．文光堂，東京，1998：264.

図❸　病理組織学的所見（左：弱拡大、右上・下：強拡大）

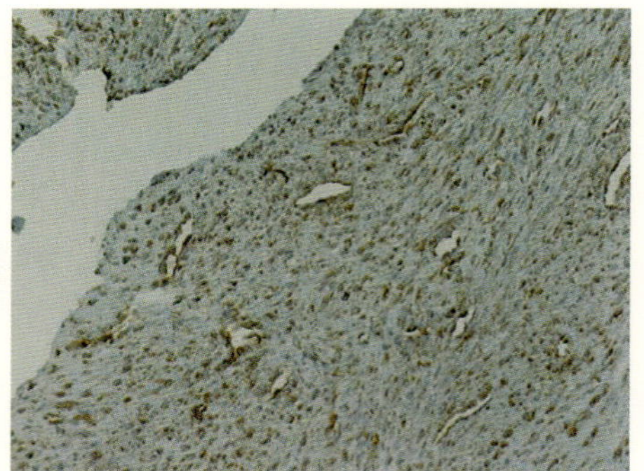

図❹　病理組織所見（免疫組織化学染色、ビメンチン）

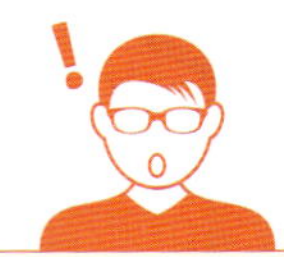

柳澤高道
Takamichi YANAGISAWA

宝塚市立病院　歯科口腔外科
〒665-0827　兵庫県宝塚市小浜4-5-1

Q.010

右上顎前歯部の無痛性腫脹

患者：22歳、男性
主訴：右上顎歯肉の腫脹
既往歴：特記事項なし
家族歴：特記事項なし
現病歴：2ヵ月前より右上顎前歯部に無痛性の腫脹を自覚していた。症状に変化がないため、当科受診となった。
現症：体格中等度、栄養状態良好、発熱なし。口腔外所見では右鼻翼から頬側にかけて骨様硬で無痛性のび漫性腫脹を認めた。口腔内所見は、32|頬側歯肉に正常粘膜で被覆され、骨様硬の半球状の膨隆を認めた（**図1**）。自発痛、圧痛はともになかった。また、32|はともに生活反応（＋）であった。
画像所見：パノラマX線写真にて、2|と3|の歯根間に、類円形の境界が比較的不明瞭なX線透過像が認められた。また、歯根離開が認められたが、あきらかな歯根吸収は認められなかった。歯槽硬線は不透過像と接する部分で消失していた（**図2**）。
CT画像にて、321|の歯根を含む直径22×20×19㎜大のやや不整形の透過像を認めた。病変は唇側へ膨隆し、唇側皮質骨が一部菲薄化して連続性が消失していた。また、鼻腔底を軽度に挙上していたが、上顎洞への交通は認めなかった。病変周囲の骨は粗造であった（**図3**）。

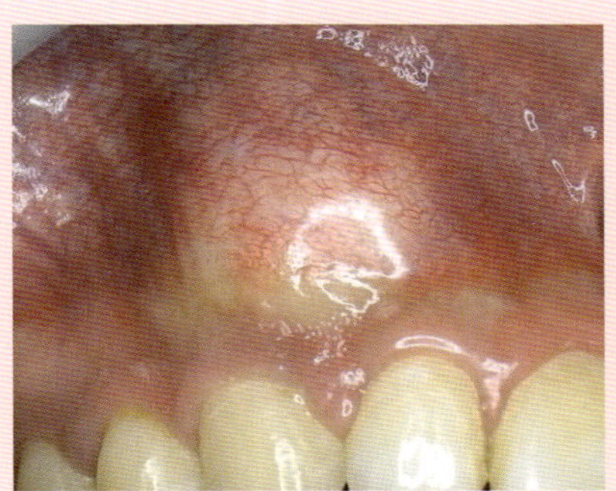
図❶　初診時の口腔内写真

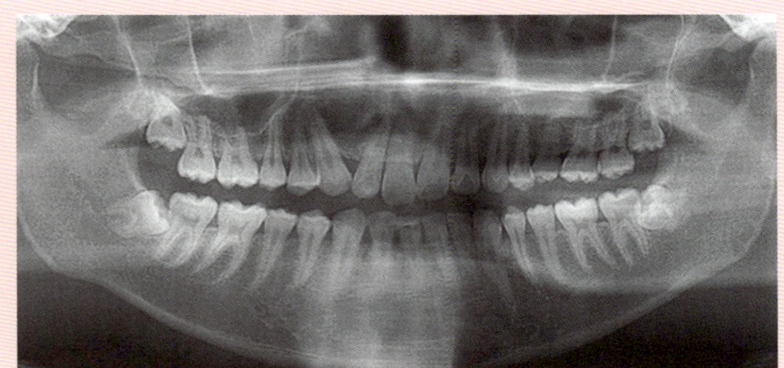
図❷　パノラマX線写真

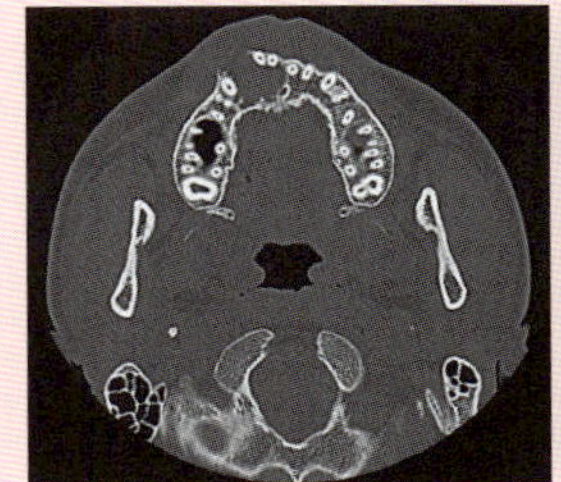
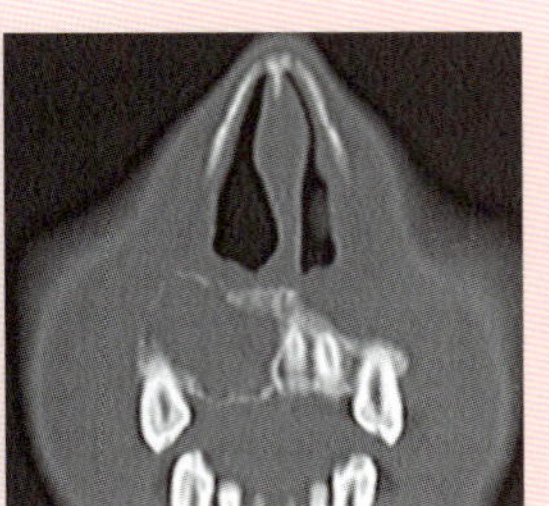
図❸　CT画像

最も疑われる疾患名は

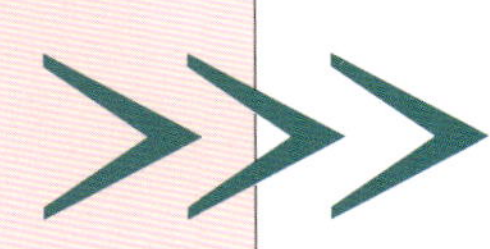

① 球状上顎嚢胞
② エナメル上皮腫
③ 歯原性線維腫
④ 角化嚢胞性歯原性腫瘍

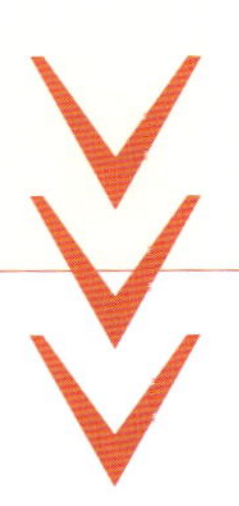

A.

②エナメル上皮腫

エナメル上皮腫にはいくつかの亜型があり、本症例はその1亜型に分類されている類腱型エナメル上皮腫（Desmoplastic Ameloblastoma：DA）である。DAは、組織学的には間質の豊富な膠原線維の増生とエナメル器に類した腫瘍細胞が増殖している。画像所見では、境界不明瞭な蜂巣状のX線透過像を特徴とする疾患である。腫瘍周囲の被膜がないため切除範囲の設定が困難であり、典型的なエナメル上皮腫と比較して再発率が高い。そのため、十分な健常組織を含めた切除と、その後の経過観察が必要であると考えられている。本疾患は、好発年齢40～50歳代で性差はない。好発部位は、上下前歯部から小臼歯部の歯槽部である。

生検所見：局所麻酔下に生検を行ったところ、病理組織学的所見として、膠原線維に富む、瘢痕様で結合組織性の間質内に、小型の腫瘍細胞の散在を認めた。これにより、類腱型エナメル上皮腫が疑われた。

処置および経過：全身麻酔下にて、321|および腫瘍上部の歯肉粘膜を含めた腫瘍切除術を、安全域を設けたうえで施行した（図4）。術後、部分床義歯を装着した。術後2年を経過しているが、創部は正常上皮に覆われ、現在まで再発なく経過良好である（図5）。

病理組織学的所見：充実性で、腫瘍実質には密な膠原線維からなる線維性結合組織が認められ、その中には歯原性上皮からなる小胞巣が散在性に増殖していた（図6）。

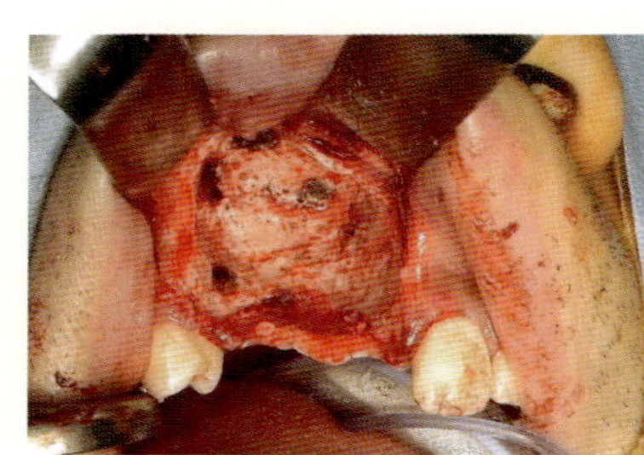
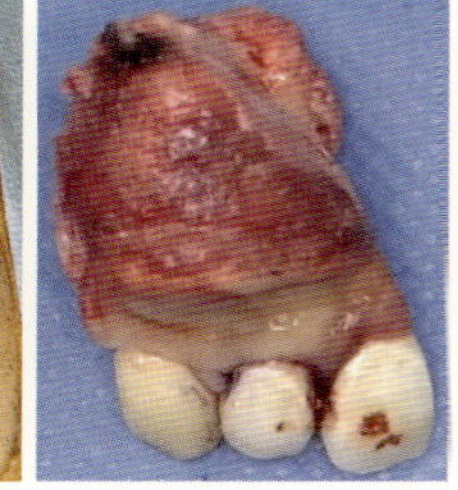

図❹　手術所見と摘出物

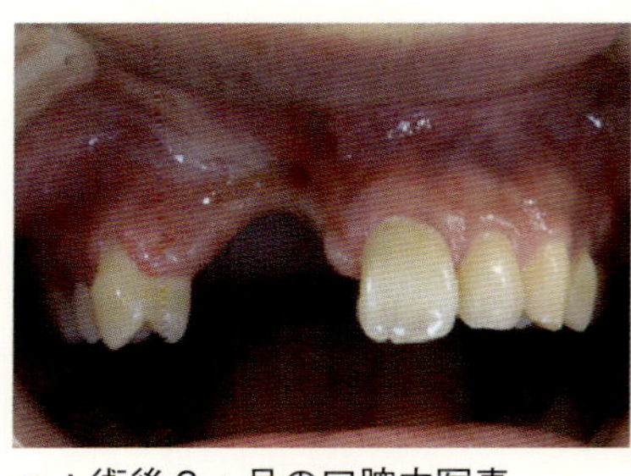

a：術後6ヵ月の口腔内写真

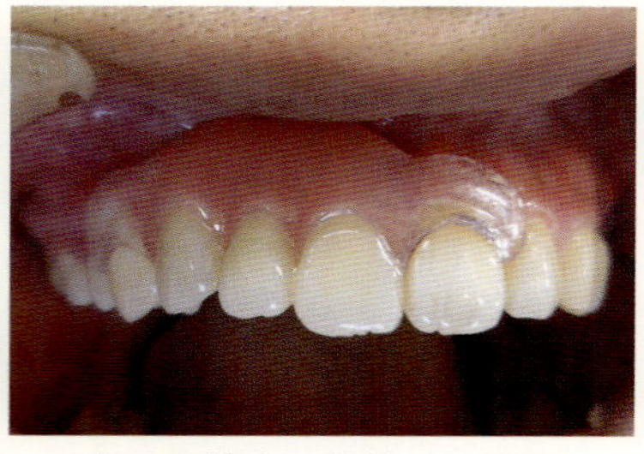

b：部分床義歯を装着した状態

図❺　術後経過写真

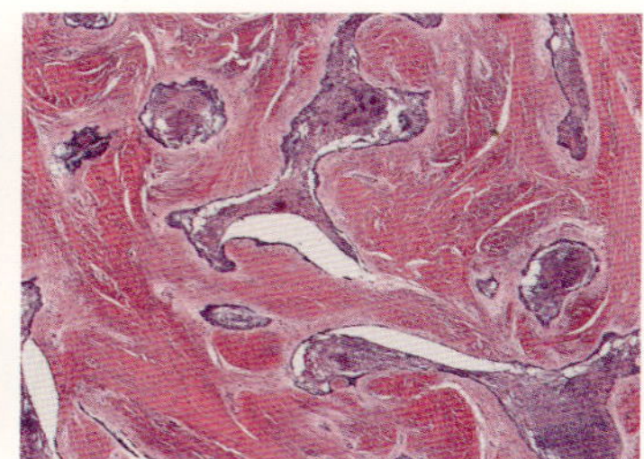

図❻　病理組織像（H-E染色×40）

奥山秀樹 Hideki OKUYAMA　土屋沙枝子 Saeko TSUCHIYA　中西義崇 Yoshitaka NAKANISHI
佐久市立国保浅間総合病院　歯科口腔外科
〒385-8558　長野県佐久市岩村田1862-1

Q.011

過剰埋伏歯による永久歯萌出遅延

患者：10歳、男児

初診：2006年8月

主訴：21|12萌出遅延および上顎過剰埋伏歯の精査

現病歴：2006年7月に、上顎永久歯の萌出遅延を主訴に矯正歯科医院を受診した。21|12の埋伏および上顎過剰埋伏歯を指摘され、精査および加療目的に当科紹介となった。

既往歴：幼少時に遺伝性疾患を指摘（とくに治療なし）。

家族歴：特記事項なし

現症：

全身所見；身長121.1㎝（-3.1SD）、体重24.8kg（-1.4SD）と低身長を認めた。両肩は軽度下垂し、頭部に比較して顔面は小さく、側貌では前額が突出していた。中顔面の発育はやや不良で、軽度の下顎前突様の顔貌を呈していた。知的障害は認めなかった。

胸部X線検査にて胸郭は釣鐘状を呈し、脊柱側彎が認められた。頭部X線検査にて頭蓋骨縫合部の骨化不全が認められた。

口腔内所見；6EDCBA|ABCDE6 / 6EDCB1|12CDE6が萌出しており、乳歯の晩期残存を認めた。

パノラマX線検査にて乳歯晩期残存（BA|AB / B|）、永久歯萌出遅延（21|12萌出遅延）（**図1**）と、CT検査にて上顎正中部に過剰埋伏歯３本を認めた（**図2**）。

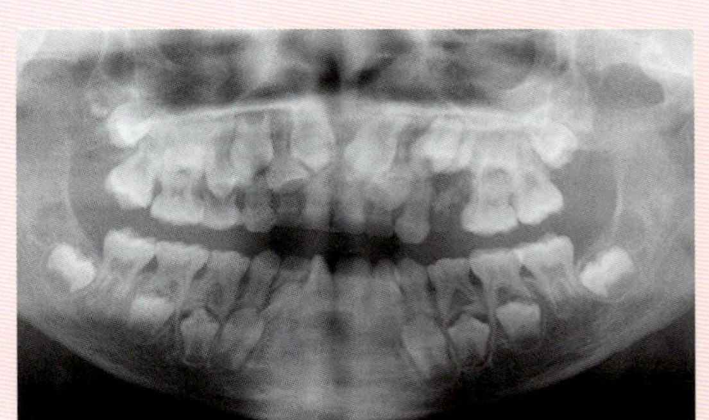

図❶　パノラマX線写真

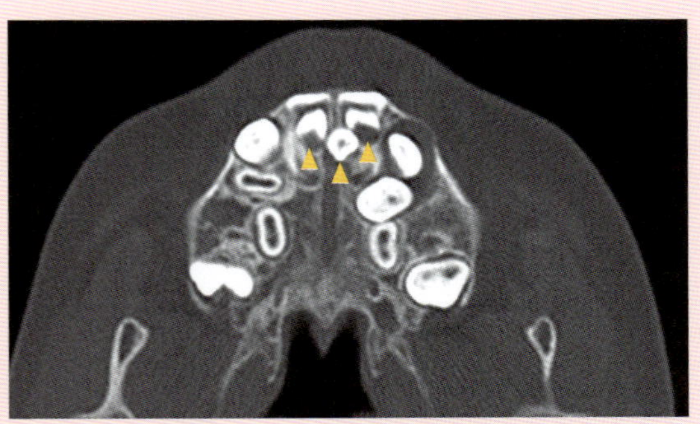

図❷　CT像（矢頭：３本の上顎正中過剰埋伏歯）

最も疑われる疾患名は？

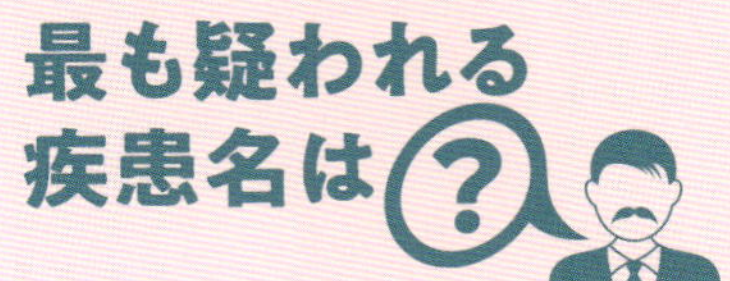

① 大理石骨病
② 骨形成不全症
③ 鎖骨頭蓋異形成症
④ 低フォスファターゼ症

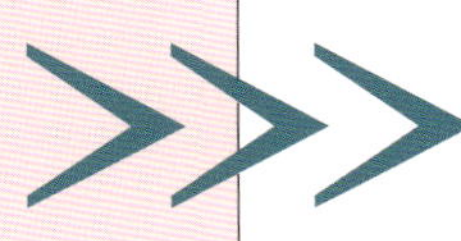

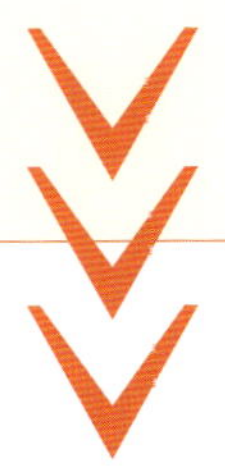

③ 鎖骨頭蓋異形成症

A.

鎖骨頭蓋異形成症は、全身の膜性骨化の遅延を基本病態とし、鎖骨低形成、頭蓋骨縫合骨化遅延、歯牙萌出遅延、低身長を特徴とする常染色体優性遺伝性疾患である。染色体6p21に存在するRunx2（runt-related transcription factor 2）遺伝子異常が原因とされる。Runx2は転写因子として、多能性の未分化間葉系細胞から骨芽細胞系列に分化を誘導し、成熟骨芽細胞では石灰化に関する基質蛋白質の産生調節に関与している。

本疾患では、肩幅や上胸部は狭く、鎖骨の欠損や低形成が特徴的となる。X線検査では胸郭は釣鐘状を示す（**図3**）。脊椎・骨盤の障害もみられ、低身長（-2SD以下）を呈する。頭蓋顔面領域では前額前突、鼻根扁平、眼間解離がみられ、頭蓋骨縫合骨化不全、泉門部の骨形成不全が認められる（**図4**）。口腔領域では、上顎骨の発育不全、乳歯の晩期残存、永久歯の埋伏・萌出遅延、過剰歯が生じる。歯の萌出遅延の原因として、Runx2の変異により歯嚢や歯周靱帯の細胞の骨のリモデリングが障害されているとの報告がある。また、Runx2の変異は歯胚の上皮―間葉系の相互作用に影響を及ぼし、エナメル芽細胞や象牙芽細胞の分化異常を来すとされるが、過剰歯が生じる原因はあきらかではない。

鎖骨や頭蓋骨の発育不全は、機能異常を生じにくく、治療対象となることは少ない。一方、顎口腔の症状は、審美・機能異常に直結するため、治療が必要となる。基本的には歯牙年齢に合わせ、永久歯の萌出障害となる晩期残存乳歯や過剰歯を抜歯する。また、矯正力にて萌出させ歯列不正の改善を図る必要がある。ただし、骨のリモデリングが障害されている影響もあり、乳歯抜歯後も後継永久歯の萌出に結びつかず、また矯正治療で萌出が得られない症例も報告されている。

本症例では、整形外科にて本疾患の診断を得た後、10歳時にBA|ABと上顎正中過剰埋伏歯3本を、その後16歳時に|3部、4|、5|間、5|、6|間、|4、|5間の過剰埋伏歯（**図5**）を、全身麻酔下にて抜歯した。その後、矯正治療にて咬合機能の回復が得られた。

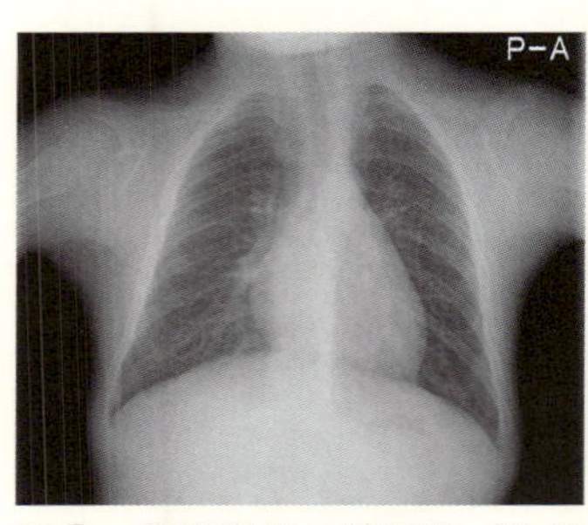

図❸　胸部単純X線写真（釣鐘状の胸郭）

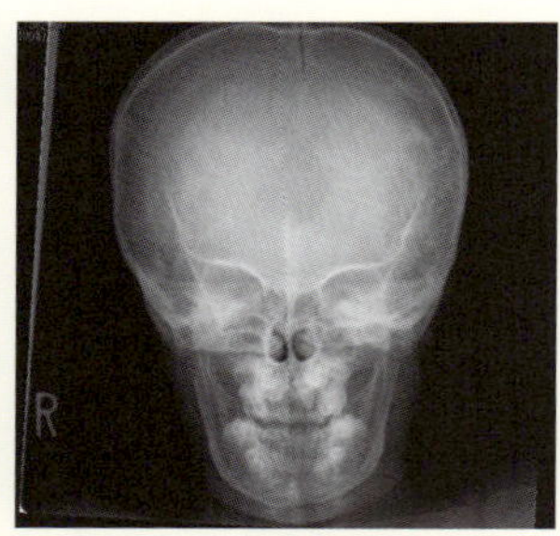

図❹　頭部単純X線写真（頭蓋骨縫合部の骨化不全）

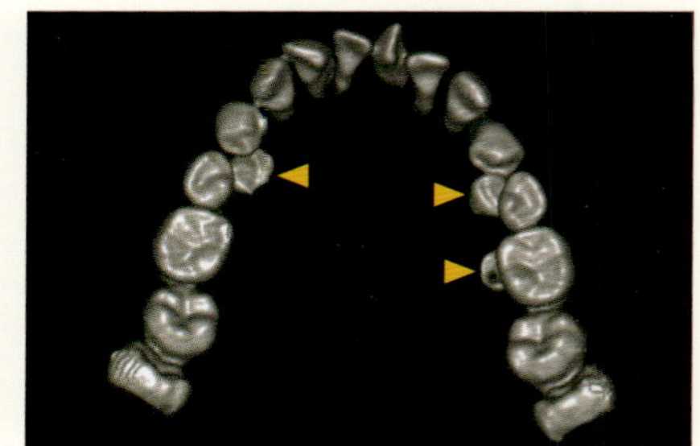

図❺　OsiriX® による3D画像（下顎咬合面観）（矢頭：3本の下顎過剰埋伏歯）

吉村仁志　Hitoshi YOSHIMURA
佐野和生　Kazuo SANO
福井大学学術研究院　医学系部門医学領域感覚運動医学講座　歯科口腔外科学分野
〒910-1193　福井県吉田郡永平寺町松岡下合月23-3

Q.012

歯肉が繰り返し腫れてすっきりしない

患者：85歳、男性

主訴：上顎左側の奥歯が痛みや腫れを繰り返していて、すっきりしない。

現病歴：1年以上前より、かかりつけ歯科医院にて|7の歯周炎および根尖性歯周炎を指摘され、抗菌薬の処方、およびスケーリング、イリゲーションなどの歯周治療と根管治療を受けていた。歯科治療は終了したが、その後も歯肉腫脹および疼痛の消退を繰り返していたため、当科受診となった。

既往歴：心筋梗塞、ダビガトラン（商品名：プラザキサ）抗凝固剤を服用中。

現症：|7の打診痛・咬合痛が見られた。また、歯肉辺縁の腫脹による自発痛を認めた。

口腔内所見：|7の頬側から遠心にかけては、10㎜を超える歯周ポケットが認められ、頬側の歯肉に腫脹が見られたが、動揺は見られなかった。智歯は、歯肉に覆われている状態であった（図1a）。

X線所見：|7の根尖部付近の不透過像と、|8近接が見られた（図1b）。

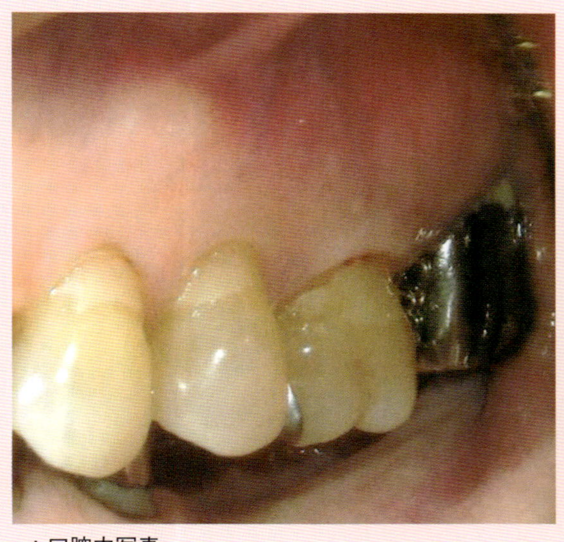

a：口腔内写真

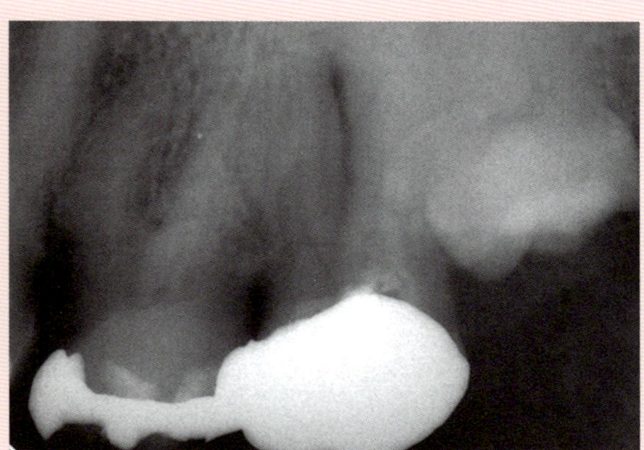

b：X線写真

図❶　初診時（上顎左側臼歯部）

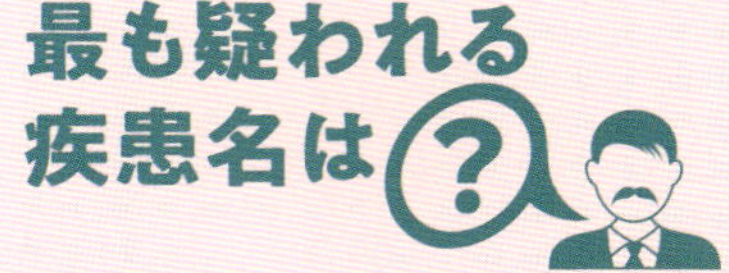

① 智歯周囲炎
② 慢性根尖性歯根膜炎
③ 癒合歯による慢性炎症
④ 歯根嚢胞

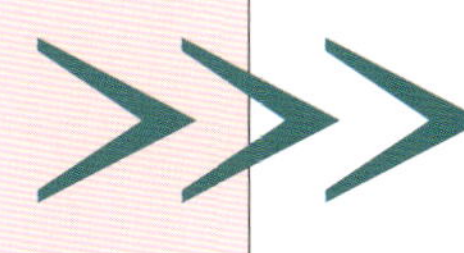

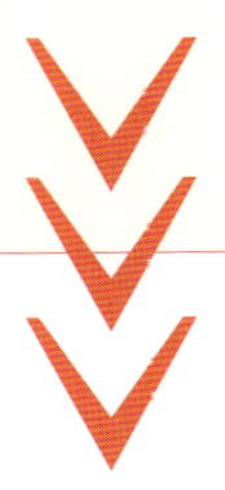

A.

③癒合歯による慢性炎症

概要：歯の形態異常は、歯胚の増殖期から萌出期の広い時期に見られる。歯の結合に関連する代表的な形態異常は、癒合歯（融合歯）、双生歯、癒着歯が挙げられる。複数の歯胚が、発育段階で結合したものを癒合歯、歯胚の分裂によるものを双生歯としている。また、独立した2つの歯胚から生じた歯が、後に歯根部のセメント質の肥厚により結合したものを癒着歯として区別している。とくに癒着歯は、上顎大臼歯部で好発すると報告されている。

治療法と経過：左側上顎部の精査を行うため、歯科用 Conebeam CT を用いて診査・診断を行い、CT 画像において頬側の歯槽骨吸収像と、|78の歯根癒着像が確認できた（**図2**）。|7の根管処置は、2歯の根癒着により根尖までの根管処置が困難であったため、根尖部炎症が残存していたものと考えられた。また、癒着に伴う解剖学的形態不良を原因とするプラークコントロール不良により腫脹、排膿を繰り返し、|78の頬側には骨吸収が認められたものと考えられる。

処置経過としては、セフェム系抗菌薬の処方により急性炎症を消退させた後、|7の再根管治療は根の形態・癒着により治癒が得られない、また、|8の歯肉周囲炎が繰り返し見られることより、|78癒着歯をキシロカイン浸潤麻酔下にて抗凝固剤服用下のもと、止血のコントロールに配慮して抜歯を行った。抜去歯を観察すると、根尖部において2歯の歯根が完全に癒着しているのが確認できた(**図3**)。術後、炎症は消退し、経過は良好である。

この症例のように、隣在歯が著明に近接し、慢性根尖性歯根膜炎、智歯周囲炎を繰り返す症例においては、Conebeam CT を用いて診査することにより確定診断ができ、的確な処置を導ける。

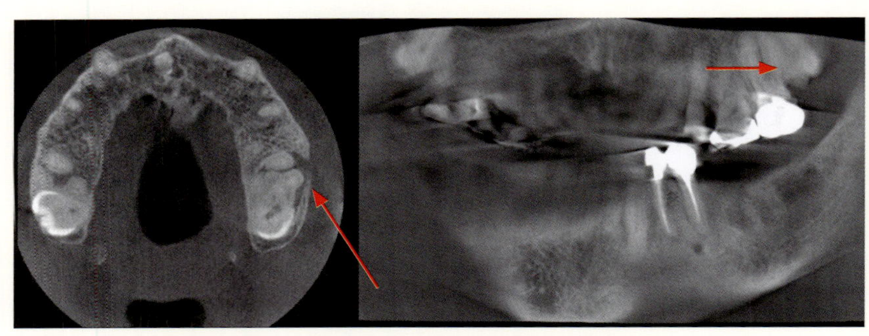

図❷　CT 像（矢印：歯槽骨吸収像と|78の癒着像を確認）

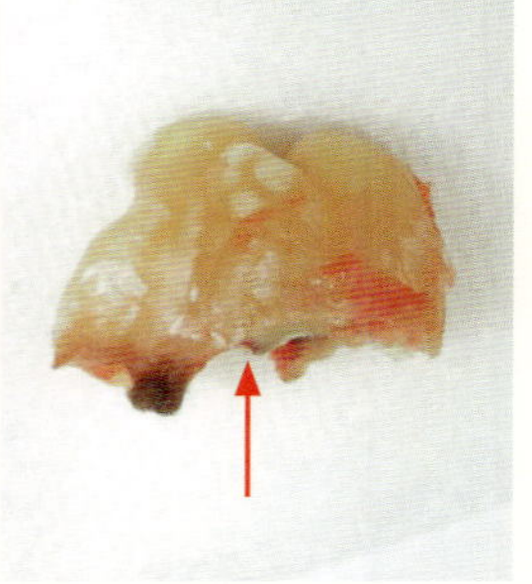

図❸　抜去歯(矢印：|78における癒合歯)

吉峰正彌　Masaya YOSHIMINE
鴨井久博　Hisahiro KAMOI
日本医科大学千葉北総病院　歯科
〒270-1694　千葉県印西市鎌苅1715

Q.013

舌の潰瘍

患者：71歳、女性
主訴：右舌の痛み
既往歴：60歳ごろより糖尿病と高血圧症を発症し、内服薬により治療中。
現病歴：初診の５ヵ月前から右舌下面に潰瘍があり、治癒しなかったため近歯科医院を受診した。以前から義歯を装着したままにしていたとのことで軟膏を処方され、その後当院を紹介され、来院した。
現症：右舌下面に径6.5㎜の浅い潰瘍を認め、部分床義歯のリンガルクラスプに当たっていた(図１)。潰瘍周囲に硬結を触れず。
臨床検査所見：血液一般検査で血小板数が38.1万とやや高い値を示したことと、HbA1c（JDS）が6.1％とやや高めの値であった以外に異常値は認めなかった。

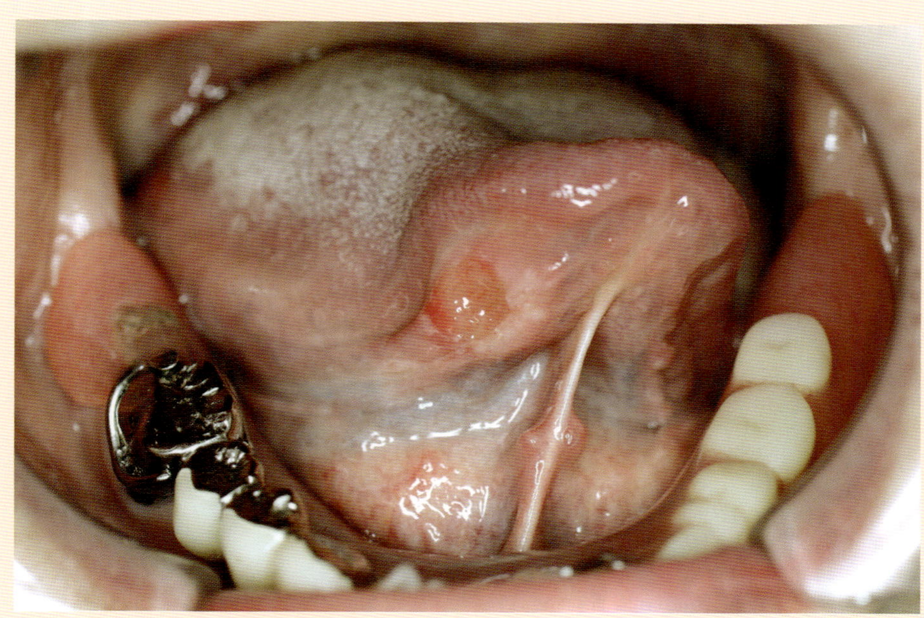

図❶　初診時の口腔内写真

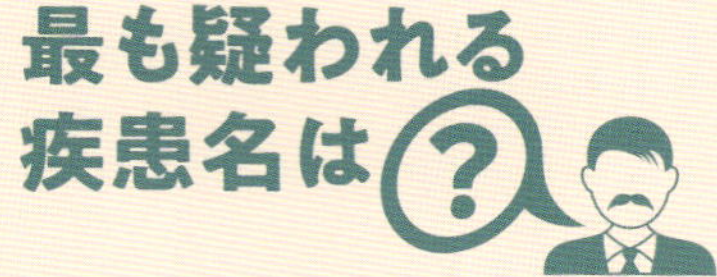

①舌癌
②再発性アフタ
③褥瘡性潰瘍
④扁平苔癬

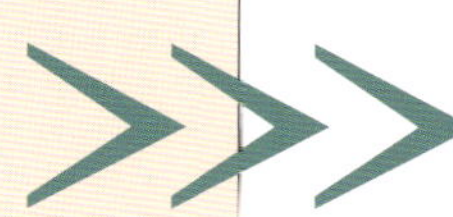

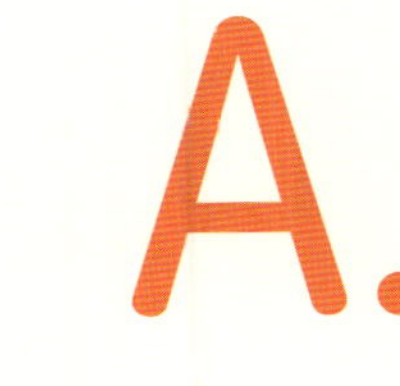

A.

① 舌癌

経過観察結果：初診時には義歯による褥瘡性潰瘍を疑い、鑑別診断のため義歯を食事のとき以外は外して様子を見ることにし、その日は軟膏を処方して帰宅してもらった。２週間後に診察したところ、潰瘍は径８㎜とやや大きくなり、周囲に径15㎜の硬結を触れるようになったため、悪性腫瘍を疑い細胞診を施行した（**図２**）。結果はクラスⅤ陽性であった。治療は全身麻酔下に舌部分切除術を行った。外来で経過を観察していたら、術後３ヵ月経過時に左頸部にリンパ節転移（**図３**）を認め、頸部郭清術を施行した。その後の経過は良好である。

診断のポイント：再発性アフタは、口腔粘膜に境界明瞭な類円形の潰瘍を生ずる。潰瘍面には黄白色の苔を形成して激痛がある。通常、潰瘍は10～14日で完全に治癒するが、大きな潰瘍の場合、潰瘍の消失に数ヵ月を要することがある。本症例の場合、潰瘍は一度も消失しておらず、再発性アフタは除外される。

褥瘡性潰瘍は、鋭利な辺縁を有するう蝕歯や不適合の補綴物等によって、粘膜の循環障害、上皮の剝離を来し、生ずる。通常は原因を除去すれば治癒することが多い。本症例では、経過から褥瘡性潰瘍を最も疑いやすいが、刺激を取り除いても治癒しなかったことより除外される。

扁平苔癬は頰粘膜、舌、口唇、口蓋等にみられ、病変は１箇所だけでなく複数箇所にみられることが多く、頰粘膜や舌ではしばしば両側性にみられる。肉眼的には網状、あるいはびらんを示すものが一般的である。経過は慢性であり、その間に病状の消長がみられる。本症例では潰瘍は孤立性であり、病状の消長もみられなかったことから除外される。

舌癌は、潰瘍のある硬結として認められることが多く、白板症性変化を伴うこともある。増殖様式から外向性、内向性、表在性に分けられる。ただし、早期癌では硬結のないものも認められる。

したがって、本症例では除外診断から舌癌であると診断できる。

治療法：リンパ節転移のない舌癌の原発巣には、切除術、あるいは放射線組織内照射、超選択的動注化学放射線療法等が行われている。転移リンパ節には、頸部郭清術が行われている。

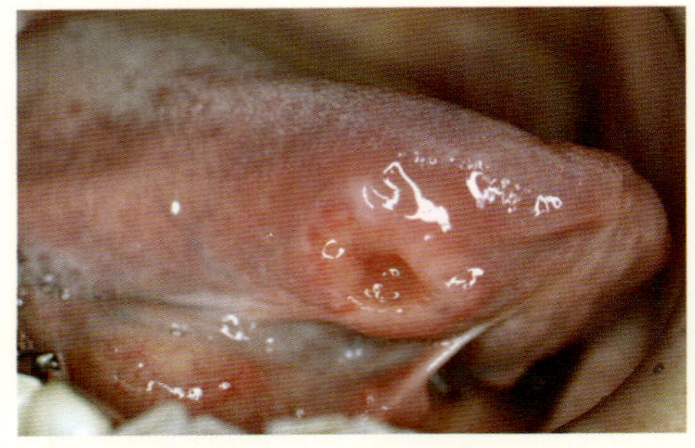

図❷　潰瘍は径８㎜とやや大きくなり、周囲に硬結を触れるようになった

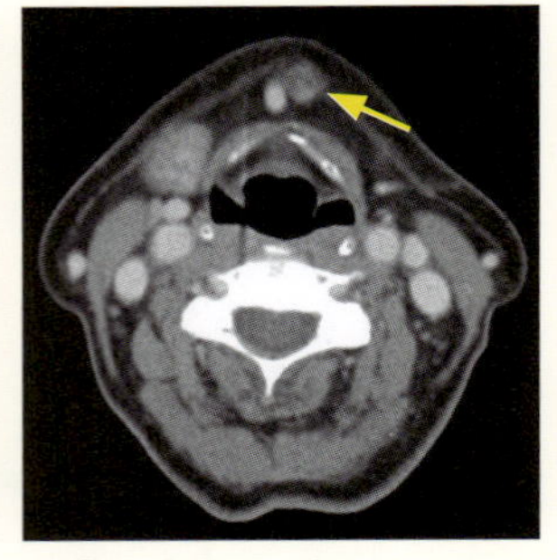

図❸　左オトガイ下リンパ節が造影されている

石井純一　八木原一博　埼玉県立がんセンター　歯科口腔外科
Junichi ISHII　Kazuhiro YAGIHARA　〒362-0806　埼玉県北足立郡伊奈町小室818

Q.014

舌縁部の発赤

患者：58歳、男性
主訴：右側舌縁部の発赤と疼痛
現病歴：200X 年6月初旬、右側舌縁部に疼痛を自覚し、鏡でみたところ発赤を認めた。２週間経過をみたが発赤や疼痛に変化はなく、同年６月中旬、近歯科医院を受診した。同院で消毒とステロイド軟膏にて４週間経過を観察したが、病変の改善はみられなかった。同年７月６日、同院より紹介され、当科を受診した。
既往歴：199X 年より、高血圧症にて近内科医院で降圧剤を処方され、継続して内服している。
現症：
全身所見；
体格中等度。食欲・栄養状態良好。血圧132/90。
局所所見；
口腔外所見は顔貌左右対称。構音機能は良好。両側頸部リンパ節の腫脹、癒着、圧痛は認めなかった。
口腔内所見は、右側舌縁部に自発痛、接触痛、運動痛を認めたが、摂食・嚥下機能の明らかな低下は認めなかった。同部には、一部で白色斑を伴う境界不明瞭でび漫性の発赤がみられたが、膨隆や潰瘍、周囲の硬結は認めなかった（**図１**）。

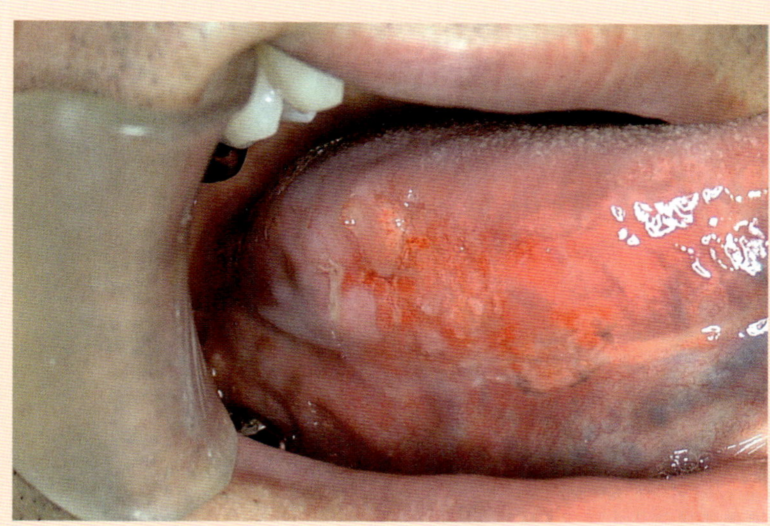
図❶　初診時の舌所見

最も疑われる疾患名は？

① 白板症
② 扁平苔癬
③ 舌癌
④ 紅斑症

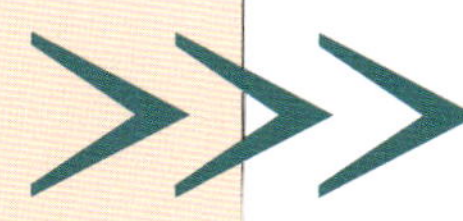

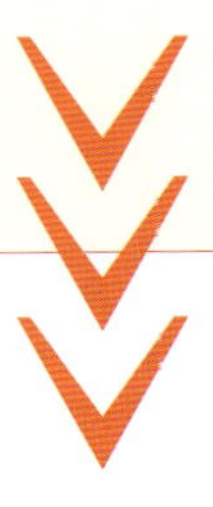

③舌癌（高分化型扁平上皮癌）

A.

診断と経過：初診時に細胞診を施行し、結果は陽性（悪性）であった（**図2**）。画像検査により、頸部リンパ節や肺などに転移はみられなかった。生検を施行し、高分化型扁平上皮癌の確定診断を得た（**図3**）。腫瘍の大きさは30×20㎜で早期の舌癌であり、舌部分切除術を行い、縫縮した。

口腔癌の早期発見：口腔癌の多くは扁平上皮癌とされ、進行すると膨隆や潰瘍、硬結など肉眼的に特徴のある像を示す。しかし、早期の扁平上皮癌は、白板症や扁平苔癬といった前癌病変（前癌状態）、あるいはカンジダ症などの感染・炎症性疾患などとの肉眼的鑑別が困難であり、確定診断のための組織検査(生検)が重要である。

口腔癌の第一発見者の多くは開業歯科医院であるが、侵襲やその後の専門機関での治療への影響を考慮すると、歯科医院での生検は回避されることが多い。そのため、早期の専門機関への紹介が望まれるが、炎症性疾患や義歯性潰瘍などを含めた、すべての疑わしい症例を専門機関に紹介するための準備や説明は、開業歯科医院にとって時間的制約になり、専門機関の受診は患者にとっても時間的・精神的負担が大きい。そこで、歯科医院で行うことができる簡単な癌の早期発見法（あるいは早期否定法）として、細胞診が有効である。

口腔細胞診：口腔粘膜の細胞診は、表面から細胞を採取する擦過細胞診が適用となる。臨床医が綿棒や歯間ブラシなどで病変から細胞を採取し、細胞診専門医（専門歯科医）が診断する。診断は一般に陰性・擬陽性・陽性の３段階で行い、組織検査のような侵襲はない。

歯科医院で行う口腔細胞診：歯科医院での細胞の採取は、侵襲が最も少ない綿棒を用いた擦過細胞診が適当と考える。口腔癌に限らず、すべての口腔粘膜疾患に遭遇した際に、綿棒で細胞を採取し、固定や乾燥といった簡単な処理を行って検査機関に提出すると、数日で前述の3段階により良悪性の診断を得ることができる。口腔細胞診は、専門機関での治療が必要な症例と、歯科医院で加療を継続できる症例を簡単に、そして早期に選別できる有効な検査法である。

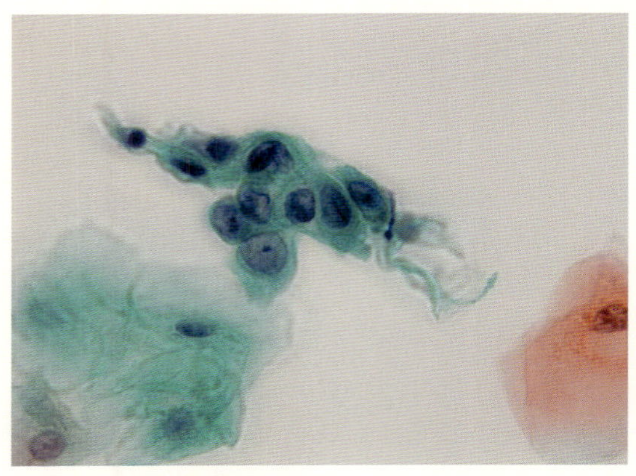

図❷　初診時の細胞診所見

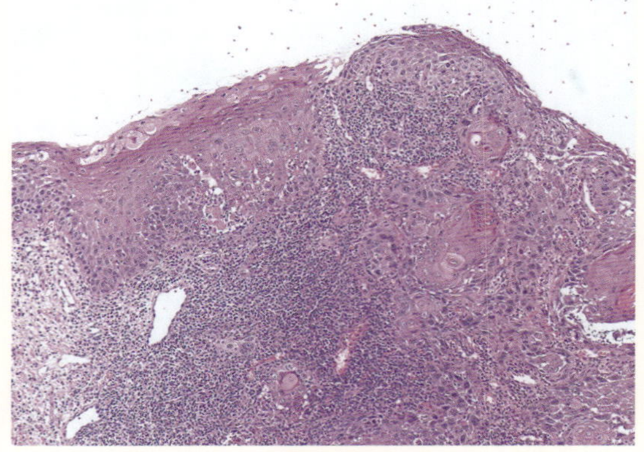

図❸　生検組織の病理組織像

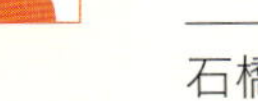

石橋浩晃
Hiroaki ISHIBASHI
金沢医科大学　顎口腔外科学講座
〒920-0293　石川県河北郡内灘町字大学1-1

Q.015

舌辺縁部の不整白色病変

患者：78歳、男性
主訴：舌縁部疼痛
既往歴：高血圧症、脳梗塞
家族歴：特記事項なし
現病歴：約1ヵ月前から右側舌縁部に違和感を生じたが、疼痛がないためそのまま放置していた。約1週間前から接触痛および刺激物に疼痛を自覚したため、近歯科医院を受診。ステロイド含有塗布剤の外用や右側上下顎の歯の鋭縁の切削を施行したが症状に著変なく、悪性腫瘍を疑い精査加療目的に当科を受診。
現症：
全身所見；体格中等度、栄養状態良好
口腔内所見；右側舌中央部に直径約17×12㎜、辺縁凹凸不整、隆起を伴わない白色病変を認める。接触痛は認めるが易出血性なし。
血液検査所見：特記事項なし

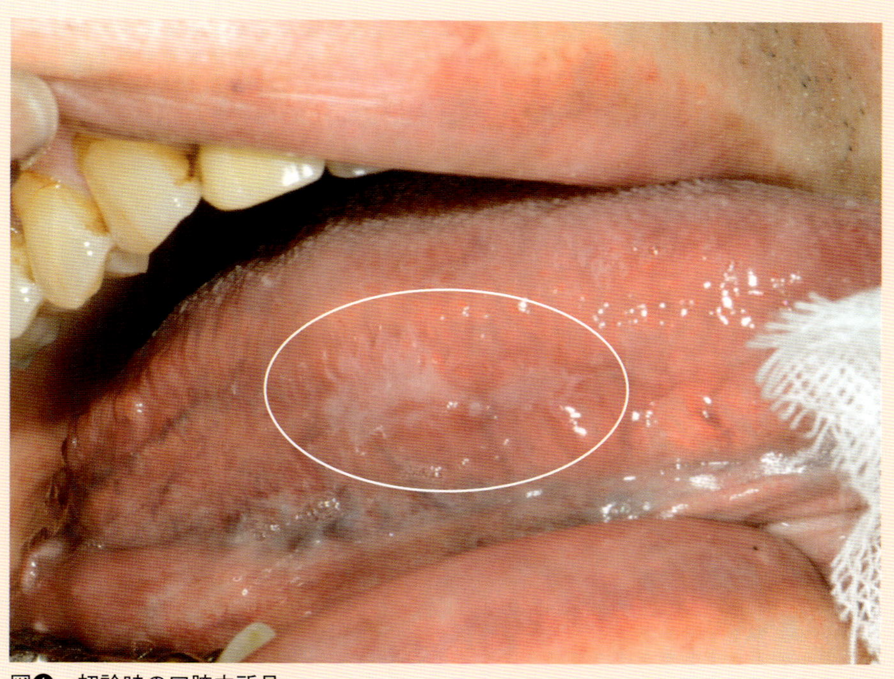

図❶　初診時の口腔内所見

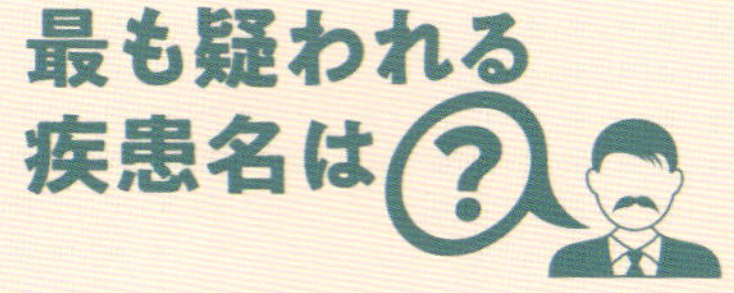

① 白板症
② 扁平苔癬
③ アフタ性口内炎
④ 扁平上皮癌

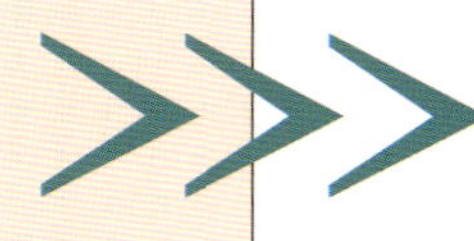

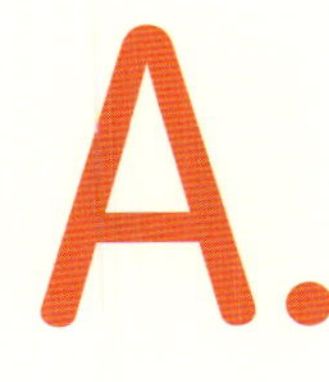

A.

① 白板症

白板症の特徴：口腔粘膜に生じる白斑を生じる病変を指す臨床症状名である。WHO(1978年)の定義は『摩擦によって除去できない白斑で、他の診断可能な疾患に分類できないもの』としている。

原因は不明であるが、喫煙が重要な病因として考えられている。その他、機械的刺激、エストロゲン欠乏、ビタミンA欠乏、刺激性食物の嗜好などが挙げられている。好発年齢は40〜70歳代で男性に多い。

白板症は紅斑症とともに前癌病変といわれている（**表1、2**）。

白板症の症状：好発部位は歯肉、舌、頬粘膜で、通常は自覚症状のない粘膜面からやや隆起した白色病変である。

鑑別診断：扁平苔癬や初期の扁平上皮癌との鑑別のため、また、上皮異型性の有無を確認するため、生検あるいは細胞診を行う。

白板症の癌化率：癌化率は4〜18%と報告されている。癌化率が高いのは部位では舌、臨床型別では紅斑混在型、疣型であり、女性に多いとされている。組織所見では上皮異型性の高いほど癌化率が高い。

白板症の治療：まず刺激となっている可能性のあるものを除去し、禁煙を指導する。病変が消失しない場合は切除が推奨される。病変が大きい場合にはレーザーによる蒸散が行われる。組織型から経過観察が必要である。

自験例では病変が比較的小さかったため、約1㎜の安全域を取り切除術を施行した。術後は局所の再発もなく経過は良好である。病理組織学的所見では角化と肥厚を伴った扁平上皮であるが、びらん性変化と核分裂像も見られるため、経過観察を行う。

表❶　前癌病変の定義

前癌病変とは：
将来そこから癌が高頻度に発生する可能性のある病変。
WHO（1997年）；「それの相対する外見的正常な組織に比べて癌が発生しやすい状態に形態学的に変化した組織」とされ、白板症、紅斑症、口蓋角化症が分類されている。
組織学的特徴；扁平上皮異形成

表❷　臨床型の分類

視診による臨床型
- Pindborg ら、1963年
  - 均一型
  - 非均一型
  - 斑紋型
- Banoczy ら、1969年
  - leukoplakia simplex（平滑な白板症）
  - leukoplakia verrucosa（疣型増殖を伴う白板症）
  - leukoplakia erosiva（紅斑あるいはびらんを伴う白板症）

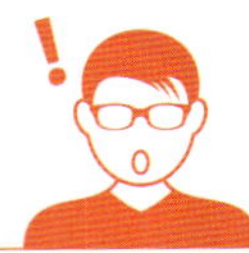

小笠原健文
Takefumi OGASAWARA
町田市民病院　歯科・歯科口腔外科
〒194-0023　東京都町田市旭町2-15-41

Q.016

右側舌背部の無痛性腫脹

患者：79歳、男性

主訴：舌が徐々に大きくなり、「いびき」をかくようになった。

既往歴：高血圧、高脂血症

現病歴：最近になり、頻回にみられる「いびき」と「睡眠時無呼吸」を家人に心配され、近医内科を受診した。そこで口腔内診査をしたところ、舌の異常な腫脹を指摘され、精査および加療目的のため当科に紹介受診となった。

現症：体格中等度、栄養状態良好。体温は36.9℃で、軽度の全身倦怠感を認めた。右側舌背部に、拇指頭大で弾力性がある無痛性の腫脹を認めた（**図1**）。腫脹は舌下面まで達しており、波動も触知された。また、外傷による痕跡は認められなかった。右側顎下部に、小豆大の圧痛を有する可動性リンパ節を1個触知した。

臨床検査所見：血液検査において白血球数9,500/μL、CRP2.33㎎/dLと高値を示した以外、特記すべき所見なし。

SAS簡易検査：構音障害（+）、無呼吸／低呼吸指数（AHI）：54、最低 SpO_2：76%、終夜睡眠ポリグラフ検査（PSG）：閉塞型。

画像所見：MR画像（脂肪抑制法併用 T2W1：**図2**）にて、舌筋内右側に40×36×41㎜大の軽度分葉状の境界明瞭な腫瘤が認められた。内部はT1W1低信号、T2W1著明高信号で漿液性の液体信号を呈し、内腔の背側に直径6㎜大の結節状構造が認められた。

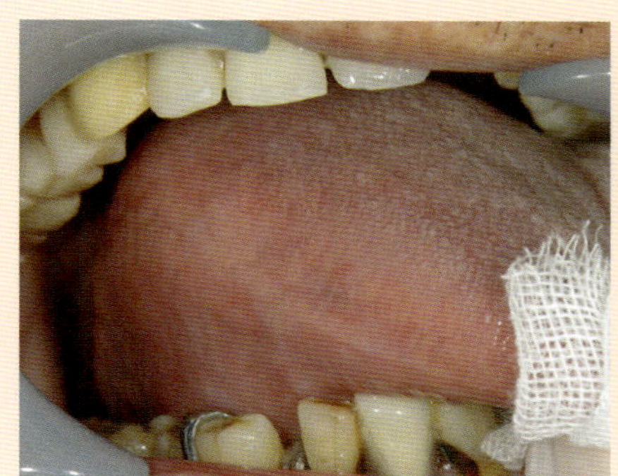

図❶　初診時の口腔内写真

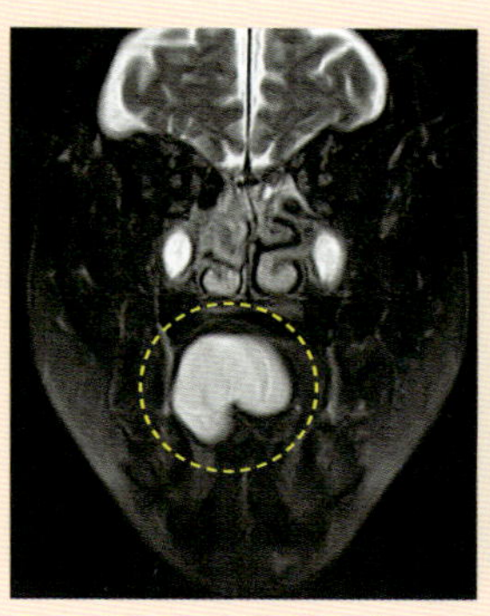

a：40×36×41㎜大の分葉状腫瘤

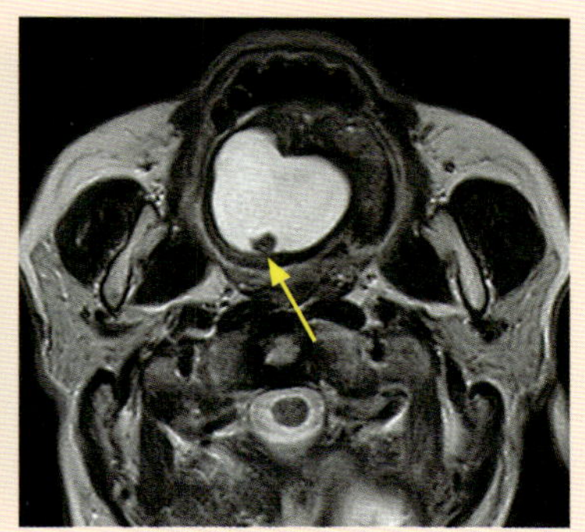

b：内腔の背側に直径6㎜大の結節状構造が存在

図❷　初診時のMR画像（脂肪抑制法併用 T2W1）

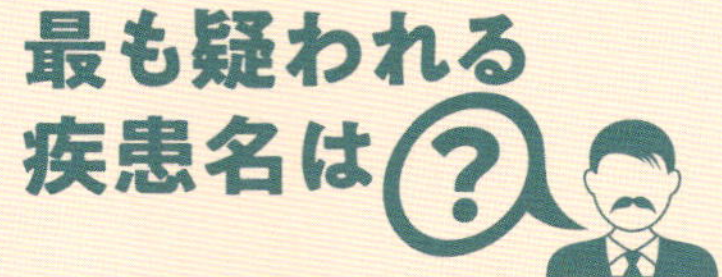

最も疑われる疾患名は？

① 舌がん
② 舌血管腫
③ 舌放線菌症
④ 舌類皮嚢胞

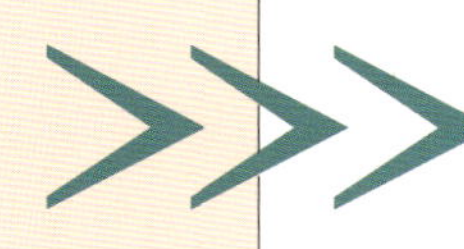

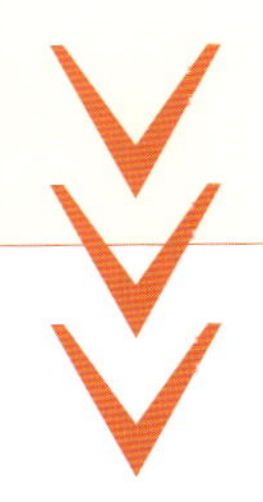

A.

③ 舌放線菌症

放線菌症は、頸部、顔面がその好発部位であり全体の約半数を占めるが、舌での発症は非常に稀で、約3%と報告されている。放線菌は、口腔内常在菌叢を構成する通性嫌気性菌の1つであり、*A.israelii* が最も多いとされている。

臨床症状は頸部・顔面部に発症した場合と同様に、無痛性あるいは有痛性の硬結を伴った腫脹に始まり、最終的には膿瘍形成に至るといわれている。

本疾患の誘引として、粘膜損傷による放線菌の組織内への侵入が考えられているが、自験例のように外傷の既往もなく、その他誘因と考えられる所見がみられない例も報告されている。

試験穿刺：乳白色漿液性の内溶液を約20cc認めた（**図3**）。

細菌検査：一般細菌陰性、嫌気性菌陰性

細胞診：明瞭な異型細胞（－）

処置および経過：試験穿刺の結果を待ち、切開したところ、膿汁とともに菌塊と思われる直径5㎜程度の灰白色の顆粒を、計5個摘出した（**図4**）。膿瘍腔の深さは約2㎝で、舌下面に達していた。切開部は開放創としてガーゼドレーンを挿入し、ニューキノロン系の抗生剤を投与した。2週間後には硬結が切開創周囲のみとなったため抗生剤の投与を終了し、約1年を経た現在まで再発なく経過良好である。

病理組織学的所見：炎症性細胞浸潤を伴った、放線菌塊が認められた（**図5**）。

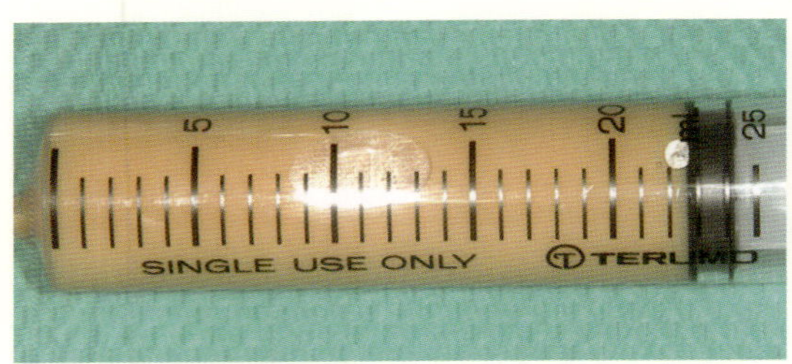

図❸　乳白色漿液性の内溶液

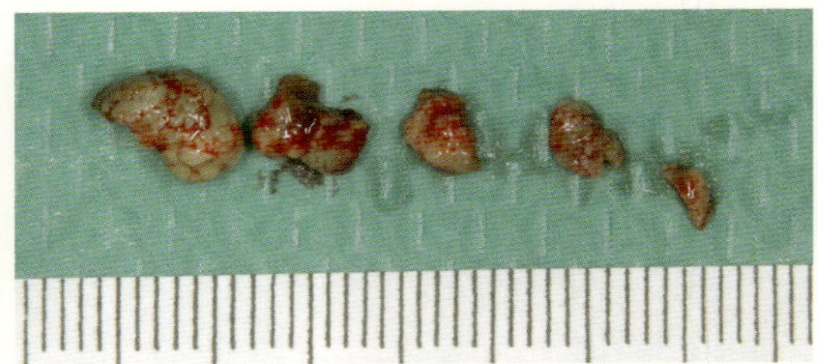

図❹　摘出した灰白色の顆粒

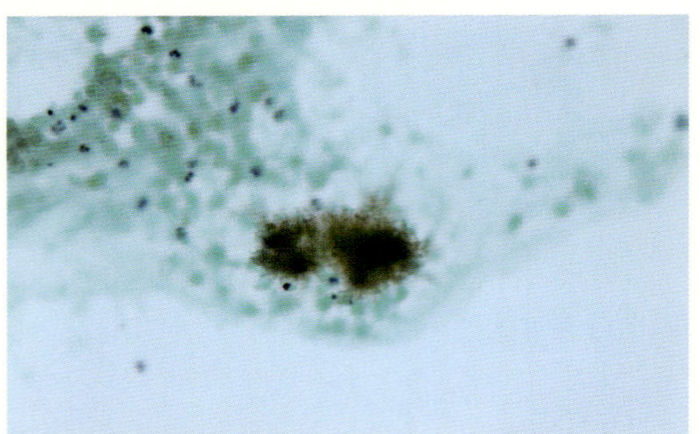

図❺　病理組織写真（×100）。菌塊が存在し、周囲に軽度の好中球浸潤が認められる

長谷剛志　公立能登総合病院　歯科口腔外科
Takashi HASE　〒926-0816　石川県七尾市藤橋町ア部6-4

Q.017

舌根部の腫瘤

患者：30歳、男性
主訴：舌根部の腫瘤
現病歴：初診の2週間ほど前に舌根部の腫瘤に気づく。痛みなどの症状がないため様子をみていたが、違和感が消失しないため精査を希望して当科を受診した。

既往歴：特記事項なし
現症：身長168㎝、体重67㎏、体格は中等度で栄養状態は良好であった。舌根部に約30㎜大の類球形の腫瘤を認めた（**図1**）。腫瘤は二房性で赤色を呈し、一部に血管の増生を認めたが出血などの症状はなく、経口摂取も問題なかった。

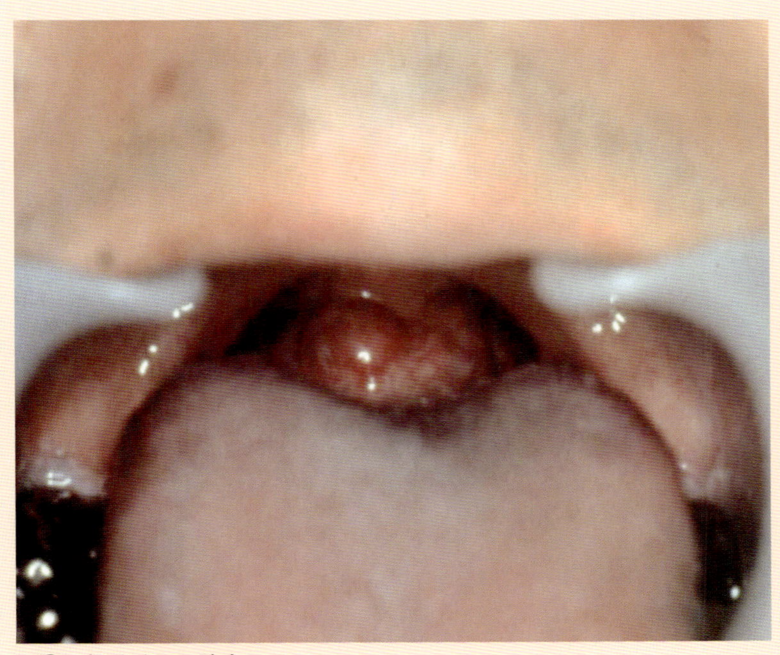
図❶　初診時の口腔内

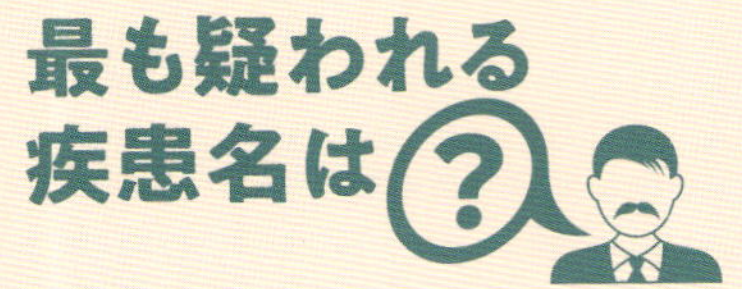

①舌がん　②異所性甲状腺
③類皮嚢胞　④神経鞘腫

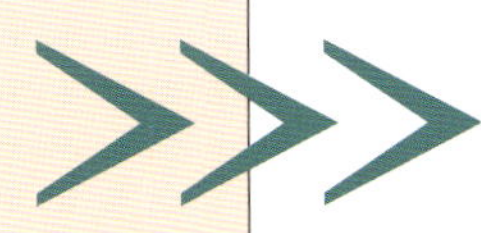

A.

② 異所性甲状腺

診断のポイント：異所性甲状腺は、本来の甲状腺以外の部位に甲状腺組織が認められる疾患である（**図2**）。甲状腺は首の前面に位置する内分泌器官で、胎生期に甲状腺原器が下降して形成されるが、本症はその下降異常により生じる疾患で、発生率は0.02～0.05%とされている。舌根部から頸部正中部に生じる疾患としては甲状舌管嚢胞があるが、嚢胞壁の一部に甲状腺組織が認められるものもあり、実際の発生頻度はそれよりも高いものと考えられる。診断には甲状腺機能検査が有効ではあるが（**表1**）、本来の甲状腺の有無は確認できないため、甲状腺シンチが必要である。異所性甲状腺の約70%は本来の甲状腺組織を欠いているとされ、安易な摘出は慎む必要がある。本症例ではオトガイ下部にも腫瘤（**図3**）を認め、甲状腺シンチでも正常甲状腺は欠如していた（**図4**）。

経過：内科での甲状腺ホルモン剤の投与により、腫瘤は徐々に縮小した。

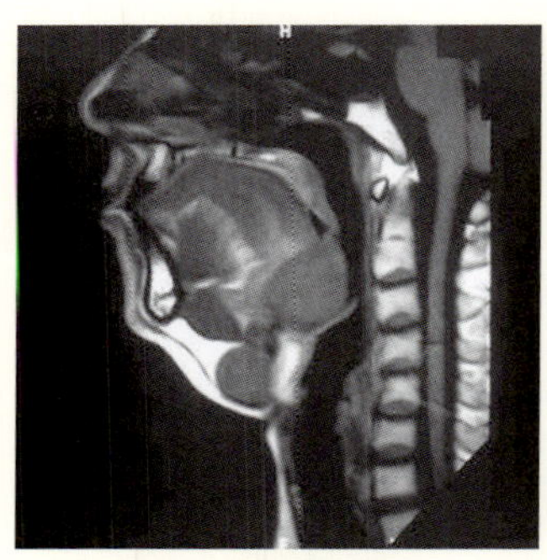

図❷　MRI。舌根部とオトガイ下部に内部均一な腫瘤を認める

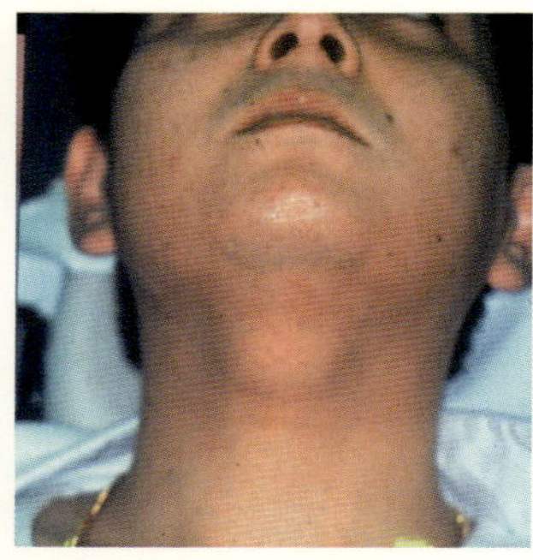

図❸　オトガイ下部にも腫瘤を認める

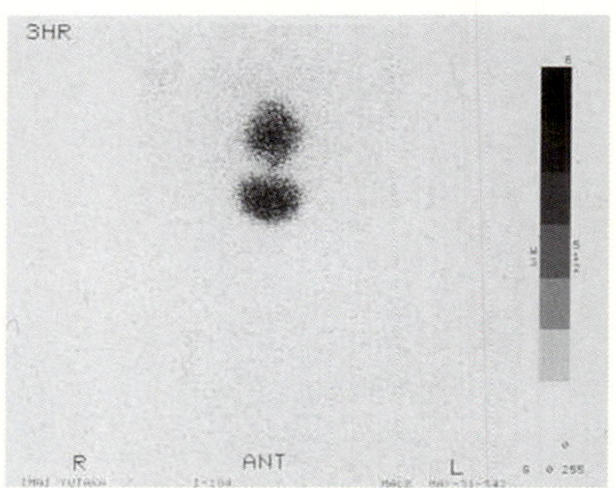

図❹　甲状腺シンチ。舌根部とオトガイ下部には集積があるが、正常甲状腺の位置には集積は認めない

表❶　初診時の血液検査値（※ TSH の値が正常値よりも高い）

WBC	8,080/㎣
RBC	4.88×10⁶/㎣
Hb	15.4g/dL
Ht	44.9%
Plt	286×103/μL
PT	129%
APTT	27.3sec
Free-T3	3.07（2.3～4.1pg/mL）
Free-T4	1.27（1.70～1.60ng/dL）
TSH	7.763↑（0.4～4.2μIU/mL）

Na	138mEq/L
K	4.1mEq/L
Cl	108mEq/L
T.P.	7.4g/dL
Alb.	4.7g/dL
A/G	1.74
GOT	25U/L
GPT	41U/L
T.Bil	0.5mg/dL
BUN	10.5mg/dL
CRE	0.5mg/dL
Glu	108mg/dL

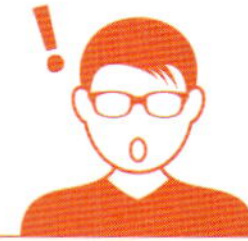

中村友保
Tomoyasu NAKAMURA
一宮市立市民病院　歯科口腔外科
〒491-8558　愛知県一宮市文京2-2-22

Q.018

左側舌背部の無痛性の腫瘤

患者：17歳、女性

主訴：舌に何かできている

現病歴：2ヵ月前より舌に腫瘤を認めたが改善しないため、かかりつけ歯科医院を受診した。精査および加療目的のため、当科紹介初診となった。

既往歴：花粉症

現症：体格中等度、栄養状態良好。左側舌背部に30㎜程度の、可動性のある弾性硬の無痛性の腫瘤を認めた。表面粘膜は平滑で、正常粘膜色を呈していた（図1）。波動は触知されなかった。舌の運動障害および知覚障害は認めなかった。また、咀嚼困難および嚥下困難は認めなかった。

臨床検査所見：血液検査において、特記すべき所見なし。

画像所見：MRI 所見では、T1強調画像でわずかに高信号を示し（図2ａ）、T2強調画像で不均一な高信号を示す22×13×16㎜の境界明瞭な腫瘤が認められた（図2ｂ）。

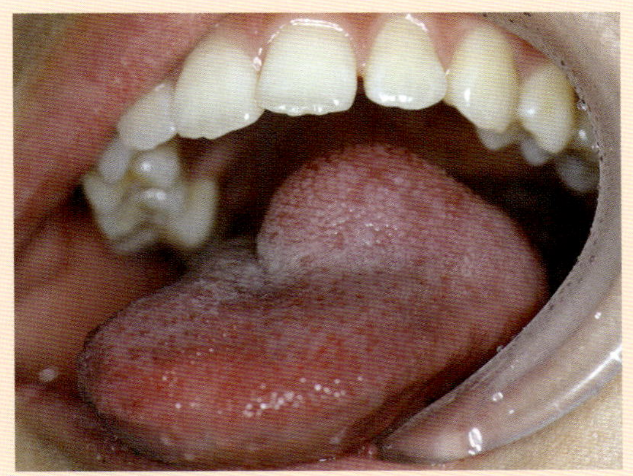

図❶　初診時の口腔内写真。左舌背部に30㎜程度の腫瘤を認める

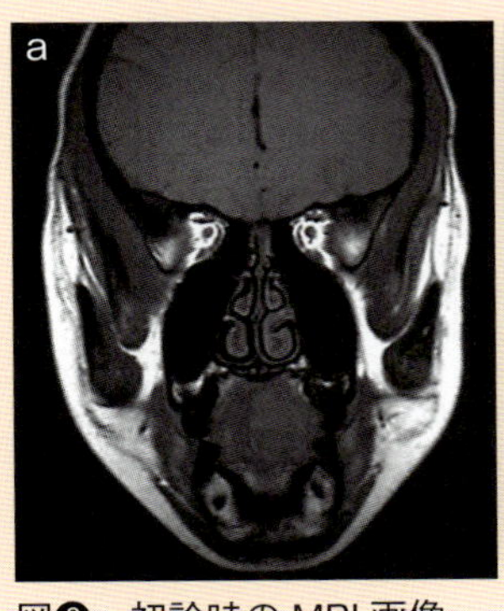

図❷　初診時の MRI 画像
ａ：T1強調画像、わずかに高信号を呈する、ｂ：T2強調画像、不均一な高信号を呈する

最も疑われる疾患名は？

① 甲状舌管嚢胞　② リンパ管腫
③ 神経鞘腫　④ 類皮嚢胞

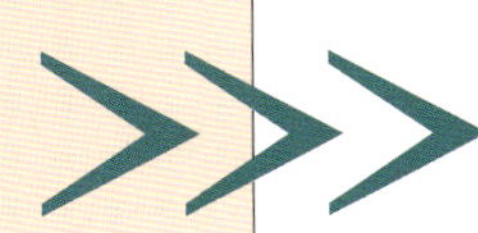

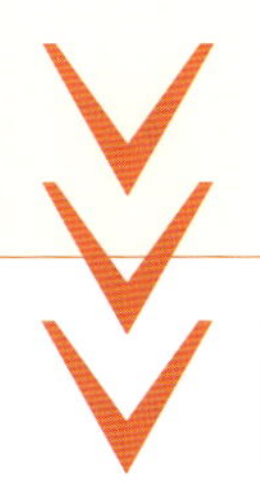

A.

③ 神経鞘腫

神経鞘腫は、外胚葉由来のSchwann細胞を起源とし、全身の良性軟部組織腫瘍の10.2%を占め、血管腫、脂肪腫に次いで多いとされている。しかし、顎口腔領域では、本腫瘍中の1.5%を占めるにすぎないとされている。なお、顎口腔領域では舌に発生する頻度が最も高いと報告されている。好発年齢は10～20歳代であり、男女差はないが、やや女性に多い。臨床所見として、無痛性、弾性硬の腫瘤であり、正常粘膜に被覆され、境界明瞭であり、一般的に臨床症状からの鑑別診断は困難な場合が多い。

処置および経過：全身麻酔下にて腫瘍摘出術を施行した。腫瘍は被膜に覆われており、周囲組織との癒着はなく摘出は容易だった（**図3**）。なお、末梢神経との関係は不明であり、母神経の確認はできなかった。摘出物は被膜構造を有する腫瘍で、割面は白色充実性だった（**図4**）。病理組織学的には、紡錘形細胞が束状に配列して密に増生する像がみられ、核の柵状配列が目立つ（**図5**）。免疫染色では、S-100タンパクがび慢性に陽性を認める(**図6**)。予後は良好とされているが、稀に再発、悪性化した報告例がある。

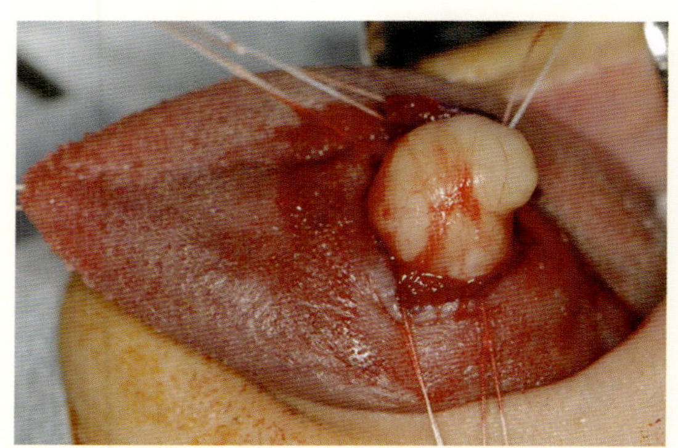

図❸　術中所見。被膜を有する腫瘤で、周囲組織との癒着はない

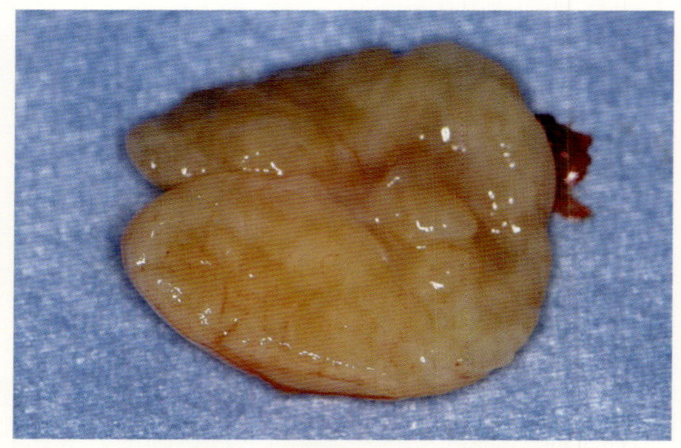

図❹　摘出物所見。腫瘤の割面は、白色充実性

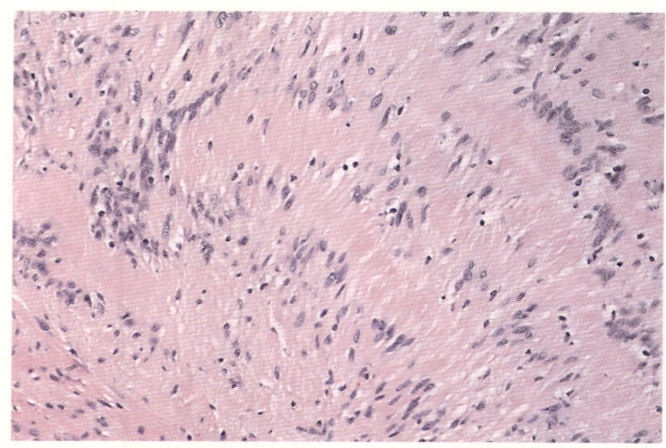

図❺　H-E染色（強拡大）。核の柵状配列が認められる

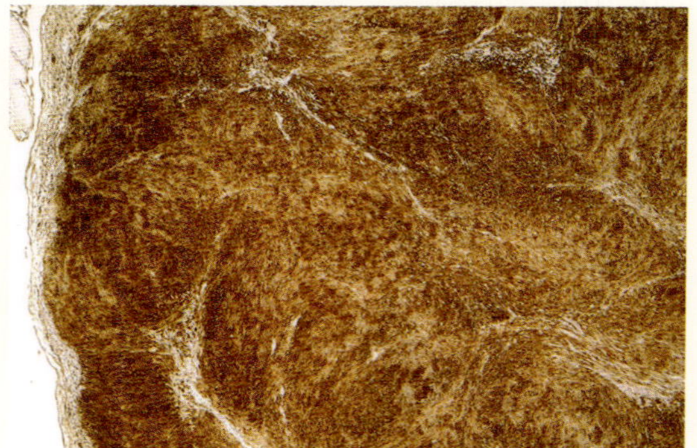

図❻　S-100タンパク（弱拡大）。S-100タンパク抗体陽性を示す

竹内純一郎[1)]　古森孝英[2)]
Junichiro TAKEUCHI　Takahide KOMORI

1）北播磨総合医療センター　歯科口腔外科　〒675-1392　兵庫県小野市市場町926-250
2）神戸大学大学院　医学研究科外科系講座　口腔外科学分野　〒650-0017　兵庫県神戸市中央区楠町7-5-2

Q.019

舌縁部の表面不整な腫瘤

患者：40歳、女性

主訴：舌の口内炎部が盛り上がり、食事時に咬んで出血したり、刺激物がしみるようになった。

既往歴：妊娠33週（母子ともに健康）

現病歴：約1ヵ月前より、舌縁の口内炎を自覚するようになった。口内炎は2～3週間経過しても治らず、急速に隆起が目立つようになったため、近歯科医院を受診。精査加療目的にて当科に紹介受診となった。

現症：体格中等度、栄養状態良好。左側舌縁部に無痛性の長径10㎜程度の肉芽腫様腫瘤を認めた（**図1**）。腫瘤は有茎性で弾性軟であり、周囲には糸状乳頭状の過形成を呈していた。また、腫瘤に対応する部位の|4 はインレーが脱離していたが、加療はなされていなかった。

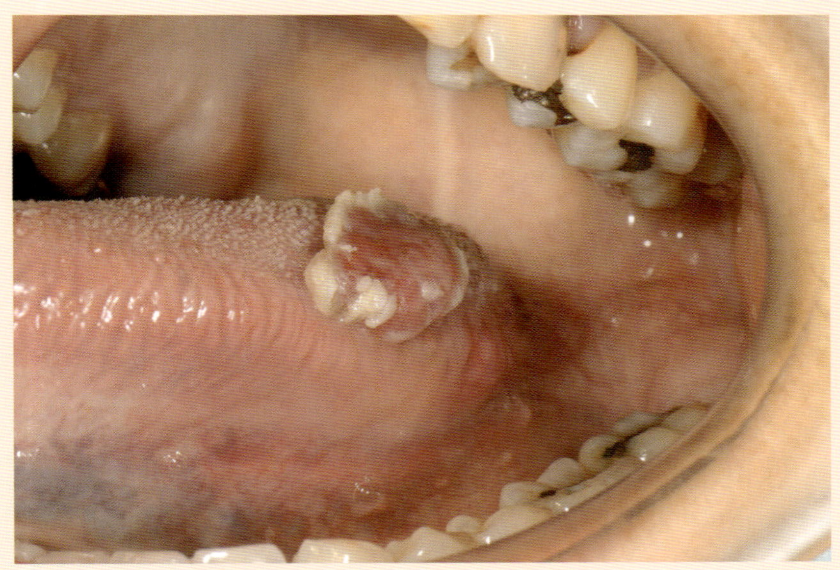

図❶　当科初診時の口腔内写真

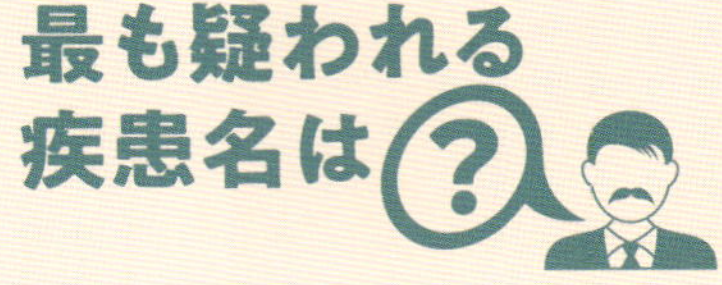

① 舌化膿性肉芽腫
② 舌疣贅状黄色腫
③ 舌静脈性血管奇形
④ 舌がん

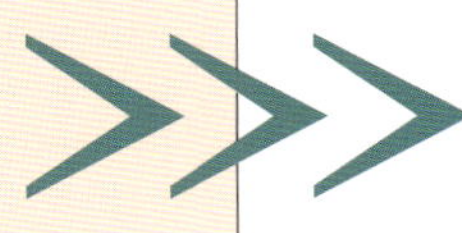

① 舌化膿性肉芽腫

A.

化膿性肉芽腫（Pyogenic granuloma）は、皮膚や口腔粘膜に発生する隆起性の病変で、膿原性肉芽腫や毛細血管拡張性肉芽腫、あるいは、しばしば妊娠女性に見られることから、妊娠性肉芽腫とも呼ばれる。

口腔領域では歯肉、頬粘膜、口唇および舌が好発部位とされ、有茎性のものが大多数で、軟らかい肉芽腫状を呈することが多い。易出血性のものや、表面にびらんや潰瘍を伴うもの、また、乳頭状の発育をするものもある。過去の報告では、口腔の化膿性肉芽腫の初診時の臨床診断率は20%程度で、血管腫や乳頭腫、線維腫の臨床診断名がつけられる傾向や臨床診断不能とされる症例もあるとされている[1)]。さらに、腫瘤は急速に拡大・発育することが多く、骨形成を伴った症例もあり、悪性腫瘍との鑑別が必要なこともある。成因はあきらかになっていないが、誤咬の既往や妊娠時の発生が報告されており、外傷による感染や、性ホルモンの関係が指摘されている。病理組織学的にも一定の見解は得られていない。

疣贅型黄色腫（Verruciform xanthoma）は、口腔粘膜と生殖器皮膚に好発する。臨床診断形状は多彩で、潰瘍を生じた場合、臨床的にも病理的にも初期がんと診断されることがあると指摘されている[2)]。また、静脈性血管奇形（Venous malformation）も舌腫瘤として認められることがあり、誤咬での出血などの症状や静脈石が存在することがある。腫瘤の生検前には止血困難などを避けるためにも、慎重な鑑別が必要である。

舌の腫瘤に対しては、つねに舌がんを念頭において診療に当たらなければならないが、とくに妊婦おいては、適切な検査、診断、治療、管理のために慎重な臨床診断が必要である。

本症例は妊婦であり、臨床的に化膿性肉芽腫を疑うことから、腫瘤の基部で切除した（**図2**）。病理検査では、一部が重層扁平上皮に覆われた、広い潰瘍を伴う毛細血管の集合からなる病変がみられた。悪性所見は認められず、化膿性肉芽腫との確定診断を得た。

術後２年経過するが再発はなく、経過は良好である。

【参考文献】

1）稲木勝英：口腔内化膿性肉芽腫の検討．日耳鼻，94：1857-1864，1991.

2）田中陽一：口腔病理の pitfall と診断クルー（総説）．診断病理，30：8-18，2013.

（謝辞）

診察・執筆にあたり、ご協力・ご助言をいただきました、熊本大学非常勤歯科医 児玉 彩先生に深謝いたします。

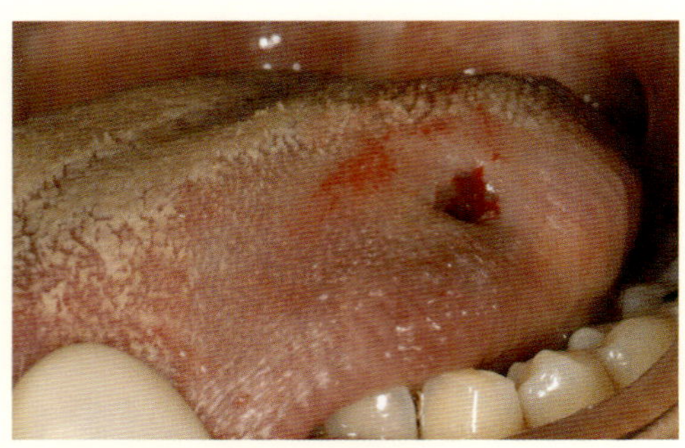

図❷　切除直後の口腔内写真

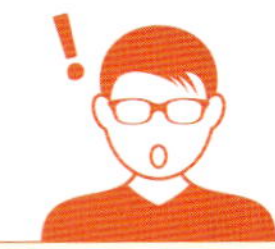

尾木秀直　熊本大学大学院生命科学研究部　総合医薬科学部門感覚・運動医学講座　歯科口腔外科学分野

Hidenao OGI　〒860-8556　熊本県熊本市中央区本荘1-1-1

Q.020

舌根部の腫瘤

患者：29歳、女性
主訴：舌根部の腫瘤
現病歴：中学生のころから舌根部の腫瘤性病変を自覚していたが、とくに痛みなどの症状がないため、そのまま様子をみていた。数ヵ月前から痰がからむようになり、鏡を見たところ腫瘤が増大しているのに気づいた。喫煙癖の影響と考え、精査を希望し当科を受診した。
既往歴：とくになし
家族歴、生活歴：喫煙20本 / 日

現症：体格中等度、栄養状態良好。口腔内所見として、右舌背後方、分界溝より前方に直径11mmの腫瘤性病変を認めた（**図1**）。腫瘤表面は平滑な正常粘膜に覆われ、有茎性で骨様硬であった。圧痛や食事時の刺激痛などはなかった。
臨床検査所見：特記事項なし
MRI 所見：左舌根部に咽頭腔に突出する結節を認め、周囲に被膜様高信号を有し、T1強調像、T2強調像、脂肪抑制像などすべての撮像で低信号を示した（**図2**）。

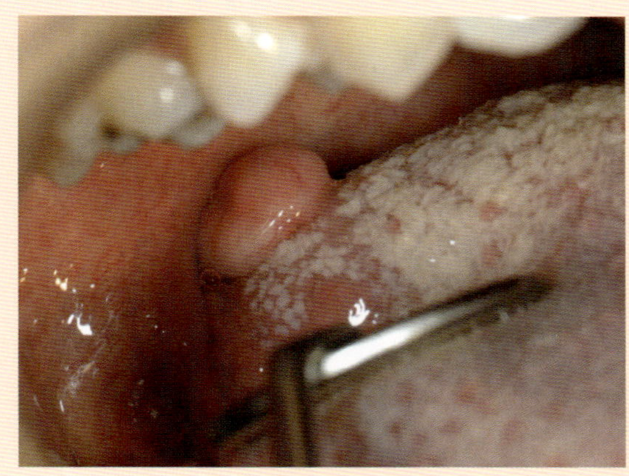

図❶　初診時の口腔内所見。右舌背後方に腫瘤形成を認める

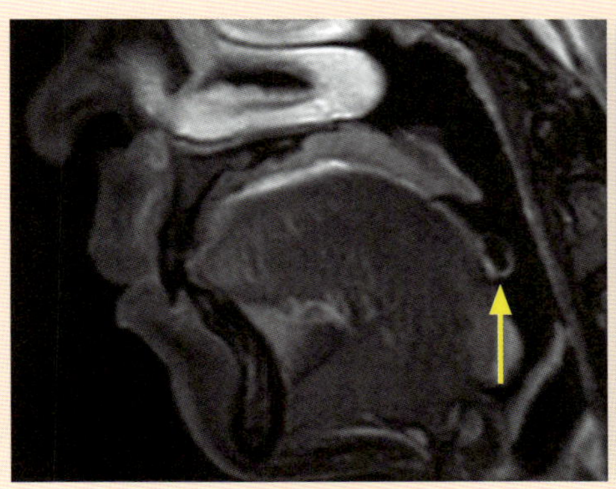

a：矢状断（脂肪抑制 T1W1）

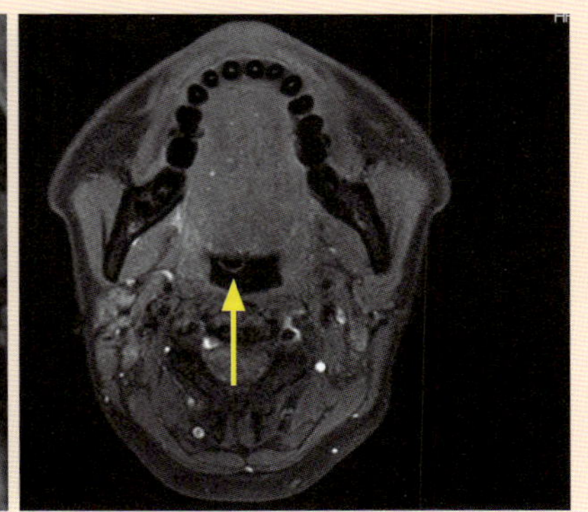

b：水平断（脂肪抑制 T2W1）

図❷ a、b　MRI 画像

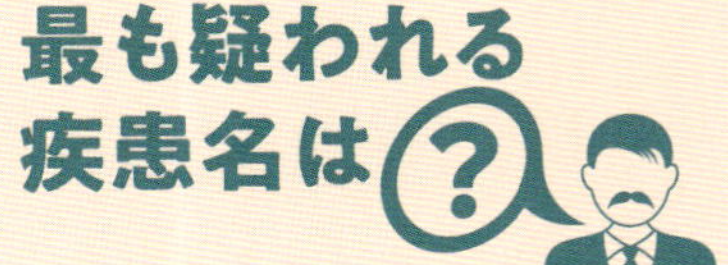

① 舌扁桃肥大
② 骨性分離腫
③ 粘液嚢胞
④ 異所性甲状腺

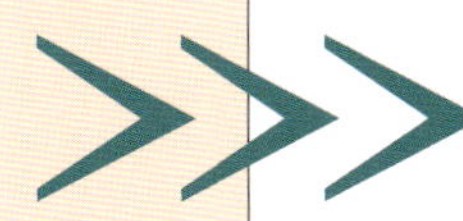

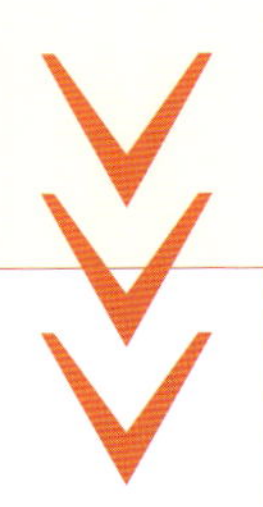

A.

②骨性分離腫

全身麻酔下に、腫瘤の基部の有茎部分をメスで切離し、一塊として摘出した。圧迫のみで止血可能であったため、縫合は行わなかった。

摘出標本所見：一層の粘膜に覆われた骨様硬の腫瘤で、内部に直径10㎜の黄白色、平滑な骨様硬固物を認めた（**図3**）。

組織学所見：重層扁平上皮下に、層板構造およびハバース管を有する成熟骨組織を認めた（**図4**）。

●

分離腫は組織奇形の一型で、個体発生の途中で組織の一部が何らかの原因で分離し、正常の連続性を失って他の組織内に入り込んで増殖し、腫瘍状の結節を形成したものである。口腔内には稀に骨性分離腫や軟骨性分離腫が見られる。

口腔の骨性分離腫は舌後方1/3、とくに正中の舌盲孔付近に好発する。成因としては、盲孔付近に残った舌鰓弓遺残間葉細胞の骨化とする説が有力だが、甲状腺組織の一部が盲孔付近に遺残したものとする説、外傷後の血腫が骨化したものとする説などがあり決定的ではない。盲孔付近に腫瘤形成した場合、鑑別診断として最も重要なものは異所性の甲状腺で、MRIではT1、T2ともに周囲の筋肉よりも高信号を呈する。念のため、切除前に超音波検査で正常甲状腺が存在することを確認しておくべきである。

骨性分離腫の治療法は全切除で、手術後の再発は稀であり、予後良好の疾患である。

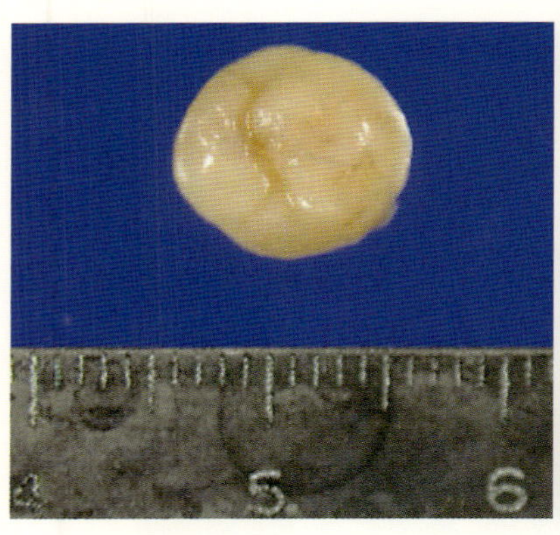

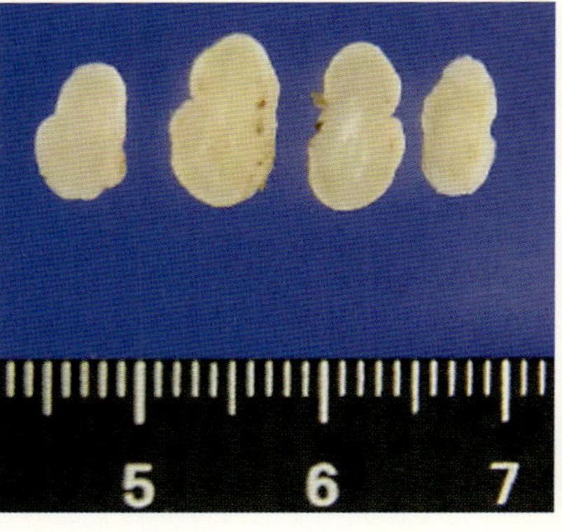

図❸　摘出した腫瘤と黄白色の割面

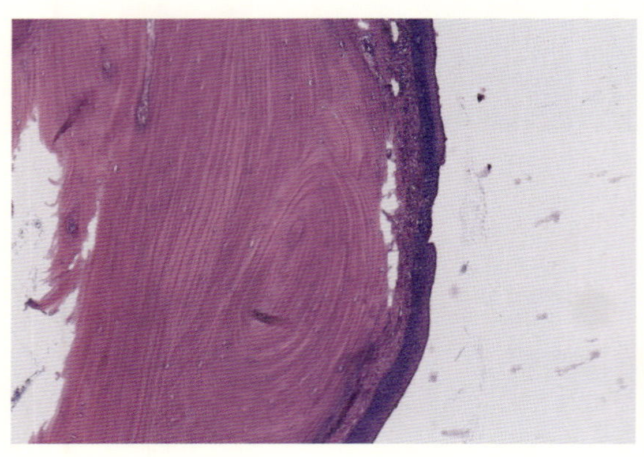

図❹　病理組織写真。重層扁平上皮下に、層板構造およびハバース管を有する成熟骨組織を認める

中松耕治　　飯塚病院　歯科口腔外科
Koji NAKAMATSU　　〒820-8505　福岡県飯塚市芳雄町3-83

Q.021

舌の有茎性病変

患者：74歳、女性
主訴：左側舌のできもの
現病歴：初診1週間前より左側舌縁部に腫瘤を自覚し、近医歯科を受診した。左側舌縁部に有茎性の腫瘤を認めたため、精査・加療を目的に、当科を紹介受診となった。
既往歴：高血圧症、糖尿病、不眠症
家族歴：特記事項なし
現症：体格中等度、栄養状態は良好。口腔清掃状態は良好で、義歯の適合も問題なかったが、義歯の着脱時に舌を傷つけることがあった。左側舌縁部に11㎜大の境界が不明瞭な、弾性軟の表面が粗造な腫瘤性病変を認めた（**図1**）。頸部リンパ節は触知しなかった。
臨床検査所見：血液検査においてHbA1c 6.5%と高値を示した以外、特記すべき所見なし。
口腔内蛍光観察所見：VEL scopeを用いた観察では、病変は暗色を呈していた（**図2**）。
頸部超音波検査所見：病的リンパ節のあきらかな腫脹は認めなかった。
画像所見：MRI検査では、左側舌縁部に17×9㎜大の境界が不明瞭な病変を認めた（**図3**）。

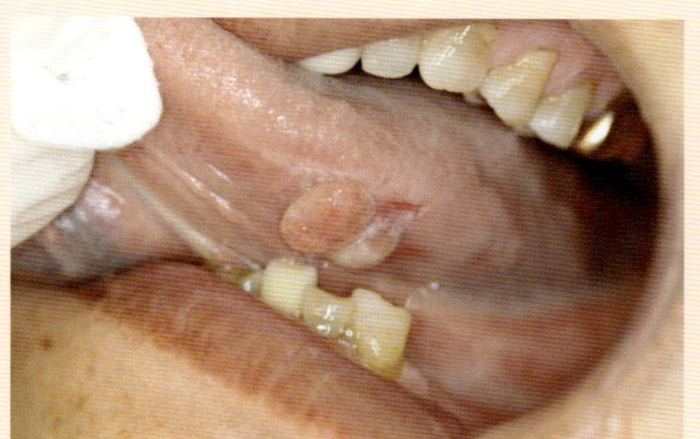
図❶　初診時の口腔内写真

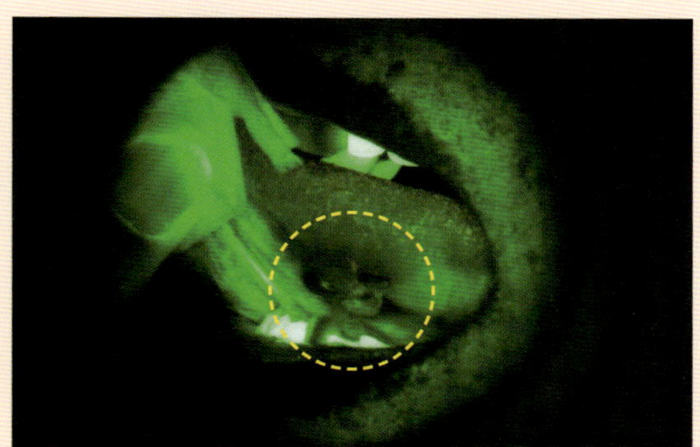
図❷　蛍光観察。病変部が暗色を呈している

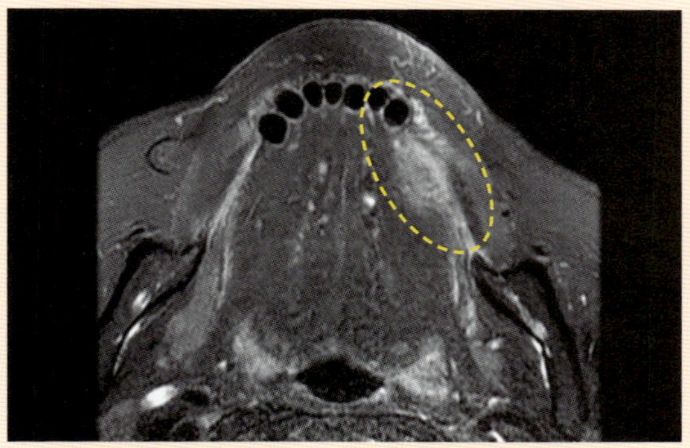
図❸　初診時のMRI画像（脂肪抑制法併用 T2強調画像）

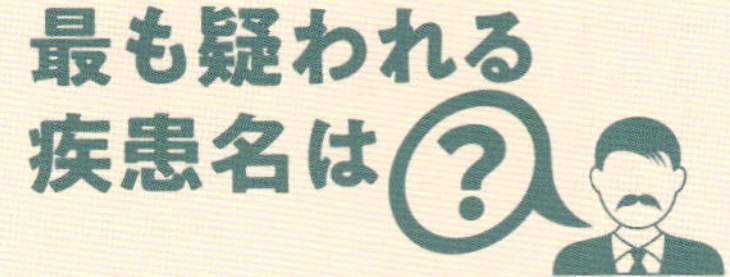

① 咬傷
② 膿原性肉芽腫
③ 乳頭腫
④ 舌がん（紡錘細胞がん）

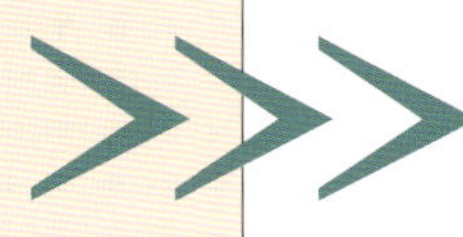

A.

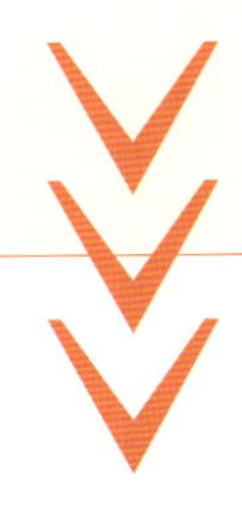

④舌がん（紡錘細胞がん）

紡錘細胞がんは、扁平上皮がんの亜型の1つである。初期には有茎性あるいは広基性の外向性腫瘍像を呈することが多いとされる。この時期に完全に切除することが望ましい。紡錘形細胞を主とする多形性細胞の増殖からなる、肉腫様の組織像を示す高悪性度がんである。免疫染色では、間葉系マーカーであるビメンチンとともに一部に上皮系マーカーであるサイトケラチンの陽性像が認められる。

処置および経過：全身麻酔下で舌部分切除術を行った。周囲に10㎜の安全域を設定し切除した（図4）。術後2日目から経口摂取を開始し、術後6日目に退院した。術後約3年が経過した現在まで、再発・転移の所見はなく経過良好である。

病理組織学的所見：紡錘形の異型細胞の増殖（紡錘細胞がんの部分）と、腫瘍の基部では多角形の大型の異型細胞を認め、角化傾向があり、がん真珠を伴っていた（従来の扁平上皮がんの部分：図5）。紡錘形の異型細胞ではビメンチンが陽性（図6）、サイトケラチンは弱陽性で、角化傾向を示す異型細胞はビメンチンが陰性、サイトケラチンが陽性（図7）であった。

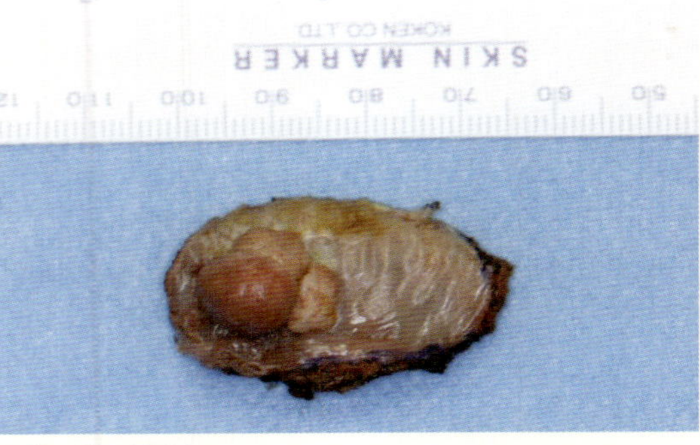

図❹　切除標本

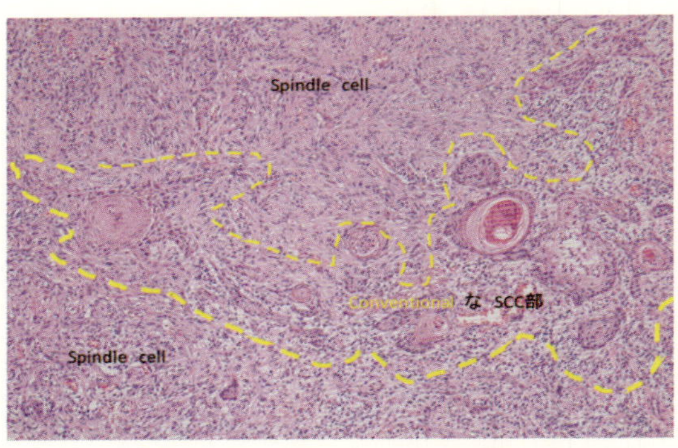

図❺　H-E染色（中拡大）。紡錘形の異型細胞（Spindle cell）の増殖と従来の扁平上皮がん（Conventional SCC）の併存

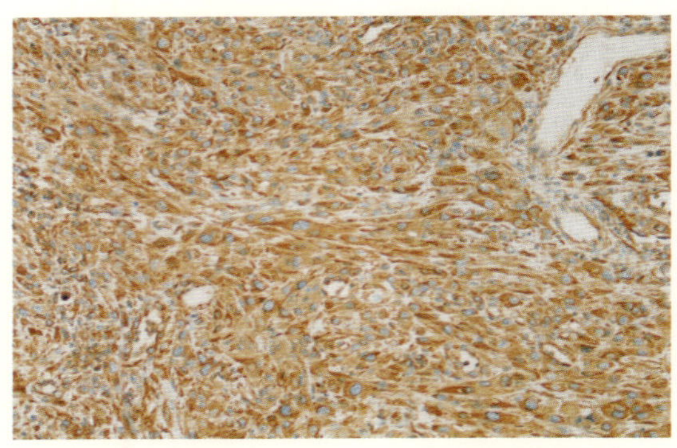

図❻　免疫染色（ビメンチン）。紡錘形の異型細胞はビメンチンが陽性

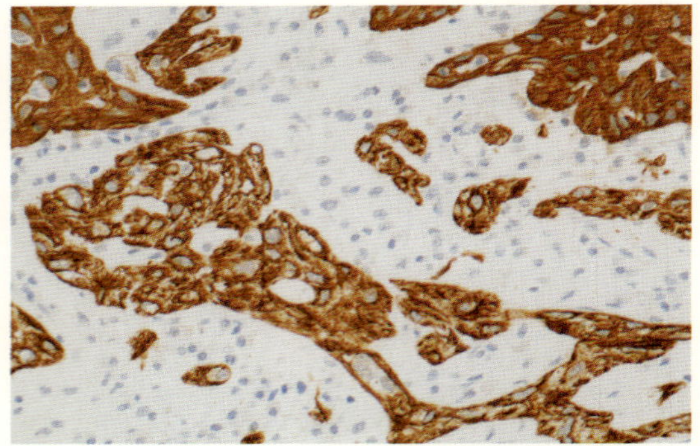

図❼　免疫染色（サイトケラチン）。従来のSCCの部分ではサイトケラチンが陽性

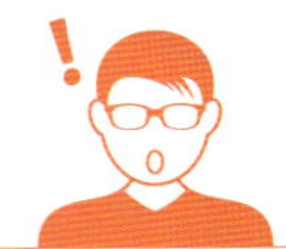

山﨑浩史　Hiroshi YAMAZAKI
小嶋玲奈　Rena KOJIMA
東海大学医学部付属大磯病院　歯科口腔外科
〒259-0198　神奈川県中郡大磯町月京21-1

Q.022

ときどき、舌が腫れて痛い

患者：4歳、男児
主訴：ときどき、舌が腫れて痛くなる
既往歴：喘息、川崎病
現病歴：乳児期に右頸部の腫脹が出現し総合病院を受診、精査加療を予定されたが川崎病発症のため中断となった。その後、当センター小児外科を受診、さらに舌の腫脹と疼痛が出現したため当科初診となった。

現症：初診時、舌は右側にかけて腫大し、透明な水疱状小腫瘤と、右側縁に歯の圧痕を認めた(図1)。全身状態は良好で、摂食・呼吸障害は認めず、MRIでは舌深部に及ぶ境界不明瞭な病変を認めた(図2)。

6歳時、口腔保清に努めていたが、感冒症状とともに舌の著しい腫大（図3）、摂食障害、喘鳴を認めた。

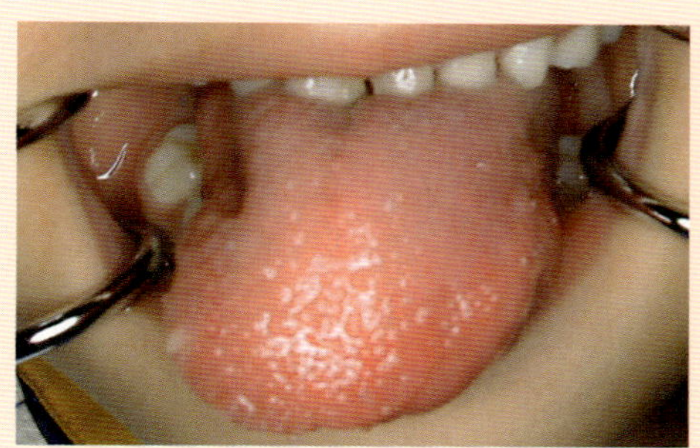

図❶　初診時（4歳）の舌

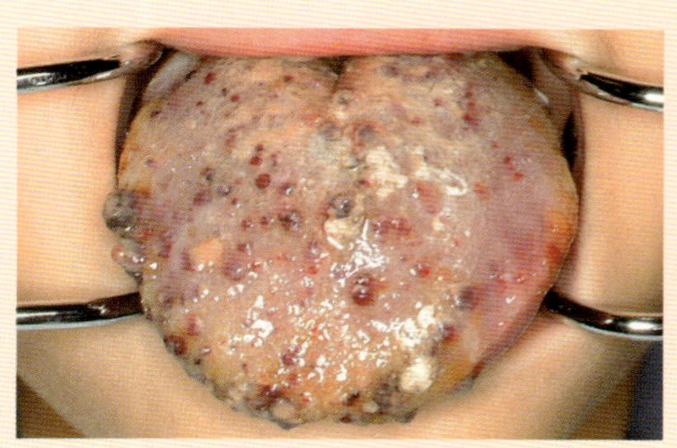

図❸　6歳時、舌の著しい腫大

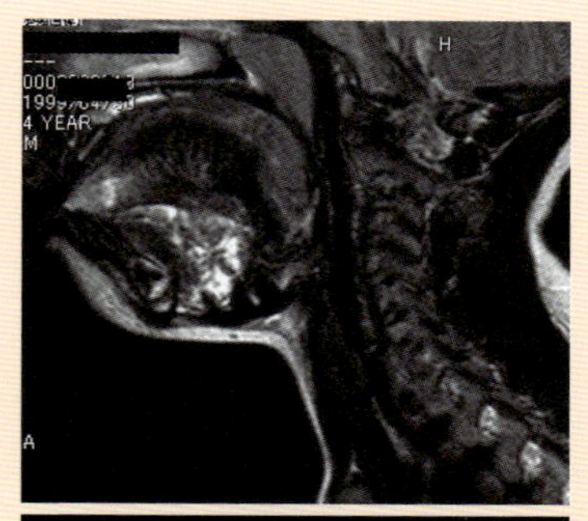

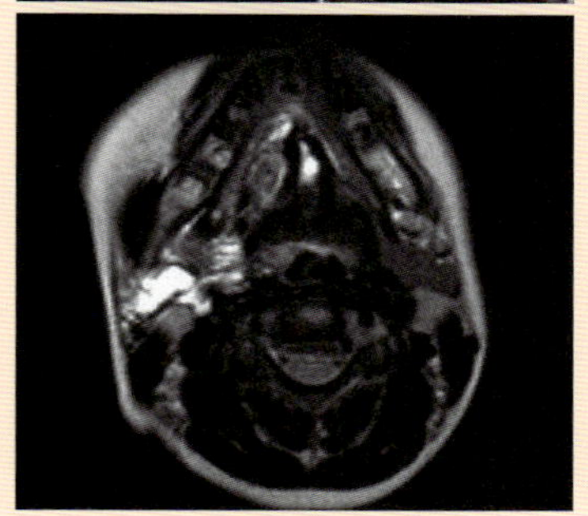

図❷　MRI　T2強調画像

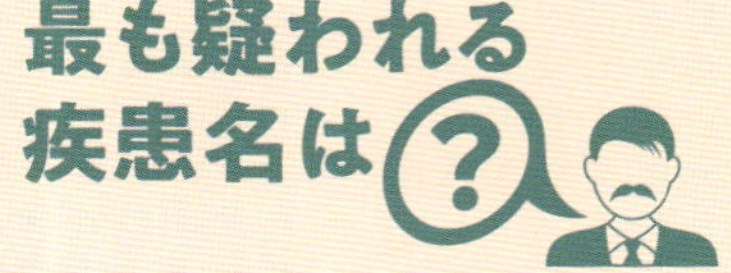

① 舌リンパ管腫　② 舌血管腫
③ 舌炎　④ 舌咬傷

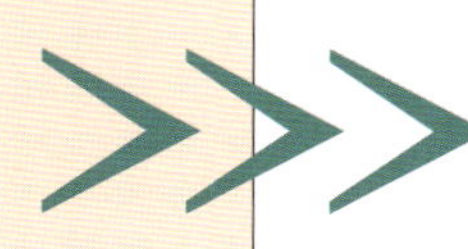

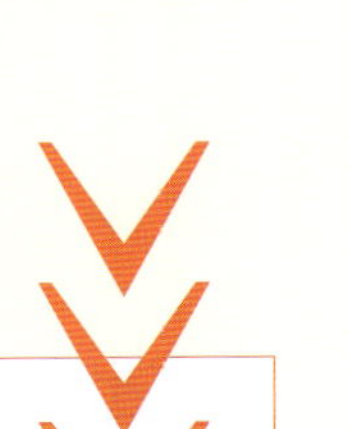

A.

①舌リンパ管腫

リンパ管腫は、リンパ管組織からなる腫瘍とされるが、リンパ管の形成異常と考えられている。International Society of Studying Vascular Anomaly 分類により、近年はリンパ管奇形と呼ばれることも多い。口腔領域では舌に好発し、多くが海綿状リンパ管腫である。粘膜表層に生じたものは、透明な水疱状小腫瘤として認められる。組織への刺激や感染により、急激に腫大する。

嚢胞状リンパ管腫では、OK-432（ピシバニール®）による硬化療法が有効であるが、海綿状リンパ管腫では効果に乏しい。外科的切除が選択されても、正常な組織内へ広がっていることから、すべてを切除することは困難であり、治療に難渋することはいうまでもない。

臨床経過：

４歳；初診。男児は、元気なときには舌の違和感がないようだが、遊び疲れや感冒症状が出現すると巨舌となり、痛がるとのことであった。頸部の腫脹は小児外科にて嚢胞状リンパ管腫と診断され、連続した同一疾患と考えた。

５歳；小児外科にて、右頸部嚢胞状リンパ管腫に対し硬化療法が行われた。

６歳；感冒症状とともに舌が著しく腫大（図3）、数日間入院管理を要した。

７歳；舌への硬化療法を開始した。反応で舌は著しく腫大（**図4**）、３回目には一時的に気管切開を要した。その後も舌は腫大するが、入院管理を要するには至らなくなった。

10歳；舌が重たく、大きいと患児自身、容姿を気にするようになった（**図5**）。

12歳；舌の硬化部を中心に舌部分切除を行った（**図6**）。

14歳；舌が腫大する程度とその頻度は極めて少なくなり、舌が軽く、動かしやすくなった（**図7**）。数年経過後も病態に変化なく、あきらかな機能障害はない。

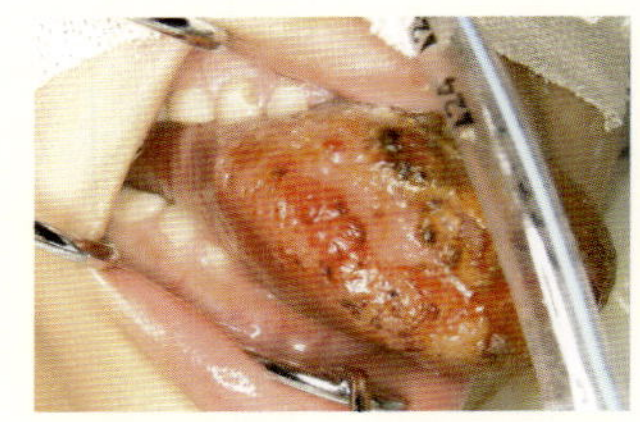

図❹　７歳時、OK-432局所注入後１週間の舌

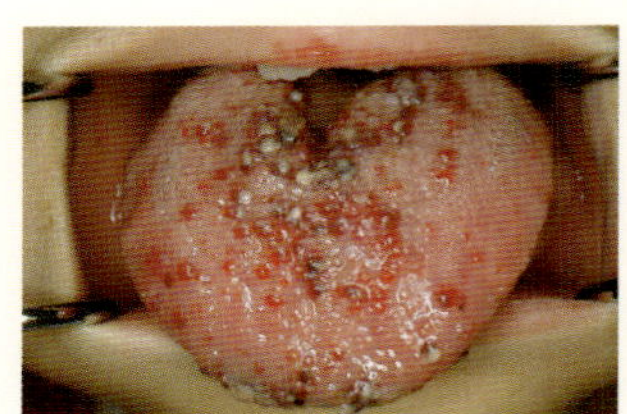

図❺　10歳時の舌、患児が容姿を気にする

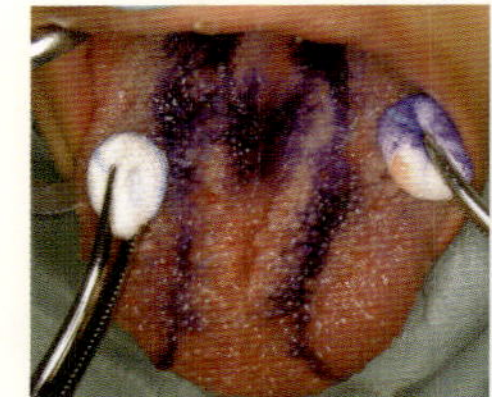
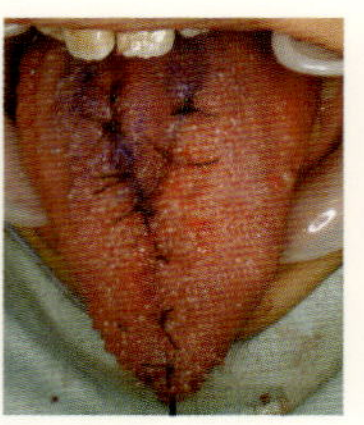
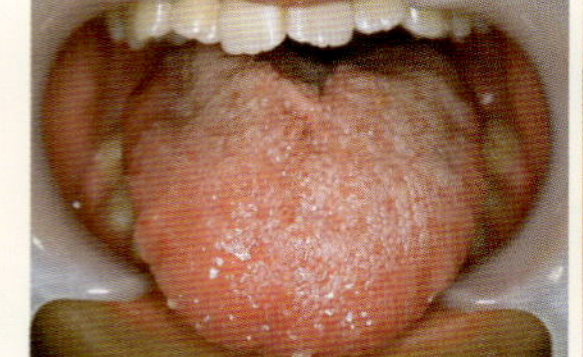

図❻　12歳時、硬化の強い部分をM字形に切除

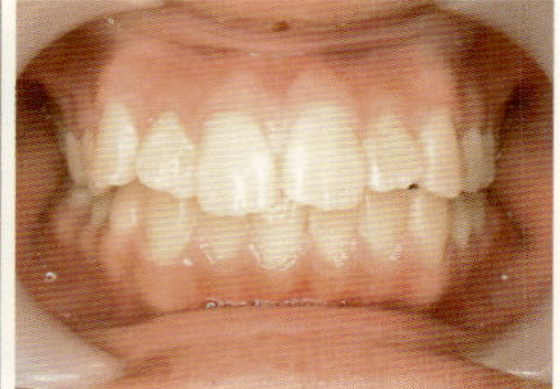

図❼　14歳時の舌。開咬もない

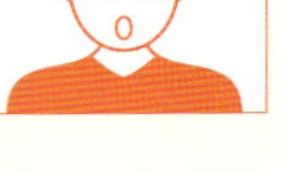

加納欣德　Yoshinori KANOH
山本知由　Tomoyoshi YAMAMOTO
あいち小児保健医療総合センター　歯科口腔外科
〒474-8710　愛知県大府市森岡町7-426

Q.023

舌がんの術後病変

患者：75歳、男性
主訴：右舌縁の腫瘤
既往歴：高血圧症、腎硬化症、腰椎骨折
現病歴：いつからかは不明であるが、歯や床義歯が右舌縁と接触して痛みを自覚したため、近歯科医院にて調整を行っていたが改善なく、当科を受診（**図1**）。細胞診を施行し、Class IIIの結果で生検を行った。その結果、扁平上皮がん（以下、SCC）の報告があり、2006年5月、右舌がん切除術を施行した。その後、外来にて定期的な経過観察を行った。2017年11月、右舌縁に白色病変を伴った潰瘍を認め（**図2**）、生検にてSCCの報告があり、再度舌部分切除術を施行した。以後、経過良好のため外来にて経過観察を行うも、2018年2月、腫瘍切除部位に有茎性の腫瘤を認めた（**図3**）。

現症：
口腔外所見；オトガイ下・顎下リンパ節の触知（－）。その他、とくに異常はない。
口腔内所見；右舌縁に、約10mmの有茎性の腫瘤を認めた。腫瘤は充実性で表面滑沢、潰瘍（－）、出血（－）、易出血性（－）、腫瘤周囲に白色病変（＋）、腫瘤周囲組織の硬結（±）、であった。
血液検査所見：血清クレアチニン1.17㎎/dL（正常値：0.65～1.07）、SCC抗原2.5ng/mL（正常値：0～1.5）とやや高値を示したが、その他とくに異常は認められなかった。

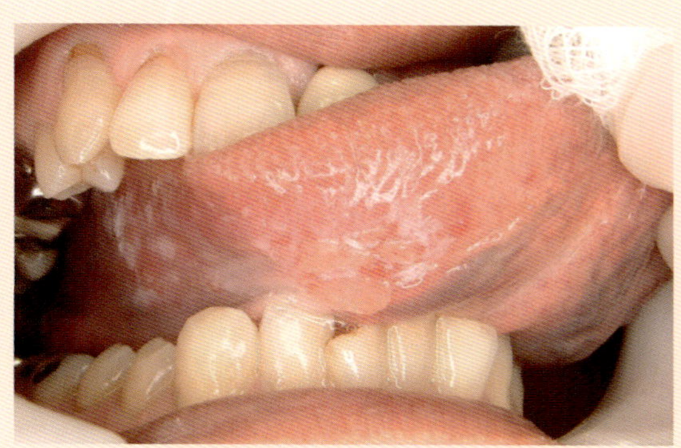
図❶　初診時の右舌縁の所見

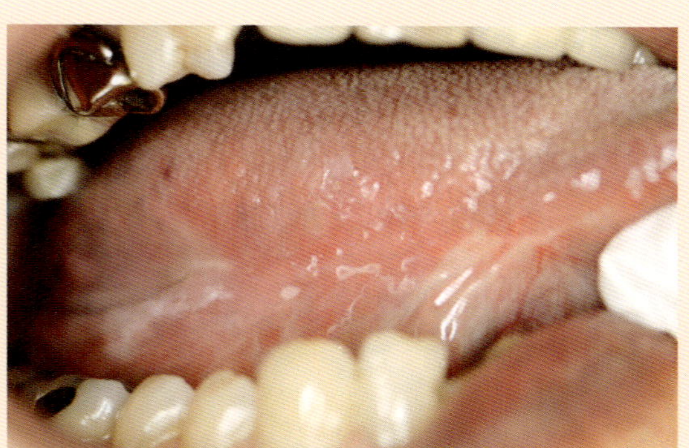
図❷　約10年後の右舌縁の所見

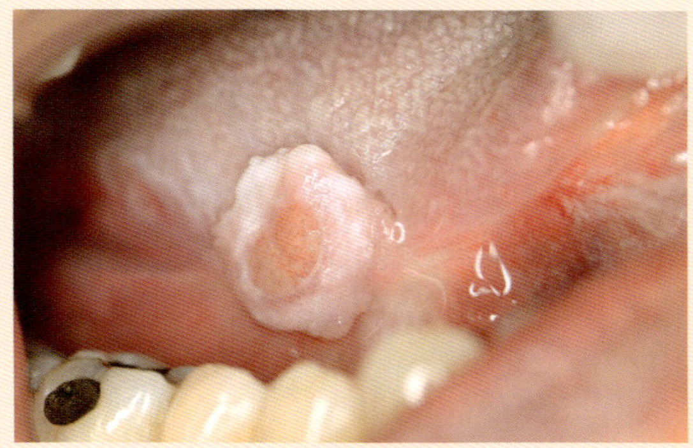
図❸　切除後4ヵ月の有茎性の腫瘤

最も疑われる疾患名は？

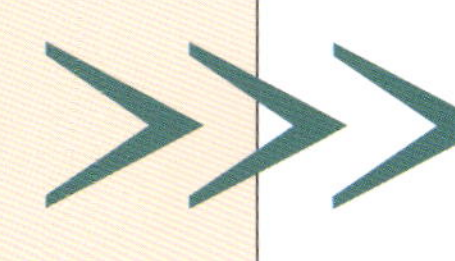

1. 舌がん再発
2. 線維腫
3. 粘液嚢胞
4. 肉芽腫

A.

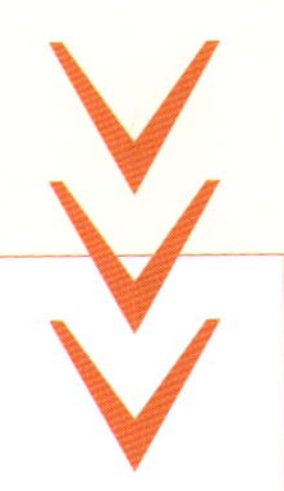

④ 肉芽腫

悪性腫瘍の場合、術後経過観察は5年をもって軽快治癒として一区切りとされる場合が多いが、当科では可能なかぎり術後の経過観察を行っている。本症例は、初診から現在に至るまで定期的に経過観察を行っている。術後右舌縁粘膜は一部に瘢痕拘縮を認めたが、表面粘膜は平滑で再発の所見はなかった。しかし、術後約10年を経て右舌縁粘膜の一部に白色病変を認めるようになり、さらに粘膜面に粗造感を呈したことにより生検を行ったところ、SCCと診断され舌部分切除術を行った（**図4**）。その際、舌の術後瘢痕拘縮を緩和する目的にて、切除部位には吸収性組織補強材を用いた。

術後の経過は良好であったが、4ヵ月後、切除部位に腫瘤を認めた。腫瘤は充実性であり、粘液嚢胞は否定的である。悪性腫瘍の場合、経験的に術後数ヵ月で再発を来す場合が多く、術後の経過観察はこの期間とくに注意深く行っており、慢性の刺激などによって形成されやすい線維腫などは否定的である。

採血結果にて、SCC抗原が高値を示した。SCC抗原が高値を示す疾患としては、がん（子宮頸がん・頭頸部がん・食道がん・肺がん、皮膚がん）、腎臓疾患（腎硬化症、腎不全など）、緑膿菌感染症、皮膚炎（アトピー性皮膚炎）が挙げられるが、既往疾患に腎硬化症があり、反映したものと思われる。

腫瘤は表面滑沢で潰瘍はなく、易出血性でもなく、腫瘤周囲組織にあきらかな硬結が認められず、局所麻酔下に切除を行い、肉芽腫の診断を得た（**図5**）。

創部に用いた吸収性組織補強材は、術後の瘢痕拘縮も少なく、治癒を促進する肉芽形成増進効果があるとの研究報告もあり、舌の部分切除などの使用には有用であると思われる。しかし、臨床的に再発は否定的であっても、悪性腫瘍の術後再発の可能性もあり、迅速な対応が望まれる。

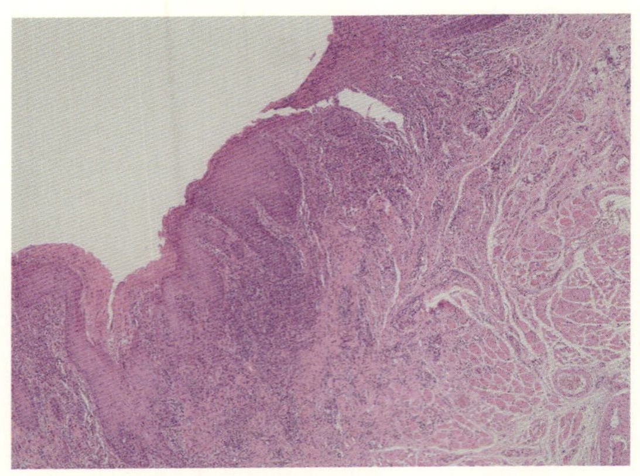

図❹　重層扁平上皮の全層にわたり、異型細胞が増殖する像を認めた。高分化型のSCCである

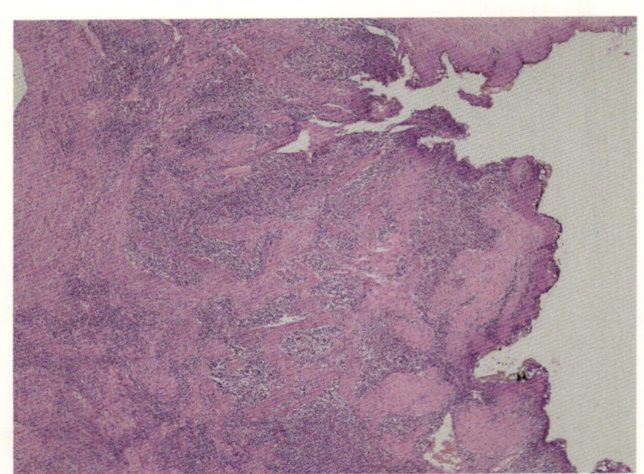

図❺　高度の炎症性細胞浸潤を伴った潰瘍が形成されている。炎症性肉芽腫と思われ、悪性像は認められない

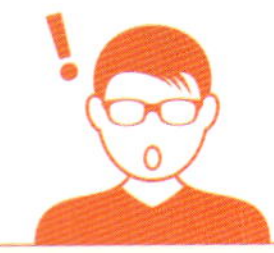

兵東 巌　岐阜市民病院　歯科／口腔外科
Iwao HYODO　〒500-8513　岐阜県岐阜市鹿島町7-1

Q.024

口底の腫れ

患者：32歳、女性
体型：身長158㎝、体重48kg
主訴：口底部の腫脹
既往歴・家族歴：特記事項なし
現病歴：2010年12月ころより、口底正中部からオトガイ部の腫脹を自覚するも、妊娠と出産後による体型の変化と思い放置していた。2011年6月に、近医歯科にて口底部の腫脹を指摘され、精査・加療目的に当科を紹介受診となった。
口腔外所見：顔貌は左右対称で、オトガイ下部に、比較的境界明瞭で弾性軟の腫脹を認めた。また、睡眠時の呼吸違和感のため、つねに側臥位で就寝しており、家族から睡眠時のいびきを指摘されていた（図1）。
口腔内所見：舌下部から口底部にかけて、小児手拳大の無痛性で、弾性軟、境界明瞭な膨隆を伴う腫瘤形成が認められた。舌は後上方へ強く圧排され、二重舌を呈し、舌の前方突出は困難であった。表面粘膜性状は平滑であり、圧痛はなく、嚥下などの機能障害は認めなかった。また、両側とも顎下腺開口部からの唾液の流出は良好であった（図2）。
画像所見：初診時撮影のCTにて、口底部に68×51×47㎜の内部均一で、類円形、低濃度の単房性嚢胞様病変を認めた。顎骨には、骨吸収などの異常所見はみられなかった（図3）。MRI画像評価では、両側オトガイ舌骨筋上方から口底部にかけて、T1強調像では低信号、T2強調像では高信号を示す、内部均一な比較的厚い被膜を有する境界明瞭な嚢胞性腫瘤が認められた（図4）。

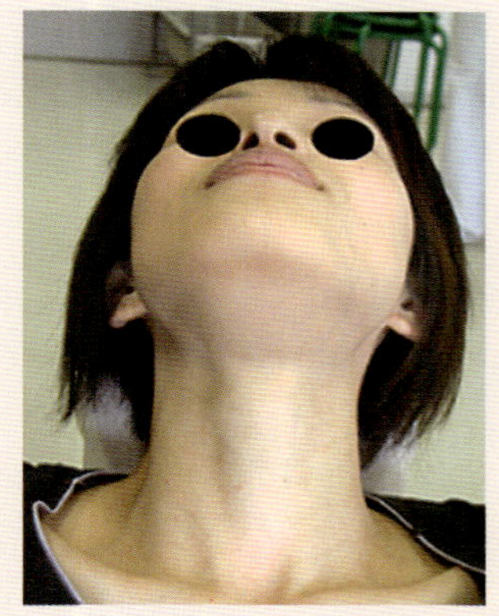
図❶　初診時の口腔外写真

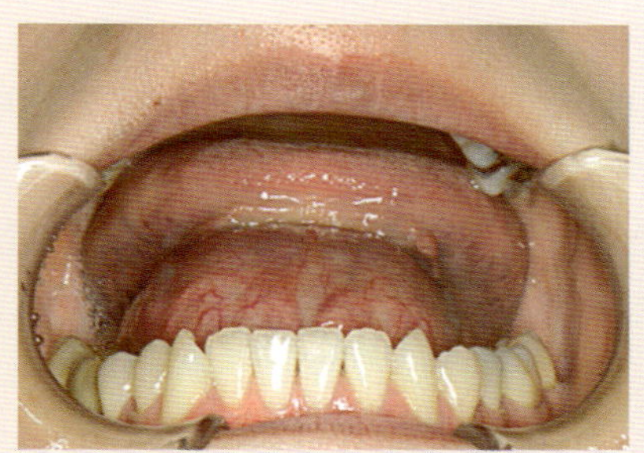
図❷　初診時の口腔内写真

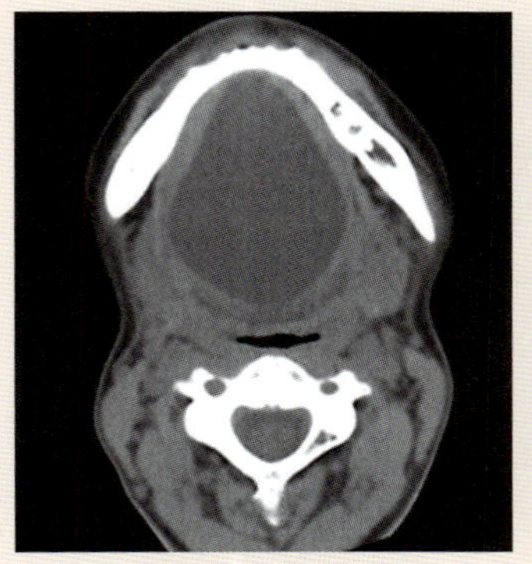
図❸　初診時のCT画像

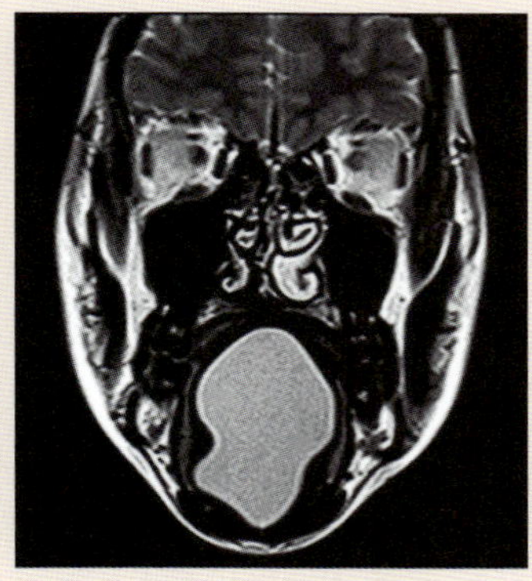
図❹　初診時のMRI画像

最も疑われる疾患名は？

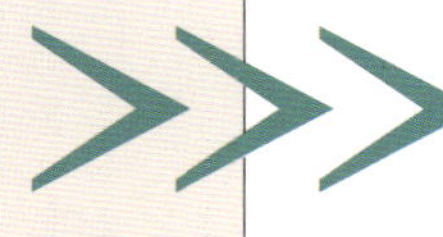

① ガマ腫
② 口底膿瘍
③ 類皮嚢胞
④ 脂肪腫

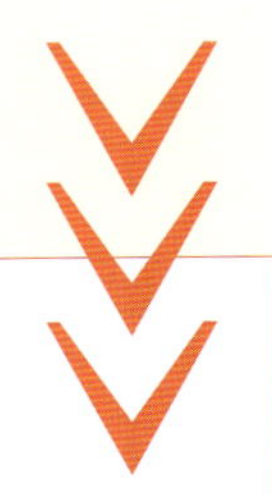

A.

③ 類皮嚢胞

類皮嚢胞は、胎生期における第1・第2鰓弓の癒合線上に遺残した外胚葉組織の迷入、または炎症・外傷・手術などによる後天的な上皮組織の迷入により生じ、嚢胞壁が表皮と皮膚付属器官からなる嚢胞である。軟組織に好発し、口腔領域での好発部位は口底部であり、20歳代で発見されることが最も多いとされている。これは発育が緩慢で汗腺、皮脂腺の機能が活発になる思春期に急速に発育する傾向があるためとされている。また、本疾患の発育は緩慢であり、自覚症状を伴わないことから腫脹が増大し、咀嚼・嚥下・構音・呼吸などの機能障害を生じてから来院することが多いため、比較的大きくなってから発見されることが多い。

類皮嚢胞の診断においては、画像精査でのMRIによる評価が有用であるとの報告が多くなされ、舌骨上筋群、舌骨下筋群や舌骨との位置関係の確認や内容物の確認が可能であり、診断と手術アプローチの選択に際し、重要な所見を得ることができる。T1強調像では低信号、T2強調像では高信号を示す。治療については完全摘出が原則であり、部位により口腔内もしくは口腔外からのアプローチ方法が選択される。本症例では、最大径が約70㎜と巨大であったが、顎舌骨筋より上方に嚢胞が位置する舌下型であり、口底筋群の処理や審美性を考慮して口内法を選択し、良好な結果を得た(**図5、6**)。確定診断は病理組織検査によらなければならないが、一般的に嚢胞壁は重層扁平上皮と毛包などの皮膚付属器官からなり、内腔に層状の角化物の貯留が認められる(**図7、8**)。

また、術後の合併症予防について、とくに舌・口底の腫脹による気道狭窄の危険性が考えられるため、ステロイド投与ならびに確実な気道確保の維持が重要である。類皮嚢胞の予後は一般に良好で、完全な摘出がなされれば再発はないとされているが、多発性のものや顎骨内に生じたものでは完全な摘出が難しく再発は否めないとされている。稀に本嚢胞のがん性変化、リンパ節への転移の可能性について報告されているが、頭頸部領域でのわが国での報告例はみられない。本症例においても術後2年経過し、再発を認めていないが、長期的な経過観察が必要である。

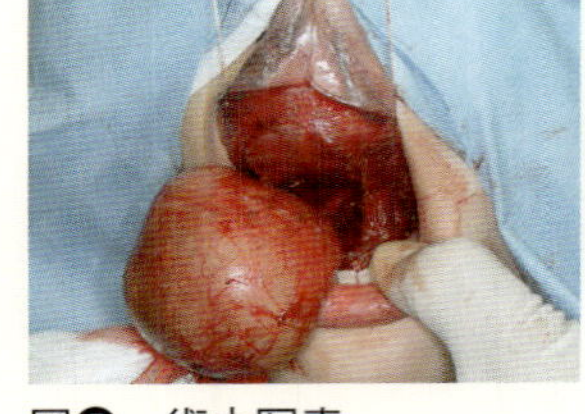
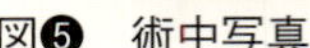

図❺　術中写真

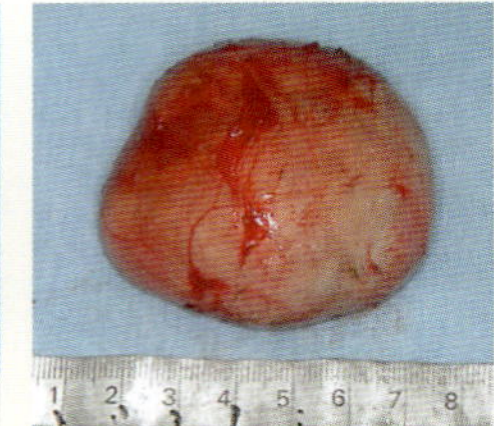

図❻　摘出物

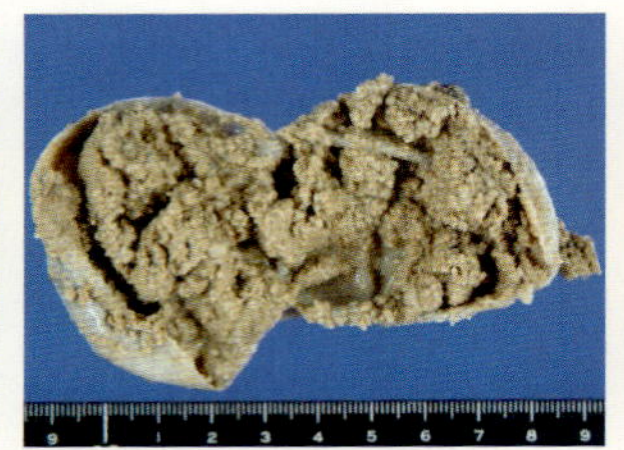

図❼　摘出物割断像

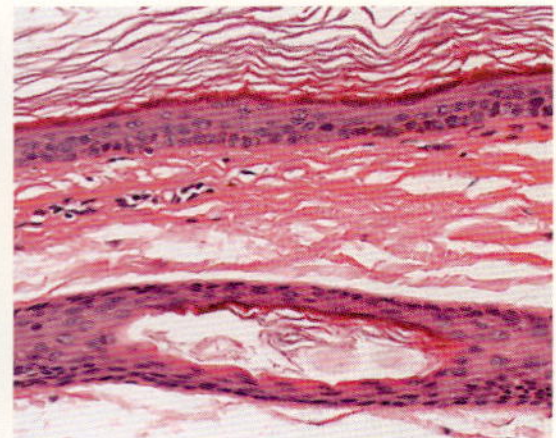

図❽　病理組織像

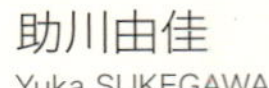

助川由佳 Yuka SUKEGAWA　管野貴浩 Takahiro KANNO　古木良彦 Yoshihiko FURUKI
香川県立中央病院　歯科口腔外科
〒760-8557　香川県高松市朝日町一丁目2-1

Q.025

右口底部の潰瘍

患者：83歳、男性

主訴：口内炎が痛くて食事ができない

既往歴：慢性関節リウマチで7年前よりメトトレキサート（MTX）を内服中。その他に慢性腎不全、慢性拘束性肺疾患、慢性気管支炎、緑内障の既往あり。

家族歴：特記事項なし

現病歴：3ヵ月前から嚥下痛を自覚したため近内科を受診。そこで右側舌縁部の直径10㎜程度の潰瘍を指摘され、口内炎との診断で歯科受診を勧められた。かかりつけ歯科医院にて、ステロイド軟膏の塗布とレーザー治療を受けていたが、2週間経過しても潰瘍の縮小傾向が認められないため、精査加療を目的に当科を紹介受診となった。

現症：顔貌は左右対称で頸部に腫大したリンパ節は触知しなかった。右側臼歯部舌下面から口底にかけて36×19㎜の有痛性の潰瘍を認めた。潰瘍は辺縁不整、穿掘性で周囲に硬結を伴っていた。表面は白色の壊死層に被われていた（**図1**）。下顎義歯は2ヵ月前より使用を中止していた。疼痛のため口腔清掃が行われておらず、口腔内の清掃状態は不良であった。

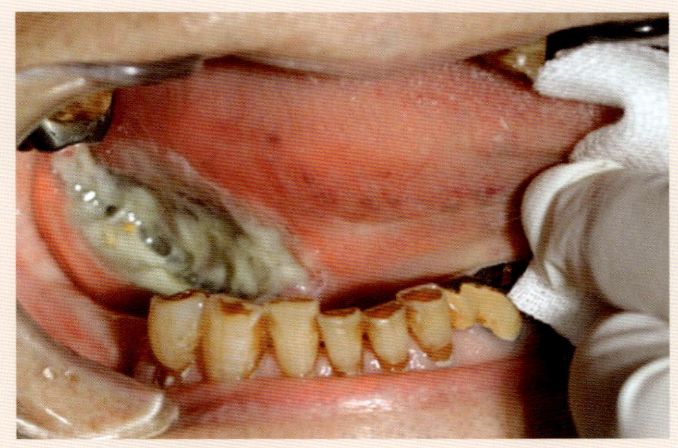

図❶　初診時の口腔内写真

最も疑われる疾患名は？

① 口腔扁平上皮がん

② 義歯性潰瘍

③ カンジダ性口内炎

④ メトトレキサート関連リンパ増殖性疾患

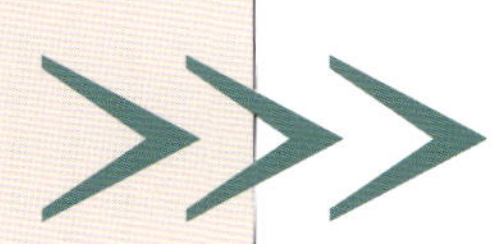

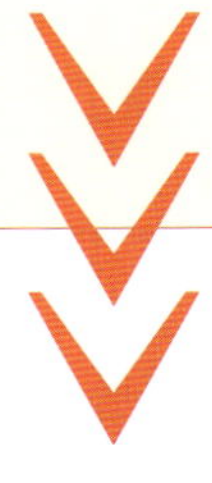

④メトトレキサート関連リンパ増殖性疾患

A.

メトトレキサート関連リンパ増殖性疾患（以下、MTX-LPD）は、MTX 投与中の患者に発生するリンパ増殖性疾患である。MTX は抗癌剤であるが、現在では関節リウマチ予後不良患者に対しての第一選択薬として広く用いられている。MTX-LPD の発生部位はリンパ節が多いが、約半数はリンパ節以外に発生する。口腔内では無痛性び漫性の腫脹や、難治性の潰瘍として発現することが多い。MTX-LPD の発症原因は MTX による免疫抑制状態、免疫抑制状態による Epstein-Barr virus（EBV）の再活性化、慢性関節リウマチ自体の免疫異常機構の関与が示唆されているが、詳しくは解明されていない。

診断は、病理組織学的診断と MTX 内服の既往より行われる。治療は、基本的にリンパ腫の治療に準ずるが、MTX-LPD で特徴的なことは MTX の投与中止により腫瘍の退縮が起こり、寛解を得られる症例が存在することである（全体の約40%、EBV 陽性患者においては60%）。MTX の中止による症状の改善は、2週間以内に認められることが多い。寛解しない場合は、リンパ腫に対する化学療法も考慮する必要がある。

本症例では、臨床所見より口腔癌が疑われて生検が施行されたが、上皮組織はほとんど見られず、組織球・好中球・リンパ球を主体とした密な炎症細胞浸潤が認められた。最終的に免疫組織染色の結果から、リンパ腫の確定診断が得られた。

臨床経過、病理組織検査所見および MTX 服用の既往から MTX-LPD との診断に至った。また、病変中に EBV の存在も確認された。早速 MTX 処方医に対診し、MTX を中止して経過観察を行ったところ、中止後2週間で病変の縮小傾向を認め、約2ヵ月で潰瘍は消失した（図2）。

慢性関節リウマチの治療薬として、MTX はキードラッグである。最近では新しい治療薬である TNF 阻害薬が用いられるようになっているが、この薬剤においても LPD の発症が報告されている。慢性関節リウマチの患者数は年々増加傾向にあり、今後、同様の症状を訴える患者が来院する機会は増えると思われるため、MTX-LPD の理解が必要である。

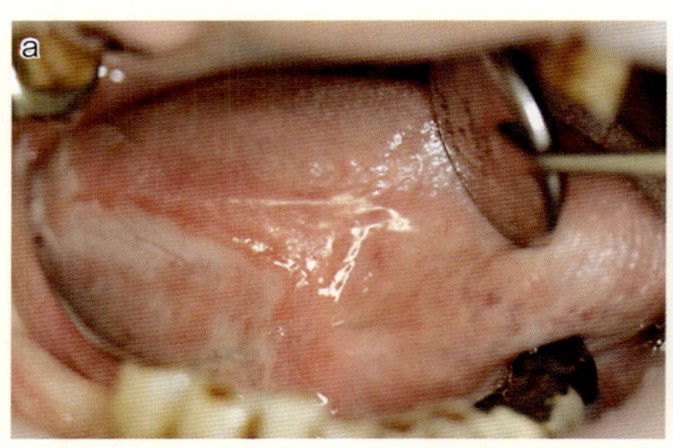

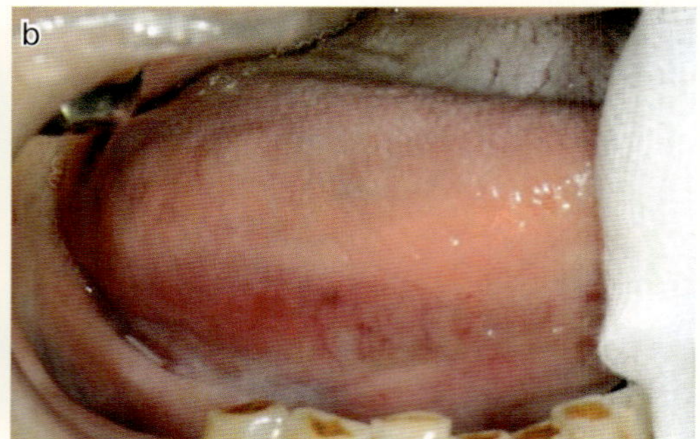

図❷ メトトレキサート中止２週間後（a）、および２ヵ月後（b）の口腔内写真

栗田 浩 Hiroshi KURITA　宮下みどり Midori MIYASHITA
信州大学医学部　歯科口腔外科学教室
〒390-8621　長野県松本市旭3-1-1

Q.026

口腔内の潰瘍性病変

患者：90歳、男性
主訴：右側口底部の痛み、全身倦怠感
既往歴：脊椎炎、前立腺肥大
現病歴：初診1ヵ月前より右側口底部に疼痛を認めた。接触時痛が強く、義歯の使用が困難となり、さらに食事摂取にも支障が生じてきたため、近医歯科を受診した。右側口底部の潰瘍性病変を認めたため、精査・加療を目的に、当科を紹介受診となった。
現症：体格中等度、栄養状態はやや不良。口腔清掃状態は不良で、義歯の適合も不良であった。右側口底から右側下顎舌側歯肉にかけて、28×15㎜の接触痛を伴う表面粗造な潰瘍性病変を認めた（**図1**）。境界は不明瞭で、あきらかな硬結は触れなかった。頸部リンパ節の腫脹はなく、その他の全身的な症状も認めなかった。口腔内潰瘍部の接触痛以外の自覚症状は認めなかった。
初診時血液検査：末梢血；白血球数 76×10^2/μL、赤血球数 334×10^4μL、ヘモグロビン 10.4g/dL、ヘマトクリット値 30.7%
生化学；CRP 3.8 ㎎/dL、TP 6.3g/dL、Alb 3.1g/dL
腫瘍マーカー；SCC 2.3ng/dL（正常値：0.0～1.5）、Ca19-9 49 U/mL（正常値：37未満）
画像所見：パノラマX線写真では、右側下顎骨のあきらかな骨吸収は認めなかった。造影CTでは、右側下顎歯肉付近に、厚さ約10㎜の軟部組織像は認めるものの、正常組織との違いはあきらかではなかった。また、頸部には病的リンパ節のあきらかな腫大は認めなかった。

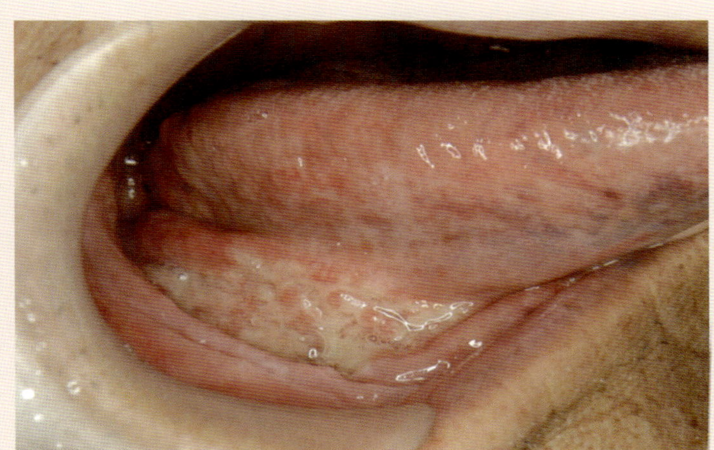
図❶　初診時の右側口底部

最も疑われる疾患名は？

① 口腔結核症
② 口底がん
③ 褥瘡性潰瘍
④ ヘルペス性歯肉口内炎

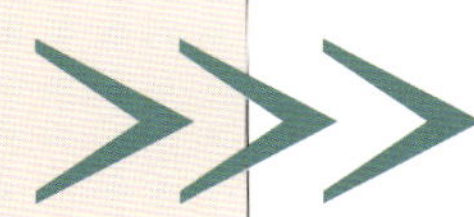

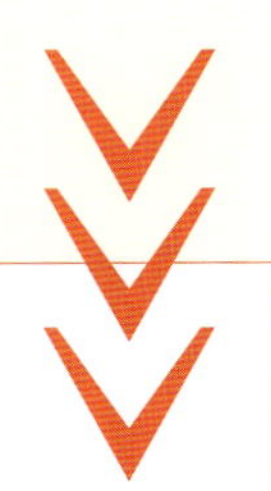

A.

① 口腔結核症

わが国の結核症の罹患率は、第二次世界大戦以降劇的に減少してきた。しかし、近年、高齢者や未感染の抵抗力の弱い若年者が罹患することがあり、結核に対する認識が少ないため、周囲への感染が問題となることがある。

経過：本症例は、図1のような口底部の潰瘍性病変以外には、頸部リンパ節の腫脹などの症状もなく、頭頸部にはその他の病変は認めなかった。全身倦怠感を認めたものの、接触痛による摂食障害があり、栄養状態はやや不良であった。また、初診時より咳嗽等の結核特有の自覚症状は認めなかった。生検を施行したところ、H-E 染色にて異型のない重層扁平上皮がみられ、間質に巨細胞を含む肉芽腫を認めた。Ziehl-Neelsen 染色では、抗酸菌と思われる桿菌が認められた。そのため、胸部X線写真撮影、口腔内潰瘍部膿汁検査、喀痰抗酸菌検査を行った。胸部X線写真では、両肺野に小粒状影が確認できた（**図2**）。また、膿汁抗酸菌検査では、ガフキー2号、PCR 結核菌群陽性であり、喀痰抗酸菌検査ではガフキー6号、PCR 結核菌群陽性との結果が得られた。

以上の結果より、二次性の口腔結核症と判断し、感染症内科へ紹介することとなった。

患者は、指定機関でイソニアジド、リファンピシン、エタンブトールによる抗結核療法を2ヵ月間継続され、イソニアジド、リファンピシンを7ヵ月間投与された。喀痰からの排菌は4ヵ月で消失し、治療後には口底部の潰瘍性病変も消失していた（**図3**）。

口腔結核症の特徴・原因：口腔結核は、一次結核症と二次結核症に分けられる。一次結核は、口腔粘膜への直接の初感染によるもので、非常に稀である。二次結核症は、他部位の結核病巣から管内性、血行性、リンパ行性に感染する。一般的に口腔粘膜は感染に強く、結核菌の直接的な感染は少ないとされている。二次感染による口腔結核症は、粘膜の損傷および慢性的な炎症によって局所の抵抗力が低下し、管内性の散布により生じるとされている。本症例の場合は、義歯により口腔粘膜に損傷が生じ、肺結核から管内性に感染したと考えられた。

口腔結核は現代では非常に稀な疾患であり、診断が困難なことも多い。しかし、とくに高齢者で、口腔内に難治性の潰瘍性病変を認めた場合には、感染の拡大を防ぐためにも口腔結核症を念頭におき、できるだけ早急に確実な診断を行う必要がある。

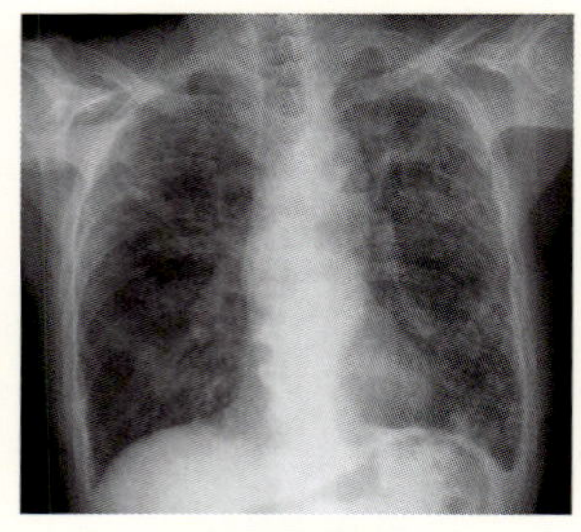

図❷　胸部X線写真

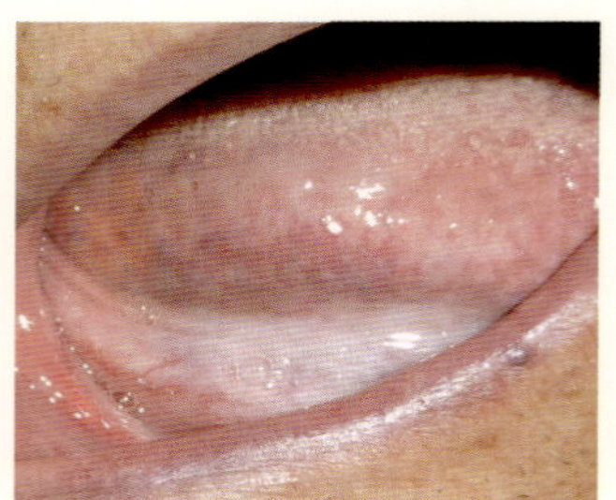

図❸　抗結核療法により、潰瘍性病変は消失

山川延宏 Nobuhiro YAMAKAWA
桐田忠昭 Tadaaki KIRITA
奈良県立医科大学　口腔外科学講座
〒634-8521　奈良県橿原市四条町840

Q.027

口底、オトガイ下の腫瘤

患者：47歳、男性
主訴：左口底部の腫瘤
既往歴：特記事項なし
現病歴：初診から1年以上前に左オトガイ下部の無痛性の腫脹に気づく。その後、放置していたが、歯の治療で受診した近歯科より口腔内の腫瘤を指摘され、精査および加療を目的に当科紹介受診となった。
現症：体格中等度、栄養状態良好。左口底部に27×16㎜の弾性硬の腫瘤を認め、圧痛はなかった（図1）。また、左オトガイ下からも腫瘤を触知した。左右頸部のリンパ節は触知しなかった。
臨床検査所見：特記事項なし
画像所見：MR画像（図2）にて、左舌下腺を中心として境界明瞭な腫瘤性病変が認められた。嚢胞成分と充実成分を含み、拡散強調画像で有意な拡散低下は見られなかった。周囲への浸潤は、あきらかではなかった。

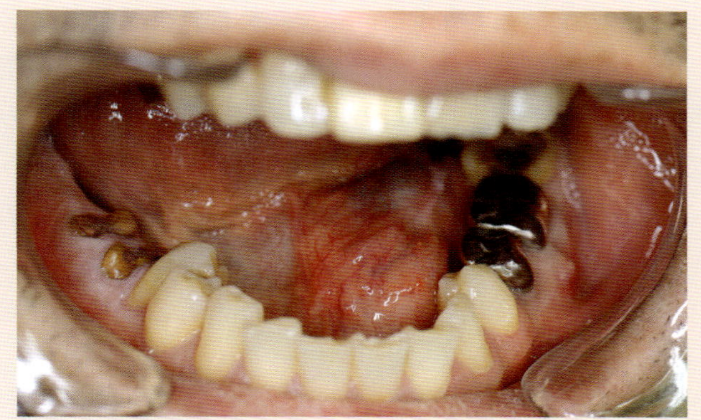

図❶　初診時の口腔内所見

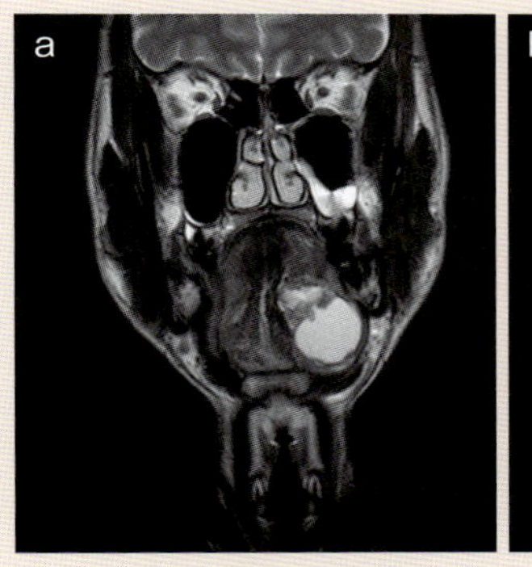

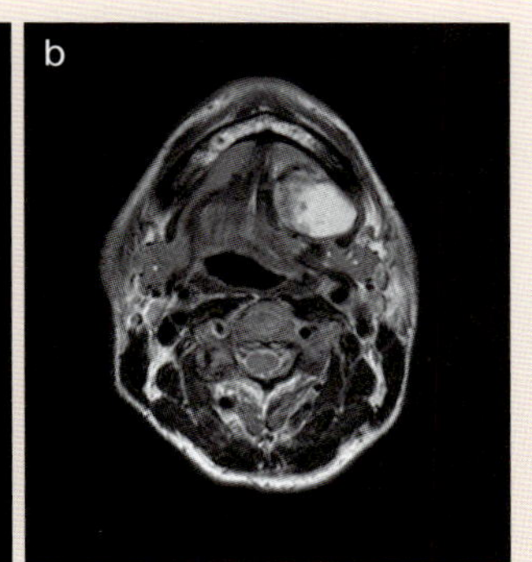

図❷　MR画像では境界明瞭な腫瘤像を認める。腫瘤は嚢胞と思われる部分と充実性の腫瘍と思われる部分からなる。a：前額断のT2強調画像、b：軸位断のT2強調画像

最も疑われる疾患名は？

①口底唾液腺腫瘍　②口底類皮嚢胞
③ガマ腫　④甲状舌管嚢胞

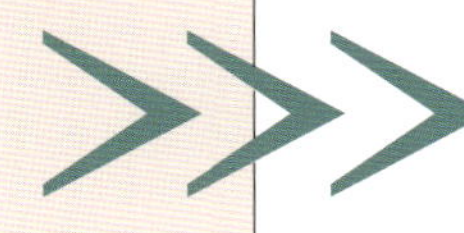

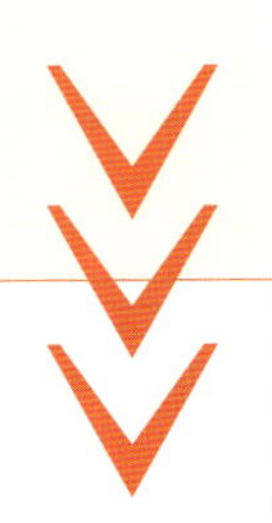

A.

口底唾液腺腫瘍は大部分が悪性腫瘍であり、本症例も多形性腺腫内癌であった。

多形性腺腫内癌の発生部位は、耳下腺、小唾液腺、顎下腺の順に多く、舌下腺は稀である。好発年齢は、多形性腺腫のピークより10年以上遅い（50～70歳代）。性別は、多形性腺腫と同様に女性に多い。周囲組織への浸潤の程度により、非浸潤型、微小浸潤型、浸潤型に分類される。これらは予後因子として重要であり、非浸潤型、微小浸潤型の予後は極めて良好である。

肉眼所見は境界不明瞭な浸潤性腫瘍としてみられ、径5㎝以上のことが多く、小唾液腺発生例は大唾液腺発生例より小さいとされている。割面は黄白色～淡褐色で、癌腫の部分は変性、出血、壊死の傾向が強く、腺腫部分は粘液腫瘍ないし硝子化局面として認められる。組織所見は、基本的には多形性腺腫にさまざまな程度の癌腫が混ざっている状態と認識される。癌腫の成分としては、低分化腺癌、唾液腺導管癌、未分化癌、扁平上皮癌、腺扁平上皮癌、粘表皮癌など、組織型はバラエティーに富んでいる。

処置および経過：本症例は悪性腫瘍を強く疑い、左顎下部郭清術を行い、口腔内外より左口底腫瘍を顎舌骨筋とともに切除した（**図3**）。口腔内は軟膏ガーゼによるタイオーバー。頸部は縫合し、ドレーンを留置した。術後の経過は良好で、再発転移を認めていない。

本例の病理組織学的所見：舌下腺に近接し、線維性被膜で被包された腫瘍（40×27㎜）を認める。大部分は通常の多形性腺腫の像を呈し、一部に唾液腺導管癌の初期病変と思われる異型腺管の増殖がみられる。皮膜浸潤はみられるが、周囲組織へのあきらかな浸潤はみられない（**図4**）。また、切除されたリンパ節に転移は認められない。

病理組織診断：多形性腺腫内癌

【参考文献】

1）日本唾液腺学会（編）：唾液腺腫瘍アトラス．金原出版，東京，2005：130-133.

2）石川梧朗（監）：口腔病理学Ⅱ．永末書店，京都，1995：754-756.

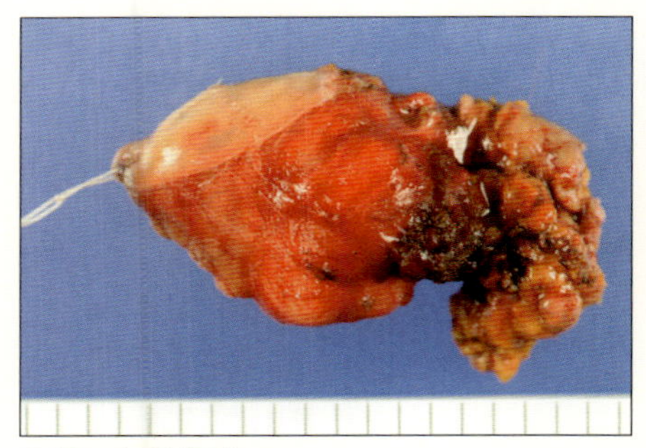

図❸　切除標本

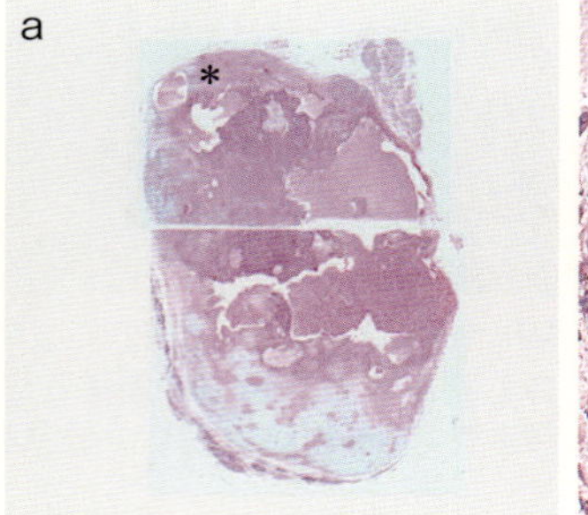

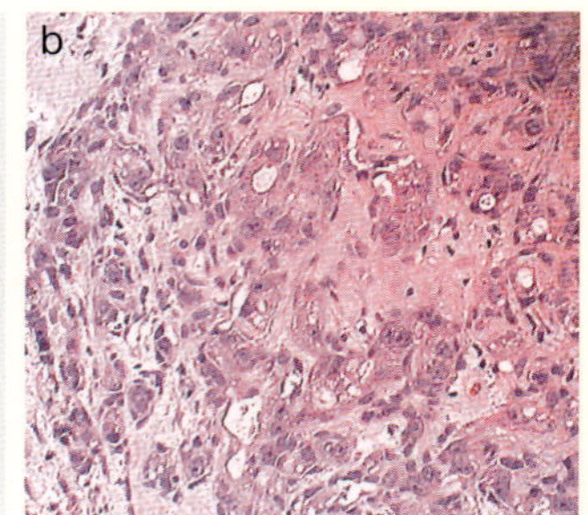

図❹　a：切除標本のルーペ像（H-E 染色）、b：aの＊部の拡大像、左の多形性腺腫部に接して異型腺管を認める

石井純一　埼玉県立がんセンター　歯科口腔外科
Junichi ISHII　〒362-0806　埼玉県北足立郡伊奈町大字小室780

Q.028

口底部の腫脹

患者：6歳、女児
主訴：口底部の腫脹
現病歴：約半年前に口底部の腫脹に気づき、近医を受診するも、唾液が溜まっているとの説明を受けた。同腫脹が次第に大きくなってきたため、近歯科を受診し、精査加療のため紹介により当科を受診した。
既往歴：特記事項なし
現症：
全身所見：身長117.2㎝、体重19.2kg、栄養状態は良好。
口腔外所見：顔貌は左右対称で顎下部、オトガイ下部の腫脹なし。
口腔内所見：口底部に半球状に膨隆した4×2㎝の腫瘤を触知。同腫瘤は弾性軟で、波動、圧痛は見られなかった。被覆粘膜は正常で、ワルトン管開口部からの唾液流出も正常であった（図1）。
血液検査：赤血球数 494.0×10^4/μL、白血球数 34.7×10^3/μL、血小板数 23.8×10^4/μL、ヘモグロビン 13.5g/dL、AST 24U/L、ALT 15U/L、尿素窒素 10.5㎎/dL、クレアチニン 0.39㎎/dL、CRP 0.12㎎/dL。
MRI所見：口腔底より舌骨前方にかけて長径41㎜の長円形腫瘤を認めた。内部はT1強調画像で低信号、T2強調画像で高信号を呈し、内部には境界明瞭な低信号の結節を複数認めた（図2）。

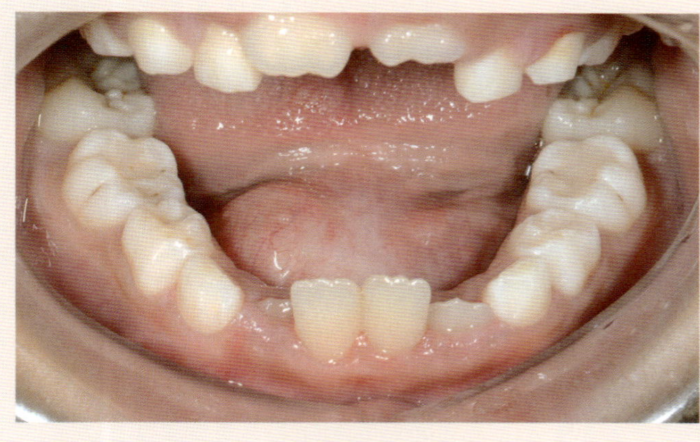

図❶　初診時の口腔内写真。口底部に弾性軟の半球状に膨隆した腫瘤を認めた。被覆粘膜は正常であった

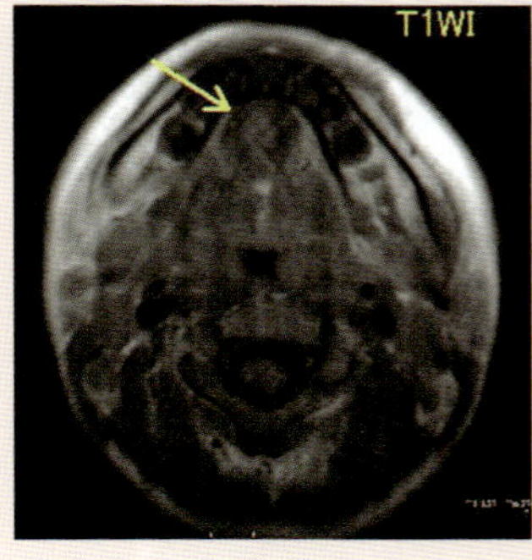

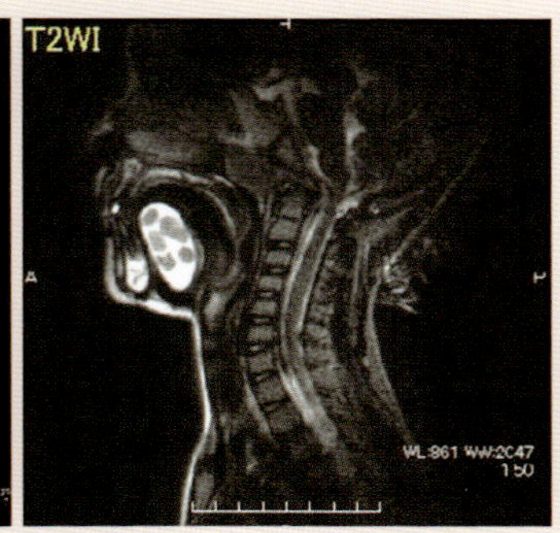

図❷　MRI画像。T1強調画像で低信号（左）、T2強調画像で高信号（右）を示し、内部には境界明瞭な低信号の結節を複数認めた

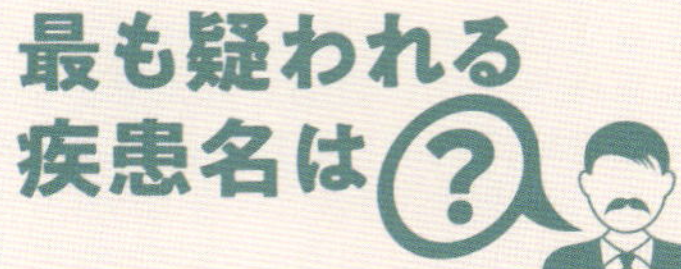

①脂肪腫　②神経鞘腫
③ガマ腫　④類皮嚢胞

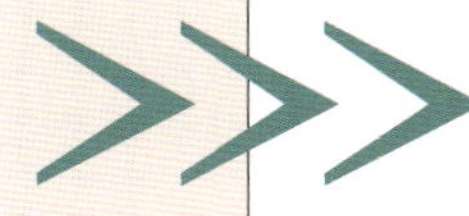

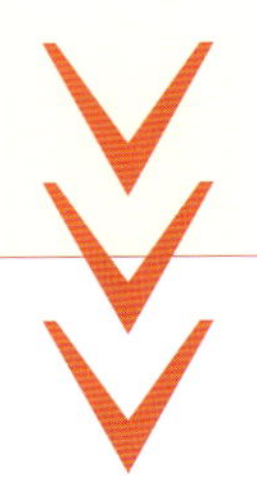

④類皮嚢胞

A.

類皮嚢胞は胎生期の外胚葉組織の迷入や外傷後の上皮組織の挿入などが原因で生じるとされる。口底部の類皮嚢胞は発生部位によって、顎舌骨筋よりも口腔側に位置する舌下型、皮膚側に位置するオトガイ下型、両方にまたがる舌下オトガイ下型に分類される。舌下型が過半数を占めるが、本症例も舌下型であった。好発年齢は20歳前後で、小児での発生は比較的少ない。治療法は嚢胞摘出である。嚢胞と周囲組織との境界は比較的明瞭で、ワルトン管などを損傷しないように鈍的に剝離しながら摘出する。完全に摘出すれば再発はない（**図3**）。病理組織学的には重層扁平上皮に裏層され、上皮下結合組織内に皮膚付属器官が認められる（**図4**）。

類皮嚢胞のMRI所見は、T1強調画像で低信号、T2強調画像で高信号の内部均一な像を呈する場合と、嚢胞内容物に脂肪成分が多く含まれる場合には、結節様像を伴う"はじき石状"の像を呈する場合がある。本症例は後者の像を呈していた。口底部に弾性軟の腫脹を示す疾患には、脂肪腫やリンパ管腫、ガマ腫などがある。これら疾患の鑑別にはMRIが有用である。脂肪腫のMRI像は、T1強調画像とT2強調画像で高信号、脂肪抑制画像で低信号を示す。リンパ管腫は一般的に多房性で、T1強調画像で低信号、T2強調画像で中～高信号を呈する。ガマ腫は嚢胞腔内に唾液が均一に貯留するため、T1強調画像で低信号、T2強調画像で高信号の内部均一な像を呈する。時としてMRIだけでは類皮嚢胞との鑑別が難しい場合もある。しかし、ガマ腫は類皮嚢胞よりも弾性軟で、多くの場合には伸展された口底粘膜が薄青紫色を呈する。

一方、口底部の弾性硬の腫瘤では神経鞘腫や舌下腺腫瘍などが考えられる。舌下腺腫瘍の発生頻度は全唾液腺腫瘍の1～3％程度と比較的少ないが、約7～8割が悪性腫瘍であるため注意が必要である。

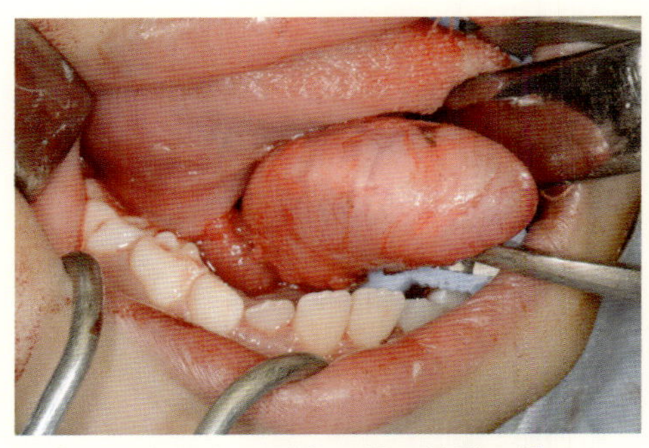

図❸　術中写真。腫瘤は薄い被膜に被われ、周囲組織との剝離は比較的容易であった

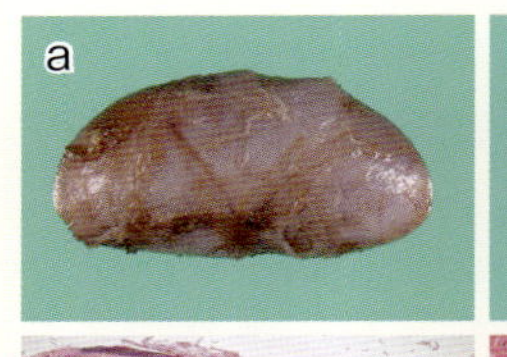
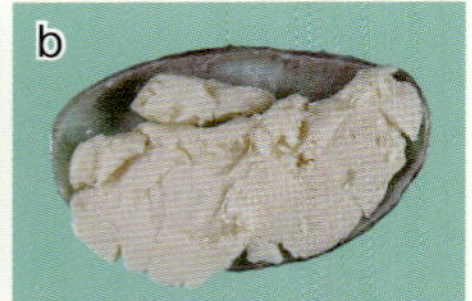
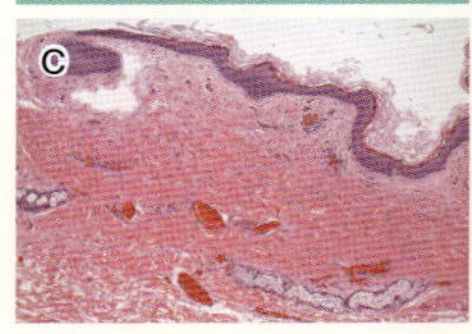
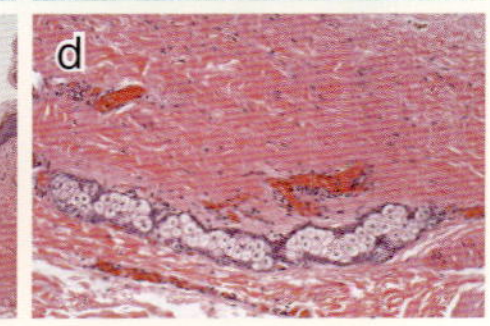

図❹　摘出物ならびに病理組織像
a：ホルマリン固定後の摘出標本
b：ホルマリン固定後の摘出物割面
c：病理組織像（H-E染色、×100倍）。重層扁平上皮に裏層された嚢胞組織で、上皮下結合組織内に皮膚付属器官が認められた
d：病理組織像（H-E染色、×200倍）。嚢胞上皮下結合組織内に認められた脂腺

窪田泰孝　国家公務員共済組合連合会　佐世保共済病院　歯科口腔外科
Yasutaka KUBOTA　〒587-8575　長崎県佐世保市島地町10-17

Q.029

口底の腫脹と疼痛

患者：18歳、女性
主訴：左口底の腫脹と疼痛
既往歴・家族歴：特記事項なし
現病歴：初診1ヵ月前から左口底の疼痛を自覚。近耳鼻科を受診し、CT所見にて⌈5根尖部に透過性病変を認め、加療を目的に某歯科医院を紹介受診。根管治療（一部歯髄に生活反応あり）を行ったものの、根管充塡後も口底側の腫脹、圧痛が改善しなかったため、精査・加療を目的に、当科に紹介受診となった。
現症：体格中等度、栄養状態良好であった。顔貌左右対称。左下顎舌側に骨様硬のび漫性腫脹、舌下小丘部に軽度発赤、びらん、接触痛を認めた。
初診時血液検査：末梢血；白血球数 70×10²/μL、赤血球数 421×10⁴μL、ヘモグロビン 13.0g/dL、ヘマトクリット値 38.3%。生化学：CRP 0.05mg/dL、TP 7.6g/dL、Alb 4.5g/dL、ALP 199U/L（基準値 105～330）
処置および経過：初診からクラリスロマイシン 400mg/day 内服による消炎療法を行い、びらんに対してはトリアムシノロンアセトニド50μg 5日間投与、腫脹、圧痛一時軽減、びらんも消失する。内服抗生剤の服用を継続するも、2週間で腫脹の増大（図5）、圧痛の再燃、接触痛の増強、打診痛（垂直・水平）の出現を認めた。

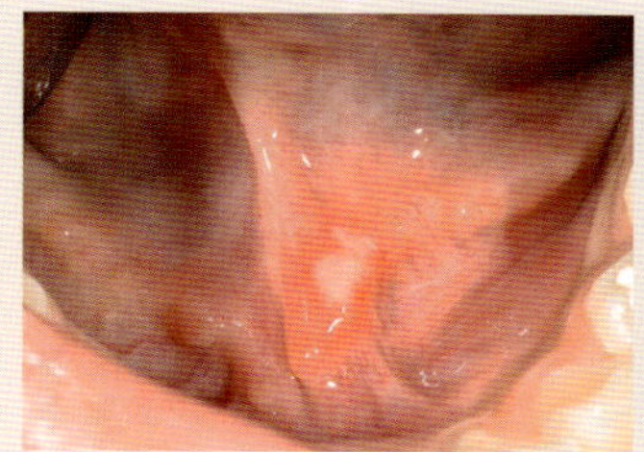
図❶　初診時の口腔内写真

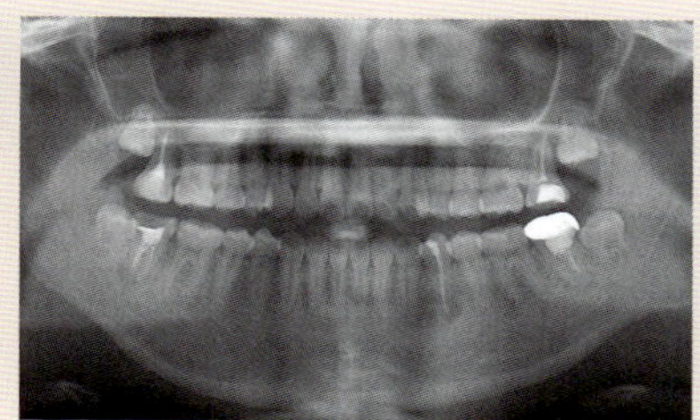
図❷　パノラマX線写真所見：⌈5根尖部に、類円形の淡い透過像を認める

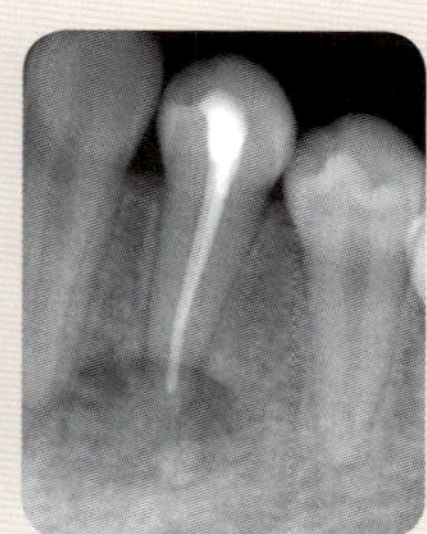
図❸　デンタルX線写真所見：⌈5根尖部に境界明瞭な類円形の境界明瞭な透過像と、その内部に大小濃淡不同の硬化像約80%程度認める

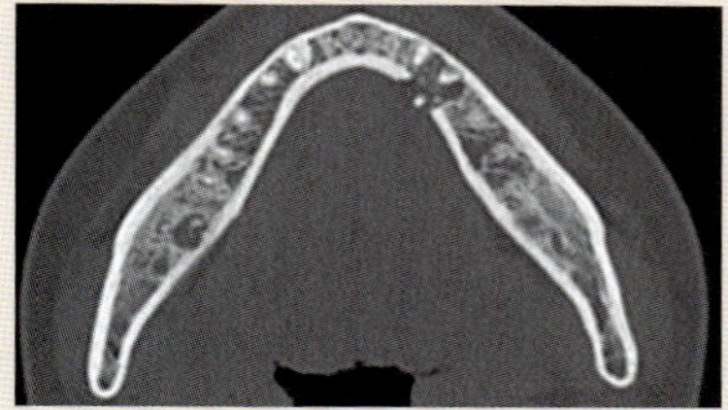
図❹　CT ①所見：下顎舌側に膨隆した病変と皮質骨の断裂したナイフエッジ状の骨吸収を認め、境界明瞭、内側には散在した不透過像を認める

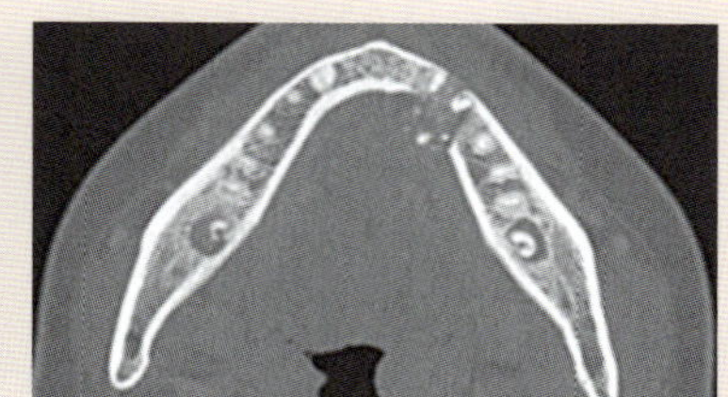
図❺　CT ②所見：下顎舌側の病変の急速な拡大を認める

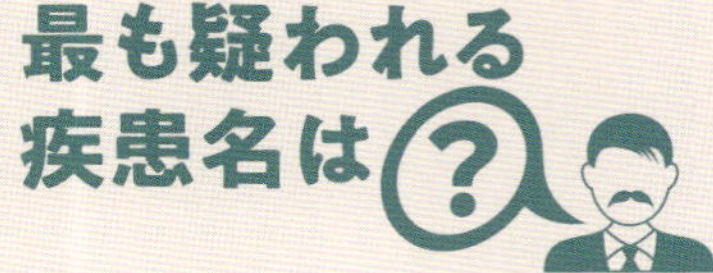

①歯根嚢胞　②骨肉腫
③セメント芽細胞腫　④歯牙腫

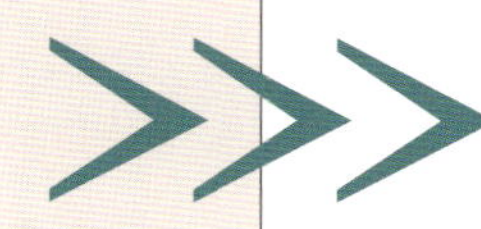

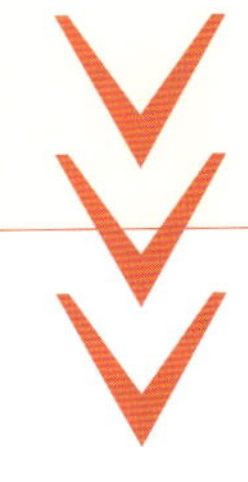

A.

③ セメント芽細胞腫

　セメント芽細胞腫は、比較的稀な歯原性腫瘍で、セメント質に起源を有する唯一の腫瘍である。1992年のWHOの分類で、歯原性外胚葉性間葉組織からなる真のセメント質腫として、「良性セメント芽細胞腫」の名称で分類された。2005年の同分類で、悪性疾患がないことから、「セメント芽細胞腫」と名称が変更となった。

　セメント芽細胞腫は、セメント芽細胞の増殖とそれに伴うセメント質様硬組織の形成、辺縁未石灰化部の活発な成長が特徴である。歯原性腫瘍の1.0〜6.2%の発生率であり、好発年齢は10〜20歳代と若年に発症することが多く、性差はほとんどない。一般に上顎より下顎に多いとされている。萌出永久歯の歯根部に好発し、第１大臼歯と第２小臼歯に最も多い。X線写真所見として、歯根に連続した、境界明瞭な類円形のX線不透過像と、その周囲の透過帯像が特徴的である。確定診断には病理組織診断が必要である。

　セメント芽細胞腫の治療は、原因歯の抜歯と腫瘍の摘出が望ましいとされているが、早期に発見できれば、原因歯を保存することも可能である（**表1**）。

処置および経過：消炎療法中の腫脹の増悪、接触痛の増強を認め、生検目的に全身麻酔下にて手術を施行した。術中所見として、切開、剥離すると、病変は被膜に覆われており、全摘可能と判断した。|5の歯根端切除術および腫瘍摘出術を施行した。病変は周囲組織から剥離可能であり、内容は漿液性暗赤色の内容液と、小顆粒状の多量の硬固物を認めた。

病理診断：セメント芽細胞腫

病理組織学的所見：小型の細胞が敷石状に増生し、一部不規則な形状、大きさの硬組織形成を伴っている。増生している細胞に細胞異型は乏しく、一部硝子化傾向を占める線維組織がみられる（**図6**）。

　セメント芽細胞腫は再発報告もある。今回は病理学的にも鑑別に苦慮する点があり、厳重に経過観察が必要である。消炎療法中の腫脹、急速な骨吸収、疼痛の増悪を認め、臨床的には悪性疾患も疑い、生検目的での手術を行った。術中所見として、被膜に覆われた病変であったため、摘出可能であった。

　鑑別すべき悪性疾患としては、骨肉腫が挙げられる。顎骨骨肉腫は、初期症状に乏しく、X線や生検による診断も容易でないため、確定診断に苦慮する場合が多いと報告されている。常に悪性疾患も念頭においた臨床態度が望まれる。

表❶　セメント芽細胞腫の特徴

- 歯原性胚葉性間葉組織からなる良性新生物
- ほとんどが25歳以下で発症
- 性差はほぼない
- 好発部位は下顎臼歯部
- 吸収による歯根の短小化もみられる
- 発育は緩慢（直径２〜３㎜が多い）
- 摘出後の再発は少ない

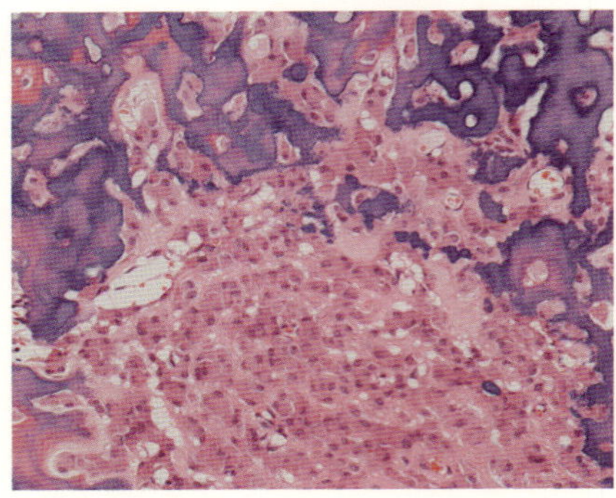

図❻　病理画像

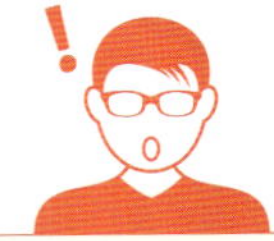

高後友之　Tomoyuki KOHGO
山下徹郎　Tetsuro YAMASHITA
恵佑会札幌病院　歯科口腔外科・歯科
〒003-0027　北海道札幌市白石区本通14丁目北1番1号

Q.030

口底の腫瘤

患者：60歳、女性
主訴：舌の下の膨らみ
既往歴：甲状腺機能亢進症
現病歴：約1ヵ月前から、舌の下が膨らんでいることに気づいた。しばらく様子をみていたが、膨らみは消失しなかった。精査を希望され、自意にて当科を受診した。膨らみを自覚後、大きさに自覚的な変化はなかった。
現症：
口腔外所見；顔貌対象、頸部リンパ節に腫大なし。その他、特記所見を認めず。
口腔内所見；右側口底に15×7㎜大、表面粘膜の性状は平滑で、弾性硬の腫瘤を認めた（図1）。疼痛の訴えはなかった。
画像所見：造影 CT、造影 MRI にて13〜15㎜程度の均質に造影される病変を認めた。下顎骨に近接しているが、下顎骨への浸潤像や有意な頸部リンパ節の腫大は認めなかった（図2、3）。

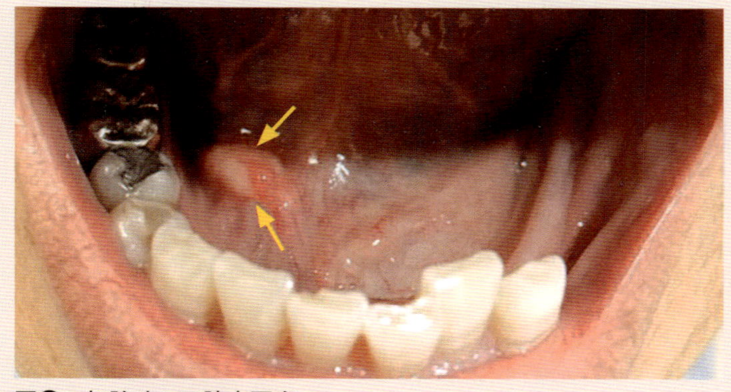
図❶　初診時の口腔内写真

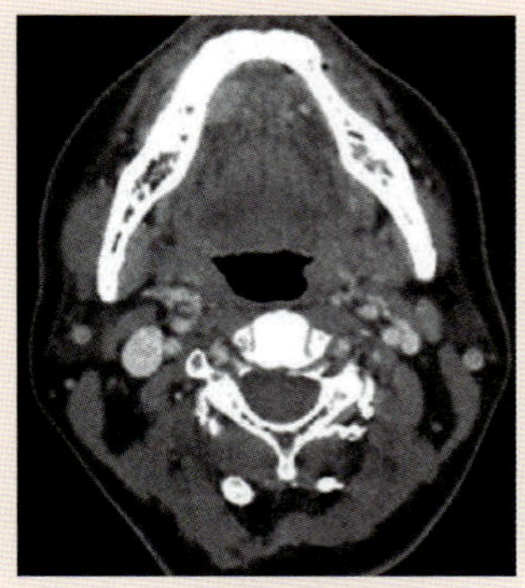
図❷　同、造影 CT 画像

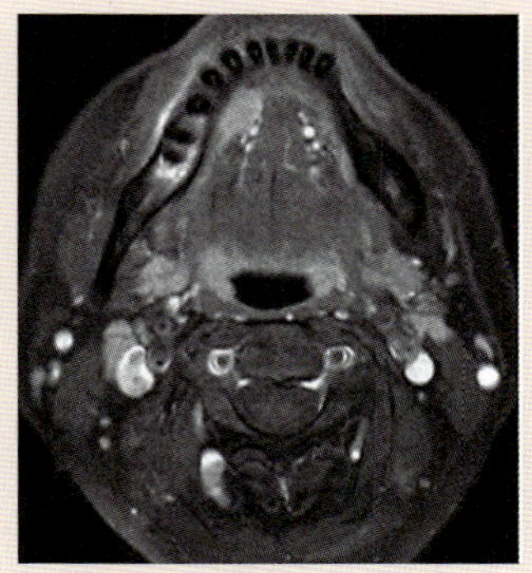
図❸　同、造影 MRI 画像

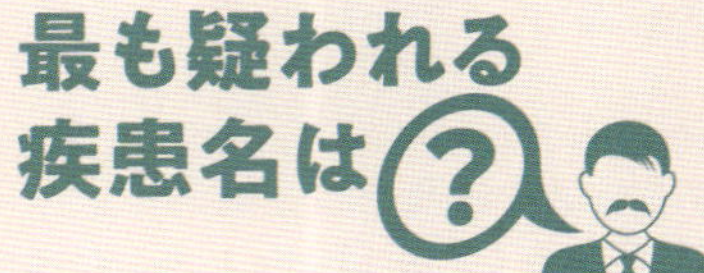

①舌下腺悪性腫瘍　②舌下腺良性腫瘍
③舌下腺炎　④口底顆粒細胞腫

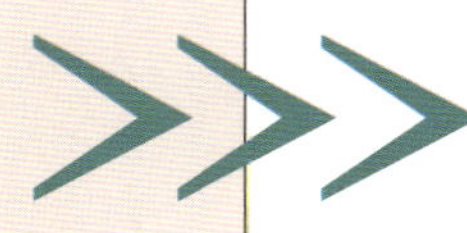

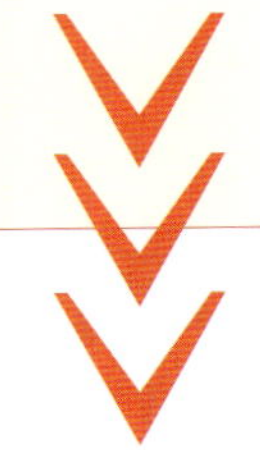

A.

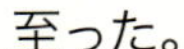

④ 口底顆粒細胞腫

本症例では、その発生部位および視診上、画像所見上からは舌下腺由来の腫瘍などが疑われた。舌下腺に発生する腫瘍の約70%が悪性とされていることから、悪性腫瘍の可能性も念頭に置いて全切除前に生検を行ったところ、顆粒細胞腫との診断を得た。

顆粒細胞腫は、皮膚や口腔などの軟組織に発生する比較的稀な良性腫瘍である。口腔での発生頻度は、舌73%、頬粘膜8%、歯肉5%、口底4%、硬口蓋1%[1]との報告もあり、口底に発症した本症例は、顆粒細胞腫のなかでも稀な1例といえる。顆粒細胞腫は、臨床的には線維腫や神経鞘腫などの良性腫瘍と診断されることが多く、特異的な臨床所見に乏しいため、臨床的に顆粒細胞腫と診断するのは容易でない[2]とされている。

本腫瘍の病理組織学的特徴として、①周囲組織との間に被膜を有さないこと（92.7〜100%）、②被膜上皮に偽上皮腫様過形成を認めること（50.0〜55.9%）などが挙げられる。本症例では、上記①に合致した所見が得られた（**図4**）。また、これらの特徴により、本腫瘍を悪性腫瘍と誤診する可能性も指摘されており、注意を要する。

免疫組織化学的検査では、本腫瘍の発生由来として有力なSchwann細胞に特異性の高いS-100蛋白やvimentin、p75、NKI/C3などが有用なマーカーとして挙げられている。また、本腫瘍はPAS染色にて、大部分の腫瘍細胞質内顆粒がジアスターゼ抵抗性のPAS陽性を示すとされている。本症例でも、免疫組織化学的にS-100蛋白に陽性を（**図5**）、actin（muscle）に陰性を、PAS染色で陽性を示したことで、顆粒細胞腫との確定診断に至った。

治療方法は、一般的に切除が選択されることが多い。本腫瘍は被膜を形成することがほとんどなく、腫瘍細胞が周囲の結合組織や筋組織内に浸潤することが多いことから、周囲健常組織を含めた切除が推奨されている。本症例でも触診にて腫瘍から数㎜のマージンを取り、健常組織を含めての切除とした。術後の経過は良好であるが、切除後の再発や悪性転化の報告もわずかながらあり、長期の経過観察が必要と考えられる。

【参考文献】

1）池田順行，星名秀行，他：舌顆粒細胞腫の1例と本邦報告97例の臨床病理学的解析．新潟歯学会誌，36：49-53，2006．

2）富永寛文，原田浩之，他：口腔に発生した顆粒細胞腫12例の臨床病理学的検討．日口科誌，58：97-102，2009．

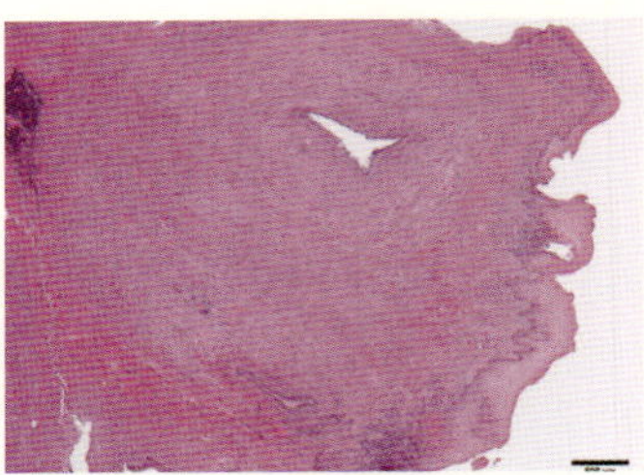

図❹　病理組織学的所見（H-E染色）

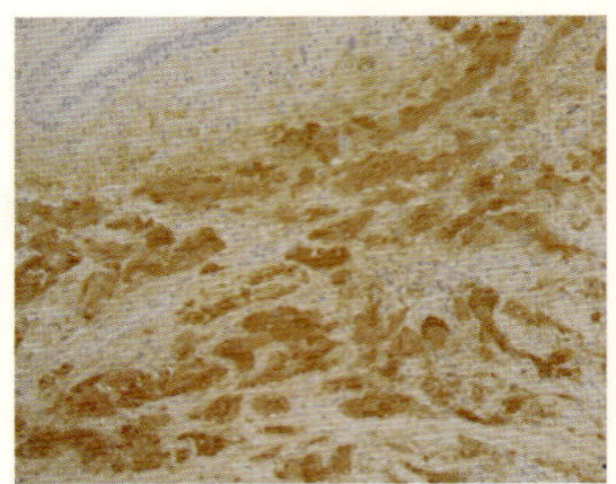

図❺　病理組織学的所見（免疫組織化学染色、S-100蛋白）

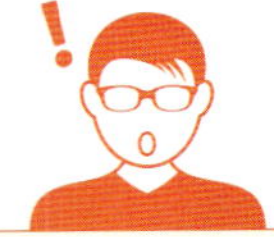

谷池直樹　神戸市立医療センター中央市民病院　歯科口腔外科
Naoki TANIIKE　〒650-0047　兵庫県神戸市中央区港島南町2-1-1

Q.031

小児の口底部の腫脹

患者：6歳、男児
主訴：左側口底部腫脹
家族歴：特記事項なし
既往歴：特記事項なし
現病歴：2週前から食事のたびに違和感を訴え、昨夜、夕食時に母親が患者の口腔内を見たところ、左側口底部に腫脹を見つけ、近歯科医院を受診し、精査・加療目的で当科を紹介受診した。

現症：
全身所見；体格大きめ、栄養状態優良
口腔内所見；左側口底部に20㎜程度の発赤を伴うび漫性腫脹を認め、唾液腺開口部付近の粘膜下に、わずかに黄色を呈する粟粒大の硬固物を認めた（図1）。
画像所見：歯軸方向での口底部デンタルX線画像では、とくに特異的な所見は認められなかった（図2）。

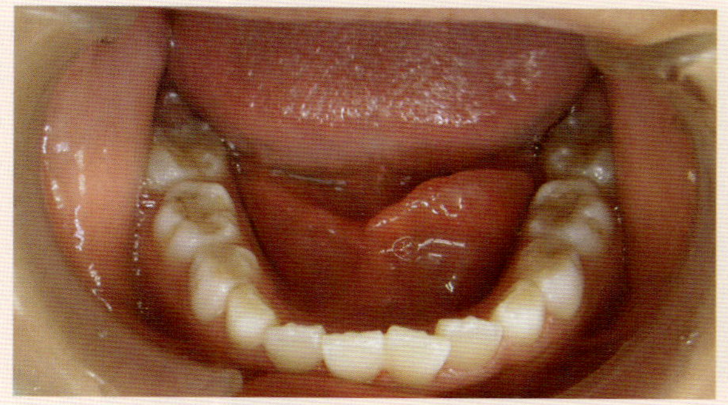
a：左側口底部に腫脹が見られる

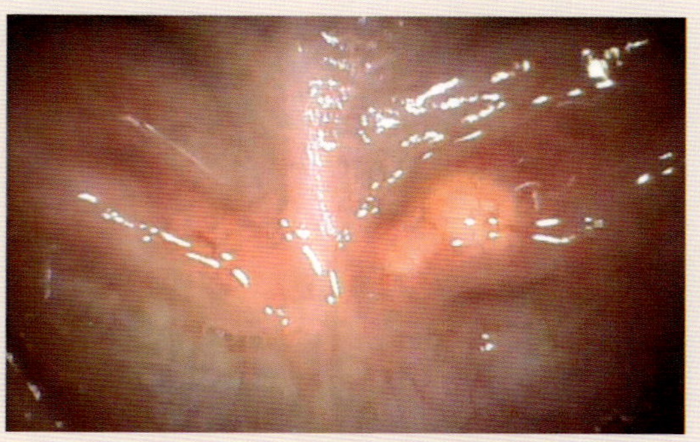
b：左側ワルトン管の開口部付近に黄色の腫脹が見られる

図❶ a、b　初診時の口腔内写真

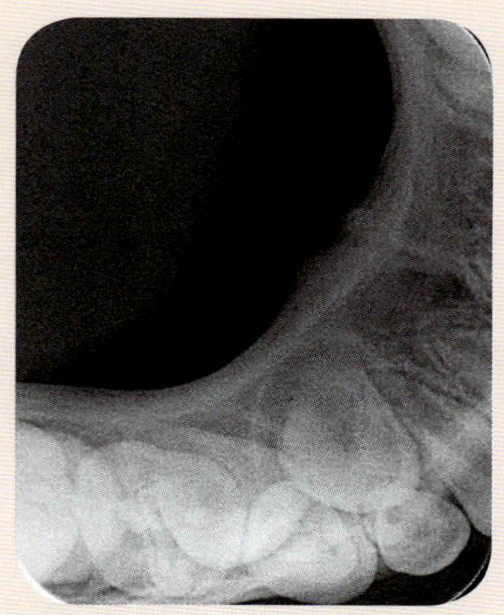
図❷　初診時のデンタルX線写真

最も疑われる疾患名は

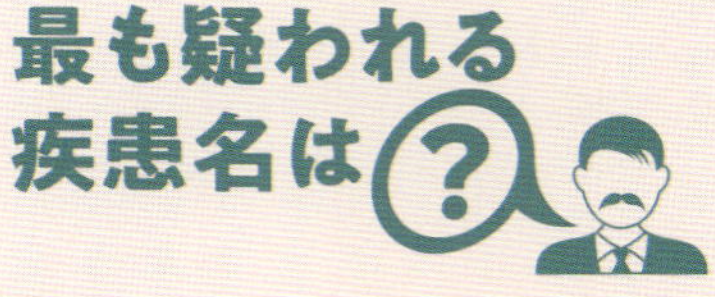

① 脂肪腫　② 粘液嚢胞
③ 多形腺腫　④ 唾石症

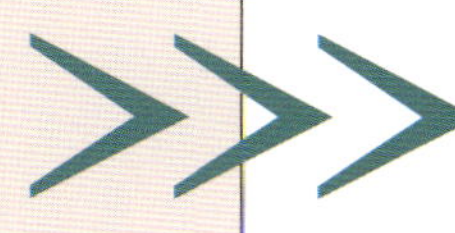

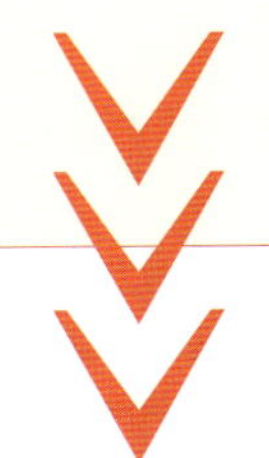

A.

④唾石症

唾石症は、青壮年期に顎下腺導管内に好発し、口腔外科領域において数多くみられる疾患であるが、小児期に発症することは少ないとされている。

その理由としては、①唾石が形成されるまでにある程度の期間が必要なこと、②唾液流出速度が速いこと、③唾液腺管の開口部が小さく核となる異物が進入しにくいこと、④安静時の全唾液中におけるCaおよびPの濃度が成人に比べて低いこととされているが、これらの意見を疑問視する報告もある。

一般に唾石症の診断は、X線写真を用いると比較的容易である。しかし、小児の唾石は一般的に小さいこと、X線透過性が高いこと、石灰化が不十分なことなどから、診断が困難な場合も多く、自験例においても唾石を咬合法X線写真では確認することはできなかった。

小児の唾石症の場合、症状が発現してから歯科や医科を受診し発見されることが多いが、自覚症状の訴えが適切になされないため、発見が遅れることもあるとされている。一方で、母親が腫脹や黄色の膨隆に気づいて歯科や医科にて診断を受けることや、歯科医師の診察時に無症状ではあるが舌下部異物を指摘されて発見に至ることもある。自験例は、母親からの訴えによって発見することができた。

真泉らは、外来患者30,700例のうち唾石症患者は125例（0.4%）と報告し、杉本らはわが国において報告された唾石症患者756例の発症年齢について、30歳代が23.2%と最も多く、10歳未満は3.7%と極めて稀であると報告している。わが国における10歳未満の発症頻度は、おおむね0.7～4.0%と報告されている。

酒井らは、わが国では過去に記述があった6歳以下の小児の唾石症報告例が30症例あったとし、この30症例について唾石の大きさを検討したところ、10㎜を超える比較的大きなものもあったが、そのほとんどが長径3㎜以下であったとしている。

自験例でも、表面麻酔後、顎下腺開口部の浅部唾石周囲に局所浸潤麻酔を施行し、唾石の直上粘膜を切開して容易に3㎜程度の唾石を摘出できた（**図3**）。さらに、術後は縫合なしに容易に止血し、後遺症もなく経過良好であった。

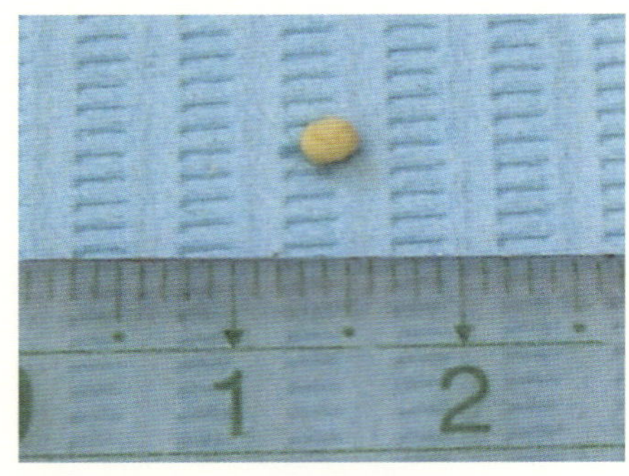

図❸　摘出された3㎜程度の唾石

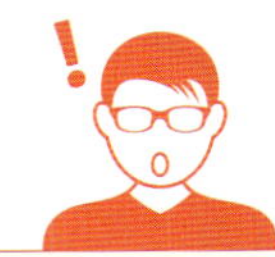

吉田博昭[1]　磯崎仁志[2]
Hiroaki YOSHIDA　Hitoshi ISOZAKI
1）大阪歯科大学　口腔外科学第一講座
〒573-1121　大阪府枚方市楠葉花園町8-1
2）京都府・いそざき歯科医院
〒613-0034　京都府久世郡久御山町佐山双置2-11

Q.032

舌縁部の違和感と口底部の腫瘤

患者：67歳、女性
主訴：左側舌縁部の違和感と口底部腫瘤
既往歴：高血圧症、胃炎
現病歴：初診2ヵ月前より左側舌縁にひりひり感、ざらざら感を自覚したため、近医歯科を受診。歯の削合を受け、舌の違和感はやや改善した。その後、左側口底部の腫瘤に気づき、近医耳鼻科を受診したが、異常なしと診断された。しかし、その後も舌の違和感と口底部の腫瘤が消失しないため、当科を受診した（**図1**）。
現症：体格中等度、栄養状態は良好であった。左側舌縁に器質的な異常所見や知覚異常は認められなかった。左側口底前方部に径0.8㎝大、弾性硬、類球形、可動性、無痛性の腫瘤を触知した。左側舌下小丘のワルトン管開口部からは無色透明な唾液の排泄を認めた。なお、顎下腺や頸部リンパ節に腫脹はなく、その他の全身症状も認めなかった。
臨床検査所見：血液検査において、総蛋白 7.1g/dL、AST 32U/L、ALT 22U/L、アミラーゼ 101 U/L、CRP 0.04㎎/dL、白血球数 4,440/μL、血色素量13.2g/dL であった。また、口腔細菌検査において真菌は同定されなかった。
画像所見：MR 画像（T2W1：**図2**）にて、左側舌下腺内に1.4×1.4×1.0㎝大の境界明瞭、辺縁は比較的整の腫瘤を認め、腫瘤の中心部の一部には低信号の領域が認められた。

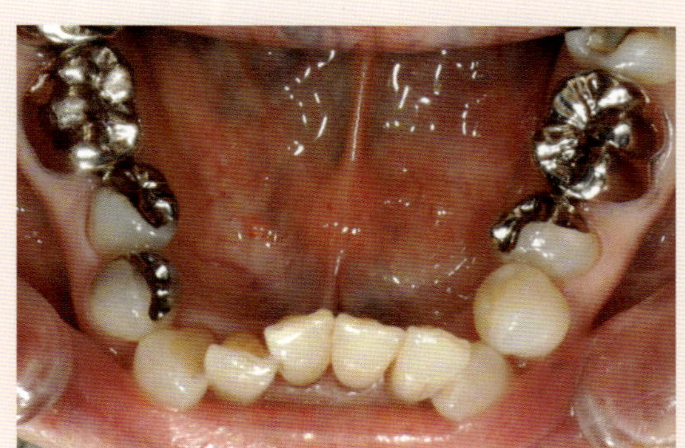

図❶　初診時の口底部写真

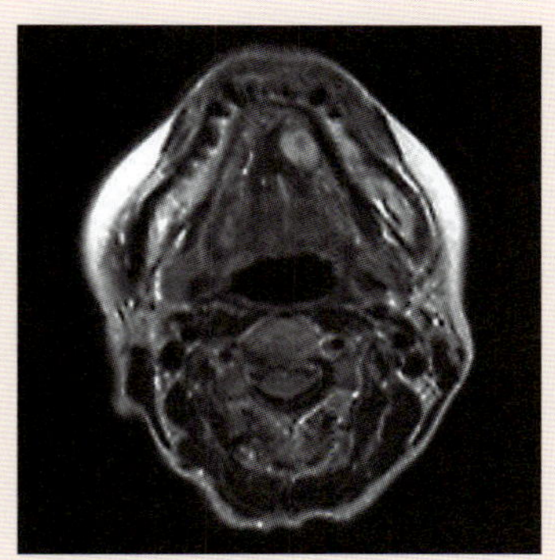

図❷　MR 画像（T2W1）

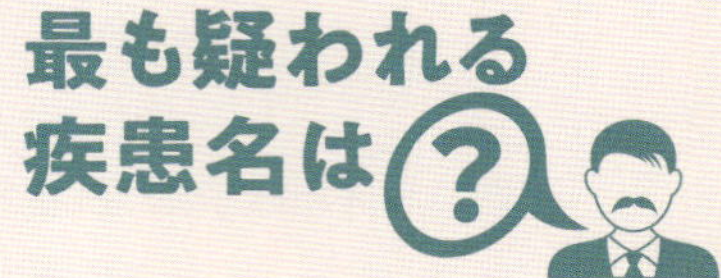

① 唾石症
② ラヌーラ
③ 舌下腺炎
④ 舌下腺腫瘍

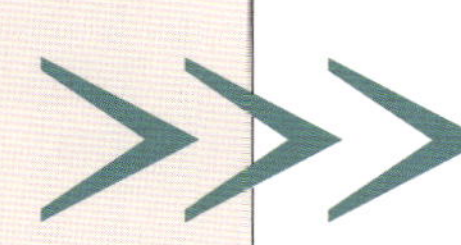

A.

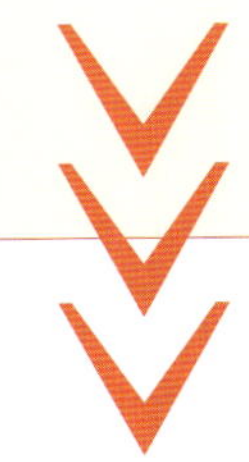

④ 舌下腺腫瘍

舌下腺に発生する腫瘍は大唾液腺腫瘍の1%と頻度は低いが、腫瘍の90%は悪性腫瘍であり、組織学的には腺様嚢胞がんが多くを占めるとされている。

腺様嚢胞がんの特徴としては、腫瘍の増大は比較的緩徐であるが、長期経過を経て神経周囲浸潤などに伴う原発巣再発や遠隔転移、とくに高率に肺転移を来しやすいことが挙げられる。また、神経周囲浸潤に伴い、経過中にしびれ、麻痺、疼痛などの神経症状を呈することが多いことも特徴的である。腺様嚢胞がんは、組織学的には導管上皮様細胞と筋上皮様細胞からなる悪性腫瘍で、管状、篩状、充実性の増殖パターンを示す。本腫瘍は周囲組織への浸潤性が高く、とくに神経周囲浸潤が特徴的である。腫瘍は増殖パターンにより、篩状型、管状型、充実型の3型に分類されている。一般的に、充実型の腺様嚢胞がんは、管状型ならびに篩状型の腺様嚢胞がんと比較して予後不良とされ、とくに充実型が腫瘍の30%以上を占める例で、その傾向が強いとする報告がある。しかし、組織型と予後は相関しないとする報告もある。

経過：局所麻酔下に生検を試みたが、腫瘍への到達が困難で生検を断念した。後日、入院のうえ、全身麻酔下に腫瘍を含めて左側舌下腺摘出術を施行した（**図3**）。病理学的に腺様嚢胞がん（管状型）、pT1N0M0と診断された。術後の補助療法を行うことなく、現在、3年6ヵ月が経過するが、再発、転移なく経過良好である。

病理：腫瘍は1.5×1.5×1.0㎝大、内部はほぼ均一で、大小の胞巣内部は小型の腫瘍性筋上皮細胞からなり、硝子円柱様構造物を含む。ほとんどの腔は偽腺腔で、少数の腺腔を認める。胞巣周囲は厚い硝子様基質ないし線維性組織に囲まれる。中心部には出血壊死を認める。腫瘍の一部で被膜を欠くが、あきらかな神経周囲浸潤は認めない（**図4**）。

診断のポイント：唾石症は、臨床所見（顎下腺）、画像所見およびワルトン管開口部からの唾液の流出・性状から鑑別される。ラヌーラは、臨床所見と画像所見から鑑別可能である。舌下腺炎は、血液検査所見（白血球数、CRP、アミラーゼ）と画像所見から鑑別される。

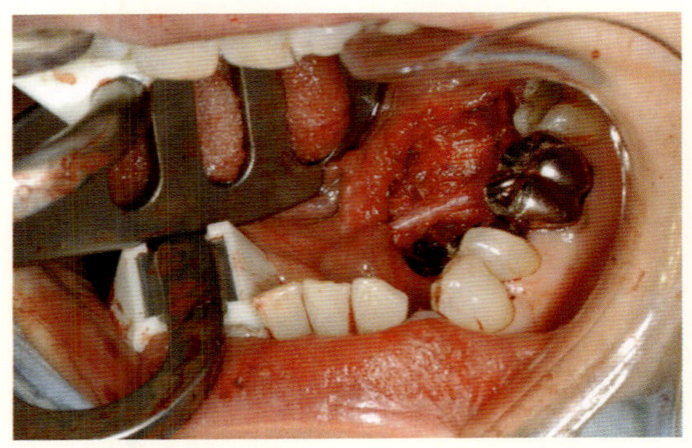

図❸　術中写真

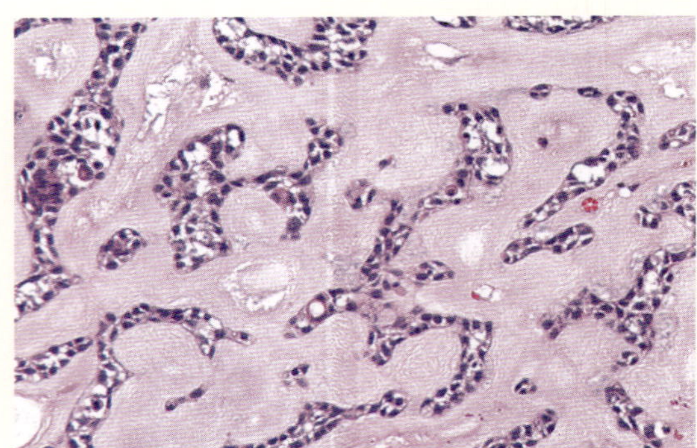

図❹　病理組織写真（H-E 染色、×200）

小村 健　Ken OMURA
総合東京病院　口腔外科
〒165-8906　東京都中野区江古田3-15-2

Q.033

舌下部の無痛性腫瘤

患者：60歳、男性

主訴：右側舌下部の腫瘤

既往歴：脳梗塞、糖尿病、高血圧症、胃がん

家族歴：特記事項なし

現病歴：半年ほど前より右側舌下部に無痛性の腫瘤を自覚するも放置した。しかし最近、近在内科医院にて同腫瘤を指摘されたため、当科に来科した。

現症：顔貌は左右対称で、所属リンパ節の腫脹および圧痛は認めなかった。右側舌下部に、直径約2㎝の無痛性で弾性硬の可動性を有する境界ほぼ明瞭な腫瘤を認めた（**図1**）。

臨床検査所見：異常所見なし

画像所見：MRIにて右側舌下腺相当部にT1強調像で低信号、T2強調像で軽度低〜高信号を示す19×12㎜の一部内部不均一で比較的境界明瞭な腫瘤を認めた（**図2**）。

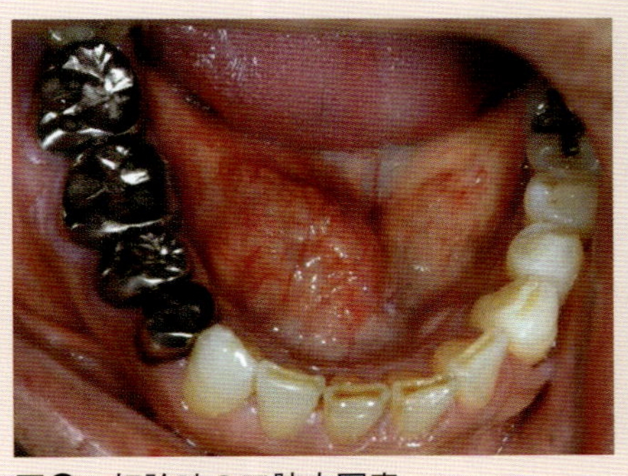

図❶　初診時の口腔内写真

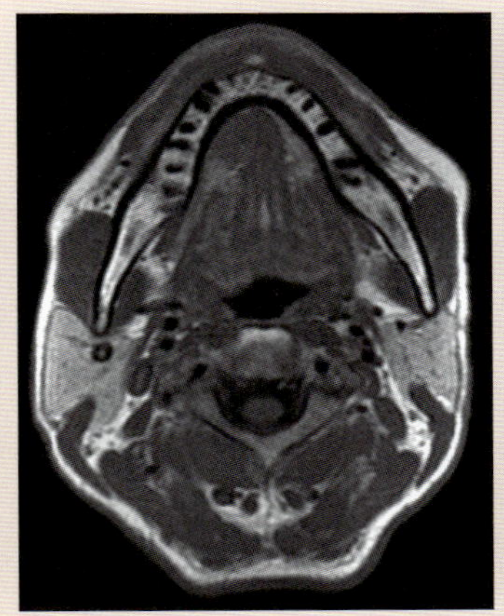

a：T1強調像

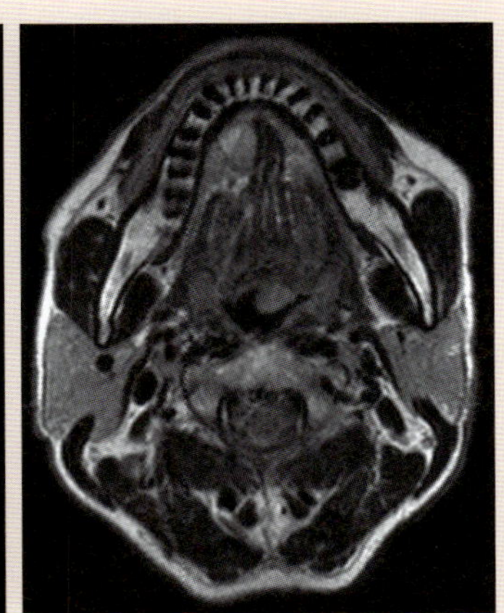

b：T2強調像

図❷　初診時のMRI写真

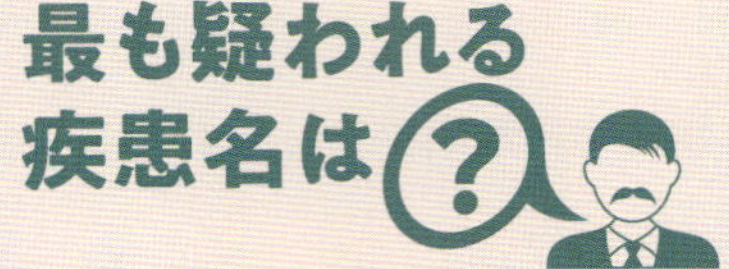

① がま腫
② 舌下腺炎
③ 舌下腺腫瘍
④ 唾石症

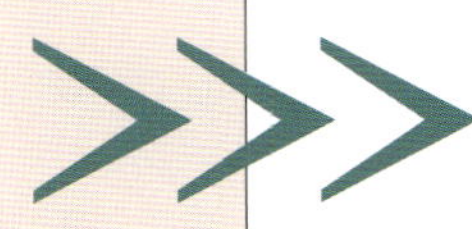

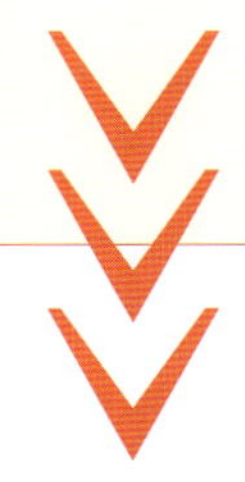

A.

③ 舌下腺腫瘍

自験例は疼痛の既往がなく初診時も炎症所見を認めず、また唾石を疑う硬固物を触知しなかったため、舌下腺炎、唾石症は否定的であった。また、がま腫にみられる唾液の貯留を疑う波動を触れず弾性硬の腫瘤を触知し、MRI所見からも腫瘍が疑われた。

処置および経過：生検を行ったところ、多形腺腫との病理組織学的診断を得たため、舌下腺の前方部に存在する腫瘍を舌下腺とともに一塊として摘出した。手術時、周囲組織との癒着は認めなかった。以後、再発を認めていない。

摘出標本所見：腫瘍は直径20㎜大で舌下腺の前方に存在し、被膜を有し、割面は充実性で均一な黄白色を呈していた。腫瘍の全周は舌下腺組織で被覆されていた（**図3**）。

病理組織学的所見：腫瘍は薄い線維性被膜で全周を被われており、腫瘍細胞の被膜内浸潤は認めなかった。管腔形成を示す部位や、粘液腫様や硝子化を伴う間質が存在する部位、類円形の核をもつ細胞が胞巣状、索状の増殖を示す部位、多角や紡錘型の細胞が見られる部位など多彩な様相を呈していた。腫瘍細胞に著明な異型はみられなかった（**図4**）。

病理組織学的診断：多形腺腫

多形腺腫は、全唾液腺腫瘍の約55～67%を占め、最も発生頻度の高い良性腫瘍である。部位別発生率は耳下腺が69～79%を占め、顎下腺が6～11%、小唾液腺が10～23%に対し、舌下腺は0～2%と報告されている。

唾液腺腫瘍の発生率は頭頸部に発生する腫瘍のなかでは3～10%と低く、そのなかでも舌下腺に発生する唾液腺腫瘍は耳下腺、顎下腺、小唾液腺と比較して最も低い（0.4%以下）と報告されている。しかし発生頻度が低いにもかかわらず、悪性腫瘍の発生率は耳下腺腫瘍の15～32%、顎下腺腫瘍の37～41%、小唾液腺腫瘍の46～49%と比較して舌下腺腫瘍は70～86%と高く、組織型は腺様嚢胞がんが最も多いと報告されている。本症例のように舌下腺腫瘍が疑われる場合は、悪性腫瘍の可能性が高いことを念頭におく必要がある。

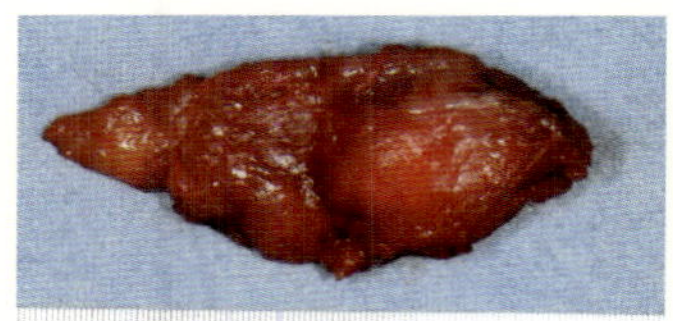

a：表面

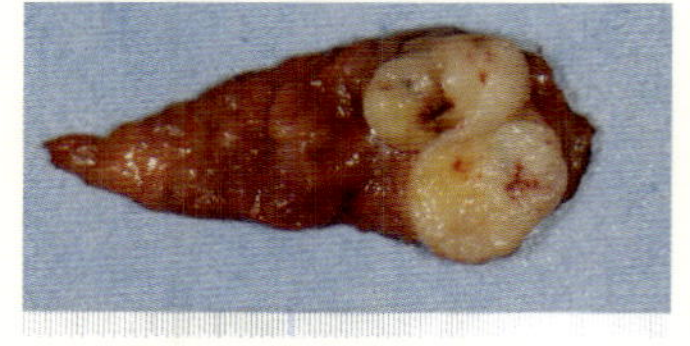

b：割面

図❸　摘出物所見

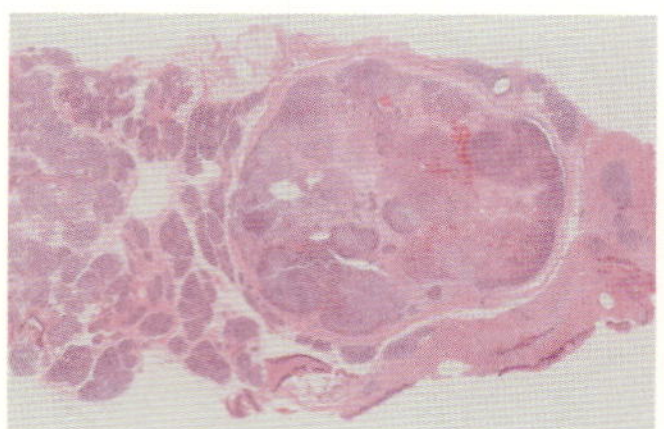

a：弱拡大

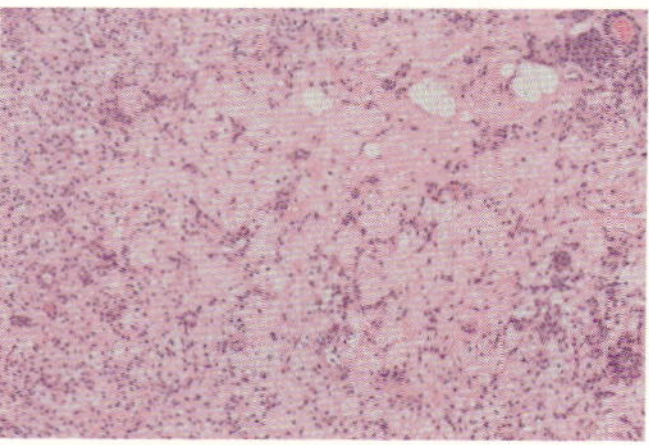

b：強拡大

図❹　摘出物病理組織所見、H-E 染色

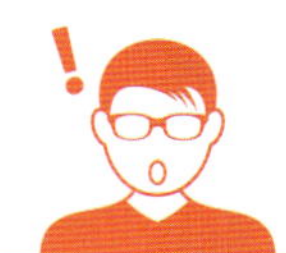

木下靖朗
Yasuo KINOSHITA
市立伊勢総合病院　歯科口腔外科
〒516-0014　三重県伊勢市楠部町3038

Q.034

口腔内の小水疱

患者：44歳、女性
主訴：口腔内の水疱
現病歴：2009年6月より口腔内の粘膜各所に小水疱が出現し、同時に右側下顎寄りの頬粘膜に白色病変も認めるようになった。近隣の内科より軟膏や含嗽剤を処方され、発熱などもなく1週間程度で水疱は消失したが、何度も発症と消失を繰り返すため、同年9月、当科を紹介され受診した。
既往歴：自律神経失調症
現症：体格は中等度で栄養状態良好であった。口腔内所見では両側頬粘膜にレース状の白色線条を認めた（図1）。また、⌜5相当部の頬粘膜には直径5㎜の表面平滑なドーム状の水疱を認めた（図2）。
臨床検査所見：抗デスモグレイン抗体1、3および抗 BP180抗体は陰性であり、血液検査値に特記すべき所見はなし。

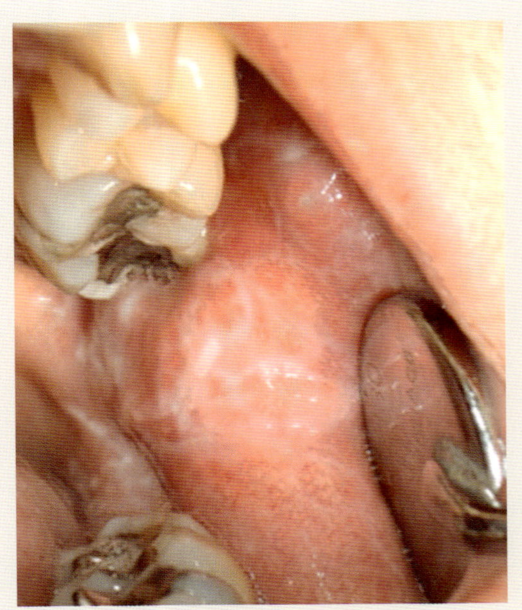
図❶　初診時の口腔内所見

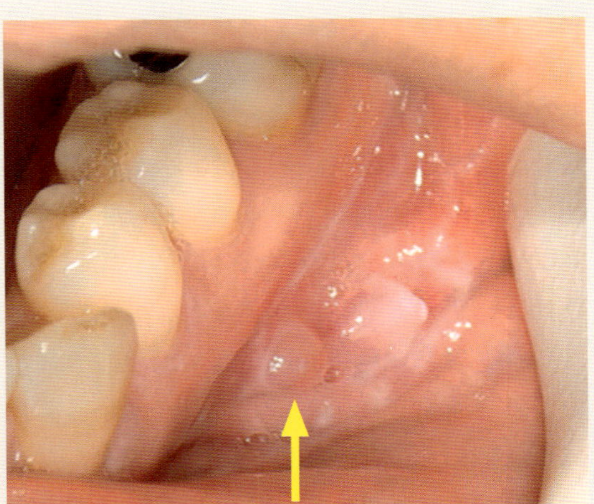
図❷　ドーム状の水疱

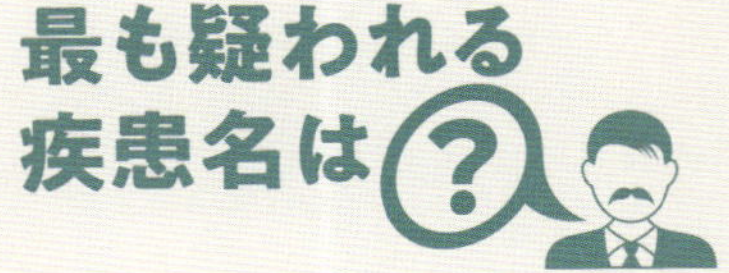

① 疱疹性歯肉口内炎
② 水疱性類天疱瘡
③ 扁平苔癬
④ 多形滲出性紅斑

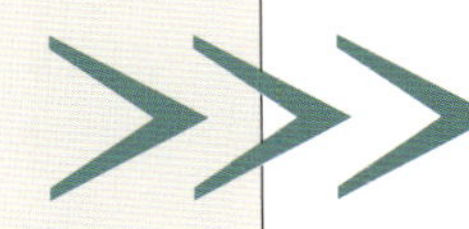

A.

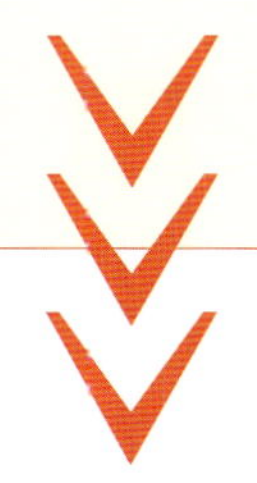

③ 扁平苔癬

口腔のみに限局する口腔扁平苔癬は、全扁平苔癬中25%を占めるが、肉眼的に皮膚の病変同様に、基本的には帽針頭大の光沢のある白色の丘疹からなり、丘疹は孤立して播種状に存在し、あるいは癒合して斑状を呈す他、網状、環状、線状など種々の配列も示す。びらんや小水疱を伴うものもあり、これらの肉眼的所見によってAndreasenは、網状型、丘疹型、斑状型、萎縮型、潰瘍型またはびらん型、水疱型の6型に分類している。なかでも本症例の水疱性扁平苔癬は、扁平苔癬の約1%に認める最も稀なタイプで、頬粘膜、硬口蓋に好発し、中高年の女性に多いとされている。

水疱性扁平苔癬では容易に自潰する数mmから数cmの水疱を認め、時に灼熱感や痛みを伴う。粘膜疹内の水疱形成は、扁平苔癬による免疫学的に誘発された基底細胞層の強い液化と空胞変性の結果生じるとされる。水疱を形成する他の疾患との鑑別診断では、水疱性類天疱瘡、尋常性天疱瘡、多形性紅斑やヒトヘルペスウイルス感染が挙げられるが、なかでも水疱性類天疱瘡の除外診断が重要となる。

本症例は、水疱性類天疱瘡に必発する皮膚の緊満性水疱を認めず、粘膜下水疱が苔癬型組織反応の部位と一致し（**図3**）、末梢血中に抗基底膜抗体が検出されなかったことより、水疱性扁平苔癬の診断に至った。治療方法は他のタイプの扁平苔癬と同様で、コルチコステロイドの局所及び全身投与やレチノイド、グリセオフルビン、アザチオプリン、ミコフェノール酸、ダプソンやシクロスポリンの使用が報告されている。これらの治療に対して、難治性の症例で光化学療法が施行された報告もある。

本症例は2009年10月よりセファランチン30mg/日の内服とデキサメタゾンのエリキシル剤の含嗽を開始したが、12月には軟口蓋や口唇粘膜にも水疱を認めるようになったため、セファランチンを60mg/日に増量したところ、2010年1月には頬粘膜の白色線条は消失し、水疱も認めなくなった。セファランチンの口腔扁平苔癬への使用に関する有効性の機序については現在まで明確にされていないが、生体膜安定化作用、抗アレルギー作用、副腎皮質ホルモン産生増強作用、多核白血球の活性酸素産生抑制作用などが炎症症状に対して有効に働き、末梢循環改善作用による組織修復促進などが有用であると推論されている。また、ほとんど副作用の報告がなく、長期連用が可能な点も含め、有用であると思われる。

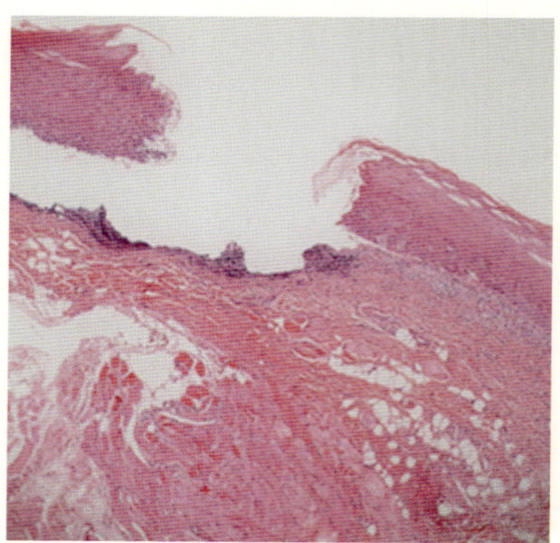

図❸　病理組織像

小野沢基太郎　Kitaro ONOZAWA
東京女子医科大学東医療センター　歯科口腔外科
〒116-8567　東京都荒川区西尾久2-1-10

Q.035

下唇および両側頬粘膜のびらん

患者：57歳、女性
主訴：口の中が荒れて痛い
既往歴：特記事項なし
家族歴：特記事項なし
現病歴：初診の約3ヵ月前から両側頬粘膜に接触痛を伴うびらんが生じ、近歯科医院を受診。ステロイド軟膏の外用や含嗽剤にて加療されていたが改善せず、また、下唇にも出血を伴うびらんが出現したため当科を受診。

現症：
全身所見；下唇、口腔内以外に皮疹等異常所見は認めなかった。
局所所見；下唇は白色線条を伴う、淡紅色斑を認めた（**図1**）。また、口腔内は両側頬粘膜の広範囲に点状白色斑、白色線条が混在し、一部にびらんを伴っていた（**図2**）。
血液検査：血液生化学検査で AST；50IU/L、γ-GTP；99IU/L と上昇を認めたが、HCV 抗体は陰性であった。また、金属パッチテストはすべて陰性であった。

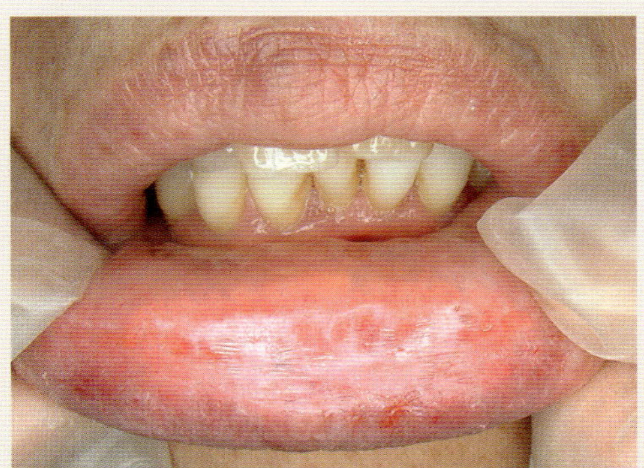

図❶　初診時の下唇

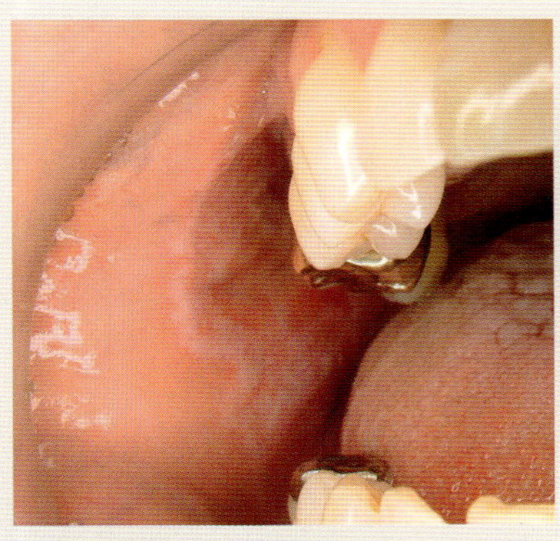
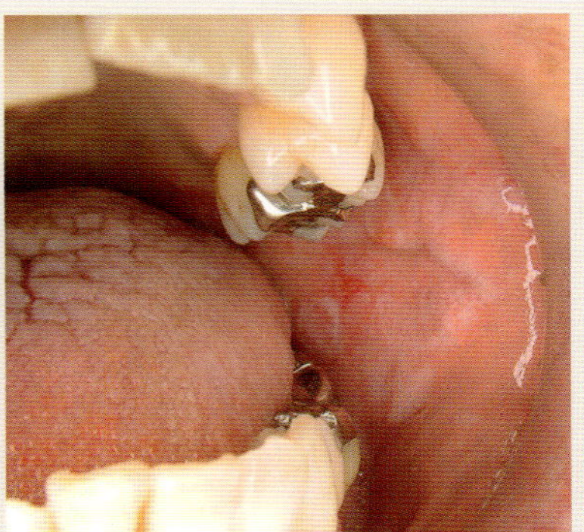

図❷　初診時の両側頬粘膜

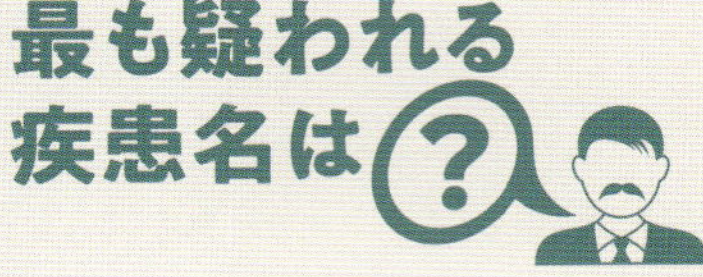

① 口腔扁平苔癬
② 白板症
③ 舌痛症
④ 帯状疱疹

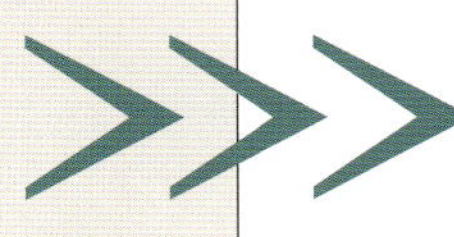

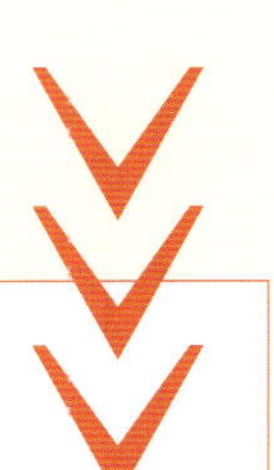

① 口腔扁平苔癬

A.

扁平苔癬の特徴：扁平苔癬は皮膚または粘膜、あるいはその両方に病変を形成する慢性炎症角化症である。病因は、自己反応性のT細胞が上皮基底細胞を傷害することにより発症する自己免疫説が有力である。障害の原因または誘引物質は、薬剤、C型肝炎ウイルス、歯科金属アレルギー、口腔常在菌、義歯不適合や喫煙などの機械的刺激、精神的ストレス、糖尿病、高血圧症などが挙げられているが、解明されていない。ほとんどの症例では原因、誘引物質が見つからないことが多い。自然治癒率は2.8%、0.4～5.6%で発癌すると報告されている。

口腔での好発部位は頬粘膜で、通常両側性に見られることが多い。扁平苔癬の基本的な変化は白斑ないし白色の線条で、その状態によって線条型、環状型、網状型などに分類される。通常白斑の周囲あるいは白斑に囲まれて紅斑がみられる。無症状な場合が多いが、びらん、しみるなどの自覚症状が生じる。

扁平苔癬の治療法：ステロイド軟膏の局所外用が第一選択であるが、①薬剤性の可能性の否定、②病変部に歯科金属の接触がないか、③口腔衛生状態が不良ではない、ことを確認する必要がある。ステロイド軟膏は抗炎症作用、免疫抑制作用を期待して用いられるが、難治性のことも多い。金属アレルギーが疑われる場合には、補綴物あるいは充填物を除去すると症状が改善することがある。

自験例では前医でのステロイド軟膏外用療法が奏効し得なかったこと、接触痛が強く、日常生活に支障を来すことから、0.1%タクロリスム軟膏1日2回の外用を開始した。タクロリスムはシクロスポリンAと極めて類似した作用機序を有する免疫抑制剤であり、1999年から難治性の扁平苔癬に対する有効例が報告されている。

タクロリスム外用開始後、外用による刺激症状はなく、約2週間で疼痛などの自覚症状は消失し、1ヵ月後にはびらん及び周囲の白斑も消失した（図3、4）。

0.1%タクロリスム軟膏は保険適応外治療であることを十分説明し、承諾を得る必要があるものの、全身的な副作用が発症した報告がないこと、外用中止ですみやかに検出されなくなることから、難治性の場合には安全に使用できると思われる。

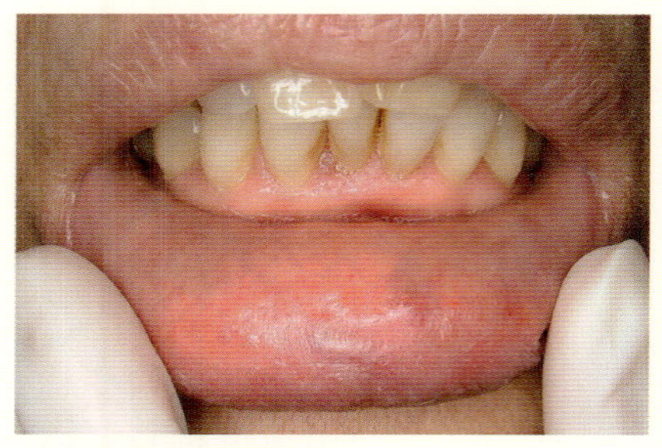

図❸　治療後の下唇

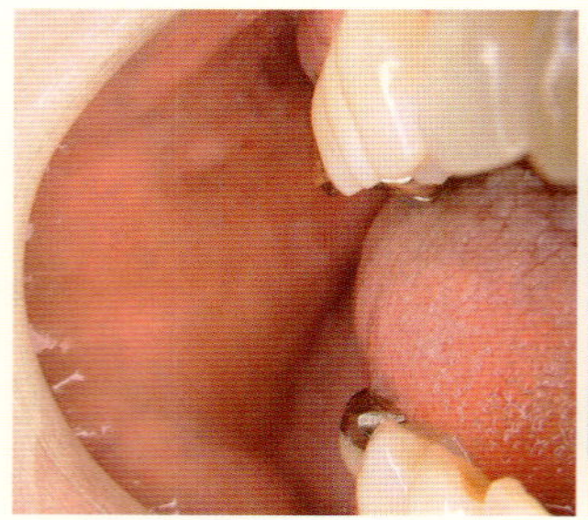

図❹　治療後の両側頬粘膜

小笠原健文
Takefumi OGASAWARA
町田市民病院　歯科・歯科口腔外科
〒194-0023　東京都町田市旭町2-15-41

Q.036

義歯装着時の違和感

患者：68歳、女性
主訴：上下顎義歯装着時の違和感
現病歴：6ヵ月ほど前より、義歯装着時に上下顎歯肉の違和感を自覚するようになった。近医歯科を受診し、含嗽薬を処方され経過観察を行っていたが、症状の改善はみられなかった。約2週間前より、上下顎歯肉に軽度の灼熱感および刺激痛が出現した。なお、5年ほど前より上下顎義歯を使用している。
既往歴：10年ほど前より高血圧および骨粗鬆症のため、降圧薬とビスホスホネート製剤による薬物療法を受けている。
家族歴：特記事項すべき事項はない。
現症：**全身所見**；身長154㎝、体重49.2㎏。全身の皮膚に異常所見なし。
口腔外所見；顔色正常。顔貌の非対称性なし。開口障害を認めない。
口腔内所見；上下顎の部分床義歯が装着されており、義歯の咬合関係および適合はおおむね良好である。口腔内診査の結果、上下顎義歯に一致した歯槽粘膜に、限局性の紅斑が認められた（**図1**）。
触診により、軽度の接触痛が認められるものの、口腔粘膜の剝離や硬結は認められない。その他の口腔粘膜に明らかな異常所見はみられない。口腔乾燥所見はなく、唾液の流出は正常であった。
X線所見：パノラマX線写真にて上下顎骨に異常所見を認めない。

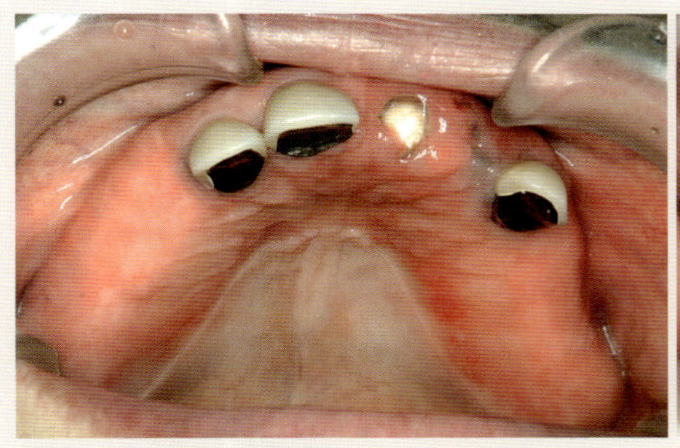
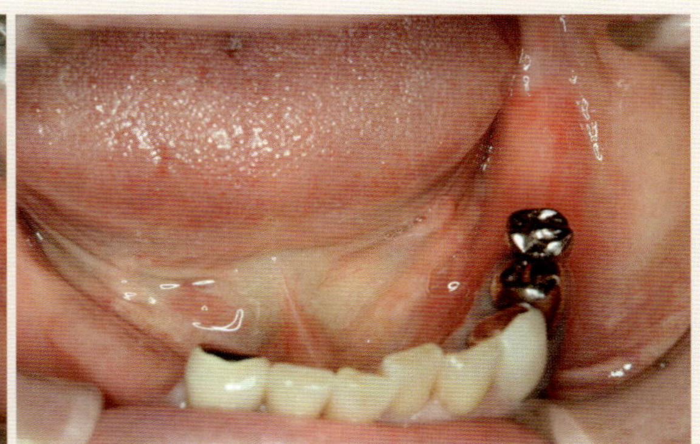
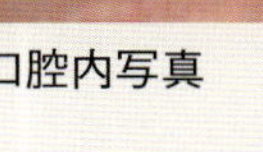

図❶　初診時の口腔内写真

最も疑われる疾患名は？

① 口腔扁平苔癬
② 口腔カンジダ症
③ レジンアレルギー
④ ビスホスホネート関連顎骨壊死

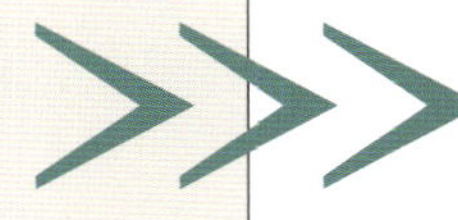

A.

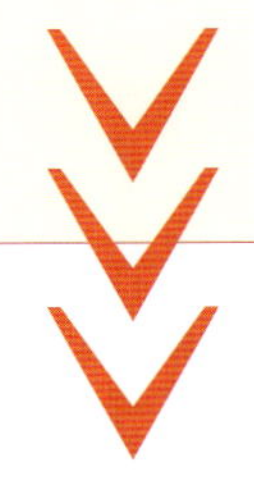

② 口腔カンジダ症

口腔常在菌であるCandida属真菌の感染により発症する口腔粘膜疾患であり、*Candida albicans*が原因となることが多いが、高齢者や義歯装着者では*Candida glabrata*が関与することもある。この真菌は本来病原性が低いため、宿主の感染防御能が正常であれば感染することは稀であるが、何らかの原因(抗癌薬・ステロイド薬・免疫抑制薬などの使用、糖尿病、HIV感染など）により全身の抵抗力・免疫能が減弱した場合に、日和見感染症として発症する。また、セフェム系やペニシリン系の抗菌薬の長期投与により口腔内常在菌叢が攪乱された結果、相対的にこの真菌が優位となり、菌交代症として発症することもある。

経過により急性カンジダ症と慢性カンジダ症の2つに大別され、症状から急性カンジダ症はさらに偽膜性カンジダ症と萎縮性カンジダ症、慢性カンジダ症はさらに萎縮性カンジダ症と肥厚性カンジダ症に分類される。通常は急性偽膜性カンジダ症を呈することが多く、偽膜はガーゼなどの擦過により除去可能で、偽膜除去後は発赤やびらんがみられるのが特徴である。一方、慢性肥厚性カンジダ症は、感染が長期化した際にみられ、角化の亢進を伴うため一見白板症様を呈することもある。また、慢性萎縮性カンジダ症は義歯床下粘膜にみられることが多く、義歯に一致した口腔粘膜の紅斑を特徴とする。

本症例は初診時の口腔内写真（図1）が示すように、義歯の形態に一致して口腔粘膜に紅斑と軽度の接触痛がみられること、症状が6ヵ月と比較的長期にわたり慢性に経過していることから、慢性萎縮性カンジダ症と考えられる。特徴的なレース状または網状の白色病変がみられないことから口腔扁平苔癬は否定的であり、顎骨の露出や骨髄炎症状がないことからビスホスホネート関連顎骨壊死も否定的である。レジンアレルギーの場合は、接触性アレルギーとして義歯に接触している口腔粘膜に発赤などの症状が発症することもあり、慎重な鑑別を要するが、経過が長いこと、皮膚などにアレルギー性反応を疑わせる所見がないことから、可能性は低いものと考えられる。

診断のためには、細菌学的検査（時に病理組織学的検査）によりCandida菌を検出する必要がある。本症例のような軽症例に対する治療としては、アムホテリシンB、ミコナゾール、イトラコナゾールのシロップ、ゲル、内用液の局所使用が行われる。また、宿主の感染防御能を低下させるような要因があれば、それらへの対応も必要である。

本症例では、ミコナゾール(フロリードゲル®：持田製薬）を約3週間使用したところ、症状の改善がみられた。薬物療法により症状がいったん改善しても、義歯の粘膜面にCandida菌が定着している場合には容易に再発しやすいため、リベースや新義歯の作製を行うことが望ましい。

里村一人
Kazuhito SATOMURA
鶴見大学歯学部　口腔内科学（口腔外科学第二）講座
〒230-8501　神奈川県横浜市鶴見区鶴見2-1-3

Q.037

口腔内全体に出現した色素斑

患者：46歳、女性

主訴：口の中全体に黒い斑点ができ、数も増えてきた。

現病歴：２週間ほど前から出血とともに口腔内に黒色の斑点が出現。次第に数が増加し、大きさも増大してきたため、かかりつけ歯科医を受診した。含嗽薬にて経過を見ていたが改善しないため、同医より口腔内多発性腫瘍の疑いで当科での精査を勧められ、受診した。

既往歴：3年前、右乳がんにて手術、放射線療法、ホルモン療法を受けた。

現症：体格は中等度で栄養状態にとくに問題は認められなかったが、体温は37.8℃で軽度の疲労感を訴えていた。血圧に異常はなかったものの、脈拍数は90〜100/分と頻脈であった。また、両腕に強い打撲後に見られるような紫斑が見られた。顔色はやや貧血様であったが、頸部リンパ節の腫大などは触知しなかった。口腔内所見では、両側頬粘膜および舌に多発性の色素斑が認められた。色素斑の境界は比較的明瞭で硬結は触知せず、表面粘膜は平滑であった。右頬粘膜の比較的大きな色素斑を触診すると、軽度の出血が生じた。

血液検査所見：白血球数2,500/μL、赤血球数290×10^4/μL、ヘモグロビン8.9g/dL、ヘマトクリット28%、血小板数1.0×10^4/μL、AST47IU、ALT59IU、LDH638IU、CRP 3.4㎎/dL であった。

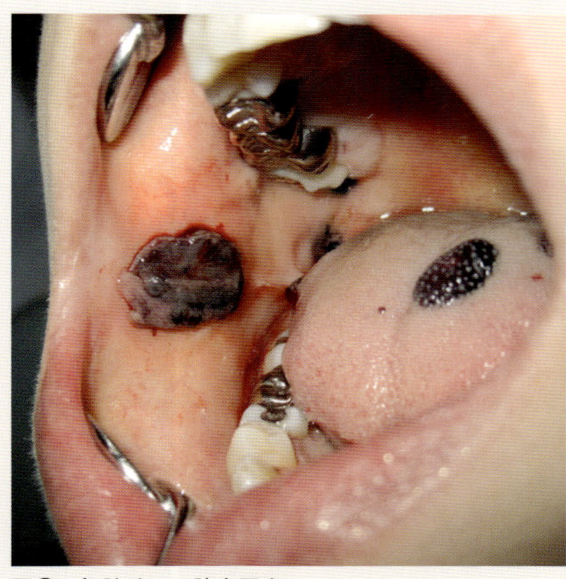

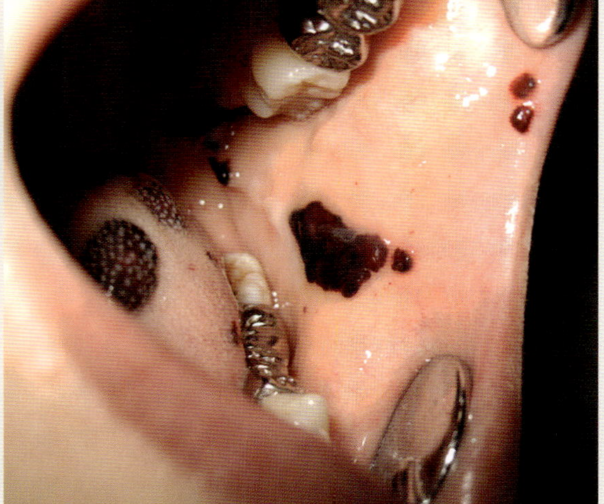

図❶　初診時の口腔内写真

最も疑われる疾患名は？

① 悪性黒色腫　② 扁平上皮がん
③ 色素性母斑　④ 急性骨髄性白血病

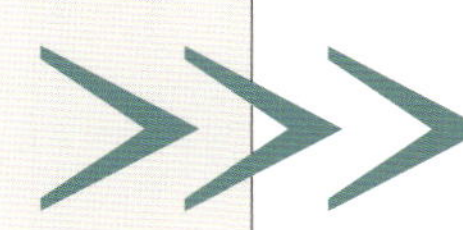

A.

④急性骨髄性白血病

本症例は、口腔内血腫および出血を初発症状として来院した、急性骨髄性白血病の症例である。わが国における白血病の発生頻度は10万人中6人程度で、急性骨髄性白血病は成人の約80%、小児の約20%を占める。白血病は「血液のがん」ともいわれ、造血幹／前駆細胞に遺伝子異常が生じ、遺伝子異常を有する細胞（白血病細胞）が過剰増殖する疾患である。白血病細胞に骨髄が占拠されるため、正常な造血機能が障害される。また、白血病細胞の多くは骨髄のみに留まらず、血液中にも溢れ出てくる。

そのため、急性白血病の症状としては、正常な白血球の減少に伴う細菌などの感染症（発熱）、赤血球減少（貧血）に伴う諸症状（倦怠感、動悸、めまい）、血小板減少に伴う易出血症状（歯肉出血、鼻出血、皮下出血など）等がよく見られる。また、白血病細胞が骨・肝臓・脾臓・リンパ節・皮膚などのさまざまな臓器に浸潤して障害することにより、骨痛、肝・脾腫、リンパ節腫脹、皮膚病変などが生じ、時には中枢神経浸潤による頭痛や意識障害などの神経症状も起こり得る。

症例によっては白血病細胞が歯肉に浸潤し、著明な歯肉腫脹を呈する場合もある。よって、急性骨髄性白血病は、本症例のような口腔内の出血斑や歯肉の腫脹を主訴に歯科医院を初診することが稀ではない。本症例も口腔内の粘膜下出血による色素斑を主訴に、歯科を初診した症例であった。

本症例の鑑別診断としては、肉眼所見では誤咬による血腫、悪性黒色腫、色素性母斑等を挙げることができる。誤咬による血腫は、これほど多発性であることは稀であり、口角や舌背部、上顎結節部など誤咬しにくい部位にも色素斑が認められるので、容易に否定することができる。

一見すると悪性黒色腫も疑わしいが、色素斑の境界が非常に明瞭であること、色素斑から出血が認められること、また、両腕にも皮下出血による紫斑が認められることより、全身的な出血傾向による症状と判断する必要がある。色素性母斑も、同様の理由で否定は容易である。紅斑症は基本的な所見がまったく異なるので、容易に否定できる。

本症例の臨床検査では、白血球の減少とCRPの上昇、発熱が認められることから、感染が生じていることがうかがわれ、さらに高度の貧血と血小板数の低下があり、典型的な白血病の血液検査所見である。前述したごとく、白血病は口腔内症状（歯肉出血や粘膜下血腫）を契機に発見されることがあり、開業歯科医師にとっても十分な注意が必要な疾患である。

飯野光喜 山形大学医学部　歯科口腔・形成外科学講座
Mitsuyoshi IINO 〒990-9585　山形県山形市飯田西2-2-2

Q.038 頬粘膜難治性びらん

患者：73歳、女性
主訴：右側頬粘膜難治性びらんの精査依頼
現病歴：2011年11月中旬、右側大臼歯相当部歯肉から頬粘膜にかけて、発赤および白斑を伴うびらんを認めたため、近歯科医院より当科を紹介受診となった。生検では粘膜炎との診断であったため、紹介元での経過観察となった。1年5ヵ月後の2013年4月上旬、同部の病変の改善が認められないため、再度当科へ紹介受診となった。
既往歴・家族歴：特記事項なし
現症：初診時、右側下顎大臼歯部相当歯肉から右側頬粘膜にかけて、長径30㎜の境界明瞭な発赤を伴った白斑を認めたが、接触痛、易出血性は認めなかった（**図1**）。再受診時（1年5ヵ月後）、右側下顎大臼歯部相当歯肉から右側頬粘膜にかけて、長径15㎜の発赤および白斑を伴うびらん性病変を認めた（**図2**）。病変部は接触痛を認め、易出血性であったが、硬結は触れなかった。

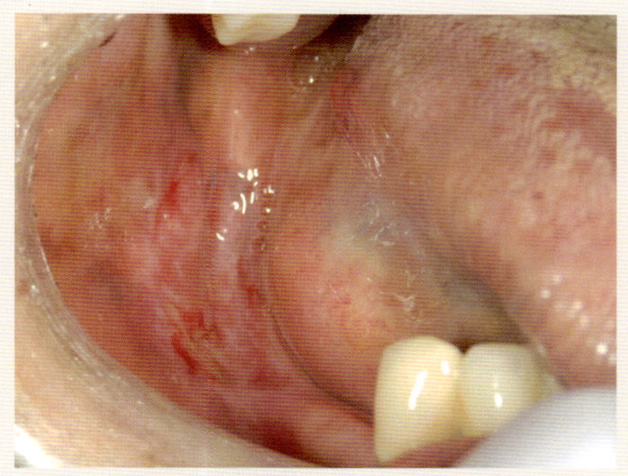
図❶　初診時の右側頬粘膜

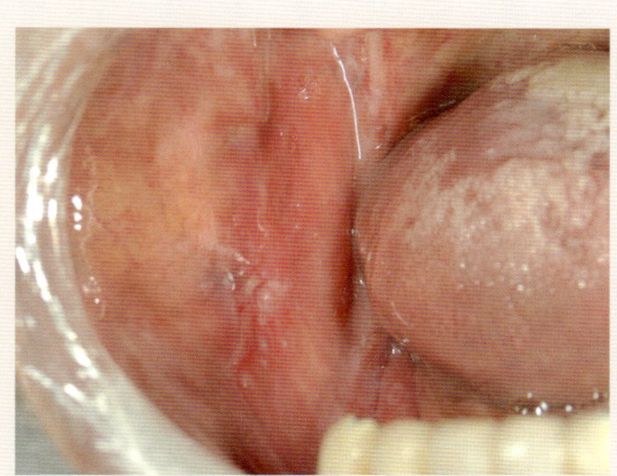
図❷　1年5ヵ月後の右側頬粘膜

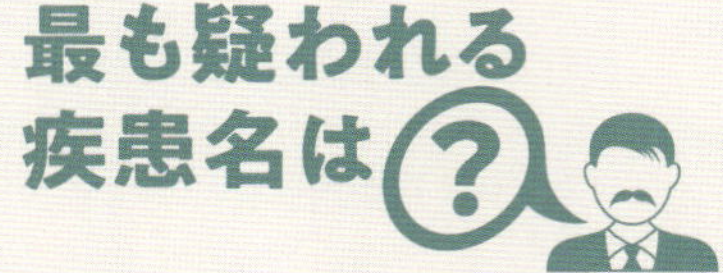

① 白板症
② 口腔カンジダ症
③ 扁平苔癬
④ 扁平上皮内がん

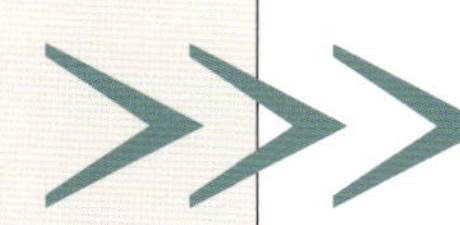

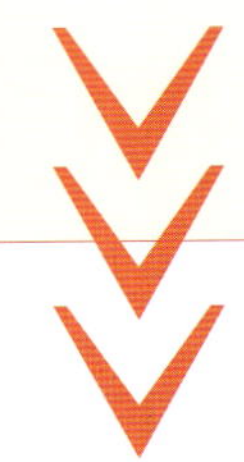

A.

④扁平上皮内がん

診断への導き方：本症例は、初診時の生検で右側頬粘膜炎と診断を得た後、当科と紹介元の開業医で定期的な経過観察を行い、肉眼所見的に縮小しているようにみられるが、1年5ヵ月後の再生検にて扁平上皮内がんと診断されたものである。

口腔がんは他の消化器系がんなどとは異なり、直接視診・触診で発見が可能と思われがちだが、実際は種々の口腔粘膜疾患との鑑別が困難であり、また発生したがんには自覚症状が乏しく、ある程度進行するまで自覚されないことも多いため、早期に発見できないのが現状である[1, 2)]。

また口腔がんの発見は、大半が口腔内を診察する機会をもつ開業医によってなされることが多いが、視診のみでがんと診断するのは、口控外科医でも不可能である。そのため、がんを見つけようとするのではなく、日常の診察では硬組織に集中しがちであるが、診察の視野を硬組織だけでなく軟組織へも拡げて、“正常・健常でない異常な部分を見つけ出す”ことが重要である。

本症例の患者は、開業医で定期的な歯周病のメインテナンスを受けており、その際に頬粘膜の異常が発見された。結果的には悪性腫瘍へ移行したが、上皮内がんと初期がんで留めることができた症例であった。

口腔がんの治療方針：問診、視診、触診から病態の概略を把握し、必要とする画像診断や病理診断法、血液検査を行う。そして、各々の検査結果をふまえて手術療法、化学療法、放射線療法を決定する。また、がんの進行度や患者の年齢、全身状態、治療による有害事象などを考慮して治療方針を決定する。治療にはそれぞれを単独で行う場合や、組み合わせて行う場合がある。

処置および経過：本症例は、全身検索にて遠隔転移を認めなかった。患者は手術療法を希望されなかったため、化学療法（S-1、ネダプラチン）を2クール施行し、完全寛解した（**図3**）。現在、化学療法終了後6ヵ月が経過しているが、再発兆候は認められない。今後も定期的な経過観察、画像検査、必要に応じて生検を行い、再発・遠隔転移の有無を確認していく必要がある。

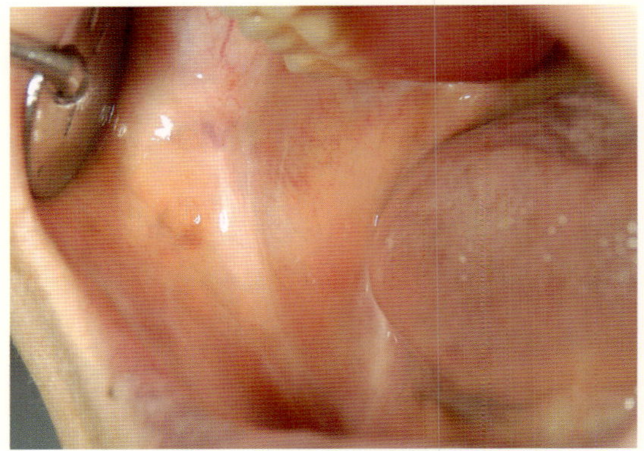

図❸　化学療法2クール終了後の右側頬粘膜

【参考文献】

1）日本頭頸部腫瘍学会（編）：頭頸部癌取り扱い規約 改訂第3版．金原出版，東京，2001．

2）Krolls, S.O, Hoffman, S: Squamous cell of the oral soft tissues: a statistic analysis of 14,253 cases by age, sex, and race of patients. JADA, 92: 571-574, 1976.

肥後智樹[1)]　Tomoki HIGO
山本 学[2)]　Gaku YAMAMOTO

1）肥後歯科口腔外科クリニック　〒601-8212　京都府京都市南区久世上久世町434
2）滋賀医科大学医学部　歯科口腔外科学講座　〒520-2192　滋賀県大津市瀬田月輪町

Q.039

口腔粘膜のびらん、潰瘍

患者：62歳、男性

主訴：口腔粘膜全体が爛れて痛い、出血する

現病歴：2012年３月ごろより両側頬粘膜、舌、口蓋、口唇粘膜に広範囲に発赤やびらんが出現し、食事がしみて痛むようになった。同年５月に地元歯科口腔外科を受診、口腔扁平苔癬の診断のもと、含嗽薬やステロイド軟膏の処方を受けたが改善せず。プレドニゾロン10㎎/dayの内服を行うも、効果なく終了した。その後、経過観察となったが症状は徐々に増悪し、疼痛のため食事にも難渋するようになった。また、粘膜からの自然出血も認めるようになったため、同年９月に既往疾患の主治医であった血液内科からの紹介により、当科を受診した。

現症：全身状態はおおむね良好。口腔内は乾燥が著明で、粘膜は全体的に薄くまだらに白色を呈し、一部に発赤を認める。口唇、両側頬粘膜、舌には広範囲にびらんや潰瘍形成を認め、軽度の出血を伴う。舌粘膜は乳頭が萎縮し、まだら状に白色、硬化している。口腔粘膜に自発痛はないものの接触痛が著明で、疼痛のため清掃ができず、歯の周辺には大量のプラークが付着している（**図1**）。

既往歴：急性骨髄性白血病。2010年、血液内科にて非血縁者間の同種骨髄移植を施行。経過良好にて2012年３月に血液内科からの免疫抑制剤（シクロスポリン）の内服を終了し、現在も経過を観察中。

血液検査所見：特記すべき事項なし

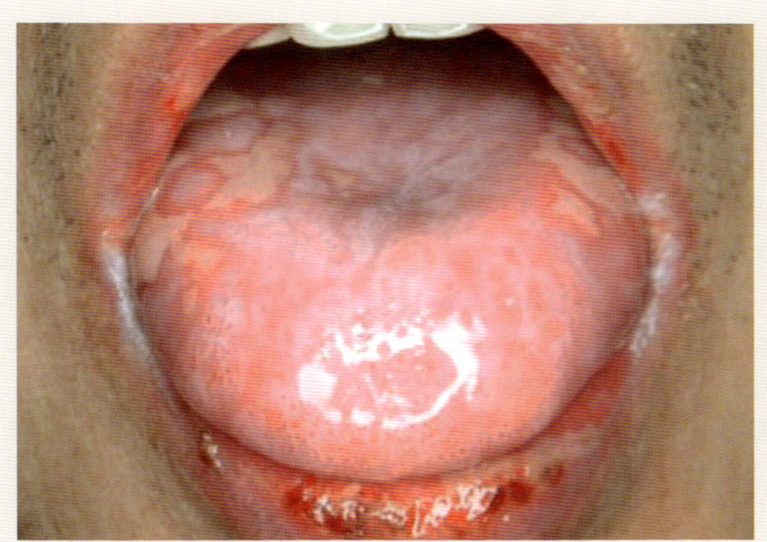

図❶　初診時の口腔内

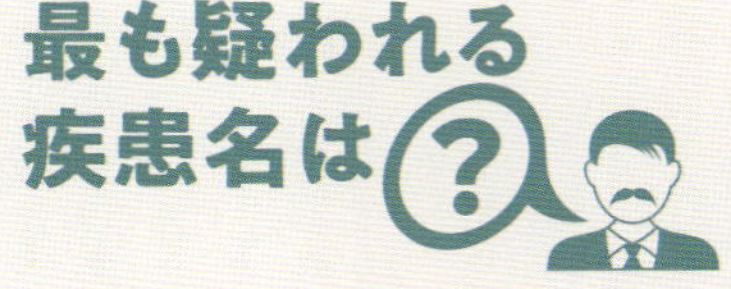

① 口腔カンジダ症
② 急性骨髄性白血病の再発
③ 慢性移植片対宿主病（慢性 GVHD）

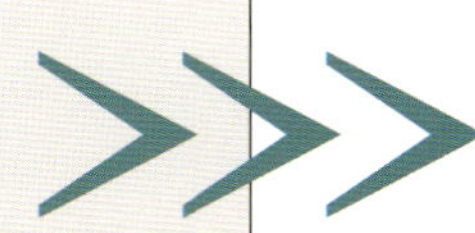

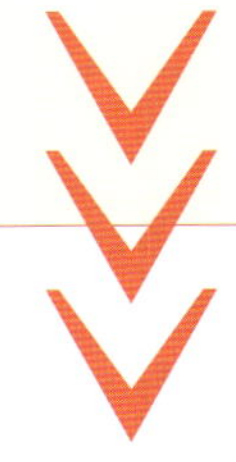

③慢性移植片対宿主病（慢性GVHD）

A.

経過：免疫抑制剤終了直後に口腔内症状が出現しているエピソードや粘膜の所見から、慢性GVHDが強く疑われた。

リドカインの含嗽や軟膏を用いて粘膜接触痛を緩和し、口腔清掃を指導したうえでステロイドの局所使用（サルコートカプセル® 3Cap/day）を開始した。2週間後には口腔内の発赤や疼痛が緩和しはじめ、血液内科から免疫抑制剤（ネオーラル® 50mg/day）の内服が再開された。口腔内の保清、保湿を継続しながら口腔粘膜局所へのステロイドを症状に合わせて減量し、3ヵ月後に終了した。1年後、口腔内の症状はほぼ消失しており、血液内科の免疫抑制剤も漸減中である。

移植片対宿主病（GVHD：Graft Versus Host Disease）とは、ドナー由来の免疫細胞が宿主を異物とみなし攻撃してしまう、造血幹細胞における拒絶反応といえる病態である。発症の時期により急性と慢性に分類され、慢性GVHDは移植後100日前後から生じる自己免疫疾患に類似した病態で、移植された造血幹細胞から分化、成熟したT細胞が関与すると考えられている。

口腔は慢性GVHDの好発部位であり、粘膜の扁平苔癬様のレース様白斑や水疱様病変、強い角化による敷石状の粘膜変化、発赤やびらん・潰瘍の形成などがみられる。また、慢性唾液腺炎様の症状を呈し、唾液分泌が抑制され、口腔乾燥が強く出現する（**図2**）。

しかし、慢性GVHDには悪い面ばかりではなく、白血病の再発リスクを低下させる効果があることが知られている。これは移植されたドナーのリンパ球が治療後に残った白血病細胞を攻撃することで得られる抗がん効果で、移植片対白血病効果（GVL：Graft Versus Leukemia効果）という。GVL効果を得るために、慢性GVHDは完全に抑制するのではなく、日常生活に支障がない範囲に症状を抑える対応が望ましく、限局した軽い症状の場合はステロイド外用などの局所療法でできるかぎり対応し、多臓器に障害が生じている場合や単一臓器でも重篤な障害を有する場合は、全身的な免疫抑制療法の適応となる。

日本造血細胞移植学会によるガイドラインでは、口腔粘膜の慢性GVHDの局所対策として、口腔内の清潔保持、保湿、外用のステロイドや免疫抑制剤の使用（ただし、口唇へのステロイド軟膏塗布は粘膜の非可逆性萎縮をもたらすため避ける）、PUVA（psoralen ultraviolet A）療法（ソラレン併用紫外線照射療法）などが挙げられている。

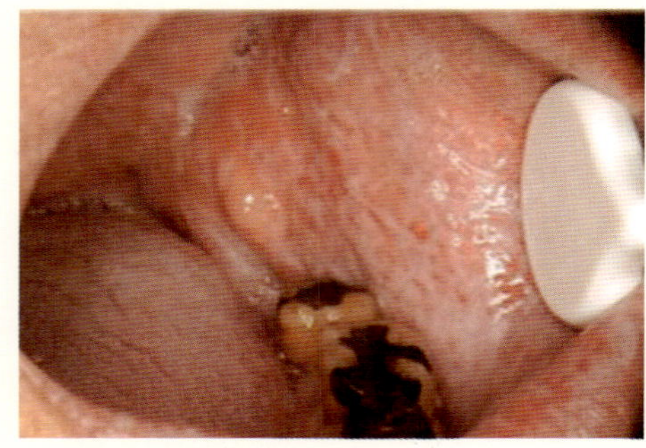

図❷　慢性GVHDの典型例。粘膜の扁平苔癬様変化、口腔乾燥がみられる

上野尚雄　国立がん研究センター中央病院　歯科
Takao UENO　〒104-0045　東京都中央区築地5-1-1

Q.040

患者：71歳、女性
初診：2011年8月
主訴：両側上下顎歯肉疼痛
現病歴：2009年8月ごろから両側上下顎歯肉に口内炎を自覚し、軽快と再燃を繰り返していた。2011年5月ごろから両側頬粘膜ならびに両側上下顎歯肉にも口内炎が生じ、著明な疼痛を自覚したため当科を受診した。
既往歴：特記事項なし
家族歴：特記事項なし
現症：**全身所見**；右側顔面皮膚に直径10㎜程度の表皮剝離を認めた（図1）。眼粘膜には異常はみられなかった。
口腔内所見：初診時口腔内は両側頬粘膜、上下顎歯肉および軟口蓋に紅斑を伴ったびらん、潰瘍を認めた（図2、3）。歯肉においては全顎的にstipplingが消失していた。
初診時血清免疫学的検査所見：ELISA 法により抗 BP180抗体価は31（9以上を陽性）と上昇していた。抗 Dsg1、抗 Dsg3に対する抗体価は陰性であった。
病理組織学的検査所見：初診後10日目、局所麻酔下に、左側下顎歯肉部より組織生検を施行した。H-E 染色像では上皮有棘細胞が浮腫状を呈し、有棘細胞層の肥厚を認めた（図4）。上皮直下固有層の一部には水腫状の変化がみられたが、あきらかな水疱形成は認めなかった。
免疫組織学的検査所見：蛍光抗体直接法ではC3が上皮基底膜部に陽性を示した（図5）。

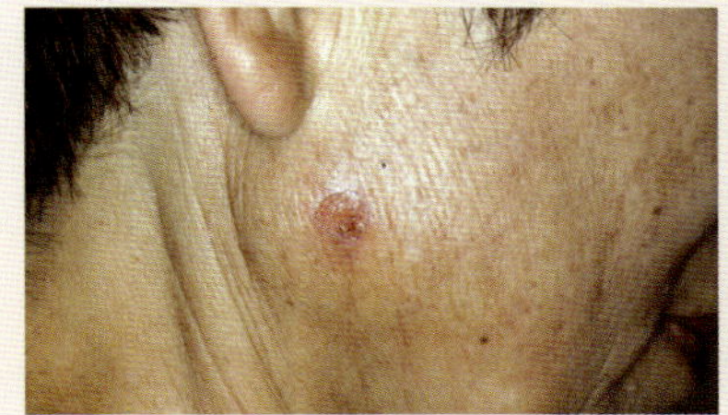
図❶　皮膚の表皮剝離

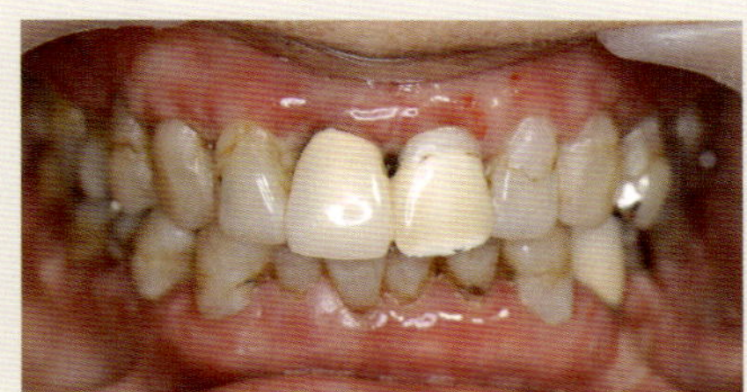
図❷　上下顎歯肉のびらん、潰瘍

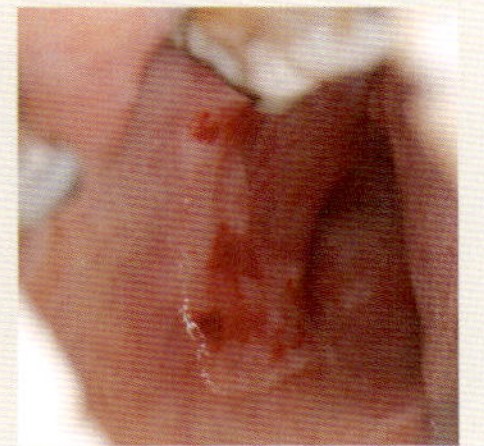
図❸　頬粘膜の潰瘍

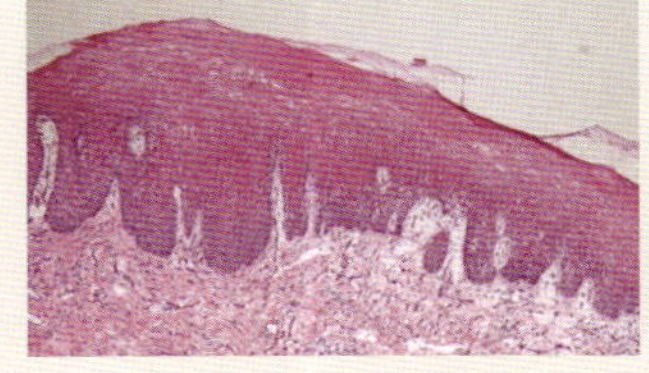
図❹　H-E 染色（中拡大）

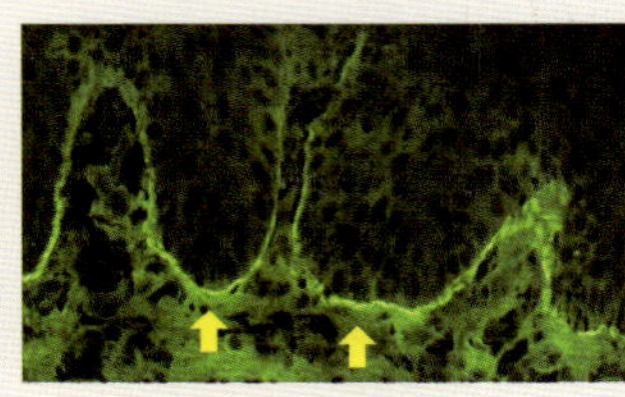
図❺　蛍光抗体直接法（C3）。C3が基底膜部に陽性（⬆）

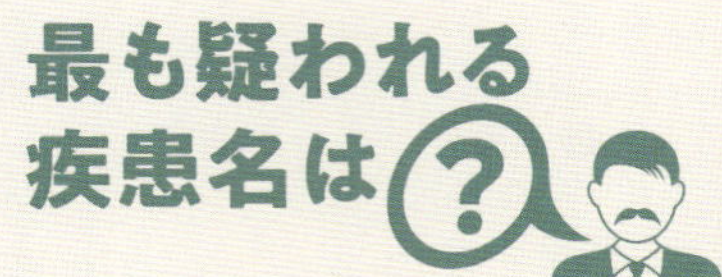

1. 口腔扁平苔癬
2. ヘルペス性口内炎
3. 粘膜類天疱瘡
4. 紅板症

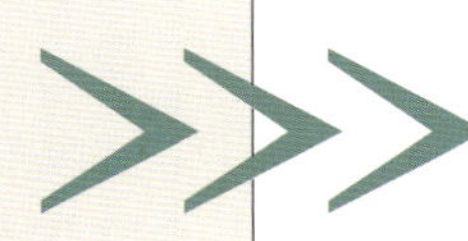

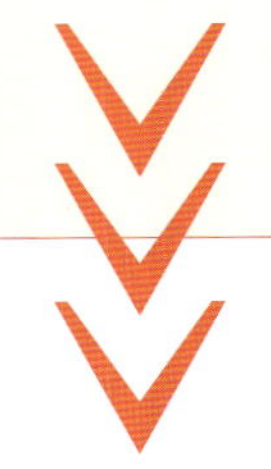

A.

③ 粘膜類天疱瘡

粘膜類天疱瘡は、口腔、眼、生殖器、鼻咽頭、食道、喉頭などの粘膜、または皮膚に比較して、粘膜優位に水疱が発現する比較的稀な自己免疫性水疱症で、その頻度は約100万人に1人と報告されている。以前は瘢痕性類天疱瘡または良性粘膜類天疱瘡などと呼ばれていたが、口腔粘膜では瘢痕が残らないことが多く、現在は粘膜類天疱瘡の名称で統一されている。好発年齢は平均50～60歳、女性に多く、男女比は1：2である。水疱は口腔粘膜に発現することが多く、続いて眼、鼻、性器、皮膚、喉頭、食道の順にみられる。

診断は、臨床所見と病理組織学的な基準に準拠していることが必要である。鑑別が必要な疾患としては、扁平苔癬、Stevens-Johnson 症候群、多形性滲出性紅斑、尋常性天疱瘡、腫瘍随伴性天疱瘡、水疱性類天疱瘡、後天性表皮水疱症などである。病理組織学的には上皮下水疱を生じ、周囲にリンパ球を主体とした慢性炎症性細胞が浸潤する。免疫組織学的には BP180に対する IgG もしくは IgA の抗表皮基底膜部自己抗体を示し、1M 食塩水剥離ヒト皮膚の表皮側に反応する。

現在、粘膜類天疱瘡は抗 BP180型粘膜類天疱瘡と、抗ラミニン332型粘膜類天疱瘡に大別される。抗 BP180型粘膜類天疱瘡は粘膜類天疱瘡の約70%を占めている。

本例は口腔粘膜に広範な水疱、びらん、潰瘍が発現していた。病理組織学的検査ではあきらかな上皮下水疱はみられなかったが、上皮下固有層の浮腫状変化を認めた。免疫組織学的検査は、蛍光抗体直接法で C3が上皮基底膜部に陽性を示した。血液血清学的検査は ELISA 法で抗 BP180抗体値の上昇が認められた。以上の所見から粘膜類天疱瘡が強く示唆された。

本例では、血清免疫学的検査で BP180 リコンビナント蛋白を用いた免疫ブロット法で、BP180 NC16a 部位に対する IgG 抗体が陽性、BP180 C 末端部位に対する反応は陰性であった（図6）。この病変の主症状は口腔粘膜で、口腔症状に比較して水疱性類天疱瘡で特徴的な皮膚症状が軽度であったため、粘膜類天疱瘡と診断した。

粘膜類天疱瘡の治療は自己免疫水疱症と同様で、ステロイドの内服と局所塗布が主体である。最近はミノサイクリンやテトラサイクリンの単独投与、またはニコチン酸アミドとの併用やダプソン内服治療の有効性が報告されている。口腔内の清掃状態も疾患に大きく影響し、清掃状態不良の場合は重症化する。

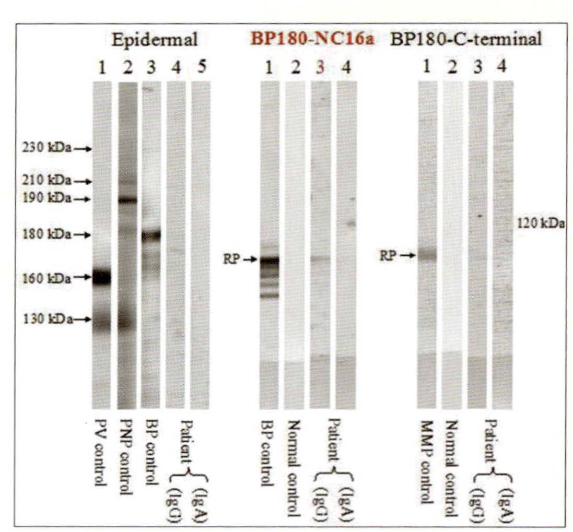

図❻　免疫ブロット法

金子忠良
Tadayoshi KANEKO
日本大学歯学部　口腔外科学講座
〒101-8310　東京都千代田区神田駿河台1-8-13

Q.041

潰瘍性歯肉炎と偽膜性白斑

患者：37歳、男性（独身）
主訴：咽頭部痛および歯肉出血
現病歴：仕事や日常生活において多忙期ではないなか、２週間前より咽頭部痛が出現し、徐々に歯肉出血および摂食に伴う疼痛が生じたため、当科来院となった。
既往歴・家族歴：特記事項なし。
生活習慣：缶ビール（350mL）１本／日、喫煙・常用薬なし。
渡航歴：なし。
現症：
全身所見；身長168㎝、体重75kg。初診時体温36.8℃。全身倦怠感が著明で、食欲低下あり。軽度な体重減少を認めた。
顔貌所見；両側反応性顎下リンパ節に腫脹がみられた。
口腔内所見；右上顎臼歯部に、限局性の易出血性歯肉潰瘍を認めた。また、口蓋粘膜には広範囲に偽膜性の剥離性白苔と紅斑性びらんが混在していた（**図1**）。
X線所見：全顎的に軽度な水平的歯槽骨吸収を認めた。また、8|近心側に限局した垂直的骨吸収を認めた（**図2**）。
血液検査所見；WBC6200/㎣ RBC462×10^4/㎣ Hb14.1g/dL Ht42.3% Plt23.4×10^4/㎣ Neutro59.5% Lymph32.7% Mono5.0% Eosino2.8% Baso0.8% TP6.8g/dL Alb3.9g/dL AST28IU/L ALT35IU/L LD350IU/L BUN 10㎎/dL Cre0.9㎎/dL CRP0.65㎎/dL HCV抗体 LA 法 (–) HBs 抗原 LA 法 (–) TPHA(–)
その他：不特定多数との性交渉の経験あり。

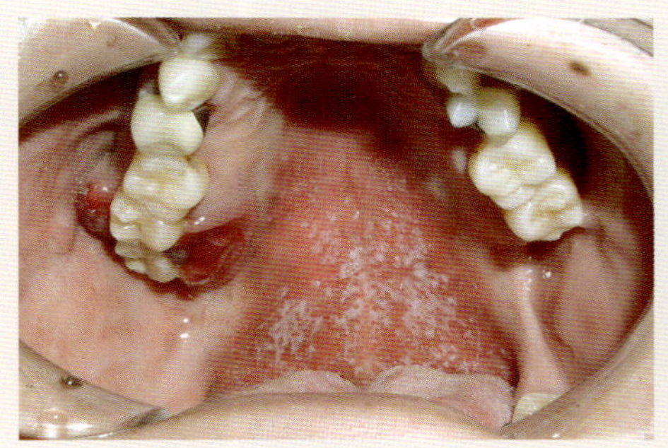
図❶　初診時の口腔内写真

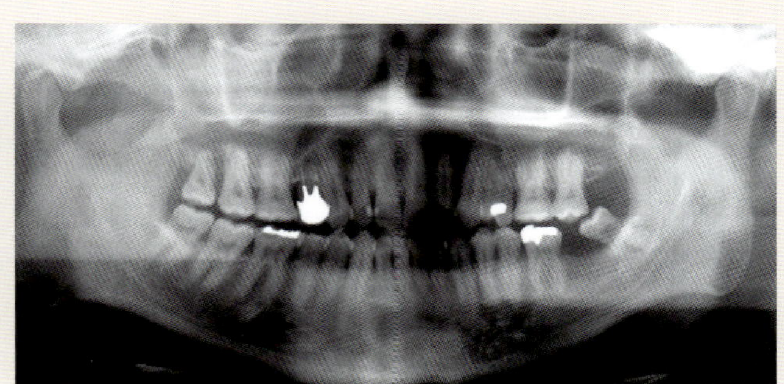
図❷　初診時のＸ線写真

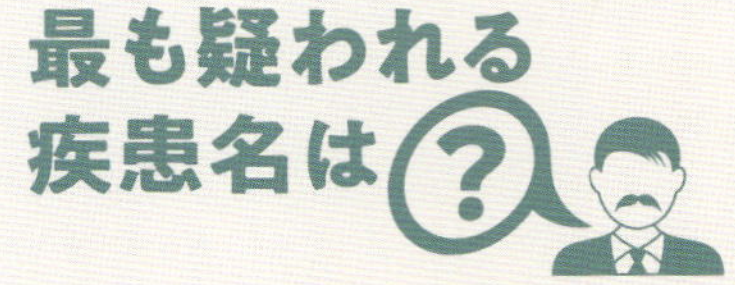

① 急性壊死性潰瘍性歯肉炎
② 口腔咽頭カンジダ症
③ ウイルス性口内炎
④ HIV 感染症
⑤ 口腔咽頭梅毒

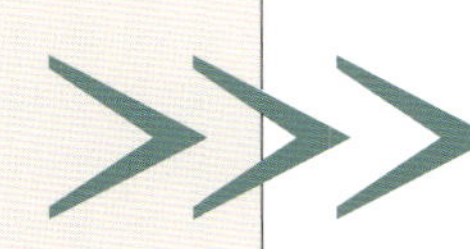

④ HIV感染症

A.

診断ポイントと導き方：全身・顔貌・口腔内所見より、自己免疫疾患に伴う全身的な日和見感染や性感染症を疑った。患者はとくに多忙期ではなく、常用薬や不明確な抗菌剤の長期投与などがあったわけでもない。免疫力低下の原因として注目したのは、渡航歴がなく、不特定多数との性交渉経験がある点である。同性間の性的接触はないが、数年前より風俗歴があり、1ヵ月以上前に性風俗営業従事女性との性交があったという情報を問診にて追及することができ、追加検査によりHIV抗体（化学発光酵素免疫測定法：CLEIA）陽性の結果を得た。

以上より、HIV感染に伴う口腔内所見（限局性で不定形性歯肉潰瘍のANUGや、偽膜性・紅斑性口腔咽頭カンジダ）の診断に至った。また、風俗歴や性交渉歴などを考慮すると、口腔咽頭梅毒（第2期顕症梅毒）が疑わしいが、性交渉後に潰瘍性結節性病変や硬性下疳（陰部外下疳）などは自覚せず、TPHA陰性であったため否定され、ウイルス性口内炎も、小水疱形成やびらん性アフタが口唇・口蓋粘膜・扁桃周囲などにみられず否定できる。

口腔内症候期の制御法：HIV感染に伴う口腔咽頭カンジダ症の治療[1]には、治療薬推奨度とエビデンスレベルの設定基準に基づき、第一選択薬はFLCZ100mg1回／日経口投与が一般的であるが、近年耐性化や非感性カンジダ属（*C. glabrata*、*C. krusei*）感染があり注意を要する。第二選択薬はITCZ 1％内用液、またはカプセル剤200mg（20mL）1回／日経口投与にて治療を行う。日和見感染も、CD4^{+}Tリンパ球数（<200/μL）減少が回復するまで再発症の危険があるため治療の対象となる。

まとめ：HIV感染症と診断した際には、感染者のプライバシーの保護と細心の配慮をしたうえでエイズ拠点病院へ転院させ、抗HIV治療薬[2]による治療を開始する。また、感染症法第12条第1項の規定で、7日以内に保健所長を通じて都道府県知事に届出を行う義務があることも忘れてはいけない。

また、HIV感染患者の口腔咽頭粘膜症状は早期のHIV/AIDS診断の契機となるため、あきらかな免疫不全を来すような基礎疾患がなく、通常ではあり得ない口腔症状（口腔咽頭カンジダ症・ウイルス感染症・歯周疾患・再発性アフタなど）と判断した際には、積極的にHIV感染を疑う必要性がある。HIV感染症の臨床経過は、初感染から急性感染期(2～3週)の症候期を逃すと一次回復期に至り、無症候期（数年～10年）を経て、細胞免疫能の低下によりAIDS発症期に至る。そのため、症候期に診断を怠ると感染拡大を来すおそれがあるため、口腔症状は日常臨床においても重要である。

【参考文献】

1）株式会社協和企画：深在性真菌症の診断・治療ガイドライン2014.
2）厚生労働省：平成25年度厚生労働省科学研究費補助金エイズ対策研究事業班による「抗HIV治療ガイドライン（2014年3月版）」.

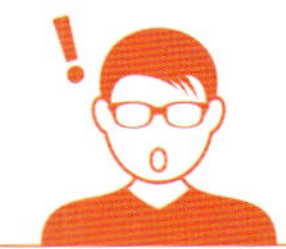

水澤伸仁　医療法人松和会　池上総合病院　歯科口腔外科
Nobuhito MIZUSAWA　〒146-5831　東京都大田区池上6-1-19

Q.042

頻発するアフタ性潰瘍

患者：69歳、女性
主訴：口内炎
現病歴：舌下面の口内炎の疼痛を認め、市販の軟膏を塗布していたが、消失しないため当科を受診した。
既往歴：胸部解離性大動脈瘤、大動脈弁閉鎖不全、大動脈弁置換術術後、僧帽弁閉鎖不全、冠動脈狭窄（冠動脈バイパス術後）、高血圧、高脂血症
現症：初診時より舌アフタ性口内炎に対し、対症療法を施行するも再発・改善を繰り返した。２年後、舌のみでなく歯肉にもアフタ性口内炎が拡大した。初診３年後、舌、上唇、口峡咽頭部に多発性にアフタ性口内炎が再燃し、嚥下痛も出現（図1）。潰瘍性病変の範囲確認のため、内科に入院し、精査となった。
血液検査所見：
舌、歯肉、広範囲にアフタ性潰瘍形成時；CRP3.60 補体価54.7
軟口蓋口峡咽頭部にアフタ性潰瘍形成拡大時；CRP2.17 補体価39

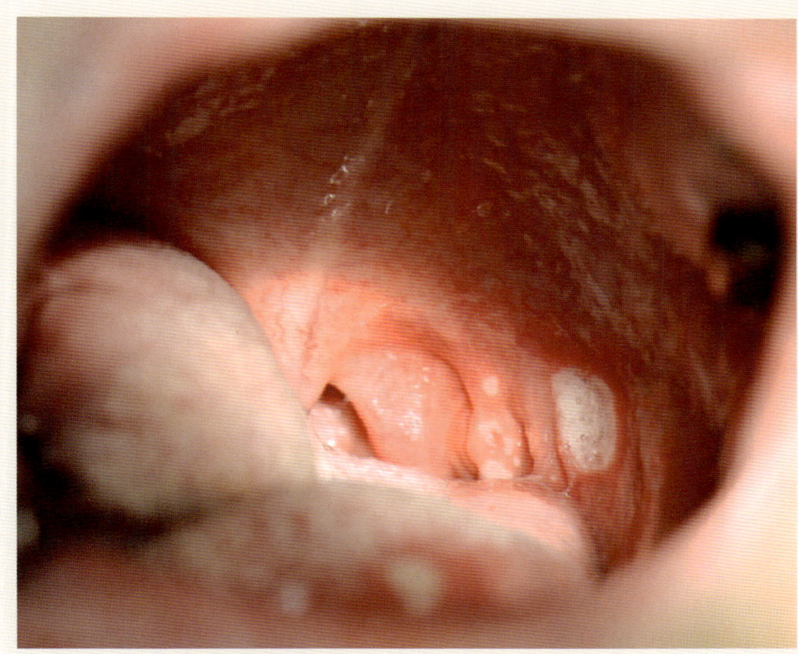

図❶　軟口蓋から口峡咽頭部に潰瘍拡大

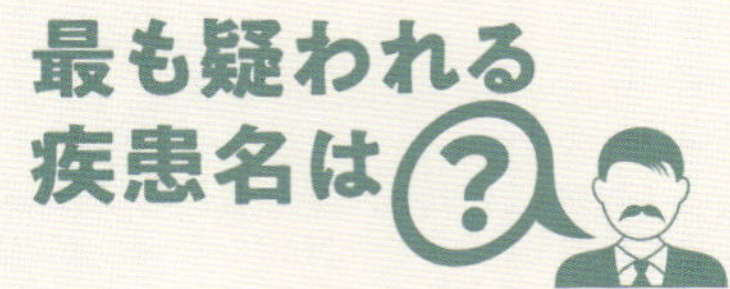

最も疑われる疾患名は？

① 壊死性潰瘍性口内炎
② Riga-Fede 病
③ 腸管 Behçet 病
④ 天疱瘡

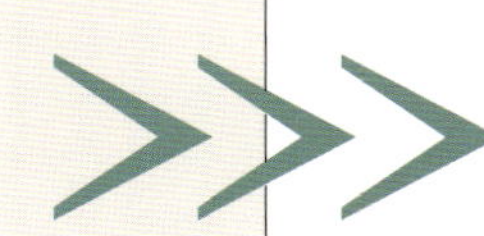

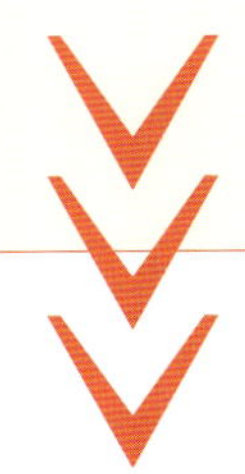

③腸管 Behçet 病

A.

経過：上部消化管内視鏡検査で食道まで拡大する多発性潰瘍性病変を認め、さらに全大腸内視鏡検査で回腸末端にやや浅い不整なびらん潰瘍形成を多数認めたため、腸管 Behçet 病と診断された（**図2、3**）。PSL（プレドニゾロン）4㎎／日内服により、再発性アフタ性口内炎は消失した。

診断のポイント：再発性アフタ性口内炎を主症状の１つとする Behçet 病の診断基準を、**表1**に示す。

今回の症例では、上部消化管、全大腸内視鏡検査の結果が表１の副症状③に相当し、主症状である再発性アフタ性口内炎と併せて、腸管 Behçet 病と診断された[1, 2]。

腸管 Behçet 病の治療：急性期の治療の主体はステロイド薬で、重症例の場合はパルス療法を考慮する。ステロイドは依存や副作用の問題があり、また長期的効果は乏しいので、病状が改善すれば漸減中止し、長期投与は避ける。ステロイド依存抵抗例ではアザチオプリン（免疫抑制薬）に変更する。近年では免疫抑制薬に抵抗性の難治例には、抗 TNF α抗体であるインフリキシマブ（抗ヒト腫瘍壊死因子抗体）の有効性が報告されている。

今回の症例では、PSL50㎎／日で開始され、その後漸減されて現在 PSL 4㎎／日で内服中である。再発性アフタ性口内炎はほぼ消失している[2, 3]。

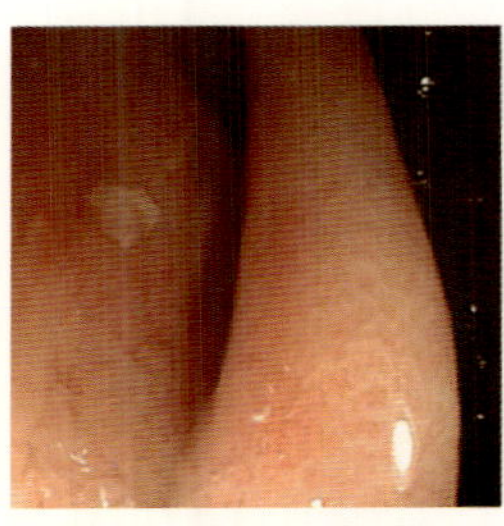

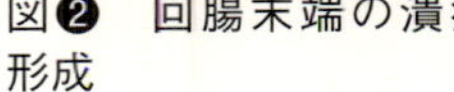

図❷　回腸末端の潰瘍形成

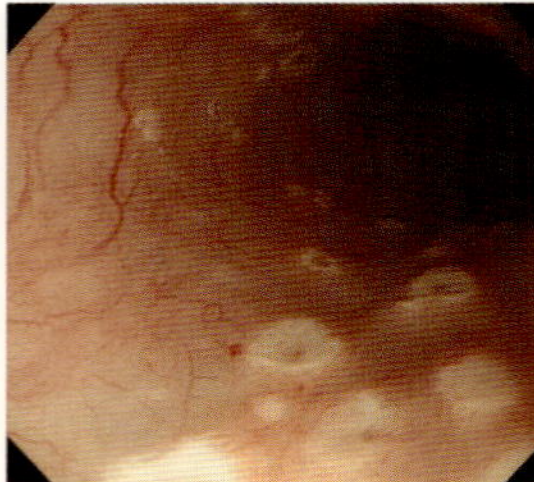

図❸　食道まで拡大した潰瘍

【参考文献】

1）斉藤裕輔：腸管 Behçet 病と単純性潰瘍．胃と腸，46（7）：975-978，2011．
2）石橋英樹，他：腸管 Behçet 病・単純性潰瘍．臨床消化器内科，28（7）：195-199，2013．
3）岳野光洋，他：Behçet 病（特殊型，腸管型）Emergency 実践ガイド．内科，103（6），2009．

表❶　Behçet 病の診断基準（厚生労働省 Behçet 病診断基準2010小改訂より引用改変）

1）主症状
①口腔粘膜の再発性アフタ性潰瘍
②皮膚症状
(a)結節性紅斑様皮疹 (b)皮下の血栓性静脈炎 (c)毛嚢炎様皮疹
③眼症状
(a)虹彩毛様体炎 (b)網膜ぶどう膜炎（網膜絡膜炎）
(c)以下の所見があれば(a)、(b)に準じる
(a)、(b)を経過したと思われる虹彩後癒着、水晶体上色素沈着、網膜絡膜萎縮、併発白内障、続発緑内障、眼球癆
④外陰部潰瘍
2）副症状
①変形や硬直を伴わない関節炎　②副睾丸炎
③回盲部潰瘍で代表される消化器病変　④血管病変
⑤中等度以上の中枢神経病変
3）病型診断の基準
①完全型：経過中に４主症状が出現したもの
②不全型：
(a)経過中に３主症状、あるいは２主症状と2副症状が出現したもの
(b)経過中に定型的眼症状とその他の１主症状、あるいは２副症状が出現したもの
③疑い：主症状の一部が出現するが、不全型の条件を満たさないもの、および定型的な副症状が反復あるいは増悪するもの
④特殊病変
(a)腸管（型）Behçet 病－内視鏡で病変（部位を含む）を確認する
(b)血管（型）Behçet 病－動脈瘤、動脈閉塞、深部静脈血栓病、肺塞栓の別を確認する
(c)神経（型）Behçet 病－髄膜炎、脳幹脳炎など急激な炎症性病態を呈する急性型と体幹失調、精神症状が緩徐に進行する慢性進行型の別を確認する

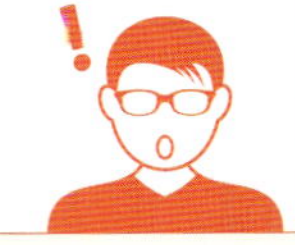

木本奈津子　Natsuko KIMOTO
大亦哲司　Tetsuji OMATA
紀南病院　歯科口腔外科
〒646-8588　和歌山県田辺市新庄町46-70

Q.043

下唇のただれ

患者：60歳、男性

主訴：下唇がただれている

既往歴：腎臓がんにて左側腎臓摘出、高血圧症。

現病歴：初診2ヵ月前より下唇粘膜のただれを自覚。近医内科にて酢酸プレドニゾロン軟膏を処方され塗布したが改善なく、組織検査では炎症性変化と診断されたため、近医皮膚科を受診。アレルギー検査を歯科用金属も含めて施行されたが、異常は認めなかった。トリアムシノロンアセトニド軟膏およびビタミン B_2・B_6内服薬を処方されるが改善なく、口腔外科受診を勧められ、当科を受診した。

現症：下口唇中央部のみに境界不明瞭なびらん形成、および少量の出血を認めた（**図1**）。

血液検査所見：BUN 26.8㎎/dL、CRE 1.45㎎/dL 以外特記すべき所見なし。

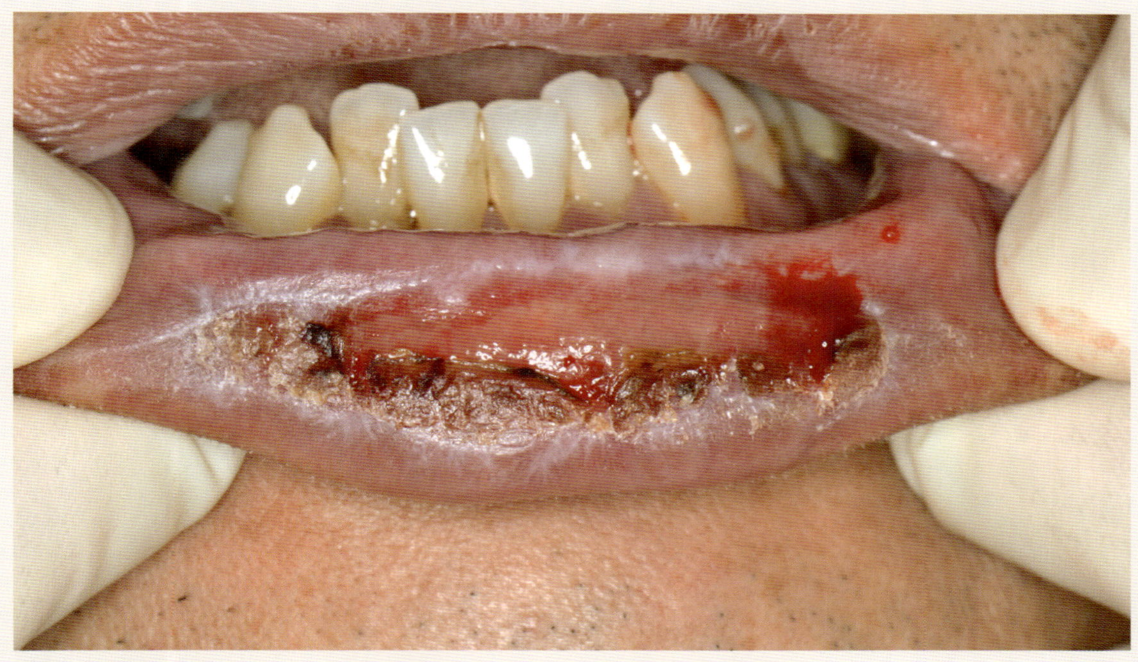

図❶　初診時の下唇

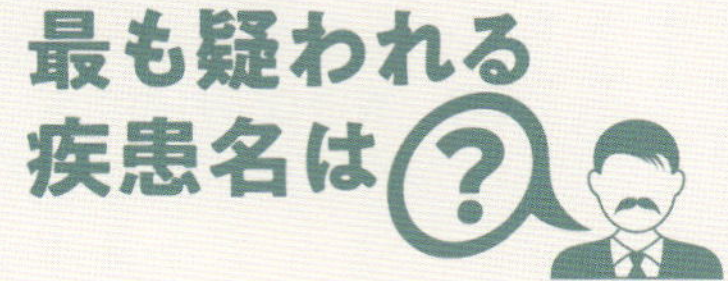

最も疑われる疾患名は？

① 日光口唇炎
② 形質細胞性口唇炎
③ 多形滲出性紅斑
④ 扁平苔癬

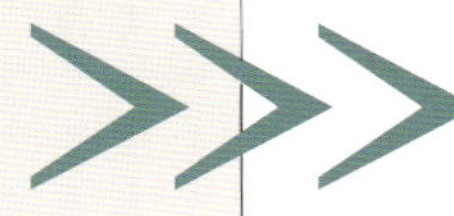

②形質細胞性口唇炎

A.

開口部形質細胞症は、口唇や外陰部といった皮膚粘膜移行部である人体の開口部に発症し、特徴としては、紅斑、びらん～浅い潰瘍、または腫瘤を形成し、組織学的には真皮内に稠密な成熟した形質細胞の浸潤を特徴とする良性慢性炎症性疾患であり、糖尿病や高血圧症を合併する高齢者に多いとされている。

口腔領域では、口唇・歯肉・頬粘膜での報告が確認されているが、とくに口唇に生じたものを形質細胞性口唇炎と呼んでいる。病因としてはさまざまな可能性が示唆されているが、慢性の外的刺激、弾性線維の老人性変化、内分泌の影響、高血圧、糖尿病などが誘因となり、慢性の局所循環障害、さらに蛋白質代謝異常を来し、免疫学的応答として形質細胞の増殖を刺激するとされている。

治療方法は、一般的にステロイド外用療法が行われるが、難治性で反応を示さないことも多く、その場合はステロイドの局注や外科的切除なども考慮される。

本症における病因は、内分泌の影響と考えると腎臓摘出後であり、また高血圧症や高齢者などの臨床症状、好発年齢の一致も認められた。

治療に関しては、ステロイド外用療法はすでに行われていたが効果を認めず、アレルギー検査ではとくに異常がなく、生検において悪性も否定されていたので、外科的切除を行った。

病理組織学的に、粘膜上皮下の粘膜固有層には、比較的深部まで形質細胞を主体としたリンパ球を混じた高度の慢性炎症性細胞浸潤を認めた。上皮の異形成はみられず（図2）、免疫染色ではIgG4陽性細胞が散見されるが、IgG4/IgG比は低くIgG4関連疾患は否定的で、またκとλの染色性に偏りが認められず腫瘍も否定的であり、形質細胞性口唇炎と診断された。

切除後は機能的、審美的に問題なく、再発も認められず、経過は良好である（図3）。

形質細胞性口唇炎の悪性化についての報告は現在のところないが、白血病に併発した症例の報告があるため、今後も注意深い経過観察が必要と考えられた。

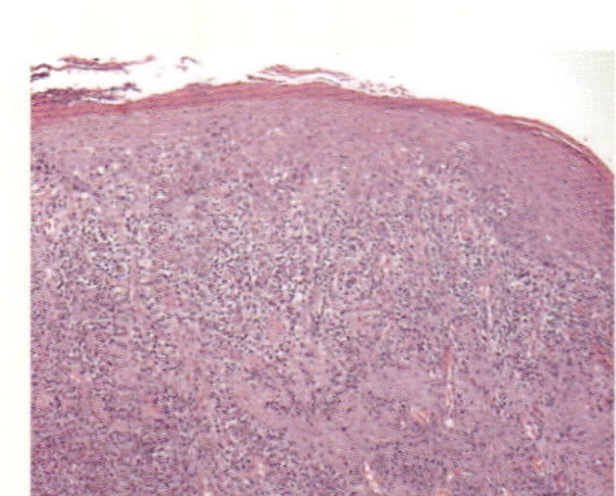
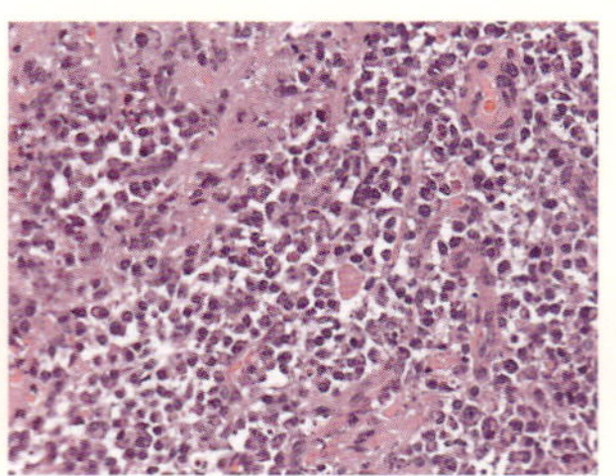

図❷　病理組織像

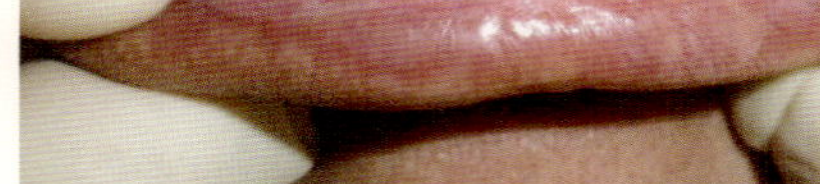

図❸　術後6ヵ月の下唇

桑原 徹[1)]　Toru KUWAHARA
岡田康男[2)]　Yasuo OKADA

1）JA新潟　上越総合病院　歯科口腔外科　2）日本歯科大学新潟生命歯学部　病理学講座
〒943-8507　新潟県上越市大道福田616　〒951-8580　新潟県新潟市中央区浜浦町1-8

Q.044

口蓋の腫脹

患者：29歳、女性
主訴：口蓋の有痛性腫脹
現病歴：1週間ほど前、口蓋の左側に腫脹が生じ、軽度の疼痛と接触痛を伴うようになったため当科を受診した。
既往歴：特記事項なし
家族歴：特記事項なし
現症：口蓋の左側に、接触痛を伴い、20㎜大で外方に隆起し、表面粘膜が暗赤色となっている病変を認めた（図1）。
全身状態：栄養状態は良好で、全身的に異常は認められなかった。
臨床検査所見：血液検査において、白血球数9,500/μL、好中球69%、リンパ球20%、CRP 0.9㎎/dL、血清アミラーゼ150 U/L（基準39-134）、アミラーゼアイソザイムでS型が有意に上昇していた。
画像所見：CT検査にて、口蓋骨にわずかな吸収を伴う口蓋の病変が認められた（図2）。
病理組織学的検査所見：病変の一部を生検したところ、一部に壊死を伴う小唾液腺と、その周囲に慢性炎症性細胞の浸潤がみられた（図3）。

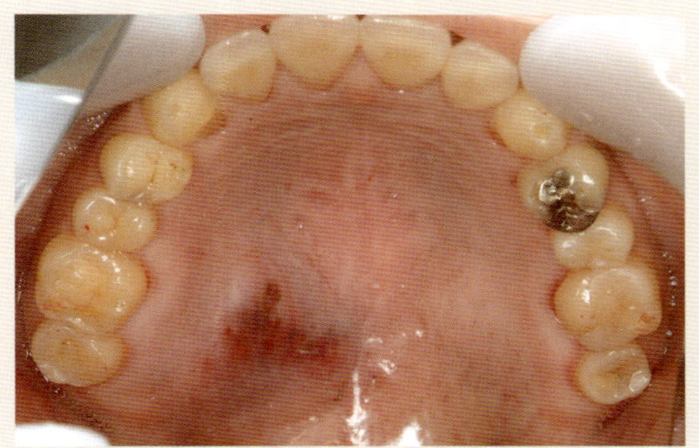
図❶　初診時の口蓋

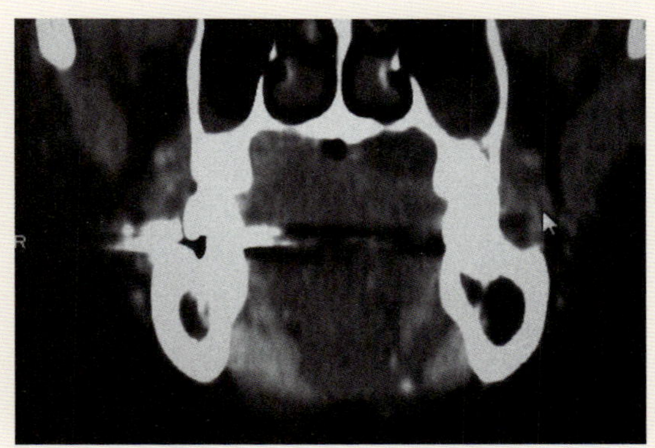

図❷　CT 写真

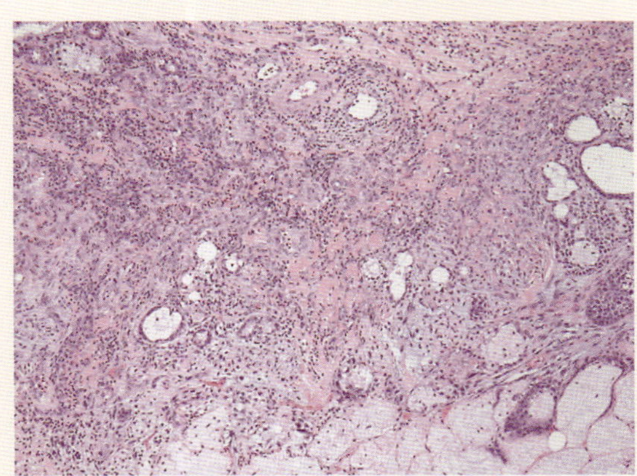
図❸　病理組織像（中拡大）

最も疑われる疾患名は？

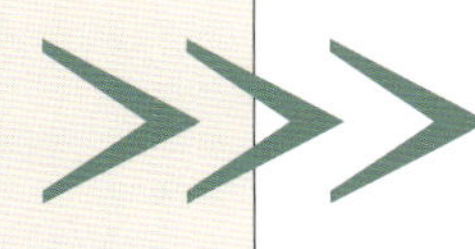

1. 粘表皮がん
2. 口腔扁平上皮がん
3. 壊死性唾液腺化生
4. 上顎洞原発扁平上皮がん

A.

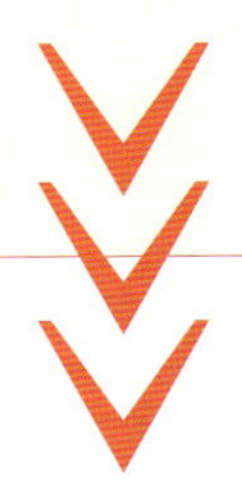

③ 壊死性唾液腺化生

処置および経過：壊死性唾液腺化生と診断し、非ステロイド性消炎鎮痛剤を投与して経過観察を行った。一部に潰瘍を形成したが、徐々に病変は縮小して治癒した（図4～6）。

解説：壊死性唾液腺化生は、局所の虚血性変化が原因とされる炎症性疾患で、唾液腺梗塞とも呼ばれ、1973年にAbramsらが報告した比較的稀な疾患である。本疾患の発生頻度は口腔領域の疾患のうち0.03%とされ、男女比では男性が女性の約2倍で、喫煙者に多い。好発部位は硬口蓋の後方部で、ほかに耳下腺、口底、翼突下顎ヒダ、下唇、下顎臼後部歯肉などに発症した報告がある。およそ6～10週で自然治癒する。

臨床症状として、腫瘤や穿掘性の潰瘍を形成し、境界は比較的明瞭で、潰瘍周囲の粘膜に紅斑が認められることがあり、大きさは平均約20㎜とされている。自覚症状は疼痛、腫脹、違和感、麻痺感など、炎症の程度や病期によりさまざまである。本疾患の診断は病理組織学的に行われ、梗塞期、分離期、潰瘍形成期、回復期、治癒期の5期に分類される。

本疾患の原因としては、血行障害に起因する腺組織の梗塞説が最も支持され、その修復過程で腺組織に扁平上皮化生が起こるとされている。飲酒や喫煙による習慣性によるもの、気管支鏡や不適合な義歯、局所麻酔、放射線照射、外科的侵襲、咬合性外傷など外傷性によるもの、全身的要因として腫瘍、高血圧症、糖尿病、結核、閉塞性動脈炎、喘息、鎌状赤血球症などが関連しているとされているものの、その発生メカニズムは不明である。

治療の必要性はないとされているが、病変部の外傷の原因となっている歯の抜歯、病変部の切除や感染予防のための抗菌薬の投与、疼痛緩和のためのリドカイン添加含嗽剤の投与などを行ったとの報告もある。

臨床的にも病理組織学的にも扁平上皮がんや粘表皮がんなどの悪性腫瘍と類似しているため、悪性腫瘍と誤診して治療したとの報告がある。慎重な診断が必要であるため、病理組織学的検査で確定診断をつけ、不必要な治療を行わないように心がけることが重要である。

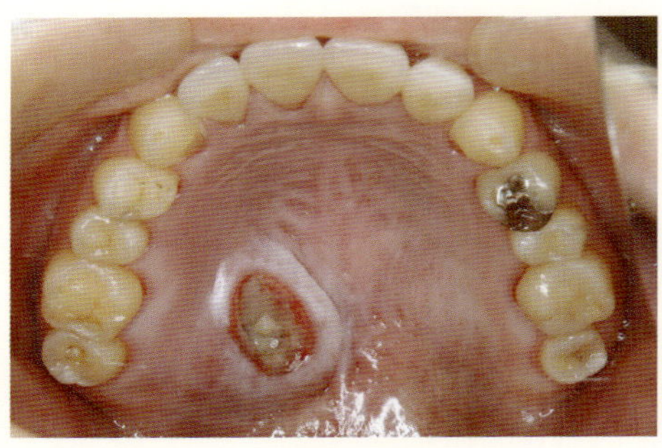

図❹　初診から２週間後

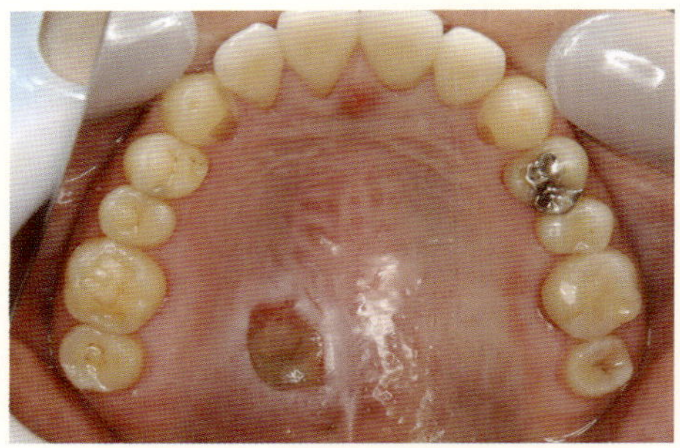

図❺　初診から４週間後

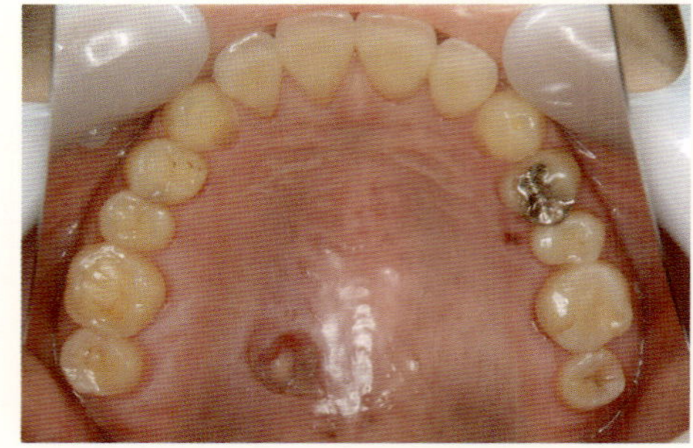

図❻　初診から８週間後

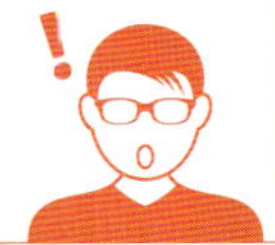

鎌谷宇明　Takaaki KAMATANI
代田達夫　Tatsuo SHIROTA
昭和大学歯学部　口腔外科学講座　顎顔面口腔外科学部門
〒145-8515　東京都大田区北千束2-1-1

Q.045

口唇の潰瘍

症例：79歳、女性
主訴：下口唇の潰瘍
家族歴：特記事項なし
既往歴：悪性黒色腫（左足第一趾、５年前に当院皮膚科で手術）。高血圧症。橋本病。網膜色素変性症。
アレルギー：特記事項なし
投薬：アムロジン®、フロセミド®、チラーヂンS®、アダプチノール®、ローザグッド®、カリーユニ®。
飲酒：機会飲酒

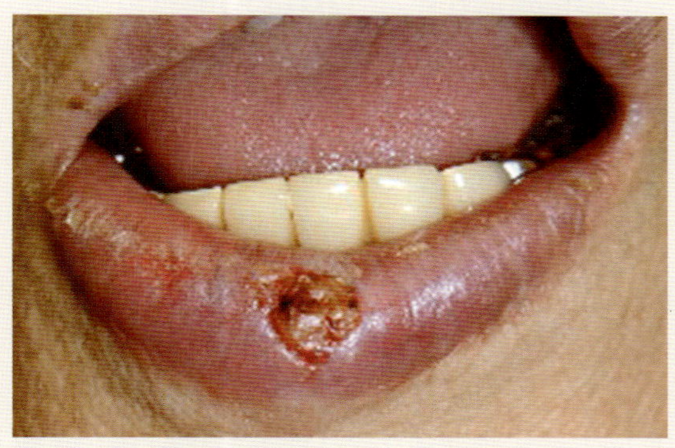

図❶　初診時の口唇

喫煙：なし
現病歴：初診１ヵ月前より下口唇中央にびらんを自覚。２週間経過で増悪傾向にあり、近皮膚科を受診。口唇炎の診断でゲンタシン軟膏® 処方にて２週間経過観察するも、潰瘍形成を来したため当院皮膚科を受診し、精査依頼があり当科を受診。
現症：体格中等度。栄養状態良好。頸部リンパ節の腫脹や圧痛を認めず。上下口唇は乾燥して一部に痂皮を認め、やや柔軟さに欠けており、縦走する皺が目立つ状態であった。
下口唇正中に直径８㎜大の潰瘍を認めた（**図１**）。潰瘍部以外にあきらかな硬結は認めず。潰瘍部の接触痛と自発痛は軽度。その他、口腔内には特記異常所見を認めず。
病理組織学的所見：初診同日局所麻酔下に、組織生検を施行した。H‐E染色像では、潰瘍底に血管の増生を伴う肉芽組織と、リンパ球などの炎症性細胞浸潤が認められた。潰瘍周囲表層に残存した扁平上皮に、異常角化が認められた（**図２、３**）。

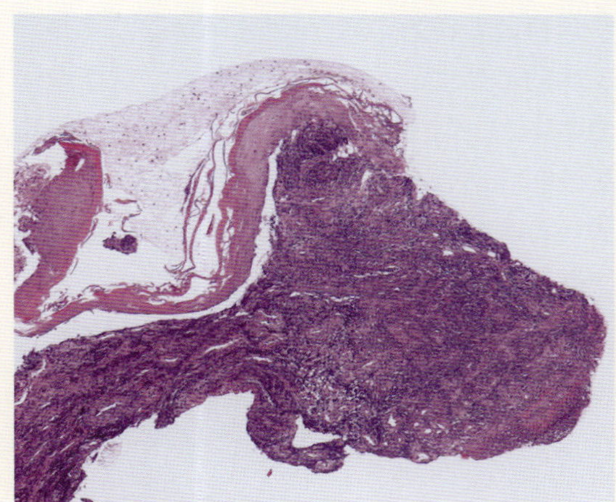

図❷　病理組織像（H-E 染色弱拡大）

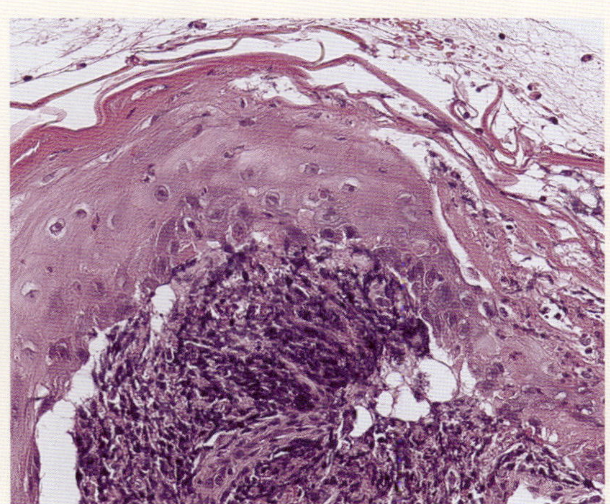

図❸　病理組織像（H-E 染色強拡大）

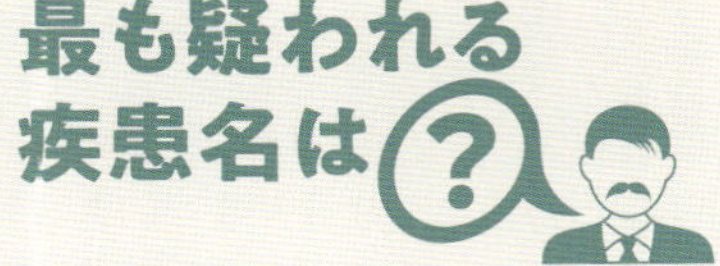

①悪性腫瘍　②咬傷
③扁平苔癬　④日光口唇炎

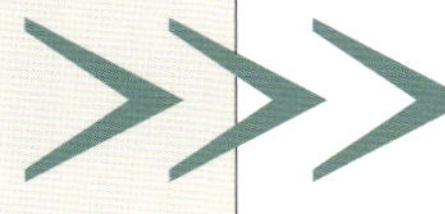

A.

④ 日光口唇炎

日光口唇炎は、皮膚科領域で日光角化症と呼ばれる皮膚病変が口唇に発生したものをいう。発生原因は日光（紫外線）曝露によるもので、赤唇は組織学的にmelanocyteが少なく、角層が薄いため紫外線の影響を受けやすい部位である。曝露時間が長い高齢者や戸外労働者に多く、口紅による紫外線防御が少ない男性に多い。また、口唇において直立時に解剖学的に日光照射を受ける面積がより広い下口唇に多いと報告されている。

日光角化症は有棘細胞がんの前がん病変であることが知られており、発生部位は紫外線曝露が多い顔・口唇・耳などで40%以上を占める。日光口唇炎から発生した有棘細胞がんは、他部位の日光角化症から発生したものと比較して予後不良といわれている。

処置および経過：初診同日に組織検査を施行し、フロモックス®（100）3錠/日分3を3日間投与した。1週間後には組織検査部の創傷と周囲潰瘍は治癒傾向を認めた。病理組織学的に悪性所見を認めなかったため、追加治療は行わずに重点経過観察を行ったところ、症状再燃を認めず、1ヵ月後に潰瘍は消失した。

患者にはもともと口紅を塗る習慣がなかったが、UVカットの市販リップクリームの塗布を指示して引き続き経過観察を行い、現在まで自覚・他覚所見ともに再燃や悪化は認められない（図4、5）。

今回の症例の潰瘍は、炎症に伴う二次的変化によって生じたものと考えられた。

軟膏塗布での治癒は認められなかったが、組織検査で新たに傷を作ったことによって創傷治癒機転が生じて治癒したと考えられた。

診断と治療：日光口唇炎は乾燥やヒリヒリ感などの軽度な症状から、びらんや潰瘍形成、がん化まで病態の幅が大きい。

臨床症状としては、口唇本来の柔軟さの低下や乾燥、縦走する皺の著明化、赤唇縁の不明瞭化などが認められる。潰瘍や硬結を認めた場合では、悪性腫瘍の除外目的に積極的な組織検査を行うべきである。病理組織学的には、過角化、基底層を中心とする細胞異形、真皮上層の帯状のリンパ球・形質細胞の浸潤などが認められる。

治療は外科的切除などが行われているが、二次的に発生したびらんや潰瘍には対症療法でのステロイド軟膏や抗生剤軟膏外用で改善をみることが多い。前がん病変であるため、皮膚科と連携して他部位に病変がないかを確認することも必要である。

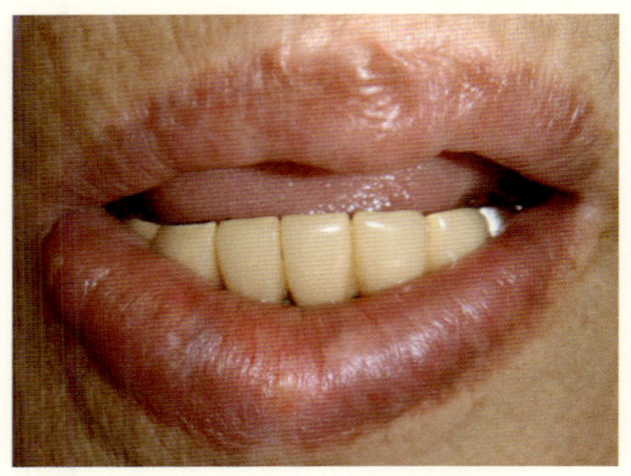

図❹ 初診から2ヵ月後の口唇写真

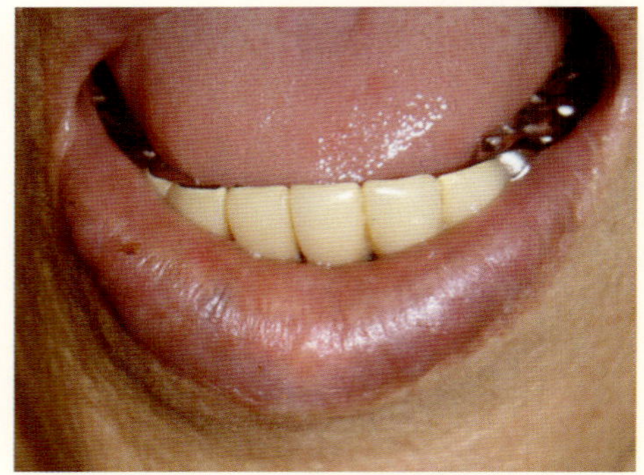

図❺ 初診から6ヵ月後の口唇写真

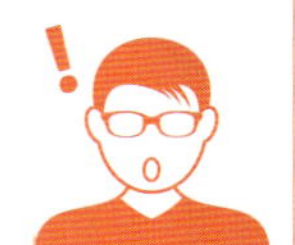

小牧完二
Kanji KOMAKI
市立四日市病院 歯科口腔外科
〒510-8567 三重県四日市市芝田2-2-37

Q.046

患者：15歳、女性

主訴：経口摂食障害

既往歴：13歳時、鼻出血と全身倦怠を訴え、某小児科を受診した。採血の結果、WBC 4,800/μL、Hb 9.9g/dL、Plt 1.5万 /μL で原因不明の血小板減少にて、当院小児科を紹介来科。小児科にて骨髄生検の結果、リンパ球が主体で分化型顆粒球の高度な減少が見られ、再生不良性貧血が最も考えられるとのことであった。当初は軽症例にてタンパク同化ホルモン、免疫抑制剤による治療が開始されるも、次第に著しい血小板の減少を認めるようになった。輸血治療を適宜行うも改善なく、最重症化したため父親より造血幹細胞移植を受けた。生着を認め、血液像の改善もあり、軽快退院となった。

現病歴：造血幹細胞移植から150日ほど経過後、著しい口腔粘膜炎を認め、摂食障害があり、当科依頼となった（図1、2）。

家族歴：特記事項なし

現症：**全身所見**；頭皮、顔面、四肢に紅斑が出現し、全身皮膚乾燥、体幹を中心に水疱が散在していた。

局所所見；口唇に水疱、口腔粘膜に癒合した偽膜を認めた。易出血性で、口腔粘膜炎の評価はCTCAE ver3、CTCAE ver4でともにGrade3に相当した（図1、2）。

血液検査：WBC 3,400/μL、Hb 9.5g/dL、Plt 6.4万/μL、好中球 510/μL

皮膚組織生検：移植後60日経過後、手背の紅斑より3㎜のパンチ生検の結果、表皮基底層にはリンパ球を主体とする炎症性細胞浸潤と空胞形成が認められ、いわゆるinterface damage の状態を示した。臨床的背景を考慮して皮膚 GVHD としてまったく矛盾しないものとのコメントであった。

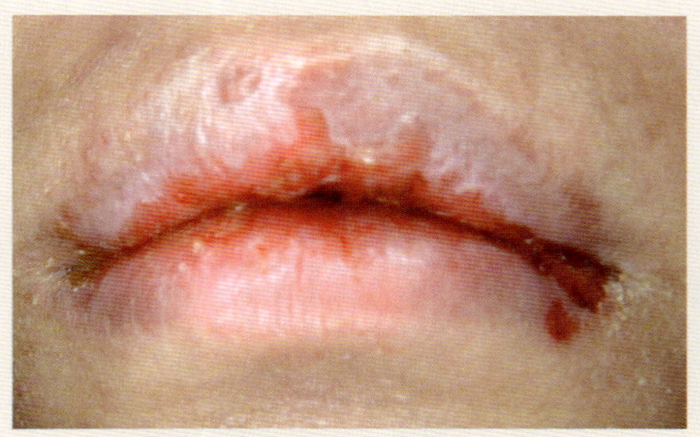

図❶　水疱が自潰・出血し、痂皮を示す

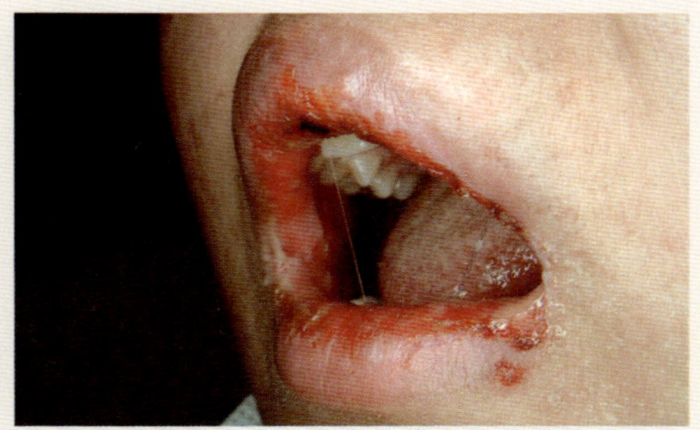

図❷　口腔粘膜炎の痛みが強く、開口障害も認められた

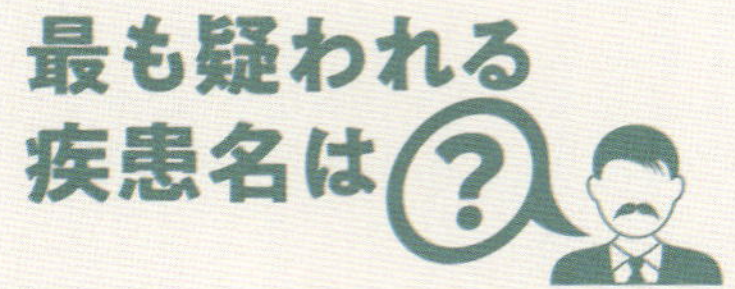

① 急性 GVHD 口腔粘膜炎
② 慢性 GVHD 口腔粘膜炎
③ 口腔扁平苔癬
④ 口腔カンジダ症

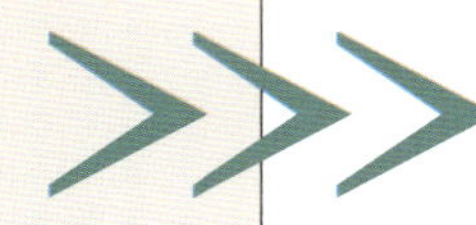

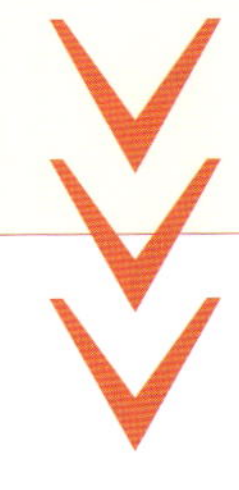

② 慢性GVHD口腔粘膜炎

A.

造血幹細胞移植が有効とされる疾患には、白血病・骨髄異形成症候群・悪性リンパ腫・再生不良性貧血・先天性免疫不全症・先天性代謝異常疾患などがある。造血幹細胞移植は、大きく自家造血幹細胞移植と他家（同種）造血幹細胞移植の2つに分類される。自家造血幹細胞移植は患者自身の造血幹細胞を使用するため、GVHD（移植片対宿主病）はないが、他家造血幹細胞移植はGVHDを発症する。さらに同種造血幹細胞移植は移植に用いる細胞の種類によって、骨髄移植・末梢血幹細胞移植・臍帯血移植の3つに分類される。

本症例は当初軽症例とされ、タンパク同化ホルモンや免疫抑制剤による治療が施行されたが重症化した。そのため、同種造血幹細胞移植を予定するも、両親のHLA（白血球の型）が一致せず、免疫グロブリン大量療法後、父親よりHLA半合致移植が施行された。当科は移植前より口腔ケアに介入し、口腔清掃＋ポラプレジンク含嗽薬（**図3**）を施行してきた。移植後16日で好中球数が500/μL以上で生着が確認され、退院となった。

口腔扁平苔癬は、難治性口腔粘膜炎のなかでも治療に苦慮する疾患である。所見は粘膜にレース模様の白線やその周囲に紅斑を示すが、口腔粘膜全般にわたり発症することはあまりなく、短期間に急激に発症することもないようである。また、同種造血幹細胞移植は大量の免疫抑制剤を使用するため、口腔カンジダ症を発症しやすい状況ではあるが、特有の白色コロニー様所見はなく、移植治療時には日和見感染を予防するため、必ず抗真菌薬の投与は施行されており、発症はない。

一般的に移植後100日までのGVHDが急性GVHDとされ、100日以後を慢性GVHDと定義される。本症例は移植後60日に皮膚の紅斑を認めたため、皮膚科にて生検の結果はGVHD（急性）であった。口腔粘膜炎は発症していなかったが、移植後158日口腔粘膜炎の発症を来し、経緯より慢性GVHD口腔粘膜炎と診断した。発症後、再度口腔ケアに介入し、口腔清掃＋ポラプレジンク含嗽薬にて1週間後に経口摂食が可能となり、口腔粘膜炎は約2週間で軽快治癒した（**図4、5**）。

ポラプレジンク含嗽薬

ポラプレジンク顆粒　20g
ポリアクリル酸ナトリウム　1.3g
精製水　500ml

図❸　本院薬剤部にて調合作製した含嗽薬

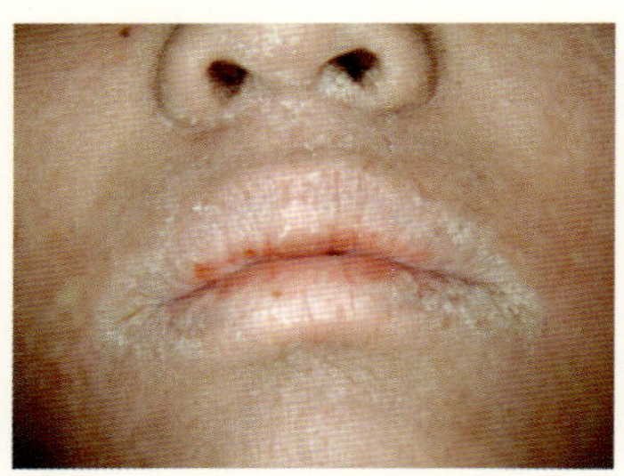

図❹　口腔ケア（＋含嗽）2週間後の口唇状態

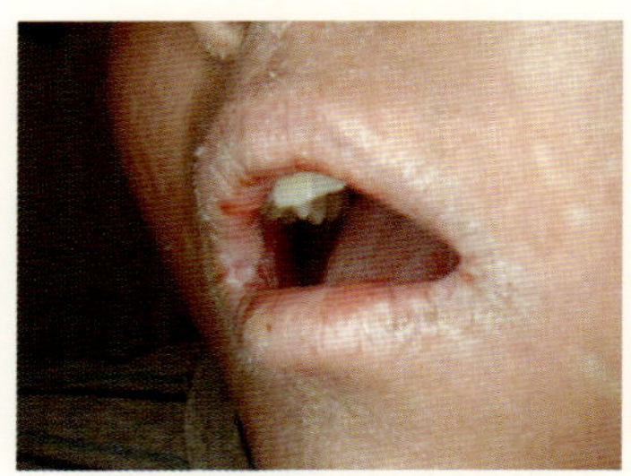

図❺　皮膚の乾燥を認めるが、口腔粘膜炎・開口障害は改善し、経口摂食が可能となった

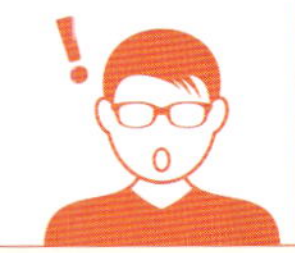

兵東 巖　岐阜市民病院　歯科口腔外科／口腔ケアセンター
Iwao HYODO　〒500-8513　岐阜県岐阜市鹿島町7-1

Q.047

口腔内のびらん・潰瘍性病変

患者：80歳代、女性
初診：2014年8月
主訴：下顎歯肉の疼痛
既往歴：関節リウマチにてメトレート錠®、フォリアミン®、プレドニン®、リマチル®を、骨粗鬆症にてビビアント® およびエディロール®を、不眠症にてマイスリー®を服用している。
現病歴：2014年7月末、摂食時に口腔内の疼痛を自覚するようになり近在歯科診療所を受診したところ、下顎臼歯部歯肉のびらんを指摘された。同歯科診療所にて下顎総義歯の調整を受けるも、びらんが拡大してきたことより、当科での精査・加療を勧められて紹介により来科した。
現症：体格は中等度で、栄養状態はやや不良であった。上顎には残根を含め6本の歯が残存していたが、下顎は無歯顎であった（図1）。下顎両側臼歯部歯槽頂から頬側歯肉にかけて、さらには、口底および軟口蓋粘膜に接触痛を伴うびらん・潰瘍が認められた。境界は不明瞭であったが、明らかな硬結は触知されず、頸部リンパ節の腫脹も認められなかった。
画像所見：パノラマX線写真では、下顎骨に全顎的な水平性の骨吸収が認められたが、その他、明らかな異常所見は認められなかった。
初診時の血液検査結果：赤血球数320×10⁴/μL、ヘマトクリット30.2%、ヘモグロビン10.1g/dL、血小板数3.6×10⁴/μL、白血球数4,600/μL（好中球：79.5%、リンパ球：13.2%、単球：0.4%、好酸球：6.9%、好塩基球：0%）、CRP5.2㎎/dL、TP6.5g/dL、Alb3.6g/dL、ALT76U/L、AST57U/L、抗デスモグレイン1抗体<5.0、抗デスモグレイン3抗体<5.0、抗BP180抗体<5.0。

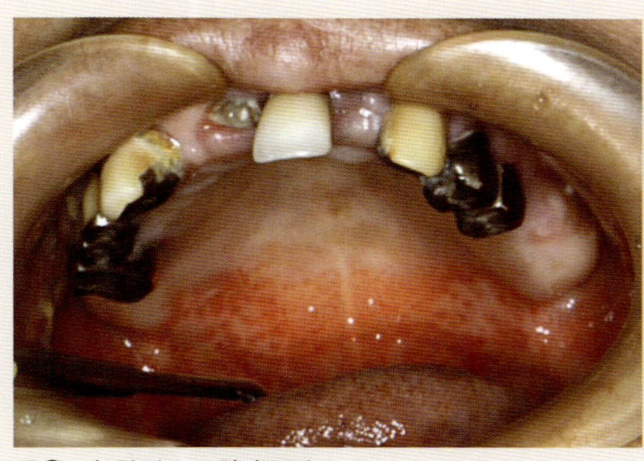
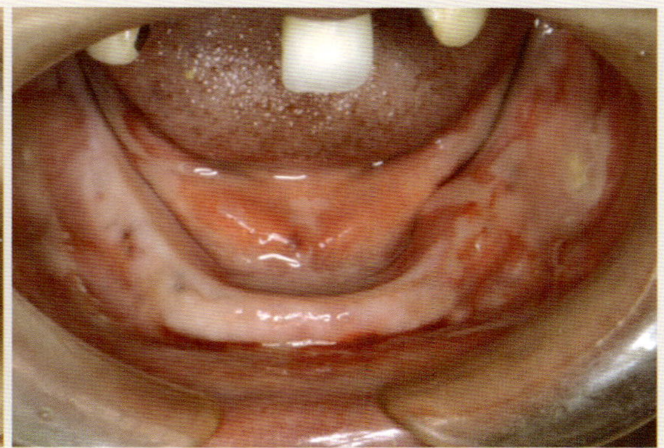
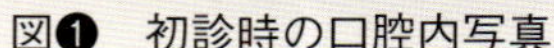

図❶　初診時の口腔内写真

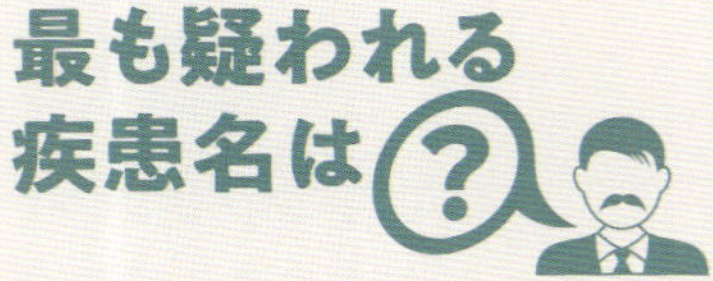

① 口腔扁平苔癬　② 口腔カンジダ症
③ 薬剤性口内炎　④ 尋常性天疱瘡

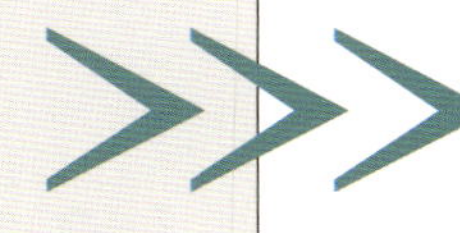

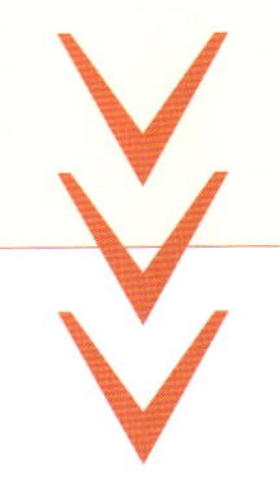

A.

解説：本症例は、急激に出現して進行する口腔粘膜のびらん・潰瘍性病変である。口腔扁平苔癬は急激に出現して進行することはなく、好発部位も頬粘膜で、びらん・潰瘍の周囲に網状、あるいは線状の白色病変を伴うことが多い。急性の口腔カンジダ症には偽膜性と萎縮性があるが、本症例のように広範なびらん・潰瘍を形成することはない。したがって、薬剤性口内炎、もしくは尋常性天疱瘡が疑われるが、抗デスモグレイン抗体がいずれも陰性であることより尋常性天疱瘡は否定的である。となると、薬剤性口内炎が最も強く疑われることとなるが、どの薬剤が原因かを考えなければならない。そこで、注目すべきは、血液検査結果で貧血および血小板数の減少があり、骨髄抑制が認められる点である。メトレート錠® の副作用には口内炎や骨髄抑制があることより、本症例はメトレート錠® による口内炎と考えられた。

メトレート錠®（一般名：メトトレキサート）は、葉酸代謝拮抗薬（抗がん剤）として1947年に開発された薬剤である。その後、抗リウマチ作用も有していることが明らかとなり、わが国では1999年に抗リウマチ薬として承認され、2003年の時点で約10万人の患者に投与されている。本剤の副作用としては、口内炎、骨髄抑制、感染、間質性肺炎、肝機能障害、リンパ増殖性疾患などが挙げられる。本症例では、口内炎、骨髄抑制、肝機能障害が認められた。白血病などの悪性腫瘍には大量投与、関節リウマチには少量投与されるが、少量投与でも副作用が出現することがあることを念頭に置いておく必要がある。

本症例の場合、初診時にメトレート錠®による口内炎を疑い、メトレート錠®とリマチル®を中止し、経口摂取困難に対しては輸液を行ったが、骨髄抑制が進行し、第４病日には血小板数が$1.2\times10^4/\mu L$にまで減少したため、濃厚血小板液を10単位投与した。その後、骨髄抑制および口内炎は徐々に改善するとともに経口摂取が可能となり、第17病日に退院となった（図2、3）。

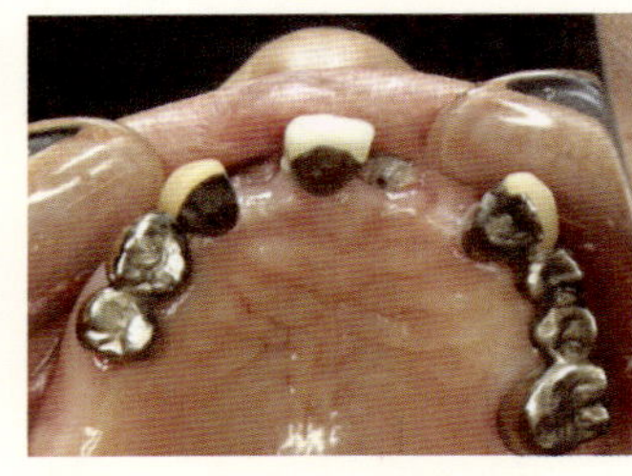
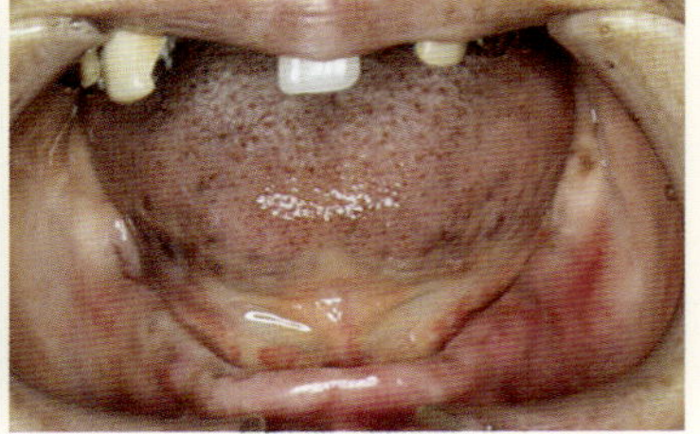

図❷　退院時の口腔内写真

	初診日（入院）	第３日	第４日	第５日	第７日	第10日	第17日（退院）
処置	メトレート錠®、リマチル®を中止	サワシリン®投与開始	血液内科対診・濃厚血小板液（10単位）投与				
症状 ：口内炎 ：経口摂取							

図❸　治療および経過

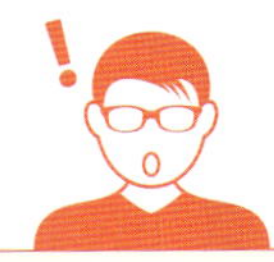

山本哲也
Tetsuya YAMAMOTO
高知大学医学部　歯科口腔外科学講座
〒783-8505　高知県南国市岡豊町小蓮185-1

Q.048

歯肉の色調異常

患者：47歳、女性
主訴：歯肉の変色
家族歴：特記事項なし
既往歴：急性骨髄性白血病
現病歴：治療抵抗性・再発高リスクの急性骨髄性白血病に対し、地固め療法を行うとともに骨髄移植の準備が進められ、周術期等口腔機能管理として歯科介入も行われていた。地固め療法3コースまで実施して、再発、非寛解の状態で、非血縁者間同種骨髄移植が計画された。骨髄移植2日前に、上顎前歯部歯肉の色調異常に気づいた。なお、地固め療法中に、口腔粘膜炎やその他粘膜異常、頬部の異常は認めなかった。
現症：
全身所見；軽度浮腫あり。PIPC/TAZ（タゾバクタムナトリウム・ピペラシリンナトリウム）、DAP（ダプトマイシン）、MCFG（ミカファンギンナトリウム）を投与中。
口腔外所見；右鼻翼基部を中心に軽度腫脹があり、圧痛を伴っていた。発赤などの色調変化は認めなかった（図1）。
口腔内所見；上唇に軽度浮腫、下唇粘膜炎あり。上顎右側唇頬側歯肉と硬口蓋右側の粘膜が暗紫色に変化し、口蓋粘膜の表層では血流不良が疑われた（図2a、b）。
臨床検査所見：
血液検査結果；骨髄移植2日前、WBC 0/μL、RBC 31,600/μL、Hb 9.8g/dL、Plt 49,000/μL。
血液検査結果；骨髄移植4週前、β-D グルカン ≦5.0、アスペルギルス 0.0、カンジダマンナン Ag <0.02。
画像所見：骨髄移植4週間前の副鼻腔 CT にて、左上顎洞に軽度の粘膜肥厚を認めたが、右上顎洞内にあきらかな異常は認めなかった（図3）。

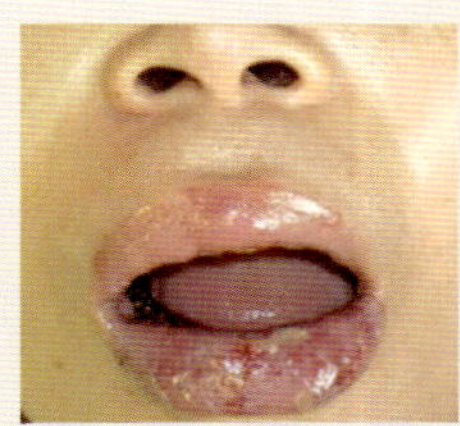
図❶　右鼻翼基部を中心に軽度腫脹、色調変化は認めない

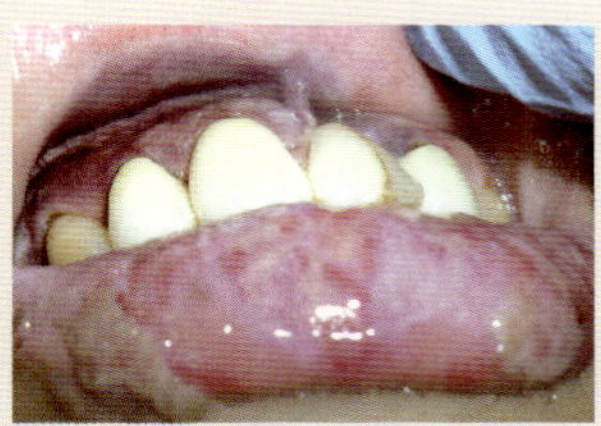
図❷a　下唇に粘膜炎ならびに上顎右側唇頬側歯肉に暗紫色変化

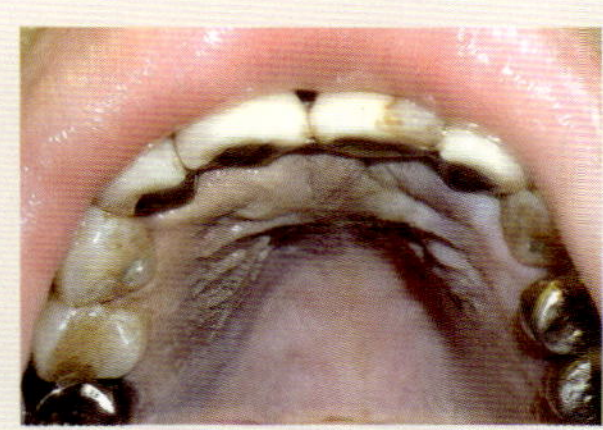
図❷b　硬口蓋右側の粘膜が暗紫色に変化、粘膜表層では血流不良が疑われる

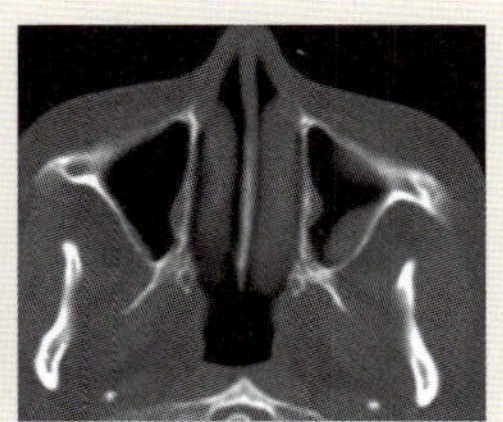
図❸　骨髄移植4週間前の副鼻腔 CT。右上顎洞内にあきらかな異常は認めない

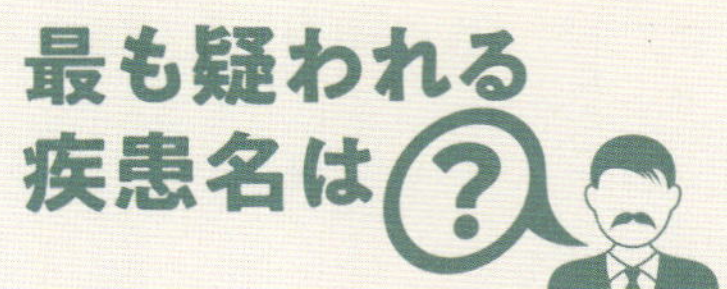

① ムーコル症（ムコール症・接合菌症）
② 急性骨髄性白血病の紫血小板減少に伴う出血
③ アスペルギルス症

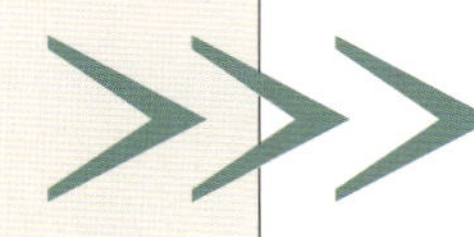

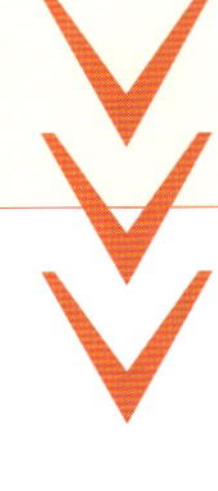

① ムーコル症（ムコール症・接合菌症）

A.

「ムコール症・接合菌症」とも呼ばれるが、現在は「ムーコル症」が適切な用語とされる。ムーコル症は、種々の接合菌による日和見感染型深在性真菌症の一つである。接合菌は血管侵襲性が強く、とくに動脈系の血管に侵襲し、しばしば血栓形成や大出血を引き起こし、病変部や周囲組織を壊死に至らせることで急速に進行する、予後不良な真菌症として知られる。発症例の大多数は、致死的転帰をとる。

通常、真菌感染症の診断には、真菌の菌体成分であるβ-Dグルカンの血中濃度が、深在性真菌症の臨床的な活動性を定量的に表し、診断のみならず臨床の指標として有用であるが、ムーコルが原因菌の場合は細胞壁のβ-Dグルカンが乏しく、血清中のβ-Dグルカン濃度が上昇しないといわれている。血清学的マーカーがなく、培養検査では陰性であることが多いため、診断には病変部から採取した材料の検鏡や培養により、菌体を証明することが必要である。しかし、早急な対応が求められるムーコル症においては、臨床症状から推定し、有効とされている抗真菌薬（リポソーム化アムホテリシンB）の全身投与に踏み切る必要がある。頭頸部領域では副鼻腔から浸潤する鼻脳型があり、口腔外科領域で診断加療が必要とされた報告も散見される。

本症例では、骨髄移植前に行ったパノラマX線写真撮影ならびに歯周基本検査による歯性感染症のスクリーニングにおいては、感染源となるような歯・顎骨の異常は認められなかった。

また、移植前の副鼻腔CTでは、右上顎洞にあきらかな異常所見は認められず、血液検査においても真菌感染症を思わせるβ-Dグルカンの上昇はなかった。移植前の口腔管理時は、口腔内、右頬部に異常所見はなかったが、診察時には上顎右側の唇頬側歯肉が暗紫色に変化し、硬口蓋はとくに右側大口蓋動脈の走行に一致すると思われる範囲の粘膜が暗紫色に変化していた。口蓋粘膜の表層では、血流不良が疑われた。この動脈の走行に一致した内出血と粘膜表層の壊死が疑われるという所見から、ムーコル症が強く疑われ、加療開始となった。

最終的には、後に生じた鼻翼基部の出血部、口蓋潰瘍部から真菌培養を行った。いずれも隔壁のない菌糸からほぼ90°で胞子囊柄が分枝し、球形～亜球形の胞子囊を有する真菌が培養され（**図4**）、専門機関にてムーコル症の原因菌である *Rhizopus microsporus var. rhizopodiformis* と同定された。

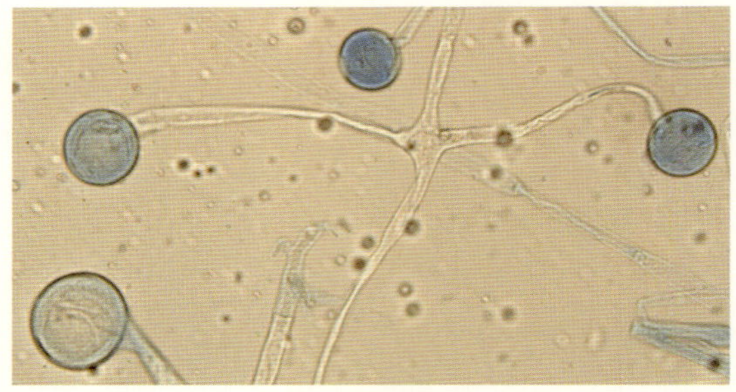

図❹　培養された真菌。隔壁のない菌糸からほぼ90°で胞子囊柄が分枝し、球形～亜球形の胞子囊を有している

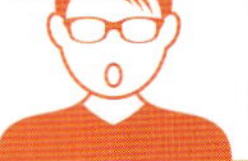

内藤慶子　Keiko NAITOU
葩島桂子　Keiko HAISHIMA
浜松医療センター　口腔顎顔面センター　歯科口腔外科
〒432-8580　静岡県浜松市中区富塚町328

Q.049 広範な口腔粘膜の潰瘍性病変

患者：85歳、女性

主訴：口腔の疼痛

既往歴：高血圧症、口腔乾燥症

現病歴：初診の約3週間前から口腔内の疼痛を覚えるようになり、近在の診療所を経て、病院耳鼻咽喉科を受診した。入院下に栄養管理を行い症状の改善を認めたため退院したが、2〜3日前から再度口腔内疼痛を覚えるようになった。口腔外科での診察を希望して来院した。なお、以前に当院で口腔乾燥症、舌痛症の治療を受けたことがあった。また、これまでに同様の口腔内潰瘍を経験したことはなかった。

現症：上唇ならびに下唇粘膜に小潰瘍が多発しており、咽頭部にも病変が存在していた（図1、2）。強い接触時痛を生じた。熱感はなく、顎下リンパ節のあきらかな腫脹や圧痛は認めなかった。

臨床検査所見：血液検査において、白血球数9,000/μL、CRP0.9㎎/dLと軽度上昇がみられた。貧血はなかった。抗単純ヘルペスウイルス（HSV）補体結合（CF）抗体は<4、抗水痘-帯状疱疹（VZV）CF抗体は×4であった。

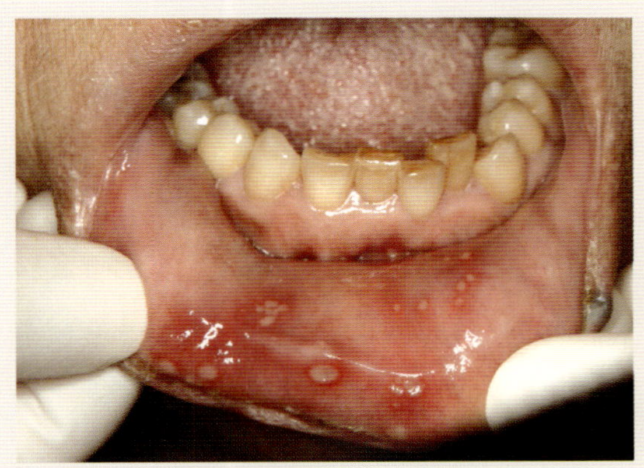

図❶　初診時の口腔内写真、下唇病変

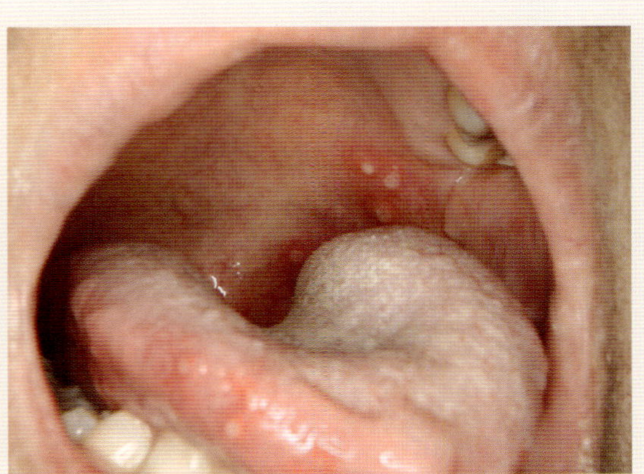

図❷　同、咽頭部病変

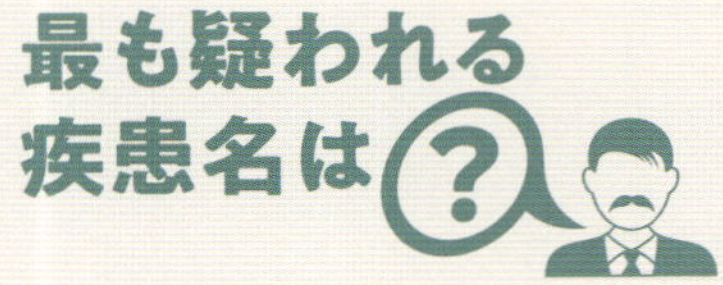

最も疑われる疾患名は？

① ヘルペス性歯肉口内炎
② ヘルパンギーナ
③ アフタ性口内炎
④ 薬物性口内炎

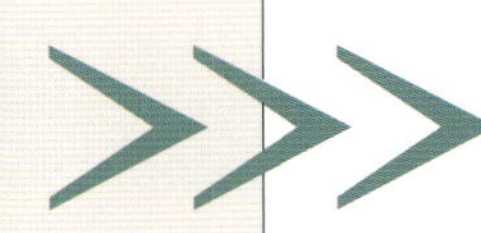

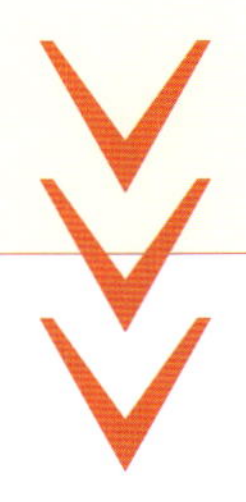

A.

③アフタ性口内炎

アフタ性口内炎は、アフタを伴う口内炎である。アフタは、周囲に紅暈を有する有痛性の小潰瘍と定義されている。通常、径が5㎜程度の類円形の潰瘍が出現して、1～2週間で瘢痕を残さずに治癒する病変で、接触痛のため摂食に支障を来す。これを繰り返す場合、再発性アフタと呼ばれる。アフタはその臨床像から、最も頻度の高い小アフタ型、径が10㎜以上で硬結を伴い、治癒に1ヵ月を有することもある大アフタ型、単純ヘルペス性歯肉口内炎の病態に近似し、より小さな潰瘍が群発する疱疹状潰瘍型に分けられる（**表1**）。

アフタ性口内炎の鑑別疾患として、ヘルペス性歯肉口内炎、ヘルパンギーナ、薬物性口内炎、口腔カンジダ症、天疱瘡などがある。皮膚では、水疱を形成する疾患でも角層が薄い口腔粘膜では潰瘍として現れることが多い。

本症例は、発症当初に受診した医療機関でヘルパンギーナを疑われた。これはコクサッキーウイルスA群、エンテロウイルスによって引き起こされ、おもに小児で流行するウイルス性疾患で、口峡部に小潰瘍が集中する。同様のウイルスによる感染で手足口病を発症するが、この場合、口・手・足に病変を認める。ヘルペス性歯肉口内炎は、HSVの1型（HSV-1）による感染症で、多くは初感染時の病変として出現する。再発性HSV-1口腔病変の場合、免疫抑制状態でなければ再発病変が広範に及ぶことはない。アフタが角化の少ない口唇、舌下面、軟口蓋などに好発するのに対して、ヘルペス性歯肉口内炎では、角化程度に左右されず、どの部位でも発現する。受診時に行ったウイルス検査では、HSVのCF抗体価は<4で検出されておらず、初感染や再発の可能性は低い。薬物性口内炎では、抗菌薬、解熱消炎鎮痛薬、抗てんかん薬などの原因薬があり、口唇、口腔粘膜は広範にただれた状態となる。疑われる薬剤の中止、アレルギーテストが必要となる。

本症例では、ウイルス感染の可能性が低く、原因となる新規薬物投与もなく、病変が1週間程度で再発したことから、高齢者で頻度が高いアフタ性口内炎の疱疹状潰瘍型と診断した。治療では、摂食障害に対して経腸栄養剤、リドカイン塩酸塩ビスカス希釈液による含嗽、ミノサイクリン、イルソグラジンマレイン酸塩が有効であった。

表❶　アフタの臨床像による型分類

型	潰瘍の大きさ	個数	治癒期間	瘢痕形成	型別頻度
小アフタ	<10㎜ 径5㎜程度が多い、浅い潰瘍	1～5	7～14日	なし	75～90%
大アフタ	>10㎜ 深い潰瘍	1～2	1ヵ月以上	あり	10～15%
疱疹状潰瘍	径1～2㎜ 浅い潰瘍	多発性	7～14日	なし	5～10%

由良義明　大阪大学大学院歯学研究科
Yoshiaki YURA　〒565-0871　大阪府吹田市山田丘1-8

Q.050

再発を繰り返す口内炎

患者：15歳、女性
主訴：再発を繰り返す口内炎と疼痛
既往歴：喘息（2～11歳ごろまで通院治療）
アレルギー：卵、蕎麦、イクラ、キウイフルーツ
現病歴：1年ほど前より、頬粘膜、舌、軟口蓋、口唇などの口腔粘膜のさまざまな部位に多発する、アフタ様の口内炎を繰り返すようになった。口内炎に加え、ときどき発熱することもあったため、内科や耳鼻咽喉科を受診するも原因がはっきりせず、症状は自然に軽快していた。

201X年12月に、軟口蓋を含む口腔内の広範囲に複数の口内炎が出現したため、近在歯科医院を受診したところ、口腔外科での精査加療を勧められ、当科を受診した。

現症：
全身所見：体温36.6℃、栄養状態は良好で全身倦怠感もなく、全身の皮膚にあきらかな異常所見は認めなかった。
口腔外所見：顔色良好で顔貌は左右対称、眼瞼結膜の貧血や眼球結膜に黄疸を認めなかった。
口腔内所見：軟口蓋から咽頭周囲にかけて、紅斑を伴う口内炎が多発していた（**図1**）。う蝕や歯周炎、歯科用金属など、その他に特記すべき所見は認めなかった。
血液検査所見：白血球数は7,060/μLと正常範囲内であったが、CRP2.47と高値を認めた。また、Fe9μg/dL、フェリチン10ng/mL、ヘモグロビン9.4g/dLと鉄欠乏性貧血を認めた。その他、各種ウイルス抗体価、抗核抗体に高値を認めず、肝機能、腎機能の異常を示唆する所見や電解質の異常も認めなかった。

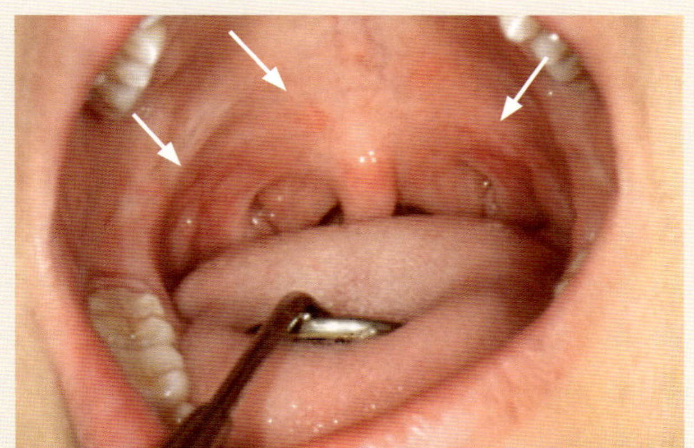

図❶　軟口蓋から咽頭周囲にかけて、紅斑を伴う口内炎を認める

最も疑われる疾患名は？

① 慢性再発性アフタ
② ヘルペス性口内炎
③ ベーチェット病
④ クローン病

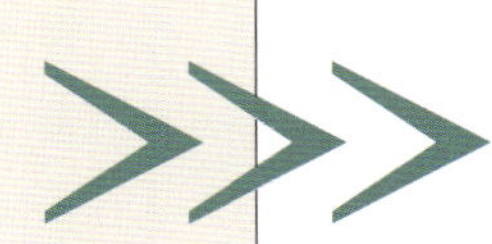

A.

④クローン病

経過：治癒と再発を繰り返す口内炎と発熱が1年間も続いていたことから、ベーチェット病や自己免疫疾患などの全身症状に伴う口腔内症状が疑われた。眼、消化器、皮膚症状がなく、ウイルス抗体価や抗核抗体も陰性であったことからベーチェット病やウイルス感染は否定的であり、その他の全身疾患に伴う口内炎の可能性から、内科へ対診となった。炎症性腸疾患の疑いで、腹部CTによる精査が行われたが特記すべき所見は認められず、もともと偏食で、鉄欠乏性貧血もあったことから、栄養指導と鉄剤投与で経過観察となった。3ヵ月後に、右下腹部痛と軟便、体重減少を認めたことから内視鏡検査を行ったところ、小腸および大腸粘膜に多発する潰瘍やびらんを認め（**図2**）、生検の結果、クローン病と診断された。

◉クローン病（Crohn病）

クローン病は、口腔から肛門のあらゆる消化管に生じる原因不明の炎症性腸疾患で、とくに小腸と大腸が好発部位とされている。10～20代の若年者に好発し、男女比は約2：1と男性に多くみられる。腹痛や下痢などの消化管症状を主症状とし、下血や体重減少、全身倦怠感、貧血などを伴うものもある。また、約20%にアフタ性口内炎や口腔内潰瘍が生じるとされる。

クローン病の治療としては、内科的治療（栄養療法や薬物療法など）と外科的治療があり、内科的治療では、主に5-アミノサリチル酸製薬や副腎皮質ステロイド、免疫調節薬などの内服薬が用いられる。本症例も、5-アミノサリチル酸であるメサラジンと副腎皮質ステロイドであるブデソニドの内服による内科的治療で症状が改善した。口内炎や口腔粘膜潰瘍を来す疾患には、慢性再発性アフタ、ヘルペス性口内炎、ヘルパンギーナや全身性疾患の一症状としてのベーチェット病、全身性エリテマトーデス、ライター症候群などがある。繰り返し生じる口内炎や口腔内潰瘍は、全身疾患に伴う症状の可能性を念頭に入れた原因検索が必要である。

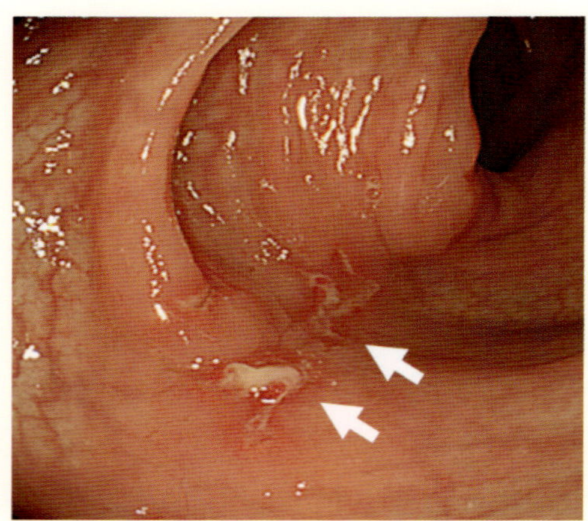

図❷　内視鏡写真。大腸に縦走潰瘍を認める

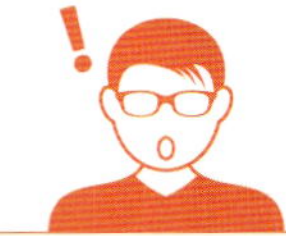

冨原 圭　富山大学大学院医学薬学研究部　歯科口腔外科学講座
Kei TOMIHARA　〒930-0194　富山県富山市杉谷2630

Q.051

上唇の潰瘍性病変

患者：42歳、男性
主訴：左上唇の腫瘤、左頸部の腫脹
既往歴：特記事項なし
現病歴：初診1ヵ月前より左上唇に潰瘍を自覚した。近歯科受診し、ステロイド軟膏を塗布するも改善せず。初診半月前より、左頸部に腫脹を自覚。精査・加療目的に当科紹介初診となった。
現症：左上唇粘膜に、表面粘膜平滑、周囲に硬結を伴う15×13㎜大の潰瘍を認めた（**図1**）。同部に自発痛や接触痛は認めなかった。口腔内の他の粘膜に異常所見は認めなかった。また、左顎下部に2個の可動性リンパ節腫大を認めたが、圧痛はみられなかった。
初診時血液検査：
末梢血；白血球数6,200/μL、赤血球数 469×10^4/μL、血小板数 23.2×10^4/μL、ヘモグロビン 14.6g/dL
生化学；CRP 1.0㎎/dL、Alb 4.1g/dL、ALP 347IU/L、γGTP 81IU/L
腫瘍マーカー；SCC 1.2ng/dL（正常値：1.5以下）
画像所見：造影CT・造影MRIにて、オトガイ下～左顎下～左深頸部リンパ節に複数のリンパ節腫大を認めるものの、内部は比較的均一であった。PET/CTでは、左上唇にSUVmax6.2のFDG集積と、上咽頭・口蓋扁桃・オトガイ下～顎下部を含む頸部リンパ節にFDG集積を認めた。また、肝門部～膵頭部周囲のリンパ節にもSUVmax7.1のFDG集積を認め、多発するリンパ節病変を認めた（**図2**）。

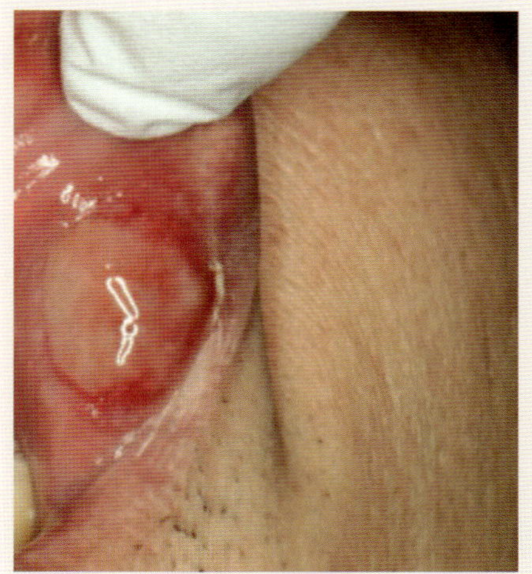
図❶　初診時の左上唇部

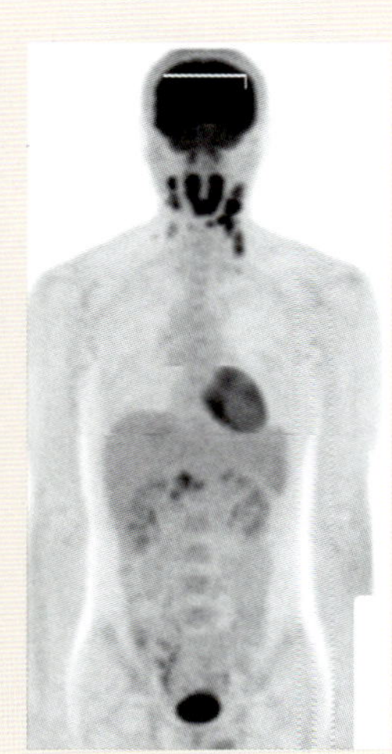
図❷　PET/CT所見

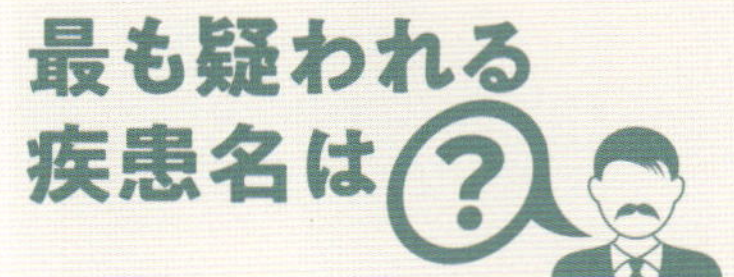

① 上唇悪性腫瘍
② 悪性リンパ腫
③ 口腔梅毒
④ ヘルペス性口内炎

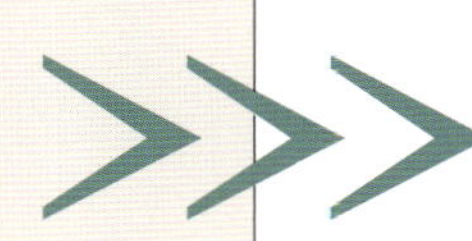

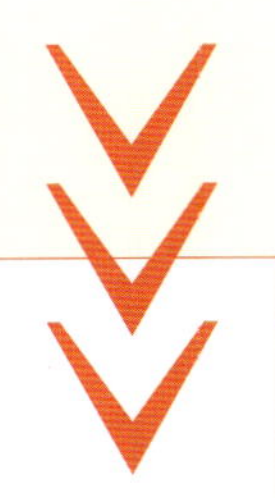

③ 口腔梅毒

A.

　梅毒は世界中に広く分布している疾患だが、1943年にペニシリンによる治療が奏効して以来、本薬の汎用により発生は激減した。わが国では1999～2012年には年間500～900例で推移していたが、2010年ごろより増加傾向に転じており、国立感染症研究所の報告では2013年には1,228例、2014年には1,671例と報告されている。

経過：本症例では、PET/CTにて全身性のリンパ節病変とFDG集積が認められたため、悪性リンパ腫も念頭に、当院血液内科へ対診した。感染症スクリーニング目的に行った採血にて、TPHA 1,745倍、RPR 50.2倍と陽性であり、梅毒の診断を得た。HBV・HCV・HIVはいずれも陰性であった。また、同日左上唇より生検を行ったが、形質細胞を主体とする炎症性細胞の浸潤のみで、梅毒スピロヘータの確認には至らなかった。

　問診と血液検査の結果より、梅毒第一期と診断し、サワシリン1,000㎎/day投与を開始したところ、開始後28日目には左上唇の腫瘤は消失し、頸部の腫脹リンパ節も縮小がみられた。

口腔梅毒の特徴・原因：梅毒は細菌感染症であり、梅毒トレポネーマが病原体である。第一の感染経路は性行為であるが、感染した妊婦の胎盤を通じて胎児に感染した場合は、先天梅毒を生じる原因となる。

　梅毒トレポネーマが感染すると、3～6週間程度の潜伏期の後に、感染箇所に初期硬結や硬性下疳がみられ（第Ⅰ期）、その後数週間～数ヵ月を経過すると梅毒トレポネーマが血行性に全身へ移行し、皮膚や粘膜に発疹がみられるようになる（第Ⅱ期）。感染後数年～数十年経過すると、ゴム腫、心血管症状、神経症状などが出現する場合があるが、その間に症状が消える無症候期があり、これが診断・治療の遅れに繋がることがある。

　梅毒で口腔内に初発症状を呈する症例は1％程度とされているが、海外渡航による感染機会の増加・性風俗業の拡大などにより梅毒患者は近年増加傾向にあり、歯科医師が最初に遭遇する機会も高まっていると考えられる。疾患に対する再認識が必要であり、疑わしい場合には適切に診断・対応することが重要である。

水谷美保　Miho MIZUTANI
山城正司　Masashi YAMASHIRO
NTT東日本関東病院　歯科口腔外科
〒141-8625　東京都品川区東五反田5-9-22

Q.052

難治性口内炎

患者：55歳、女性
主訴：歯肉ならびに下唇部の疼痛
現病歴：初診4ヵ月前より歯肉のただれを自覚。下唇部にも広がり、疼痛が悪化してきたため、当科を受診した。
既往歴：特記事項なし
家族歴：特記事項なし
現症：
口腔内所見；下唇、下顎歯肉、舌および両側頬粘膜に紅斑を伴うびらん、潰瘍を認めた（**図1**）。
口腔外所見；手背部皮膚に水疱、痂疲形成を伴う紅斑を認めたが（**図2**）、陰部潰瘍は認めなかった。

血液検査所見：白血球数 39,700/μL、赤血球数 432×10^4/μL、CRP 0.68mg/dL、ELISA 法による BP180抗体陰性、抗デスモグレイン1抗体陰性、抗デスモグレイン3抗体26（20以上陽性）と軽度上昇していた。また、正常ヒト表皮抽出液を用いた免疫ブロット法では、患者血清は210kDa（エンボプラキン）、190kDa（ペリプラキン）に反応した。
画像所見：白血球が異常上昇していたため focus 精査目的に全身 CT を撮影した結果、傍大動脈、両副腎から両腸骨周囲にリンパ節腫大を認めた（**図3**）。
リンパ節生検結果：悪性リンパ腫（非ホジキン病）

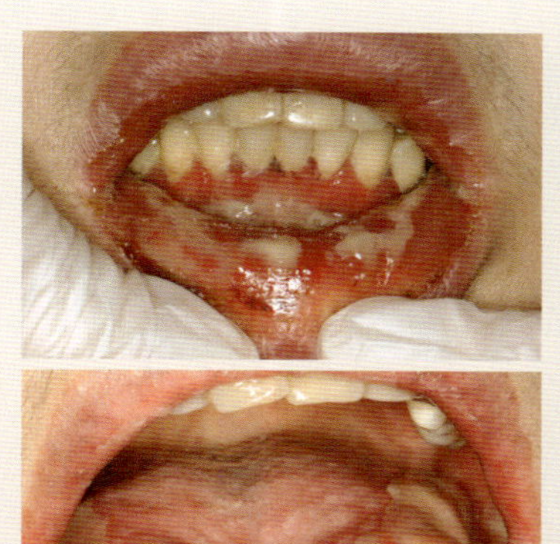

図❶　初診時の口腔内写真

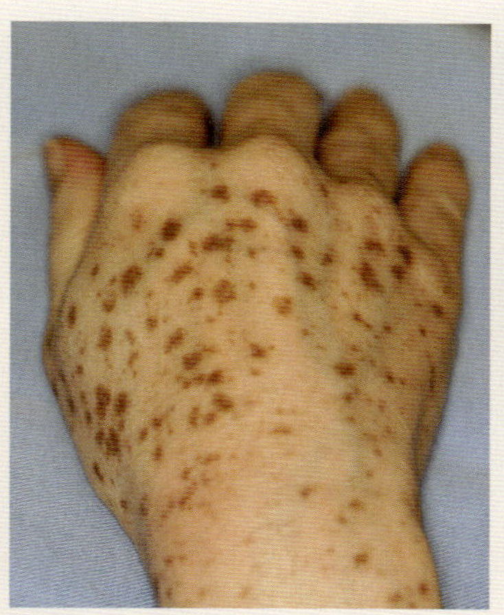

図❷　手背部皮膚に水疱、痂疲形成を伴う紅斑を認めた

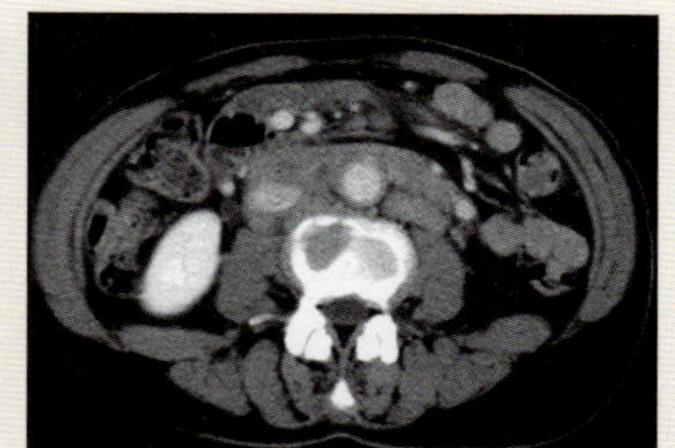

図❸　腹部 CT 写真。傍大動脈、両副腎から両腸骨周囲にリンパ節腫大を認めた

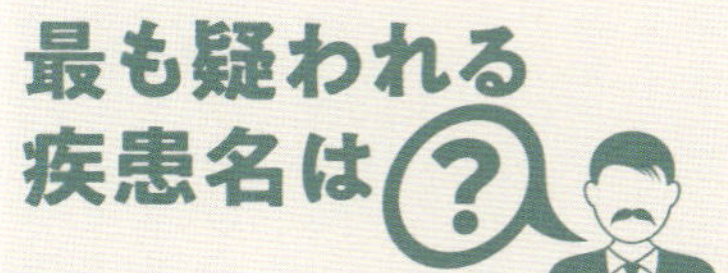

① 類天疱瘡
② Stevens-Johnson 症候群
③ ベーチェット病
④ 腫瘍随伴性天疱瘡

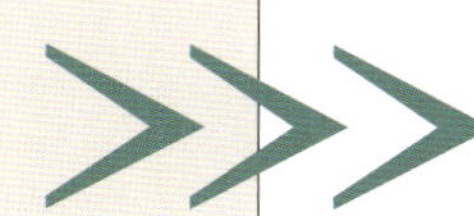

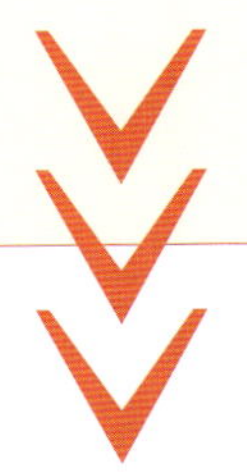

④ 腫瘍随伴性天疱瘡

A.

腫瘍随伴性天疱瘡の臨床症状は、口腔粘膜のびらん、潰瘍を伴う難治性の口腔内病変と多形性紅斑や水疱形成など、多彩な皮膚病変に代表される。これらの臨床症状は、Stevens-Johnson 症候群やベーチェット病、尋常性天疱瘡と類似しており、鑑別診断は困難である。病歴から Stevens-Johnson 症候群は考えにくく、また口腔粘膜の症状が強く、陰部潰瘍が認められないことと、皮膚の結節性紅斑が認められないことからベーチェット病は除外される。

各天疱瘡において検出される自己抗体を**表1**に示す。自己抗原の同定は、正常ヒト表皮抽出液を用いた210KDa 蛋白（エンボプラキン）と190KDa 蛋白（ペリプラキン）の２本のバンドに強く反応することが、腫瘍随伴性天疱瘡の確定診断には最も重要とされている。腫瘍随伴性天疱瘡に合併する病変は、非ホジキンリンパ腫が最も多く、慢性リンパ球白血病、Castleman 病などのリンパ増殖性疾患が多い。腫瘍随伴性天疱瘡の治療法は、尋常性天疱瘡重症例に準じてステロイド剤投与が主体であるが、奏効しない場合には免疫抑制剤、血漿交換療法が併用される。

また、最近ではリツキマブの投与も試みられている。口腔粘膜病変には治療が奏効せず、対応に苦慮している症例が多い。腫瘍随伴性天疱瘡の予後は不良であり、90%の症例が腫瘍随伴性天疱瘡の合併症、あるいは悪性リンパ腫などの原疾患により２年以内に死亡するといわれている。

腫瘍随伴性天疱瘡は非常に稀な疾患であるが、初発症状として重篤かつ難治性の口腔粘膜病変を伴うことが特徴であることから、われわれがファーストタッチする可能性が高い。そのため、他の粘膜病変との鑑別疾患として常に念頭に入れておく必要性がある。

表❶　おもだった天疱瘡において検出される自己抗体

	自己抗体
腫瘍随伴性天疱瘡	デスモグレイン１
	デスモグレイン３
	エンボプラキン
	ペリプラキン
粘膜優位型尋常性天疱瘡	デスモグレイン３
粘膜皮膚型尋常性天疱瘡	デスモグレイン１、３
類天疱瘡	BP180

小川 隆　東京医科大学八王子医療センター　歯科口腔外科
Takashi OGAWA　〒193-0998　東京都八王子市館町1163

Q.053

患者：62歳、男性
主訴：左側口蓋部腫瘤
既往歴：副鼻腔炎手術（15年前）
現病歴：初診1ヵ月前ごろ、近歯科医院を受診した際に左側口蓋部に腫瘤があることを指摘され、精査を目的に当科紹介受診となる。

現症：
全身所見；身長170㎝、体重60kg
栄養状態；良好
局所所見；左側口蓋部に13×10×4㎜の弾性軟、表面平滑、暗青色の腫瘤形成を認める（**図1**）。
MRI 所見；T2強調像で、左側口蓋部に、境界明瞭で均一な強い高信号を認める（**図2**）。

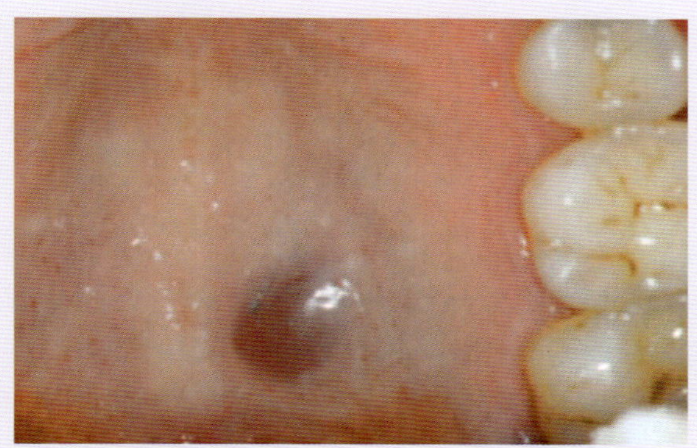

図❶　初診時の口腔内所見

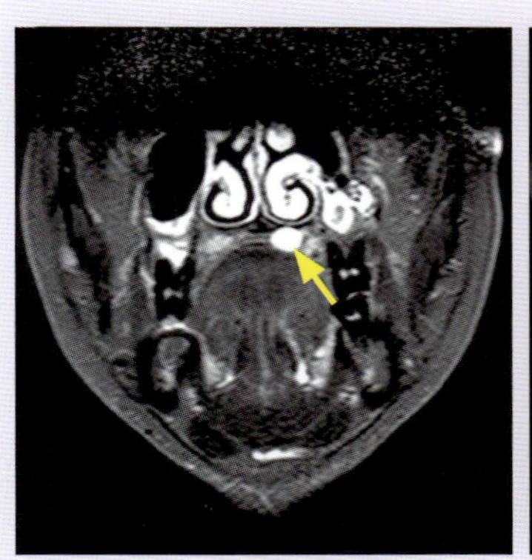

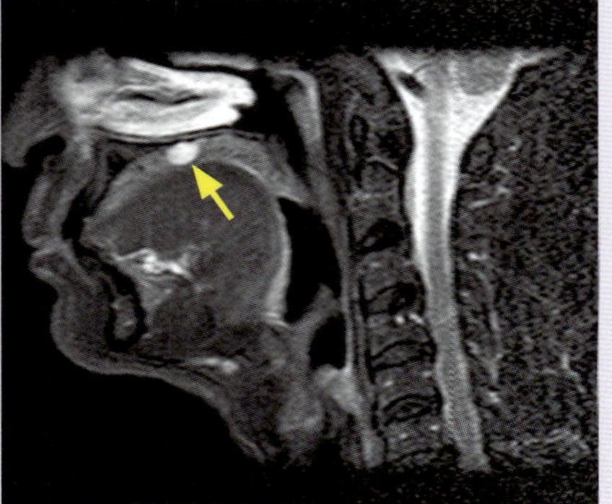

図❷　MRI 所見（T2強調像）

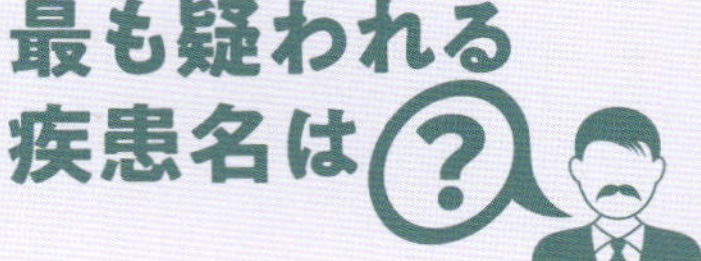

① 血管腫
② 血腫
③ 粘液嚢胞
④ 多形腺腫

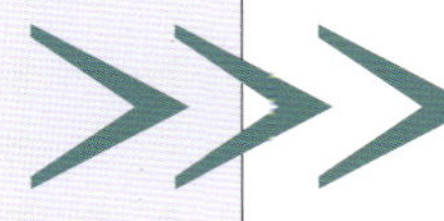

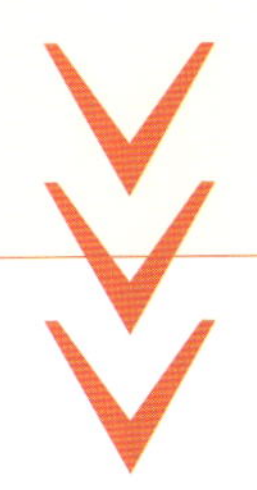

③粘液嚢胞

A.

口蓋に発生する腫瘤は比較的少ないものの、その多くは小唾液腺由来の腫瘍性疾患である。しかし、脈管系腫瘍や小唾液腺由来の嚢胞も少なからず認められる。

本症例の鑑別診断として、臨床所見ならびにMRI所見から、①血管腫、②血腫、③粘液嚢胞、④多形腺腫の4疾患を疑った。以下にそれぞれの疾患について疑った理由を述べる。

硬さ、色調などの臨床所見とMRI所見のT2強調像で強い高信号を認めたことから、第一に血管腫が疑われる。次いで、患者自身は口蓋粘膜を損傷した記憶はないとのことであったが、病変の解剖学的位置から機械的刺激による血腫が考えられる。血腫の融解は損傷後1ヵ月程度で始まることから、臨床所見およびMRI所見ともに血腫であることに矛盾しないと思われる。さらに、比較的稀ではあるが、粘液嚢胞だとしても所見に合致していると考える。多形腺腫に関しても好発部位であり、嚢胞性であれば硬さや色調、そしてMRI所見についても矛盾しないと考えられる。したがって、臨床所見ならびに画像所見では鑑別診断が困難である。このような症例の場合は、生検を兼ねた全切除術の適応となる。

本症例は手術所見ならびに病理組織学的所見から、口蓋腺由来の粘液嚢胞（停滞型）との診断を得た。

病理組織学的所見：扁平上皮細胞または絨毛上皮細胞によって裏層された、線維性結合組織からなる嚢胞壁と、その内部に粘液の貯留が認められる（**図3**）。

粘液嚢胞は、発生過程から溢出型と停滞型に分けられる。溢出型は、導管の損傷により粘液成分が周囲組織に流出、貯留することによって生じるという考え方が有力である。また停滞型は、何らかの原因による導管の狭窄や閉鎖により唾液の流出障害が生じ、導管が拡張して嚢胞化することによって生じる。組織学的には、停滞型は嚢胞腔の内面に上皮の被覆を伴う。一方溢出型では、上皮の被覆は認められない。発生頻度は溢出型が圧倒的に多い。

1つの病変を診たときに、鑑別診断のためにいかにたくさんの引き出しをもっているか、診断力を磨くには引き出しの数が極めて重要なポイントである。

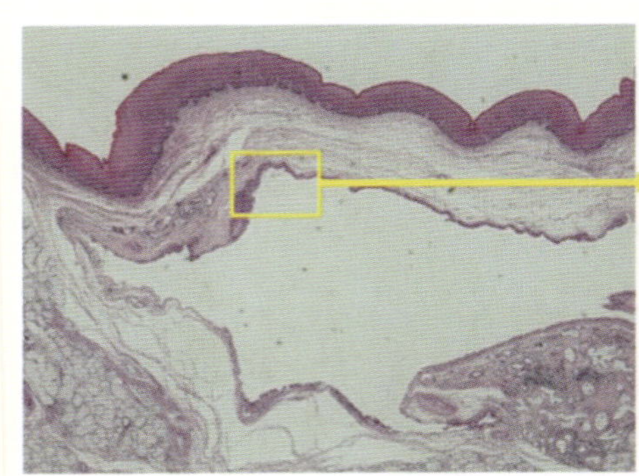
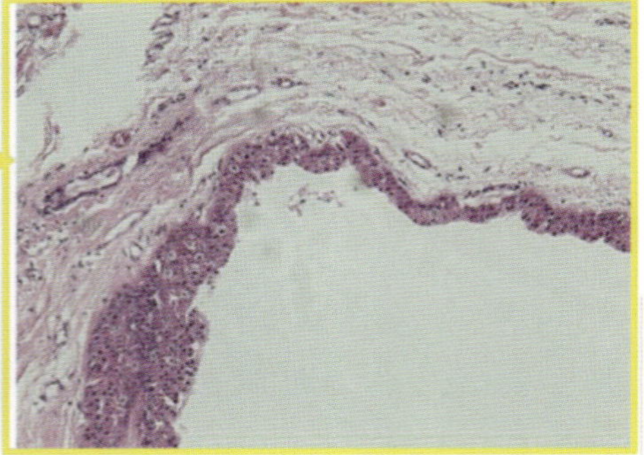

図❸　病理組織学的所見（左：弱拡大、右：強拡大）

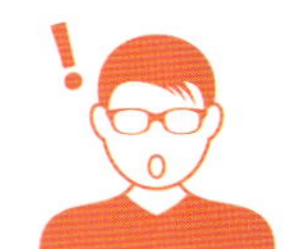

柳澤高道
Takamichi YANAGISAWA
宝塚市立病院　歯科口腔外科
〒665-0827　兵庫県宝塚市小浜4-5-1

Q.054

口蓋の無痛性腫脹

患者：79歳、男性

主訴：左側口蓋が腫れて義歯が合わなくなった

既往歴：大動脈弁狭窄症、持続性心房細動（ワーファリン内服中）、高血圧症、脂質異常症、高尿酸血症

現病歴：2009年1月、上顎総義歯の不適合を主訴に近医歯科を受診。左側口蓋の腫脹を指摘され、同年2月、精査依頼で当科受診。病悩期間は不明。

現症：全身所見に特記事項なし。左側硬口蓋～軟口蓋にかけて22×19㎜大の境界明瞭、粘膜の発赤、圧痛を伴わない、弾性軟の腫瘤を認めた（図1）。また、両側頸部に弾性やや硬、可動性のリンパ節腫大を複数個触知した。顎下腺、耳下腺、涙腺のあきらかな腫大は認められなかった。

臨床検査所見：血液学的所見では白血球数5,990/μLで正常値を示したが、LDH 295IU/L、sIL2-R 1,072U/mL、IgG 2,306㎎/dL、ESR 1H 132 ㎜/h、CRP 5.4 ㎎/dL、TK活性12.2U/Lといずれも高値を示した。

画像所見：MRIで左側口蓋部に22×19㎜大の境界明瞭な楕円形の病変を認め、T1で低信号、T2で軽度高信号を呈し、均一に造影されていた（図2）。また、頸部に径10㎜前後で、リンパ節門部の消失を伴う、類球形のリンパ節が多数認められた。

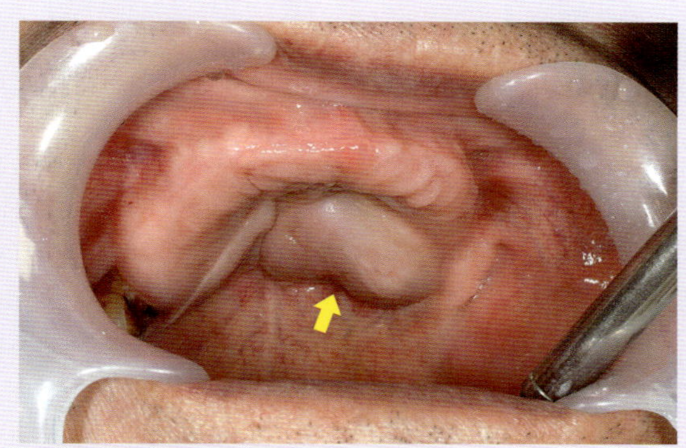

図❶　初診時の口腔内写真

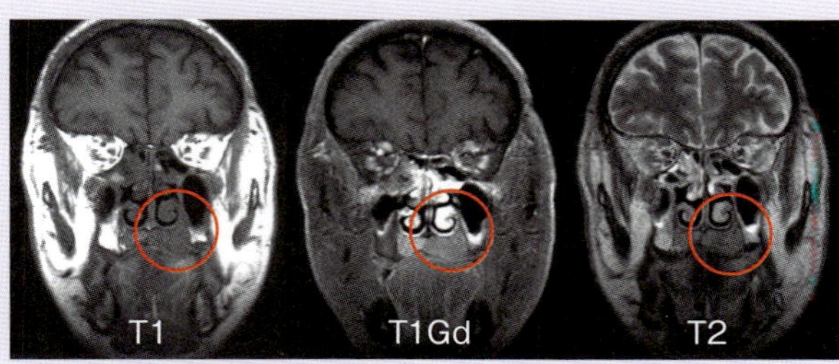

図❷　初診時のMRI画像

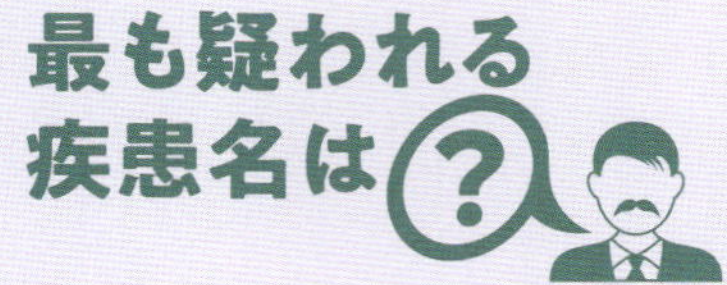

① 多形腺腫
② 粘表皮がん
③ 慢性硬化性唾液腺炎
④ 悪性リンパ腫

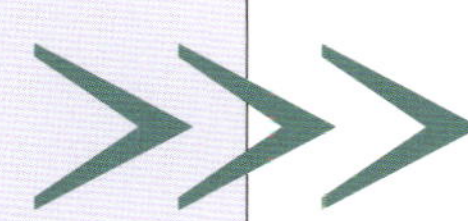

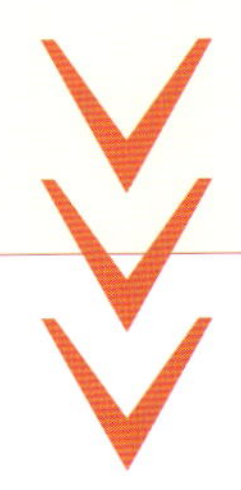

A.

③ 慢性硬化性唾液腺炎

診断と経過：臨床所見および各種画像検査、臨床検査所見とを総合的に判断し、「悪性リンパ腫疑い」として当院血液内科とともに精査を開始した。口蓋腫瘤およびリンパ節生検を複数回行ったが、悪性リンパ腫を積極的に示唆する所見は得られなかった。生検材料の不足も確定診断に至らない一因と考え、全身麻酔下にて腫瘤の全摘生検を行ったところ、病理組織学的にIgG4陽性形質細胞が多数認められ、術後の血液検査にて血清学的にも高IgG4血症を認めたため、慢性硬化性唾液腺炎（IgG4関連硬化性口蓋腺炎）の確定診断となった（**図3**）。また、先に摘出したリンパ節標本のreviewでも、多数のIgG4陽性形質細胞が認められた。

解説：IgG4関連硬化性唾液腺炎は、腺組織中にIgG4陽性形質細胞浸潤を認める疾患で、血清学的にも高IgG4血症を呈する場合が多く、現在では「全身性のIgG4関連硬化性疾患の部分症」として分類されるようになった。50～70歳代の男性に好発し、唾液腺の無痛性腫脹が特徴。報告の多くは大唾液腺、とくに顎下腺に好発するが（Kuttner 腫瘍）、耳下腺、舌下腺、小唾液腺にも認められる。病理組織学的には、多数のリンパ球（B細胞とT細胞が混在）、形質細胞浸潤と線維増生が特徴。リンパ濾胞の発達が目立ち、不整リンパ濾胞もしばしば出現。IgG陽性形質細胞が病変内に多数みられ、なかでもIgG4陽性形質細胞を多く認める。治療はステロイド治療が有効とされている。また、唾液腺外の病変として自己免疫性膵炎や自己免疫性下垂体炎、Riedel甲状腺炎、間質性肺炎、硬化性胆管炎・肝炎、後腹膜線維症、前立腺炎などが合併している場合もあり、これら全身病変の有無の確認が必要である。

本症例はこれらの合併は認めず、他の唾液腺の腫脹も認めなかったため、ステロイド治療は行わなかった（**図4**）。口蓋の無痛性腫脹に対する鑑別診断として、記憶しておくべき疾患のひとつである。

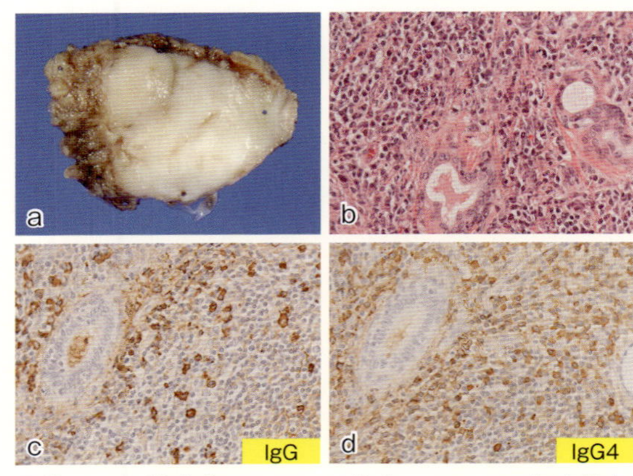

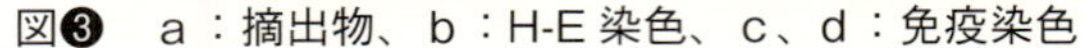

図❸　a：摘出物、b：H-E染色、c、d：免疫染色

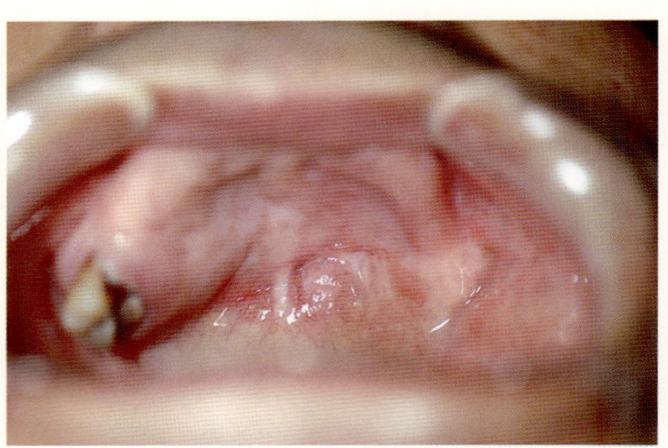

図❹　術後1年の口腔内写真。再発所見は認めず

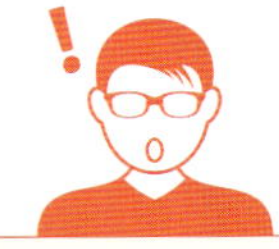

榊原典幸
Noriyuki SAKAKIBARA
日鋼記念病院　歯科口腔外科
〒051-8501　北海道室蘭市新富町1-5-13

Q.055

患者：79歳、女性
主訴：抜歯後の腫脹がよくならない
既往歴：高血圧、狭心症
現病歴：2013年4月、近医歯科にて⌈6の抜歯処置を受け、１週間経過した後、右側口蓋の腫脹が改善しないことを主訴に自意にて当科受診。
現症：全身所見に特記事項なし。
口腔内所見：87|部硬口蓋から軟口蓋にかけて、粘膜に発赤を伴うび漫性腫脹を認め、同部の粘膜下に弾性軟の腫瘤を触知した。自発痛および圧痛は認めなかった（**図1**）。
初診時臨床検査所見：血液学的所見では白血球数 5,340（/μL）、赤血球数334万（/μL）、Hb 10.5（g/dL）、Ht 32.0（%）、Plt 18.8万（/μL）、CRP 0.48（mg/dL）、と特記すべき異常値は認めなかったが、ESR 1H ＞140（mm/h）、ESR 2H ＞140（mm/h）、IgA 1,746（mg/dL）、TK 活性5.7（U/l）がいずれも高値を示した。
画像所見：CT および MRI 画像所見上、右側硬口蓋から軟口蓋、上顎洞内、内・外側翼突筋に進展する均一な造影効果を示す腫瘤性病変を認めた（**図2**）。

また、FDG/PET では、右側翼突筋付近に SUVmax ＝9.8の集積亢進を認め、右側仙骨翼内にも SUVmax=5.6の集積亢進を認めた（**図3**）。

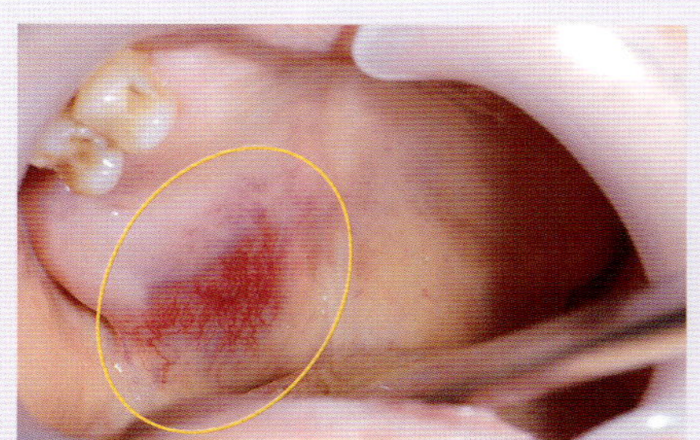

図❶　初診時の口腔内写真

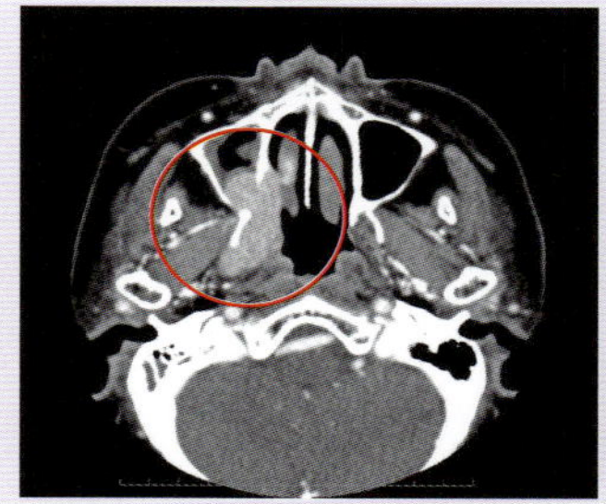
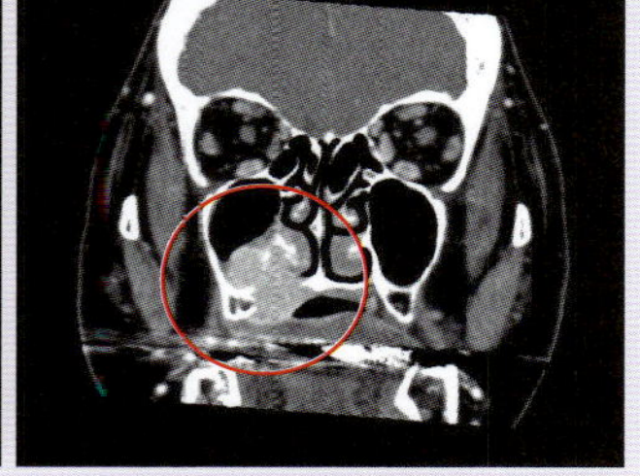

図❷　初診時の CT 画像（造影）右側硬口蓋から軟口蓋、上顎洞内、翼突板周囲から内・外側翼突筋に進展する腫瘤性病変

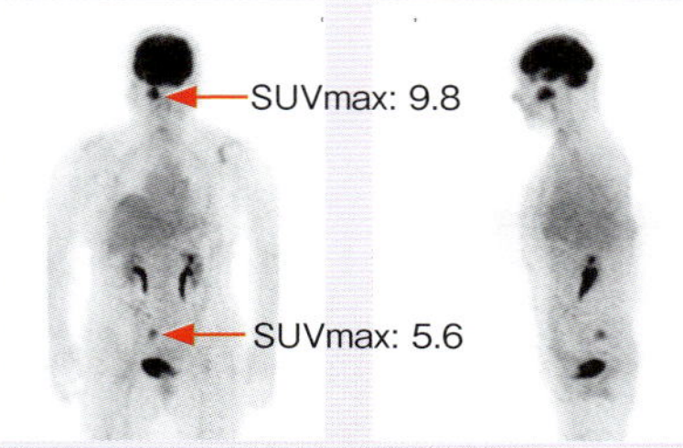

図❸　初診時の PET 画像

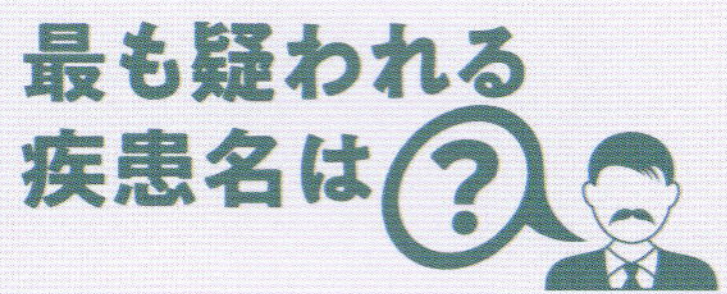

① 多形腺腫
② 腺様嚢胞がん
③ 多発性骨髄腫
④ 粘表皮がん

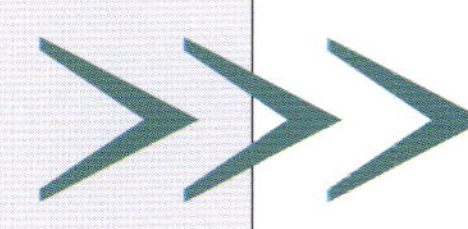

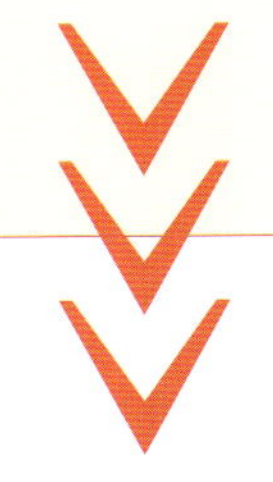

A.

診断と経過：右側上顎悪性腫瘍の臨床診断にて生検を施行。H-E 染色、CD138を含む各種免疫染色の結果、単クローン性を示す形質細胞腫の病理診断となった（**図4**）。口蓋に限局しているのであれば髄外性形質細胞腫であるが、FDG/PET で右側仙骨翼内に異常集積を認めており、形質細胞骨髄腫（多発性骨髄腫）との鑑別が必要であったため、当院血液内科にコンサルトを行った。血清学検査上、IgA 高値、κ/λ比の異常、M 蛋白陽性を認め、骨髄穿刺においても形質細胞の増加を認めたため、IgA λ型多発性骨髄腫の診断にて当院血液内科に転科となり、入院下で MPT 療法（化学療法）を施行。

また、右側口蓋腫瘍部には6MVX 多門法40Gy/16fr の外部照射を施行した。その後、各種化学療法を繰り返し行ったが、右側眼窩外側、胸骨、左側下部肋骨、腰椎、仙骨、右側側頭骨、右側眼窩底へ転移が拡大し、不幸の転帰をとった（**図5**）。

解説：多発性骨髄腫は、形質細胞が単クローン性に骨髄で増殖し、全身各所に骨融解性変化を初発症状として認める疾患であり、全悪性腫瘍の1％を占め、悪性血液疾患の10％といわれている。初発症状の多くは溶解性骨変化による骨痛であり、腰部、背部、胸部、四肢などに疼痛が現れ、続いて貧血、倦怠感、発熱、体重減少などの症状が現れる。口腔領域に顎骨骨折、顎顔面部の腫脹、歯肉腫脹、抜歯後異常出血を初発症状として認めた報告もある。顎骨での発生頻度は7.5％との報告があり、上顎に発生した報告は少なく、下顎臼歯部、下顎枝、下顎角部が好発部位といわれている。顎骨に初発症状を認めた場合の予後は不良であり、多くは1～2年で死亡するといわれている。

本症例のように口腔内の初発症状を契機に多発性骨髄腫の診断に至る場合もあるため、口腔内の非炎症性腫脹に対する鑑別診断の一つとして注意すべき疾患と思われる。

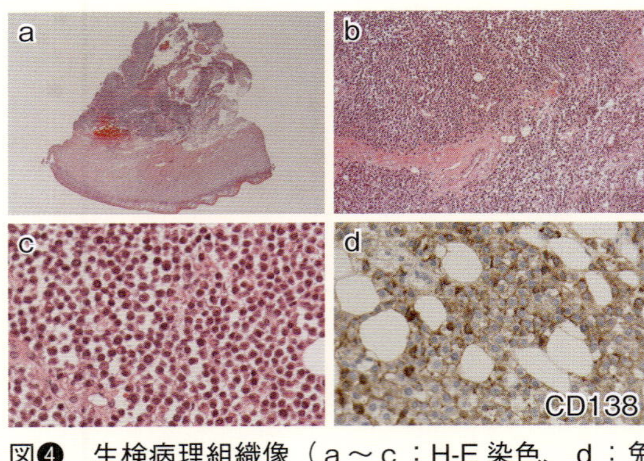

図❹　生検病理組織像（a～c：H-E 染色、d：免疫染色）

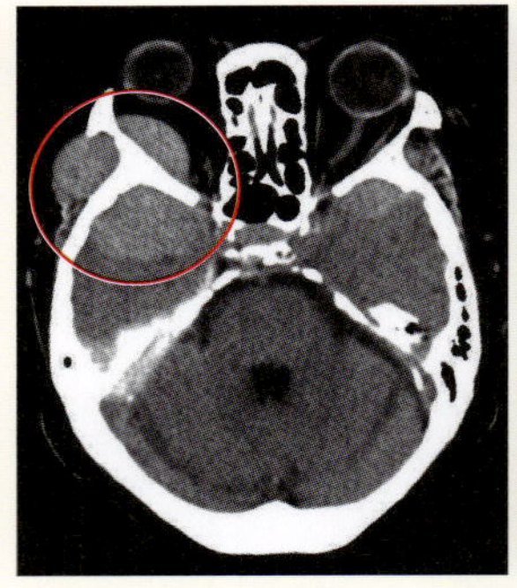

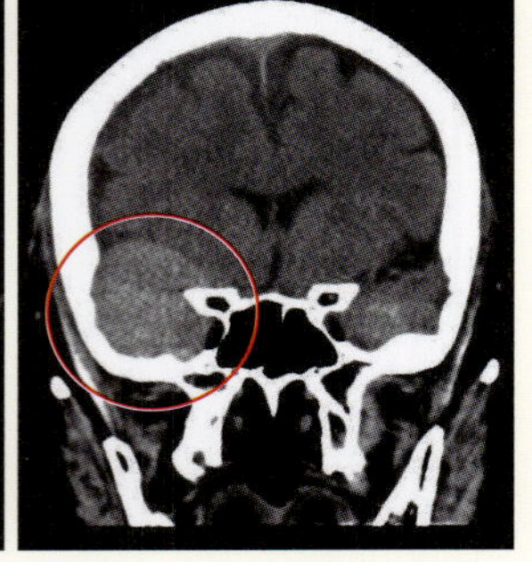

図❺　右側側頭窩、右側眼窩内および頭蓋内への腫瘍浸潤

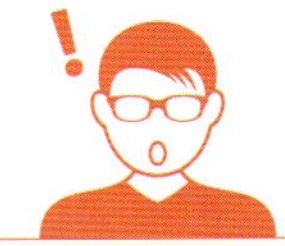

榊原典幸　Noriyuki SAKAKIBARA
日鋼記念病院　歯科口腔外科
〒051-8501　北海道室蘭市新富町1-5-13

Q.056

患者：60歳、女性
主訴：左側口蓋部の腫脹
現病歴：受診5ヵ月前ごろより左側口蓋部の腫脹を自覚、大きさに変化なく腫脹が消退しないため、かかりつけ医院を受診した。同医よりの紹介にて当科を受診した。
既往歴：特記事項なし
現症：体格中等度、栄養状態は良好
口腔外所見：顔貌は左右対称。頸部リンパ節の腫脹は触知されなかった。
口腔内所見：左側臼歯部口蓋に25×21㎜大、弾性軟、潰瘍はなく表面粘膜はスムーズも暗赤色を呈し、境界不明瞭なドーム状の腫瘤を認めた（**図1**）。
臨床検査所見：血液検査にて異常値は認められなかった。
画像所見：初診時パノラマX線写真にて顎骨内に吸収像や硬化像は認められなかった。MRI 所見では、T1強調画像で低信号、T2強調画像で不均一な軽度低信号を呈する境界不明瞭な病変を認めた。

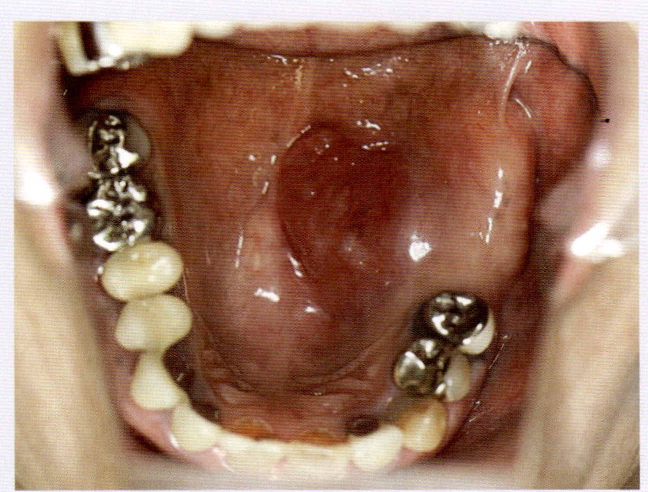

図❶　初診時の口腔内写真（ミラー像）

最も疑われる疾患名は？

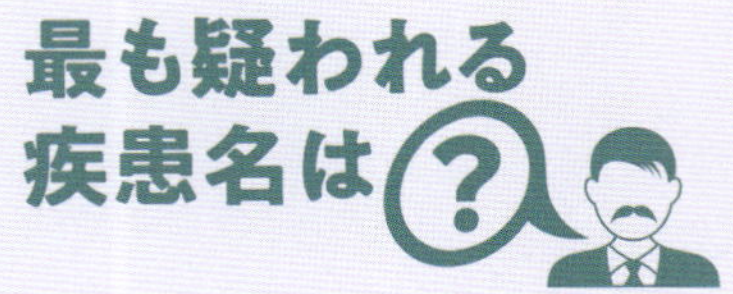

① 多形腺腫　② 血管腫
③ 腺様嚢胞がん　④ 悪性リンパ腫

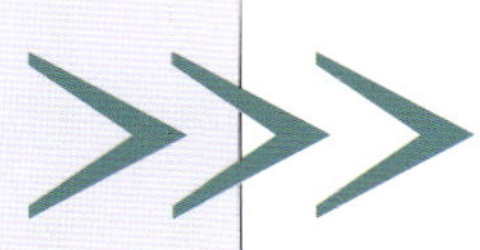

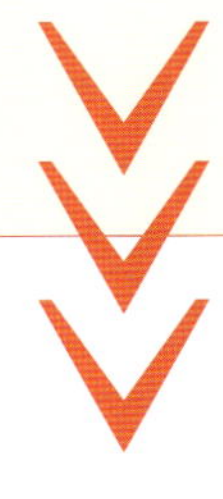

④悪性リンパ腫（MALTリンパ腫）

A.

悪性リンパ腫は、リンパ系組織に発生する悪性腫瘍の総称で、古くからHodgkinリンパ腫と非Hodgkinリンパ腫に分類されている。日本で発生するリンパ腫の95%は非Hodgkinリンパ腫で、口腔粘膜などの節外臓器にもしばしば発生することが知られている。そのなかでMALTリンパ腫は、WHO分類（2008年）によると、発生部位により、粘膜関連リンパ組織型節外性辺縁帯リンパ腫（MALTリンパ腫）、節性辺縁帯リンパ腫、脾B細胞辺縁帯リンパ腫に分類される。さらに、MALTリンパ腫は、臨床的にgastricとnon-gastricとに分類されている。これら辺縁帯リンパ腫の病因の一部には、感染症・炎症が関連していると考えられており、口腔粘膜や唾液腺に発生するMALTリンパ腫は、シェーグレン症候群との関連性が強いことが報告されている。

口腔内に発生する悪性リンパ腫は、臨床像が多様であり、診断を難しくしている要因となっている。そのなかでもMALTリンパ腫は腫瘤・腫脹のみを認めることが多いとの報告がある。画像所見から診断に至ることは少なく、診断には生検が必須である。しかし、病理組織学的にも診断がつきにくく、数回の生検を必要とする場合があり、生検を行う部位や組織量を十分に採取するなど注意を必要とする。

本症例でも、生検に先行して行ったMRI検査では、良性腫瘍もしくは反応性の変化が疑われており、生検により確定診断を得ている。

MALTリンパ腫は、低悪性度で限局しているケースが多いことから、治療は病期Iとそれ以外に分けられている。腫瘍が限局している場合、注意深い経過観察や放射線治療や外科的摘出術が選択される。外科的に切除を行った場合は、腫瘍の残存の有無が重要で、腫瘍残存がある場合は放射線治療が検討される。いずれの治療法でも90%の5年前生存率と良好な予後が報告されている。また、限局期再発の場合にも、放射線治療が選択肢の一つとなる。MALTリンパ腫は、放射線感受性が高く、35Gyまでの放射線照射で良好なコントロールが可能とされている。進行期においては、注意深い経過観察に加え、化学療法も行われる。

本症例の場合、病理組織学的診断後、血液内科での加療となった。PET-CTにて全身他部位に病変は認められず、その他の検査でも病変は限局性であり、Stage IAの診断であった。外科的な切除は希望されなかったため放射線治療として外照射36Gyが施行され、腫瘍は消失した。治療後5年経過しているが、腫瘍の再燃は認められていない。

【参考文献】

1）川俣 綾，他：口腔領域に初発症状を呈した悪性リンパ腫の臨床的検討-本邦における報告例の考察-．日本口腔腫瘍学会誌，27：119-125，2015.
2）日本血液学会（編）：第II章 リンパ腫 2．MALTリンパ腫／辺縁帯リンパ腫．造血器腫瘍診療ガイドライン2013年版，金原出版，東京，2013.

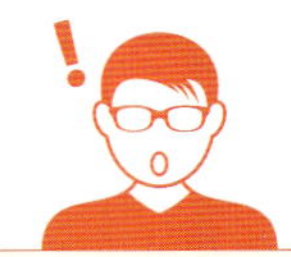

高橋喜浩
Yoshihiro TAKAHASHI
中津市立中津市民病院　歯科口腔外科
〒871-8511　大分県中津市大字下池永173番地

Q.057

下顎前歯部の歯肉腫脹

患者：50歳、女性
主訴：下顎前歯部の歯肉腫脹、圧痛
現病歴：1ヵ月前から、下顎前歯部に浮いたような感じがあったが自発痛はないため放置していた。しかし、徐々に患部の歯肉腫脹を強く自覚するようになり、触ると圧痛も認められるため、精査加療を希望して本院を受診した。
既往歴：特記事項なし
現症：2|2 根尖相当部の唇側歯肉に弾性硬の腫脹が認められ、波動、圧痛、羊皮紙様感も認められた（図1）。患部を穿刺すると、褐色の漿液性の内容物が吸引できた。歯髄診断の結果、1|1 は失活歯であったが、32|2 には生活反応が認められた。外傷の既往はない。
X線所見：下顎歯槽部を中心に、3| 近心部から |2 遠心部までの広範囲に及ぶ境界明瞭な拇指頭大のX線透過像が認められた（図2）。
病理組織所見：術前に病巣部の部分生検を行った結果、変性した重層扁平上皮と上皮下に、リンパ球などの炎症性細胞浸潤や肉芽組織、線維性組織が認められた（図3）。

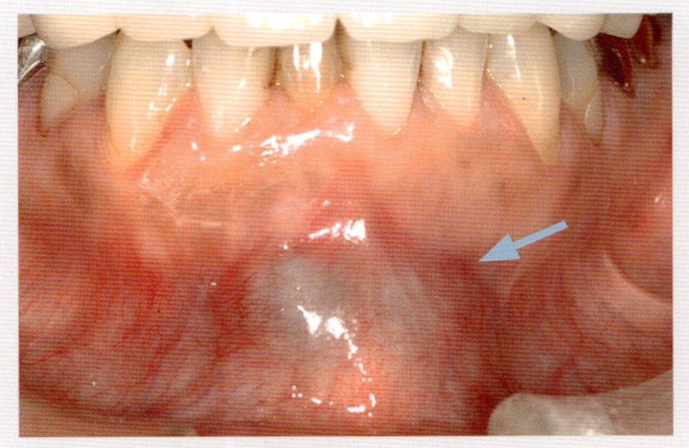
図❶　初診時の口腔内写真

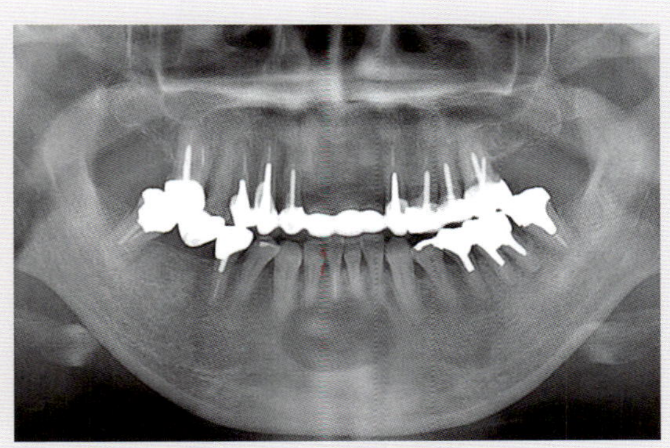
図❷　初診時のパノラマX線写真

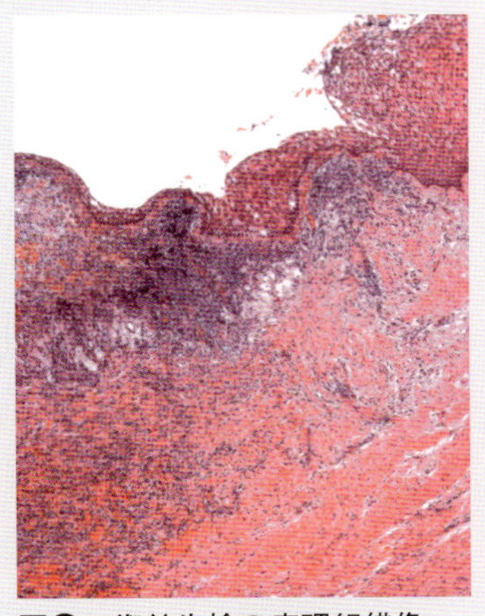
図❸　術前生検の病理組織像

最も疑われる疾患名は？

① 歯根囊胞
② 原始性囊胞
③ エナメル上皮腫

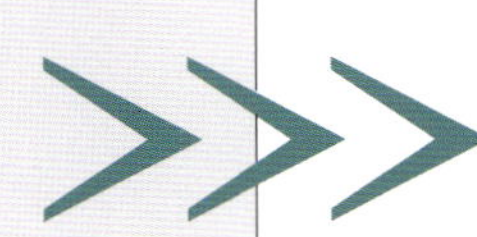

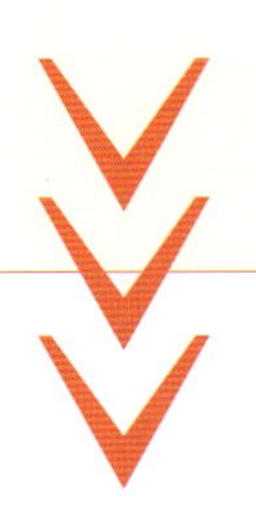

A.

① 歯根嚢胞

　歯根嚢胞は、慢性根尖性歯周炎に続発して発症する歯原性嚢胞の一種であり、そのほとんどが無症状で経過するため、局所の歯肉腫脹や感染による疼痛が出て初めて自覚されることが多い。一方、画像診断で歯根嚢胞と診断された症例のうち、約1％は歯原性腫瘍であったという報告（日本口腔検査学会雑誌．2（1），2010）があることから、病理組織検査と併せて確定診断することが重要である。以前に、筆者はこれと類似した臨床症状を示す症例を紹介したことがあり（デンタルダイヤモンド．33（16）：145-146，2008）、そのときの症例の診断名は「エナメル上皮腫」であった。

　本症例も、当初、病巣部の大きさが下顎正中部の広範囲に及んでいたため歯原性腫瘍の可能性も考えられたが、病理組織検査の結果から、1|の慢性根尖性歯周炎が進展して生じた「歯根嚢胞」と診断した。問診から、1|の根管治療を受けた時期が3年前なので、自覚症状がないまま数年で病巣が大きく進行していったものと推測された。X線写真では、3 2|2の根尖部も病巣に接しているように見えたため失活歯と思われたが、電気歯髄診断で生活反応があったため1|1のみ根管治療を行い、嚢胞摘出術を行った（**図4、5**）。嚢胞摘出後3ヵ月目で、X線写真にて新生骨が認められるようになり、同1年で骨欠損部全体が新生骨により回復している所見が認められた（**図6、7**）。

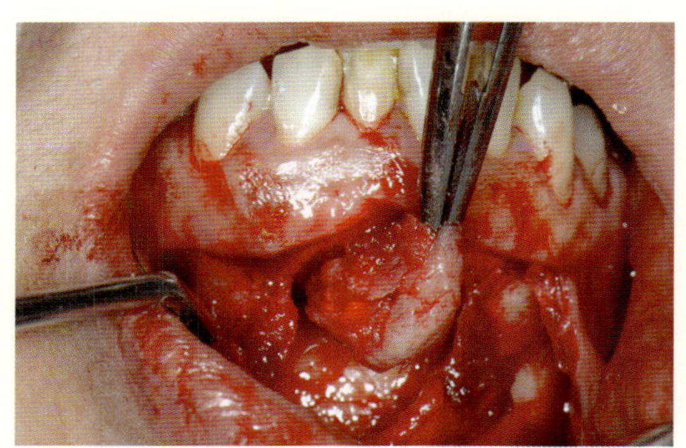

図❹　嚢胞摘出術を施行

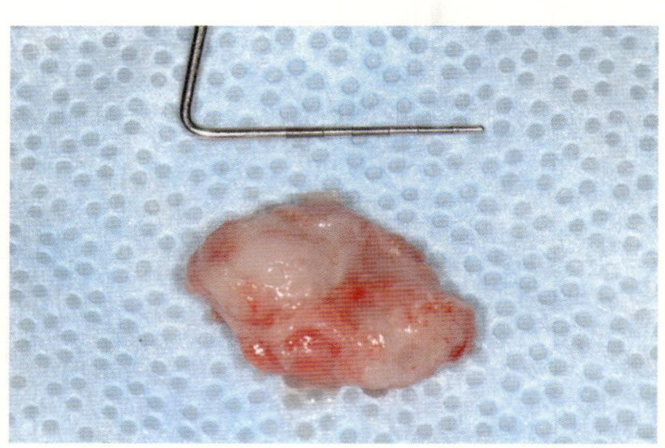

図❺　摘出した嚢胞

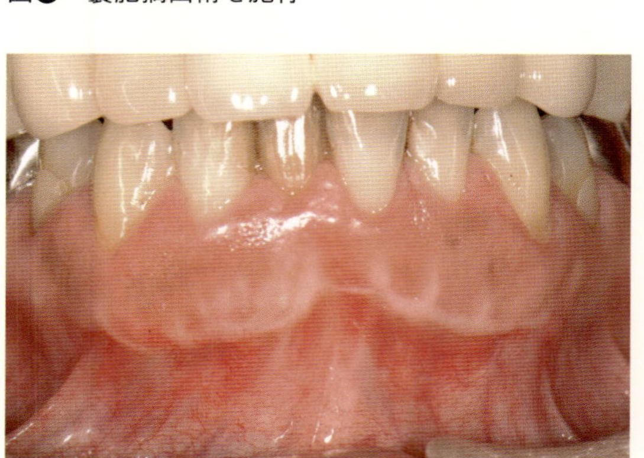

図❻　術後1年の口腔内写真

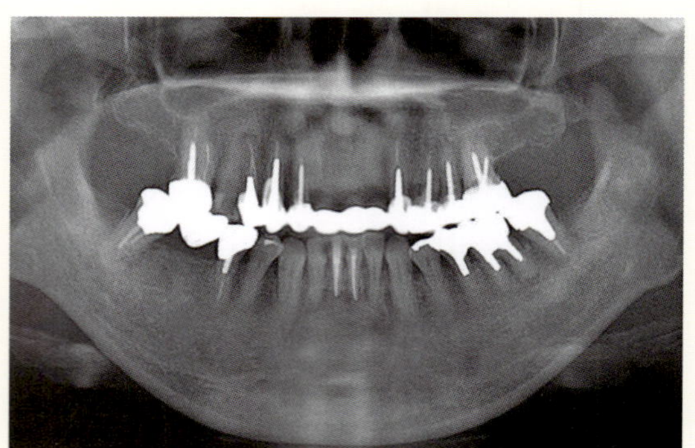

図❼　術後1年のパノラマX線写真

二宮雅美　Masami NINOMIYA
永田俊彦　Toshihiko NAGATA
徳島大学大学院医歯薬学研究部　歯周歯内治療学分野
〒770-8504　徳島県徳島市蔵本町3-18-15

Q.058

下顎骨のX線透過像

患者：17歳、男性

主訴：左側下顎前歯部のX線透過像

現病歴：20XX 年9月、近医歯科にてパノラマX線写真撮影時に、⌈1〜3 根尖部のX線透過像の指摘を受けた。6年前に下顎を強打した既往あり。3年前にも同部位にX線透過像を認めていた。今回、透過像の拡大を認めたため、紹介により当科を受診した。

既往歴・家族歴：特記事項なし

現症：

口腔外所見；顔貌左右対称、あきらかな異常を認めなかった。

口腔内所見；左下顎前歯部の歯肉腫脹（−）、自発痛（−）、圧痛（−）、波動（−）であり、被覆粘膜は正常粘膜色であった。⌈1〜3 は打診痛および動揺を認めず、電気歯髄診断では生活反応を示した。

画像所見：パノラマX線写真にて、左下顎前歯（⌈1〜3）根尖部に境界明瞭な単胞性のX線透過像を認めた（図1）。CT 画像では、同部の下顎骨内部に境界明瞭な嚢胞様病変を認めた（図2a、b）。

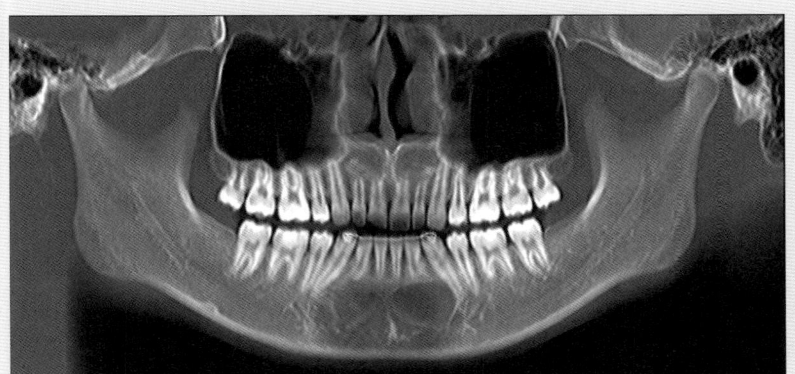

図❶　初診時のパノラマX線写真

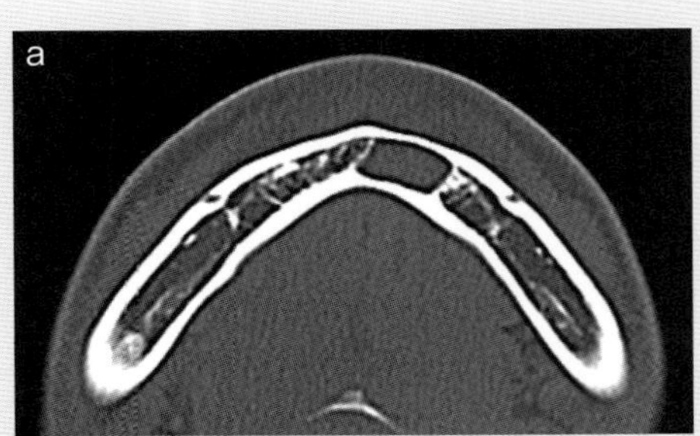

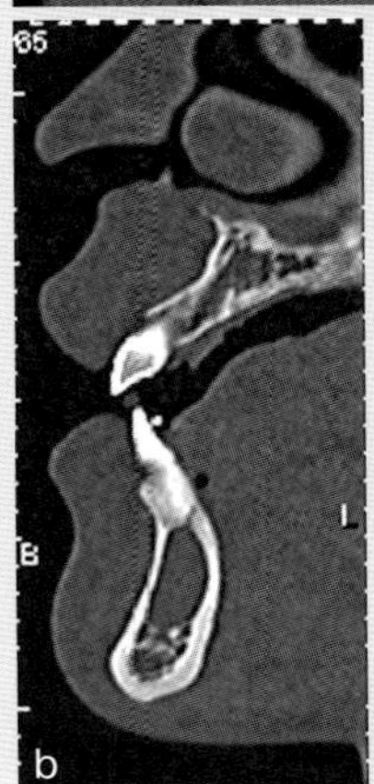

図❷ａｂ
初診時の下顎部 CT 画像

最も疑われる疾患名は？

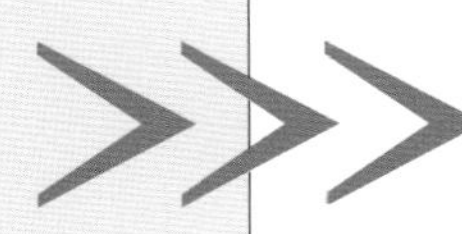

① 原始性嚢胞
② 静止性骨空洞
③ 単純性骨嚢胞
④ 脈瘤性骨嚢胞

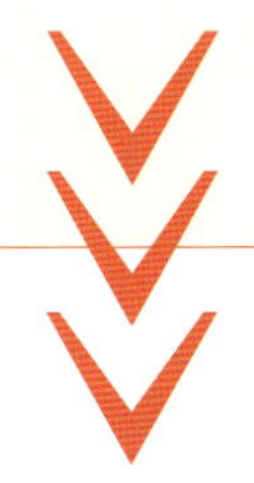

A.

③単純性骨嚢胞

単純性骨嚢胞は、外傷性骨嚢胞、出血性骨嚢胞、孤在性骨嚢胞、あるいは進行性骨嚢胞とも呼ばれる。本症と外傷との関連性については、症例の約50%に外傷または打撲など何らかの物理的刺激があったとの報告があるが、成因については現在も結論が出されていない。発生成因説として、①外傷のために骨髄内血腫ができ、凝血の器質化が障害されて液化が起こり、嚢胞様腔が生じるという説、②骨の局所的な形成発育異常によるという説、③局所の静脈血流出の完全または不完全な遮断によるという説などが挙げられる。

好発部位は下顎骨がほとんどで上顎はまれ、前歯部、骨体部、下顎角部の順にみられる。好発年齢は10〜20歳代で、男性にみられることが多い。

臨床所見は、一般的に無症状に経過することが多いが、時に局所の膨隆や痛みを伴うことがある。X線画像では本嚢胞の境界は他の顎嚢胞と比較してやや不明瞭で不鮮明な部分があるが、骨体部に発生した嚢胞様透過像は発達してしばしば歯槽中隔に入り込み、いわゆるscalloping状といわれる波形の輪郭を示す。治療法と予後は、摘出または掻爬手術後、一時閉鎖する。予後は良好で再発は少ない。

本症例の診断、治療にあたっては、外傷の既往・経過・嚢胞相当部歯牙は生活歯であったことなどから、術前診断として単純性骨嚢胞を疑った。術中所見として、嚢胞相当部の唇側皮質骨は表面平滑で一見正常骨であった。開窓にて嚢胞様の上皮形成は認めず、血腫のみで空洞化していた(**図3**)。内部を掻爬し、閉創した。術後再発や感染を認めず、経過良好である。

【参考文献】

1）宮崎 正（監），松矢篤三，白砂兼光（編）：口腔外科学 第2版．医歯薬出版，東京，2000.

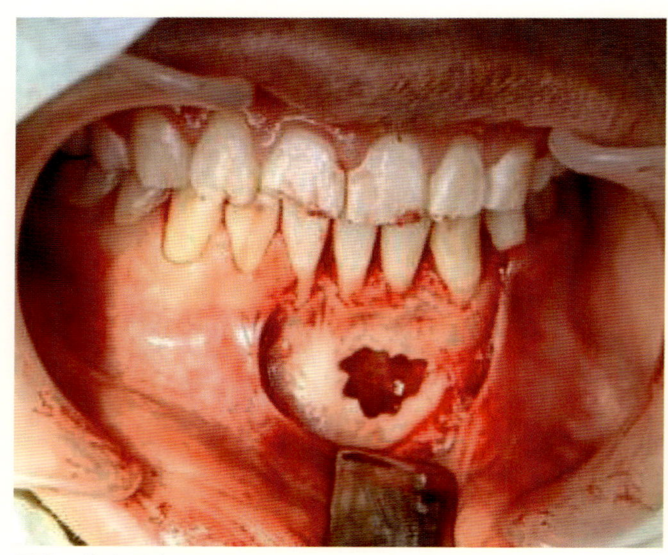

図❸　術中写真

内堀雅博 Masahiro UCHIBORI　関谷 亮 Ryo SEKIYA
東海大学医学部付属八王子病院　歯科・口腔外科
〒192-0032　東京都八王子市石川町1838

Q.059

下顎骨内の透過像

患者：15歳、男性
主訴：自覚症状は特になし
既往歴：特記事項なし
現病歴：かかりつけ歯科医院でう歯治療を受ける際のパノラマX線検査にて、右側下顎骨体部の透過像を指摘され、精査目的にて当科を紹介され受診となった。同部に自覚症状は認めなかった。
現症：**口腔外所見**；下顎周囲の腫脹や開口障害、下唇の知覚異常はなく、頸部リンパ節にも腫大等の異常は認めなかった。
口腔内所見；右側下顎歯肉に腫脹や膨隆はなく、被覆粘膜は形態、色調ともに正常であった。7〜3に動揺や打診痛を認めず、電気歯髄診で生活反応を示した。
画像所見：パノラマX線写真にて、右側下顎骨体部の7〜4根尖付近に類円形、比較的境界の明瞭な単房性のX線透過像を認めた（図1）。CT画像では、同部の下顎骨内部に嚢胞様透過像を認めたが、皮質骨の膨隆や隣接する歯根の吸収像は認められなかった（図2、3）。

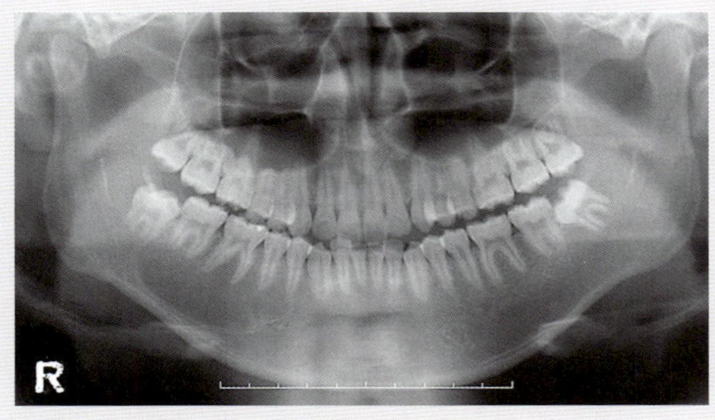

図❶　初診時のパノラマX線写真

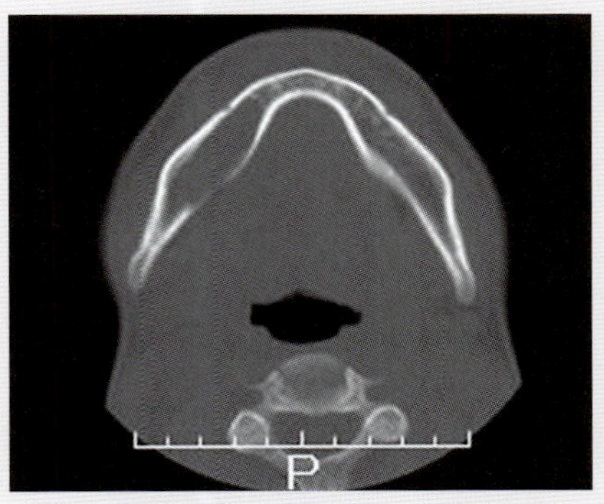

図❷　初診時のCT写真（水平断）

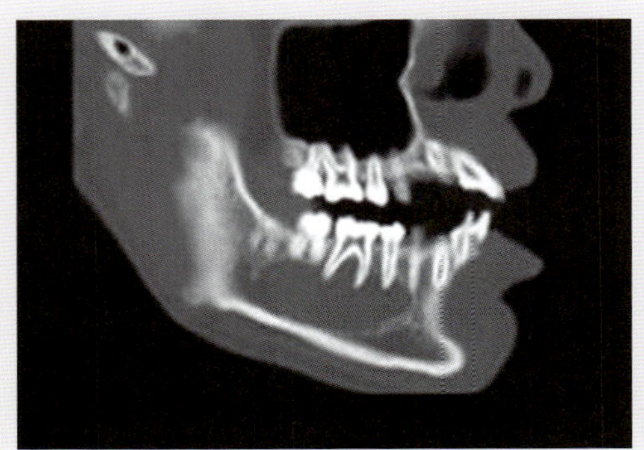
図❸　初診時のCT写真（矢状断）

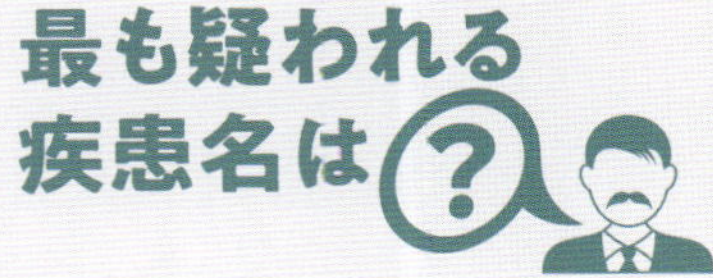

① エナメル上皮腫
② 歯根嚢胞
③ 角化嚢胞性歯原性腫瘍
④ 単純性骨嚢胞

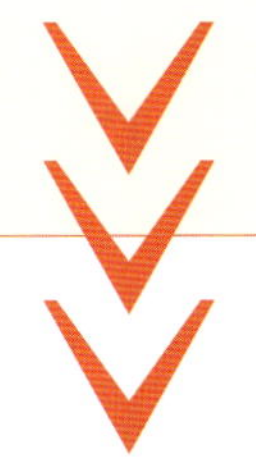

A.

④ 単純性骨嚢胞

単純性骨嚢胞（simple bone cyst）は、外傷性嚢胞、出血性骨嚢胞、孤立性骨嚢胞とも呼ばれ、骨内に生じる単胞性の嚢胞性病変である。比較的稀な疾患で、多くの場合は外傷との関連が強い。その成因については、外傷による骨髄内血腫の器質化障害とみなされている。そのため、外傷の好発部位である下顎前歯部や骨体部、下顎角部に認められることが多い。しかしながら、実際には外傷の既往を確認できない症例もしばしば経験する。

おもに若年者にみられ、自覚症状はとくに認められないことがほとんどで、X線検査で偶然発見されることが多い。X線的には、境界が比較的明瞭な透過像を示すことが多いが、辺縁のX線不透過像は裏層上皮を有する顎嚢胞のように明瞭ではない。円形から類円形を示すが、大きくなると歯槽中隔に入り込んで帆立貝状を示す。骨皮質は菲薄化しても通常骨膨隆は認められず、嚢胞に隣接する歯の転位や歯根の吸収も認められないことが多い。

組織学的には、嚢胞壁は結合織からなり非常に薄く、被膜が認められない場合もある。腔内には少量の漿液性ないし血性の液体を含むか、時には空虚である。治療法は、嚢胞壁の全摘出、あるいは嚢胞壁が認められない場合は掻爬術のみでも嚢胞腔内の骨化が起こり、再発は少ない。

本症例では自覚症状もなく、X線検査にて皮質骨の膨隆や隣接する歯根の吸収像は認められなかったこと、隣接歯すべてで生活歯髄反応が認められたことは、単純性骨嚢胞の特徴に一致した。また、問診にて幼少時に下顎への打撲を受けた既往が確認された。骨内生検を行ったところ、内部は空虚で明らかな嚢胞壁は認められなかった。内部の掻爬を行い、掻爬した組織を病理組織検査に提出したが、fibrinと骨髄組織が認められたのみであったため、臨床所見と併せて単純性骨嚢胞と診断した。

その後、パノラマX線写真にて経過観察を行ったところ、嚢胞腔内の骨化も確認され、良好な治癒を示した（図4、5）。

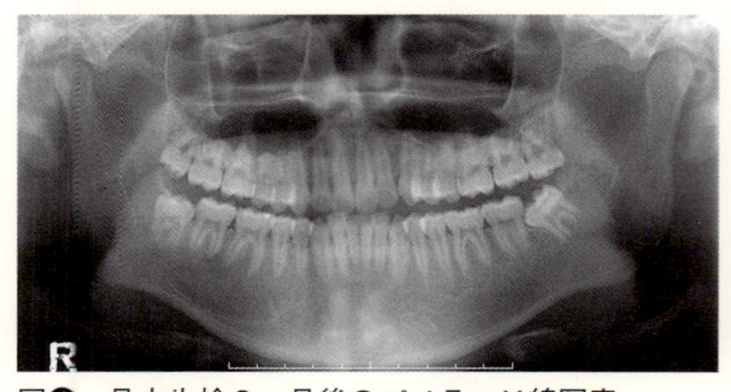

図❹　骨内生検３ヵ月後のパノラマX線写真

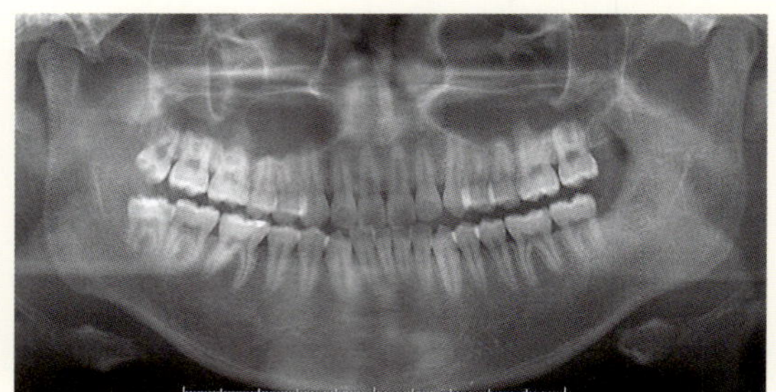

図❺　骨内生検12ヵ月後のパノラマX線写真

谷池直樹　神戸市立医療センター中央市民病院　歯科口腔外科
Naoki TANIIKE　〒650-0047　兵庫県神戸市中央区港島南町2-1-1

Q.060

右下顎全体の痛み

患者：33歳、女性

主訴：右下顎全体の痛み

現病歴：初診の5年ほど前から、右下顎から側頭部にかけての疼痛を自覚。右下顎の腫脹も出現したため、他院にて切開掻爬、抗生剤の投与や6|の抜歯等、消炎処置を継続するも、下顎の腫脹、疼痛等症状の再燃、軽減を繰り返すため、紹介により当科を受診した。

現症：体温35.8℃。顔面左右非対称で右側下顎にび漫性腫脹、発赤、圧痛および開口量1横指と開口障害を認め、右下顎全体に鈍痛の訴えがあった。右側下歯槽神経領域の知覚鈍麻は認めず。

口腔内所見では、6|から8|相当頬側歯肉にび漫性腫脹と圧痛を認めるも、表面粘膜は正常であった。

X線所見：パノラマX線写真では、右下顎骨体から下顎枝にかけて骨の変形を伴う骨硬化像と骨吸収像が混在していた（**図1**）。また、CTでは右側下顎骨体から下顎枝に至るまで皮質骨の不均一な肥厚と硬化があり、一部で吸収も認める（**図2**）。

全身既往歴：特記事項なし

血液検査所見：白血球数 9,500/μL（正常9,500/μL以下）、CRP 0.05mg/dL（正常0.2mg/dL以下）。他に特記すべき所見なし。

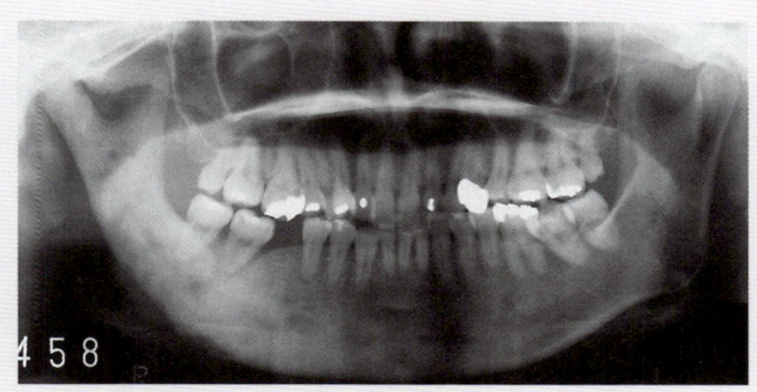

図❶　初診時のパノラマX線写真

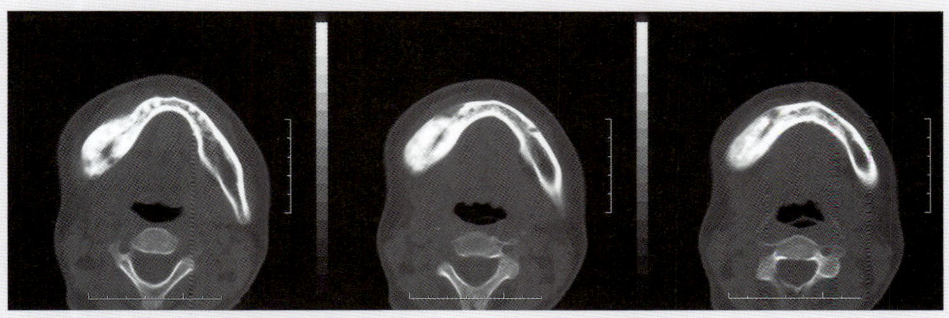

図❷　初診時のCT画像

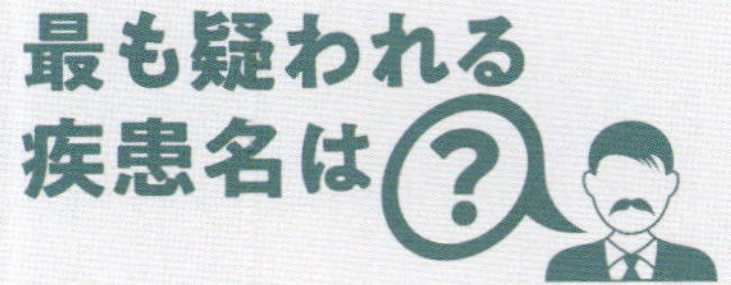

① 三叉神経痛
② 急性化膿性下顎骨骨髄炎
③ び漫性硬化性下顎骨骨髄炎
④ 下顎骨腫瘍

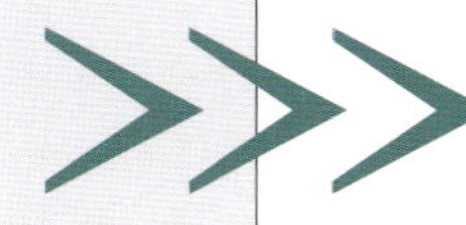

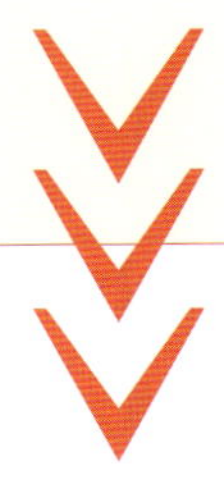

A.

③ び漫性硬化性下顎骨骨髄炎

三叉神経痛は、支配領域に一致して下顎に疼痛を生じる疾患で、咀嚼や洗顔等の接触が動機となり、電撃痛などの激しい痛みを訴える。その症状は一過性で、持続的な鈍痛や腫脹を認める本症例から除外できる。下顎骨腫瘍、とりわけ fibro-osseous lesion（線維性骨異形成症等）のX線所見は、不透過像と透過像が混在した多彩な像を示し、顎骨の変形を引き起こす疾患であるが、無痛性に進行し、徐々に骨膨隆を生じる点で、本症例の経過とは違っている。最も鑑別を要するのは、急性化膿性下顎骨骨髄炎および急性期から慢性化した骨髄炎と思われる。前者の多くは、歯性感染から発症し、原因歯周囲の腫脹、膿瘍形成や激痛、高熱、白血球数の増加、CRP 高値を認めることから、本症例とは区別できる。しかし、以前に他院で前述した治療を受けていることから、急性期から慢性期に移行した骨髄炎の可能性は依然として残る。

一方、び漫性硬化性下顎骨骨髄炎（diffuse sclerosing osteomyelitis：以下、DSO）は、再発性の下顎骨の疼痛を主症状とし、腫脹や開口障害を伴うことはあっても、膿瘍形成や排膿はみられない、慢性で、難治性の骨髄炎である。本症例では、血液検査で炎症所見を認めず、骨の変形と皮質骨の不均一な肥厚と硬化、一部で吸収も認めるなどの特徴的X線所見から DSO を疑ったが、確定診断は病変部の細菌検査で菌の発育を認めず、炎症細胞浸潤がごく軽度であり、手術や抗菌薬の効果がほとんどなかったことから総合的に行った。

DSO の原因は不明で、治療は外科的治療、高圧酸素療法や抗菌薬の長期投与などが行われるが、難治性であることが多い。一方、悪性腫瘍の骨転移等に投与するビスフォスフォネート（以下、BP）を DSO に対して使用し、効果をあげたことが近年報告されている。BP は、骨に集積して骨融解に伴う疼痛を抑制するといわれている。DSO も骨融解を伴う疾患であることから、外科療法が奏効しなかった時点で、第二世代の BP であるパミドロネート 30㎎を経静脈投与したところ、投与翌日より下顎の疼痛、開口障害は徐々に軽減した。

投与後6ヵ月では下顎骨は均一な像を示しており（**図3**）、投与後4年では硬化像もなくなり、正常に近い骨梁構造が認められる（**図4**）。投与後症状の再燃はなく、現在まで経過している。本症例では1回の投与で症状がほぼ改善し、再燃を認めなかったが、他の DSO 症例では複数回の投与が必要な場合もある。BP 関連顎骨壊死発症の可能性も含め、長期にわたる経過観察が必要である。

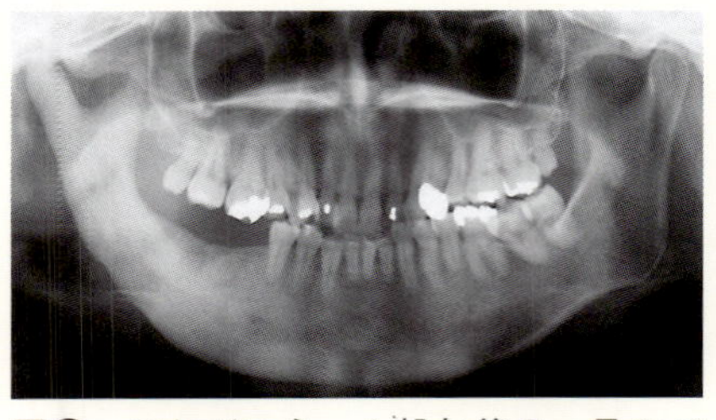

図❸　パミドロネート投与後6ヵ月のパノラマX線写真

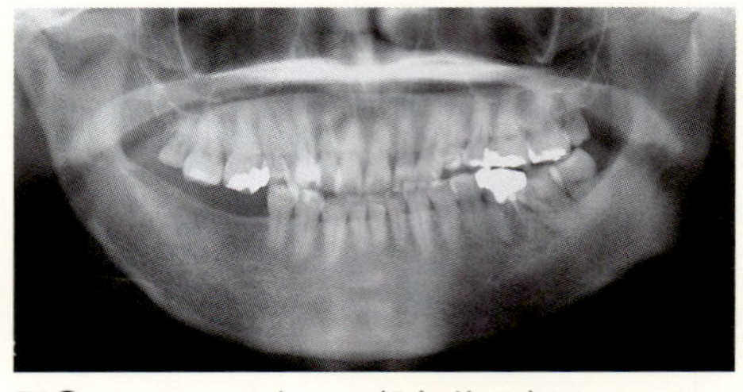

図❹　パミドロネート投与後4年のパノラマX線写真

藤田善教 Yoshinori FUJITA　菅田辰海 Tatsumi SUGATA
広島赤十字・原爆病院　歯科口腔外科
〒730-8619　広島県広島市中区千田町1-9-6

Q.061

若年者における歯肉の腫脹

患者：16歳、女性
主訴：下顎歯肉の腫脹
現病歴：1年前より4|の頬側歯肉に腫脹を認めていたが、1ヵ月前より増大傾向を示すようになり近歯科医院を受診し、紹介にて当科受診となった。
既往歴・家族歴：特記事項なし
現症：右側頬部に腫脹を認めた。自発痛と圧痛はなく、右側オトガイ部の知覚異常も認めなかった。口腔内では、2|〜6|の範囲で頬側歯肉から歯肉頬移行部にかけて骨膨隆がみられた。4|は未萌出であり、隣在歯にあたる3|と5|に動揺がみられた。
画像所見：パノラマX線写真で、埋伏した4|の歯冠を囲むように類円形のX線透過像がみられた（図1）。CT画像では、下顎骨の頬側ならびに舌側への膨隆と皮質骨の菲薄化が認められた（図2）。

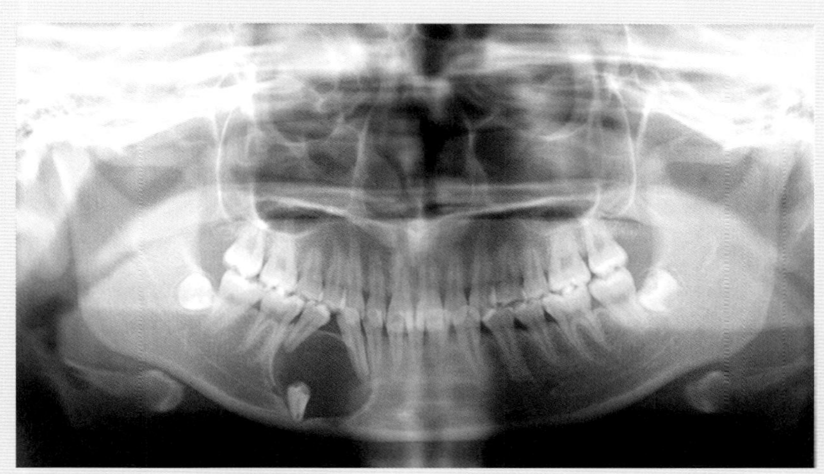

図❶　初診時のパノラマX線写真

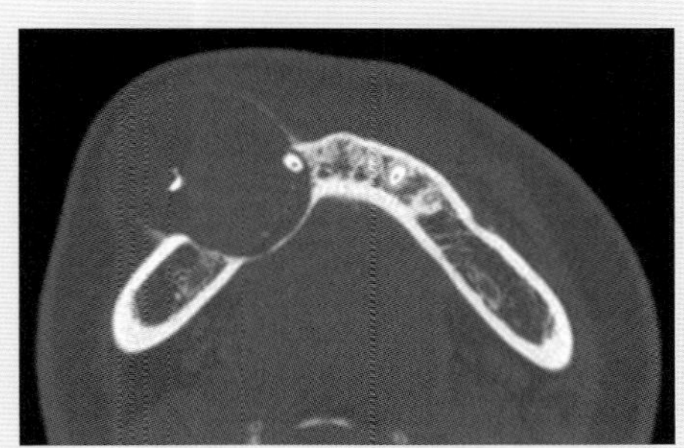

図❷　初診時の CT 画像

最も疑われる疾患名は？

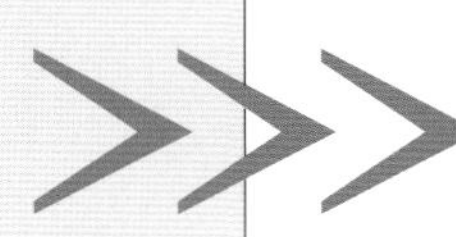

① 含歯性嚢胞
② エナメル上皮腫
③ 腺腫様歯原性腫瘍
④ 石灰化嚢胞性歯原性腫瘍

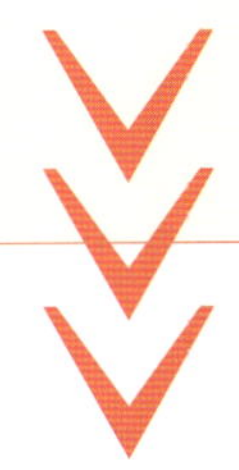

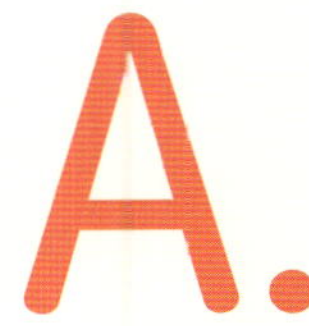

③ 腺腫様歯原性腫瘍

診断と経過：骨膨隆部から穿刺すると、透明で黄色を帯びた内容液を吸引した。内容液の細胞診でも腫瘍性細胞は認めなかった。含歯性嚢胞との臨床診断のもと、嚢胞の開窓を行うこととした。部分的に嚢胞壁を切除して埋伏歯を明示したところ、埋伏歯は浮遊した状態であり、抜去した。嚢胞腔内には肉芽様組織はなく、嚢胞壁を採取して病理組織検査を行った。上皮細胞と結合組織よりなる検体で、含歯性嚢胞の病理組織診断であった。

術後、嚢胞腔は次第に縮小し、隣在歯の動揺も認められなくなり、骨膨隆も減少した。初診より2年経過した時点で、病変周囲からの骨形成はみられたが、開窓部に充実性の軟組織が充満し、CT 撮影で内部に粟粒状の不透過物を認めた（**図3**）。そこで、骨欠損部に充満する組織を全摘出し、病理組織検査を行ったところ、病理組織診断は腺腫様歯原性腫瘍であった（**図4**）。術後1年経過しているが、再発の兆候はない。

考察：腺腫様歯原性腫瘍は腺様歯原性腫瘍とも呼ばれるもので、10歳代の女性の上顎前歯部に好発するとされる。しばしば埋伏歯を伴い含歯性嚢胞のX線像を呈するが、骨透過巣内に不透過像を含む。組織像では腺管様構造、嚢胞様構造、充実性胞巣などからなっている。

本症例では、歯冠を囲む嚢胞様のX線透過像がみられ、内容液を吸引したことからも、まず含歯性嚢胞を疑った。細胞診、開窓時の所見、病理組織検査からも腫瘍性病変は否定されたため、含歯性嚢胞の診断は適切であったと思われる。腫瘍としては、他に単胞性のエナメル上皮種、石灰化嚢胞性歯原性腫瘍、石灰化上皮性歯原性腫瘍（Pindborg 腫瘍）などを念頭におくべきである。

2年間にわたる予後観察で骨欠損部の骨形成が進行しなくなり、CT 画像でも石灰化を伴った充実性腫瘍が出現し、摘出物の病理組織検査で腺腫様歯原性腫瘍と診断されることとなった。嚢胞壁から腫瘍が発生することも知られているため、含歯性嚢胞から腺腫様歯原性腫瘍が発生した可能性、あるいは初診時から腫瘍が存在していた可能性が考えられる。

若年者で骨吸収が著しい嚢胞性病変の治療にあたっては、減圧による骨形成、歯の保存を図るため開窓療法を行うことがあるが、その際、定期的な予後観察の重要性を示す症例といえる。

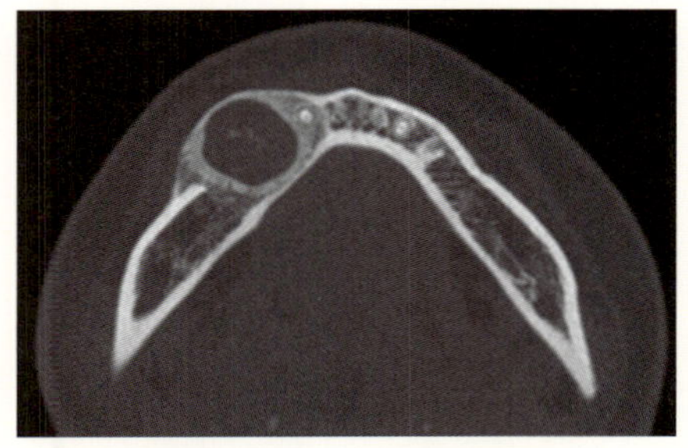

図❸　開窓２年後の CT 画像

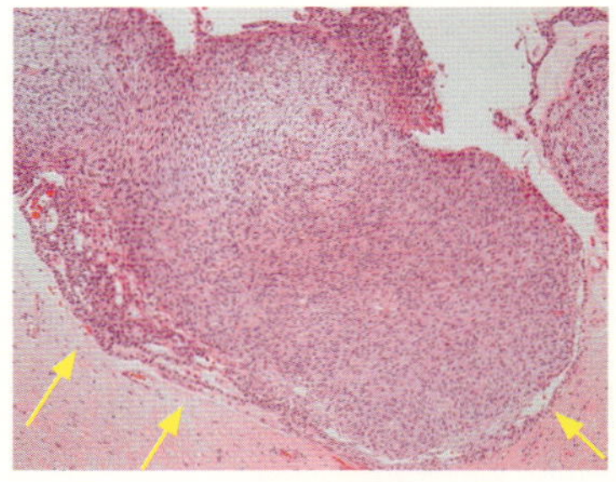

図❹　開窓２年後に摘出された病変（矢印）の病理組織像

由良義明 Yoshiaki YURA　松本章子 Akiko MATSUMOTO
大阪大学大学院歯学研究科
〒565-0871 大阪府吹田市山田丘1-8

Q.062 上顎臼歯部の骨露出

患者：72歳、女性

初診：2013年6月6日

主訴：7|抜歯窩の骨露出と疼痛

家族歴：特記事項なし

既往歴：42歳時に甲状腺良性腫瘍にて左甲状腺摘出。59歳時に甲状腺がんの仙骨転移。甲状腺全摘出。放射線治療開始。68歳時の6月よりゾレドロネート4㎎/4週経静脈投与開始。71歳時に胃がんにて胃半切除。72歳（初診より約1年前）時より腎機能低下。ファルコニ症候群*と診断され、ゾレドロネートからデノスマブに薬剤を変更し、120㎎/4週で皮下注射開始。

現病歴：当科初診より2ヵ月前に右側上顎部の歯痛にて近歯科医院を受診し、7|残根を抜歯。その後、抜歯窩の疼痛が継続していたが、約1ヵ月を経過しても抜歯窩が閉鎖せず、顎骨の露出を認めたため（**図1**）に当科を紹介された。

臨床検査所見：白血球数とCRPの軽度上昇がみられたが、他に異常所見はなかった。

画像所見：初診時のパノラマX線写真で、同部の顎骨の異常は明確ではなかった。CT画像でも骨の異常所見はみられなかったが、右側の上顎洞炎が認められた。

＊：稀な腎近位尿細管の機能障害で、ブドウ糖、重炭酸塩、リン酸塩、尿酸、カリウム、ナトリウム、一部のアミノ酸などが尿中に過剰に排出される症候群

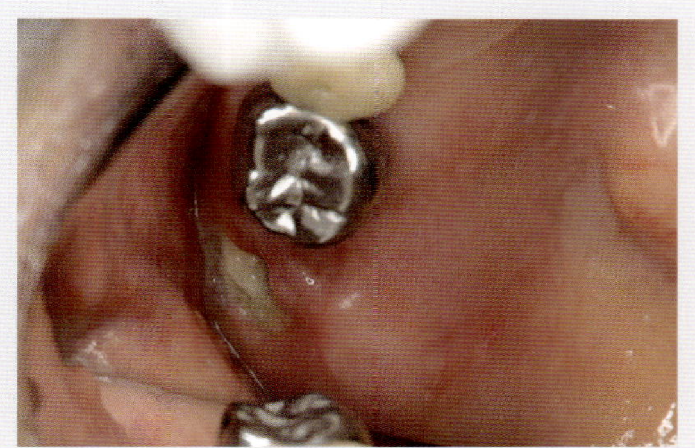

図❶　初診時にみられた抜歯窩の骨露出（鏡面像）

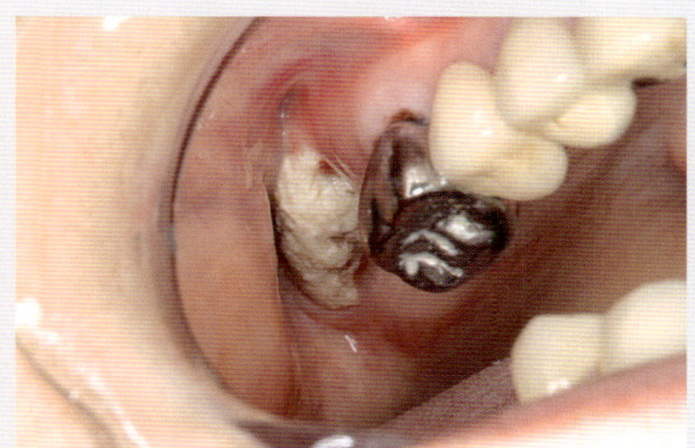

図❷　初診より3ヵ月が経過し、顎骨の露出が拡大している

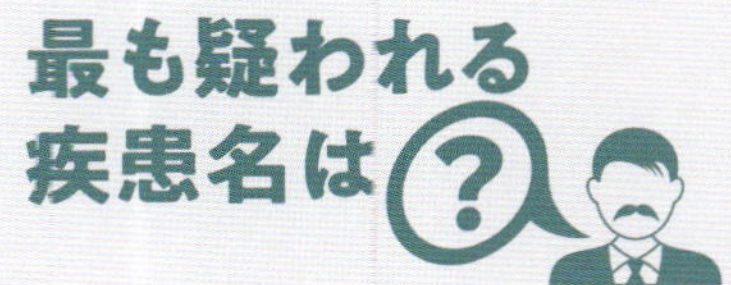

① 上顎洞炎に関連した上顎骨骨髄炎

② 顎骨あるいは歯肉原発の悪性腫瘍

③ 甲状腺がん顎骨転移

④ 薬剤関連性顎骨壊死

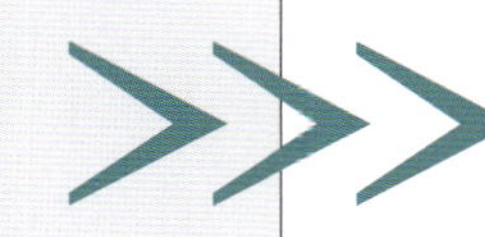

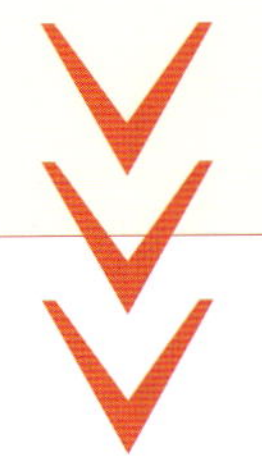

④ 薬剤関連性顎骨壊死

A.

顎骨は歯が存在することや被覆する粘膜が菲薄なことなどから、全身の骨組織のなかでも細菌性の感染や壊死を起こしやすい硬組織であると考えられている。とくに2003年にMarx[1)]がビスフォスフォネート製剤によって誘発された顎骨壊死（bisphosphonate induced osteonecrosis of the jaw：BRONJ）を報告して以来、BRONJは歯科界でも広く問題視されるようになった。報告から10年以上が経過して、BRONJは歯科医師のみならず投薬を行っている医師にもかなり周知されてきているが、さらに、2010年にはAghalooら[2)]により初めて、ビスフォスフォネートに代わる骨吸収抑制剤であるデノスマブに起因した顎骨壊死が報告されている。

デノスマブはヒトモノクローナル抗体製剤で、破骨細胞の分化促進因子であるNF-κB活性化受容体リガンド（Receptor activator for nuclear factor-κB ligand：RANKL）に特異的に結合して、その作用を阻害する。この薬剤は、わが国でも2012年4月にランマーク®（第一三共）という商品名で悪性腫瘍の骨転移等に関して使用が開始された。その後、このデノスマブは骨粗鬆症の適応症も追加され、ランマーク®発売の1年後、2013年5月に商品名プラリア®（第一三共）として認可されている。悪性腫瘍に使用されるランマーク®は、4週間に1回、120㎎が投与され、骨粗鬆症に対するプラリア®は6ヵ月に1回、その半量の60㎎が投与される。

デノスマブの第Ⅲ相臨床試験では、ランマーク®の顎骨壊死発症率は2,841例中52例（1.8%）、プラリア®のそれは881例中1例（0.1%）であったとされているが、デノスマブは、経静脈投与のビスフォスフォネートと異なり皮下注射で使用されるため、患者にとってはより楽な治療法である。また、最新の分子標的治療ということもあり、確実にデノスマブの使用は増加しているように思われる。とくに悪性腫瘍に対する使用は、注射用ビスフォスフォネート製剤であるゾレドロネート（ゾメタ®；ノバルティス ファーマ）からデノスマブ（ランマーク®）へ移行する可能性は高く、今後、歯科においても十分に注意が必要な薬剤となることはあきらかである。

本症例の女性は3年間にわたりゾメタ®を投与された後、5ヵ月間の休薬ののちに、ランマーク®による治療が開始されている。その治療中に開業歯科で抜歯を受け、抜歯窩の治癒不全と周囲骨の露出のために紹介されたものである。本症例では、以前投薬されていたゾメタ®の影響ももちろん考えられ、双方の薬剤によって誘発された、いわゆる薬剤関連性顎骨壊死（Medication-related osteonecrosis of the jaw）と考えるのが妥当と思われる。

【参考文献】

1）Marx,R.E.: Pamidoronate (Aredia) and zoledronate (Zometa) induced avascular necrosis of the jaws: A growing epidemic. J Oral Maxillofac Surg 61:1115-1118, 2003.

2）Aghaloo,T.L., et al.: Osteonecrosis of the Jaw in a patient on Denosumab. J Oral Maxillafac Surg 68:959-963, 2010.

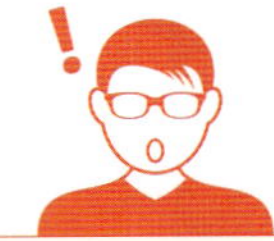

髙橋喜久雄　独立行政法人地域医療機能推進機構　船橋中央病院　歯科口腔外科
Kikuo TAKAHASHI　〒273-8556　千葉県船橋市海神 6-13-10

Q.063

抜歯後治癒不全

患者：56歳、女性

主訴：上顎右側臼歯部の違和感

既往歴：骨粗鬆症、腰痛症、高脂血症、糖尿病があり、アルファカルシドール（ワンアルファ®）、アレンドロン酸ナトリウム水和物（フォサマック®）、プラバスタチンナトリウム（メバロチン®）、メトホルミン塩酸塩（グリコラン®）を内服加療中である。アルファカルシドール（ワンアルファ®：活性型ビタミン D_3製剤）、アレンドロン酸ナトリウム水和物（フォサマック®）は4年前より服用していた。

現病歴：1年前に上顎右側第一大臼歯、第二小臼歯を抜歯、6ヵ月前に上顎右側第一小臼歯を抜歯、1ヵ月前に上顎右側第二大臼歯を抜歯。1年前の抜歯後より創部治癒不全、鈍痛、排膿をきたしており1年以上もセフカペン ピボキシル塩酸塩ナトリウム（フロモックス®）を服用していたが症状が軽減しないため、当科を紹介され受診した。

現症：右側頬部にび慢性の腫脹を認め、鼻閉を認めた。口腔内は上顎右側第二大臼歯から上顎右側第一小臼歯相当部の頬側歯肉に発赤を伴うび慢性の腫脹を認めた。部分的に歯肉が陥没し、同部の瘻孔より排膿を認めた（図1）。

画像所見：パノラマX線写真、上顎右側臼歯部に皮質骨の粗造化および抜歯部相当部の虫食い状所見が認められた。また、右側上顎洞は左側に比べて透過性が低下していた（図2）。

CT写真、上顎右側犬歯部から臼後部にかけて骨破壊像や内部に比較的大きな腐骨様所見を認めた。また、右側上顎洞内の粘膜の肥厚を認めた（図3）。

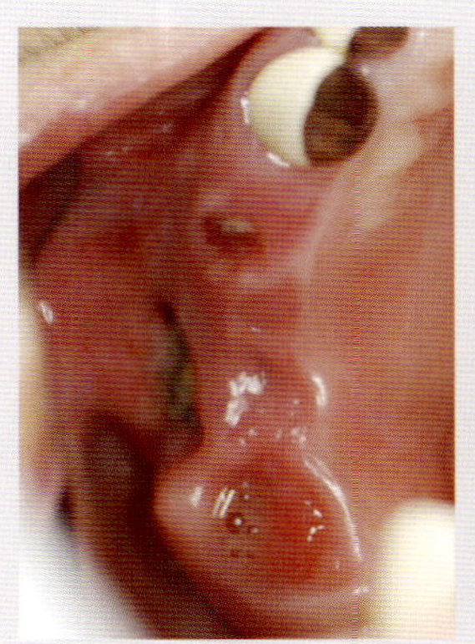

図❶　初診時の口腔内

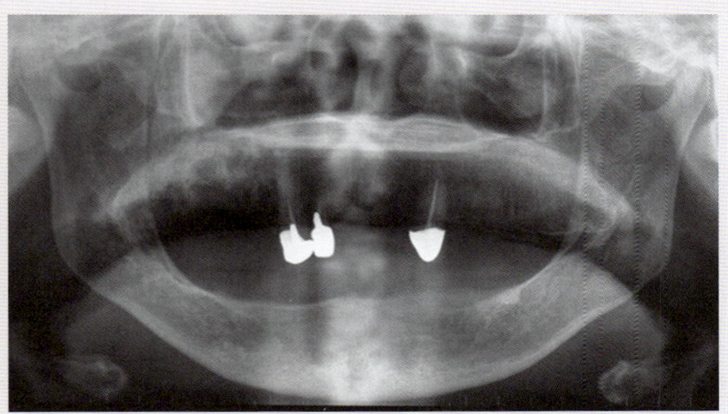

図❷　初診時のパノラマX線写真

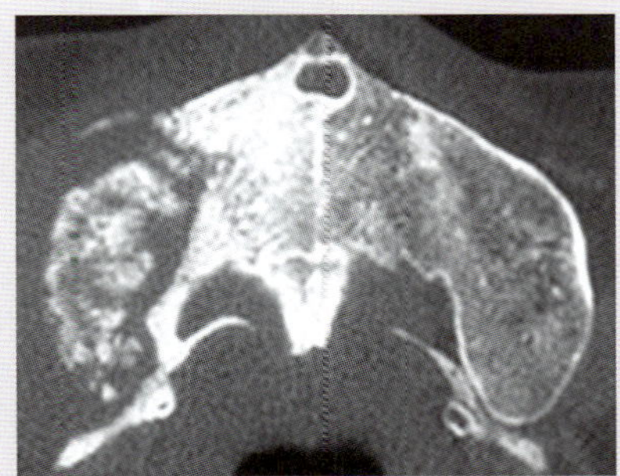

図❸　初診時のCT写真

最も疑われる疾患名は？

① 骨吸収抑制薬関連顎骨壊死（顎骨骨髄炎）
② ドライソケット
③ 良性腫瘍
④ 歯肉癌

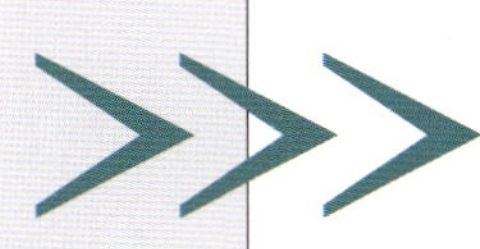

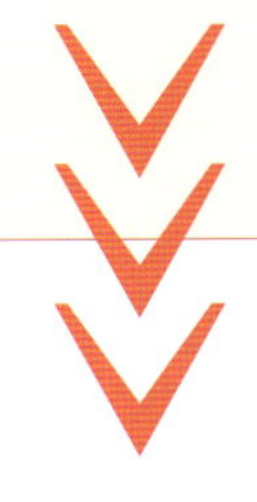

A.

①骨吸収抑制薬関連顎骨壊死（顎骨骨髄炎）

本症例は、初診時の口腔内写真が示すように、抜歯された部位の歯肉発赤、腫脹を認めることから慢性の炎症症状と考えられる。症状を発現したのが、1年前に抜歯された後から排膿を認め継続していることと、腫瘍を疑う歯肉腫脹を認めないことからドライソケット、良性腫瘍および歯肉癌などの悪性腫瘍は否定される。また、排膿を認めており、CT写真では腐骨が分離した所見を認めていることと、アレンドロン酸ナトリウム水和物（フォサマック®）を4年前より服用していることから骨吸収抑制薬関連顎骨壊死（Anti-resorptive agents-related osteonecrosis of the jaw：ARONJ）と診断した。

ARONJの診断基準は、①ビスフォスフォネート製剤（BP）またはデノスマブによる治療歴がある。②顎骨への放射線照射歴がない。また、骨病変が顎骨へのがん転移ではないことが確認できる。③医療従事者が指摘してから8週以上持続して、口腔・顎・顔面領域に骨露出を認める。または口腔内、あるいは口腔外の瘻孔から触知できる骨を8週以上認める。ただし、ステージ0に対してはこの基準は適用されない。この診断基準とステージ分類および対処法（**表1**）は顎骨壊死検討委員会が提言している[1]。4年以上の経口BP服用あるいはONJ（osteonecrosis of the jaw）のリスク因子を有する骨粗鬆症患者に抜歯などを行う場合には、骨折リスクを含めた全身状態が許容すれば2ヵ月前後の経口BP服用の休薬について主治医と協議、検討することを提唱している。また、BP投与再開は術後2ヵ月前後を提唱している[1]。しかし、BP休薬により顎骨壊死が予防できるというエビデンスは得られていない。

BPの治療前、最中、後にかかわらず患者に口腔管理の重要性を教育、認識させ、歯科医師による口腔管理を徹底させる必要がある。

【参考文献】

1）米田俊之，荻野 浩，他：骨吸収抑制薬関連顎骨壊死の病態と管理：顎骨壊死検討委員会ポジションペーパー 2016.

2）Fedele S, Porter SR, D'Aiuto F, et al.：Nonexposed Variant of Bisphosphonate-associated osteonecrosis of the jaw：a case series. Am J Med. 123：1060-1064, 2010.

表❶　ARONJのステージ分類および対処法

	ARONJの病期	治療方針
ステージ0	臨床症状：骨露出／骨壊死なし、深い歯周ポケット、歯牙動揺、口腔粘膜潰瘍、腫脹、膿瘍形成、開口障害、下唇の感覚鈍麻または麻痺（Vincent症状）、歯原性では説明できない痛み 画像所見：歯槽骨硬化、歯槽硬線の肥厚と硬化、抜歯窩の残存	抗菌性洗口剤の使用、瘻孔や歯周ポケットに対する洗浄、局所的抗菌薬の塗布・注入
ステージ1	臨床症状：無症状で感染を伴わない骨露出や骨壊死またはプローブで骨を触知できる瘻孔を認める 画像所見：歯槽骨硬化、歯槽硬線の肥厚と硬化、抜歯窩の残存	
ステージ2	臨床症状：感染を伴う骨露出、骨壊死やプローブで骨を触知できる瘻孔を認める。骨露出部に疼痛、発赤を伴い、排膿がある場合と、ない場合がある 画像所見：歯槽骨から顎骨に及ぶび慢性骨硬化／骨溶解の混合像、下顎管の肥厚、骨膜反応、上顎洞炎、腐骨形成	抗菌性洗口剤と抗菌薬の併用、難治例：複数の抗菌薬併用療法、長期抗菌薬療法、連続静注抗菌薬療法、腐骨除去、壊死骨掻爬、顎骨切除
ステージ3	臨床症状：疼痛、感染または1つ以上の下記の症状を伴う骨露出、骨壊死またはプローブで骨を触知できる瘻孔。歯槽骨を超えた骨露出、骨壊死（たとえば、下顎では下顎下縁や下顎枝にいたる。上顎では上顎洞、頬骨にいたる）。その結果、病的骨折や口腔外瘻孔、鼻・上顎洞口腔瘻孔形成や下顎下縁や上顎洞までの進展性骨溶解 画像所見：周囲骨（頬骨、口蓋骨）への骨硬化／骨溶解進展、下顎骨の病的骨折、上顎洞底への骨溶解進展 注：ステージ0のうち半分はONJに進展しないとの報告があり[2]、過剰診断とならないよう留意する	腐骨除去、壊死骨掻爬、感染源となる骨露出／壊死骨内の歯の抜歯、栄養補助剤や点滴による栄養維持、壊死骨が広範囲に及ぶ場合、顎骨の辺縁切除や区域切除 注：病気に関係なく、分離した腐骨片は非病変部の骨を露出させることなく除去する。露出壊死骨内の症状のある歯は、抜歯しても壊死過程が増悪することはないと思われるので抜歯を検討する

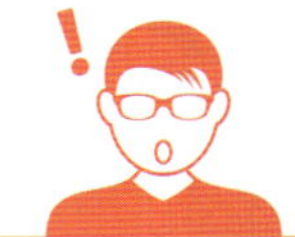

佐野寿哉　Toshiya SANO
大石建三　Kenzo OISHI
大阪市立総合医療センター　口腔外科
〒564-0031　大阪市都島区都島本通2丁目13番22号

Q.064

下顎の腫瘍状病変

患者：3歳、女児
主訴：左頬部の腫脹と疼痛
現病歴：2014年8月初旬より左頬部の腫脹と開口障害を認め、近医を受診。抗菌薬の処方を受けて症状は一時的に改善するも、同月中旬に再発したため、某病院歯科口腔外科を受診。CT 画像において左下顎骨に骨欠損が認められた。精査・加療を目的に、同月下旬、当科を紹介され、初診となった。
既往歴：喘息性気管支炎
家族歴：母；気管支喘息、妹；卵アレルギー。
現症：初診時、顔色は良好。左頬部から下顎にかけて、熱感と圧痛を伴った腫脹が認められた（図1）。開口障害を呈し、自力開口量は約10㎜で、知覚鈍麻については識別不能な状態であった。

臨床検査所見：血液検査において白血球数9,500/μL、血小板数34.0×10⁴/μL と高値、クレアチニンは0.32㎎/dL とやや低値であった以外、CRP をはじめ可溶性 IL-2レセプターなど、すべて正常範囲内であった。
画像所見：CT 画像では、左下顎枝部に比較的境界明瞭な骨破壊像を認め、外方へ突出するような腫瘤形成の所見がみられた（図2a）。造影 MR 画像においても、左下顎枝相当部に位置し、周囲軟組織を圧排する境界明瞭な腫瘤様病変を認めた（図2b）。さらに、PET-CT 画像でも、同病変に一致して FDG の有意な集積を認めた（図2c）。いずれの画像検査においてもその他の部位に病変を疑う所見は認められず、左側下顎枝部を中心とした病変と考えられた。

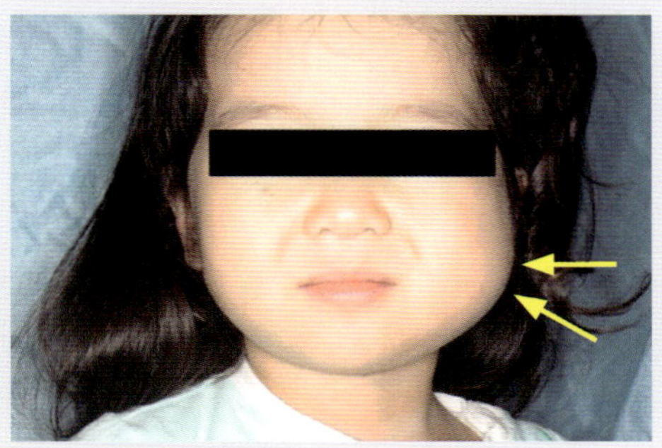

図❶　初診時の顔貌写真

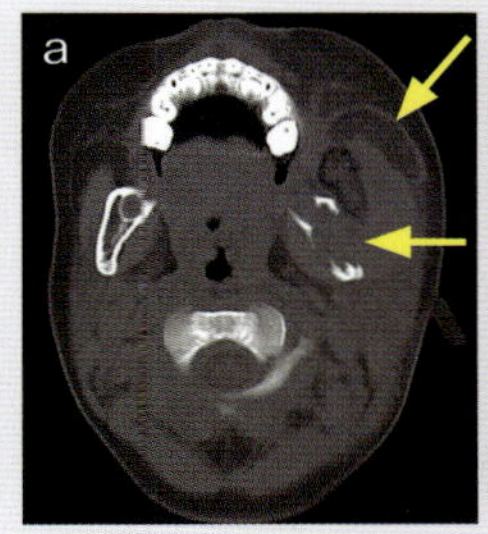

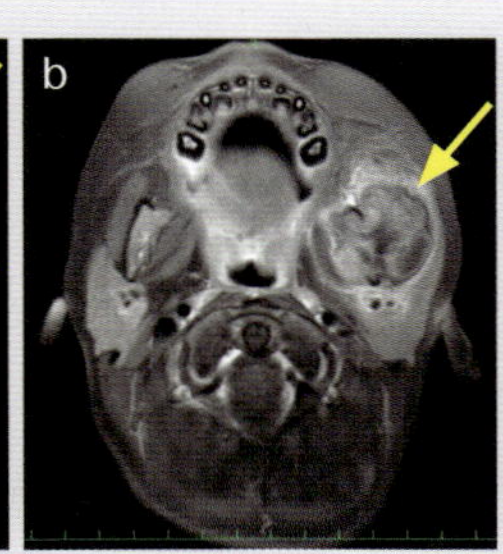

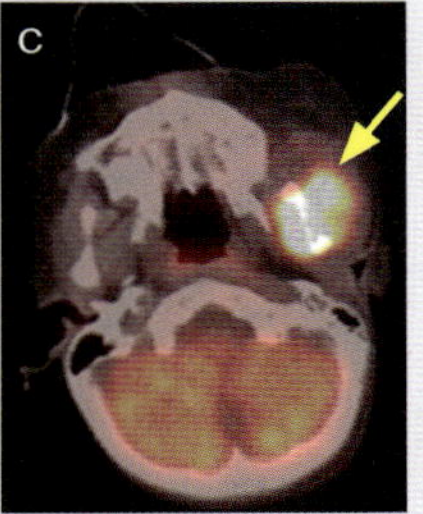

図❷　各画像所見。a：CT 画像、b：MR 画像（T1強調）、c：PET-CT 画像

最も疑われる疾患名は？

① 下顎骨骨髄炎
② 脈瘤性骨囊胞
③ ランゲルハンス細胞組織球症
④ 悪性リンパ腫

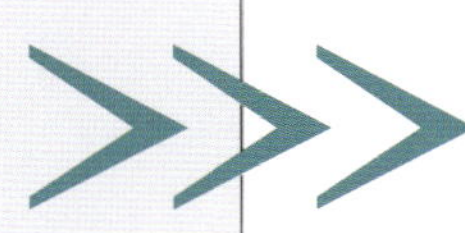

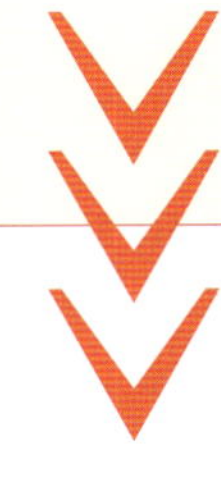

③ランゲルハンス細胞組織球症

A.

ランゲルハンス細胞組織球症（Langerhans cell histiocytosis：LCH）は、抗原提示細胞であるランゲルハンス細胞が、骨や皮膚、肝臓、脾臓、肺などさまざまな臓器で増殖、浸潤する稀少な疾患である。従来は組織球由来の腫瘍とみなされて histiocytosis X と呼ばれ、臨床的には Letterer-Siwe 病、Hand-Schuller-Christian 病、好酸球肉芽腫症の3型に分類されていた。これらはいずれもランゲルハンス細胞の増殖を特徴としていることがあきらかとなり、現在では LCH と一般的に呼称されている。

LCH はわが国では年間40～70人に発症し、そのうち口腔領域の LCH は全体の10%程度で、約半数が下顎骨に発生するとされている。下顎骨における発生部位は歯槽骨や下顎骨体部に多く、本症例のような下顎枝部での発生は比較的稀とされている。口腔領域での LCH の症状に特異的なものはなく、症状からの診断は困難であり、本症例も同様であった。

LCH の病型は、病変数と発症臓器数によって単一臓器単病変型（SS 型）、単一臓器多病変型（SM 型）、多臓器多病変型（MM 型）の3種類に分類されるが、本症例は各種画像の検索結果と、次に示される病理組織学的診断結果から、SS 型の LCH と診断された。病理組織学的所見として、H-E 染色では線維組織中に単核の組織球様細胞の増殖がみられ、核には特徴的なコーヒー豆様と呼ばれる核溝が認められた（図3a）。抗 S-100蛋白抗体による免疫染色では、増殖する組織球様細胞が陽性であった（図3b）。

LCH の治療は、発症部位や病型により治療法が選択され、骨病変の SS 型 LCH の場合は、外科的掻爬や多剤併用化学療法、ステロイドの局所投与、放射線療法などが経験的に実施されており、標準的治療法として十分コンセンサスの得られているものはない。さらには自然緩解する例もみられるため、経過観察に留めることの有効性も示唆される。本症例においては、初診時の症状や治療による予後・発育への影響を考慮して、多剤併用化学療法が選択された。

LCH の再発率は、発症部位や病変数の増加に伴い、上昇を認めるとする報告が多い。下顎骨原発症例の再発率は10%以下ともいわれ、本症例は再発率の低い病態であるとは考えられる。一方、その経過で病型が変化することも知られており、SS 型が SM 型、MM 型に増悪した症例の報告もあることから、本症例も慎重な経過観察が必要である。

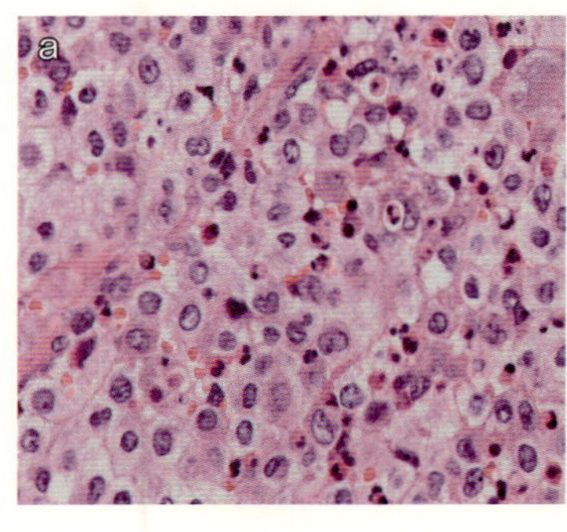

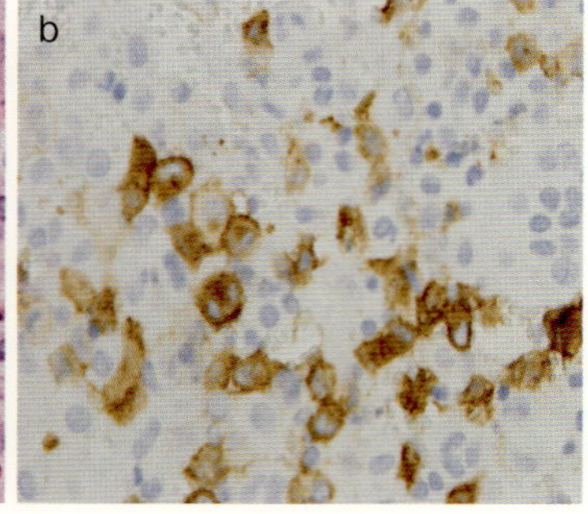

図❸　病理組織像。a：H-E 染色（×400）、b：S-100蛋白免疫染色（×400）

鈴木泰明 Hiroaki SUZUKI　古森孝英 Takahide KOMORI
神戸大学大学院医学研究科　外科系講座　口腔外科学分野
〒650-0017　兵庫県神戸市中央区楠町7-5-1

Q.065 下顎の違和感

患者：30歳、女性
主訴：右側下顎の違和感
既往歴：特記事項なし
家族歴：特記事項なし
現病歴：約2ヵ月前から右側下顎に違和感を生じていたが、疼痛などの症状はないため、そのまま放置した。約2週間前に同部の違和感が増強し、軽度疼痛を認めたため、歯科医院を受診し、X線にて下顎骨に異常所見を指摘された。精査加療目的に当科を紹介され、来院した。

22年前に某大学附属病院口腔外科にて同部の手術を行っており、下顎骨嚢胞の診断であった。また、15年前に再発し、同病院で再手術を施行したものの、診断名は不明であった。

現症：体格中等度、栄養状態は良好であった。右側頬部に腫脹はなかった。また、欠損した7|部歯肉に発赤、腫脹などの炎症所見および知覚鈍麻はなかったが、軽度圧痛を認めた。

血液検査：特記すべき所見はなかった。

画像所見：パノラマX線写真では、欠損した7|部骨内に、多房性、泡沫状の透過像を認め、6|の遠心根は吸収していた（**図1**）。CT画像では同部に細かい泡沫状の隔壁を有しており、内部に石灰化像はなかった。境界は比較的明瞭で、周囲への浸潤は認めなかった。また、下歯槽神経には近接していなかった（**図2**）。

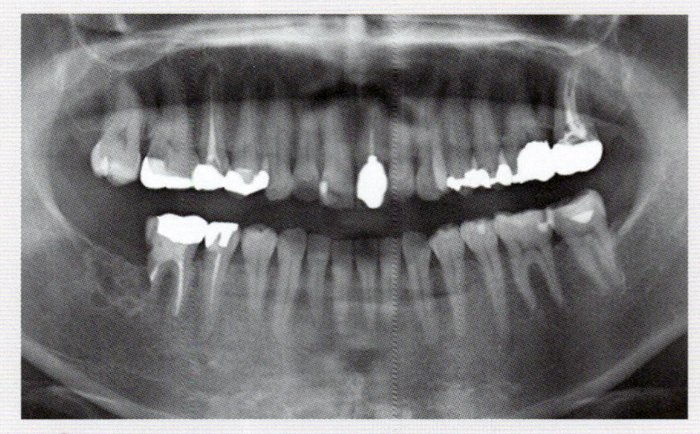
図❶　初診時のパノラマX線写真

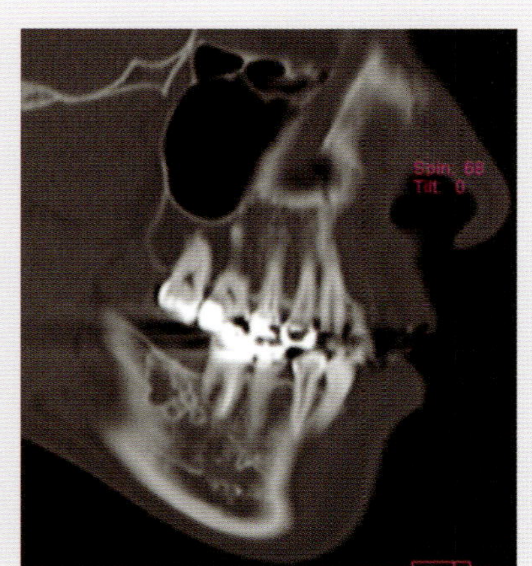
図❷　初診時のCT画像（矢状断）

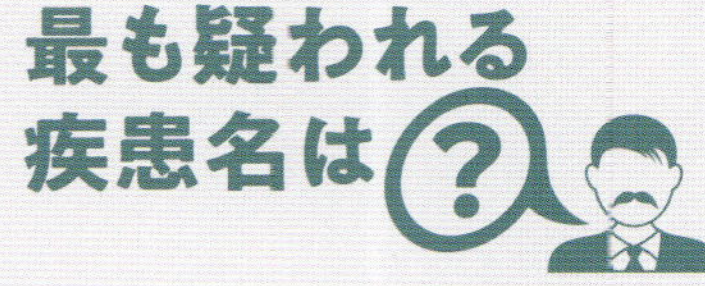

① エナメル上皮腫　② 歯根嚢胞
③ 下顎骨中心性がん　④ 歯原性粘液腫

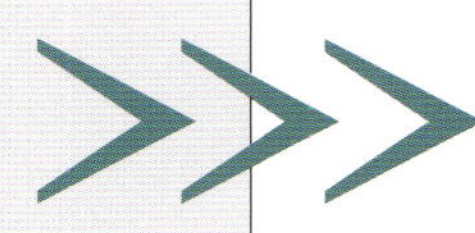

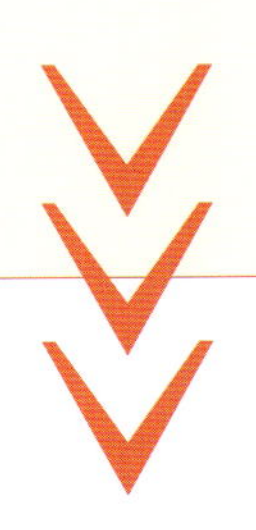

① エナメル上皮腫

A.

エナメル上皮腫は、顎骨に発生する最も代表的な歯原性腫瘍である。

わが国の好発年齢は10～20歳代で、好発部位は下顎80%、上顎20%である。上顎は、上顎洞内に進展した場合に症状の出現が遅れることがあるため、高齢者に多い。下顎の好発部位は下顎枝が大部分を占め、上顎は前歯部から大臼歯部に及ぶ。原則的に顎骨内に発症するが、稀に軟組織にも認められる。

臨床症状は、無痛性の顎骨の腫脹（90%）としてみられる。この無痛性腫脹は数年に及び、次第に大きくなる。

エナメル上皮腫は、X線所見により発見されることが多い。従来からX線所見を単房型、多房型、蜂巣型に大別し、これらの混合型もある。エナメル上皮腫の50%は、単房型で10～30歳代に多い。多房型（蜂巣型を含む）は40%で、全年代層にみられる。10%は混合型で、40歳代以降に多い。エナメル上皮腫の約50%に埋伏歯がみられ、10歳代では第2小臼歯、20歳代では智歯の埋伏が多く、30歳代以降では埋伏歯を伴わないものが多い傾向にある。

治療方針は、画像所見、発生部位と年齢、組織型と浸潤像から検討される。

処置および経過：全身麻酔下にて6⏋抜歯、下顎骨部分切除術、腸骨移植術を施行。移植部にはチタンメッシュを用い、被覆した（**図3**）。術後はチタンメッシュの露出もなく、経過は良好であった。手術から約1年1ヵ月後に入院、全身麻酔下にてチタンメッシュ除去、インプラント埋入術を施行した（**図4**）。現在、局所の再発などの異常所見はなく、経過観察中である。

病理組織学的診断：主に骨髄部分にエナメル器様分化を示す上皮様胞巣、内部には扁平上皮化生や好酸性顆粒状細胞質を伴った細胞を認める（**図5**）。

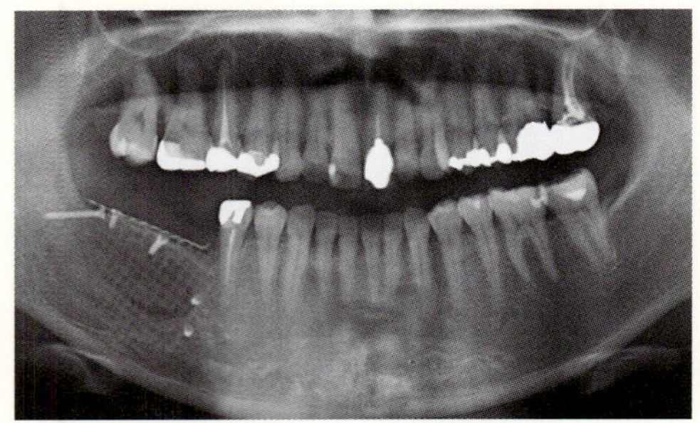

図❸　手術直後のパノラマX線写真

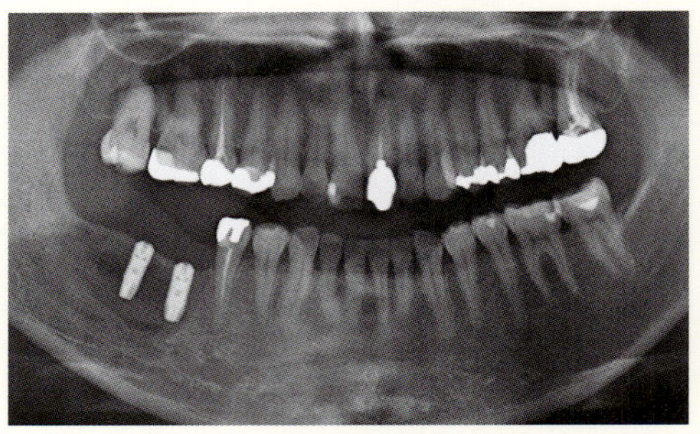

図❹　インプラント埋入時のパノラマX線写真

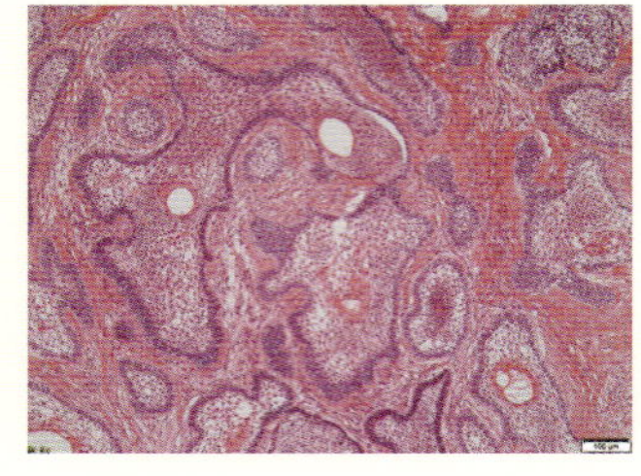

図❺　病理組織写真

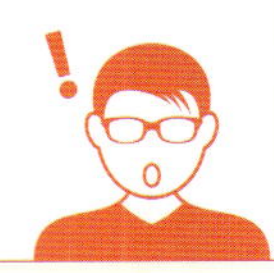

小笠原健文
Takefumi OGASAWARA
町田市民病院　歯科・歯科口腔外科
〒194-0023　東京都町田市旭町2-15-41

Q.066 左側下顎の腫れ

患者：17歳、女性
主訴：左下顎の腫れが気になる
既往歴：特記事項なし
現病歴：数日前より左下顎が腫れたような気がして、近隣の歯科医院を受診。当初下顎歯肉の膨隆を認め、2日後に腫れが消退するも気になり、紹介にて初診来科となった。
現症：体格中等度、栄養状態良好
口腔外所見：とくに異常なし
口腔内所見：歯肉に腫脹はなく、$\frac{4|4}{4|4}$は歯科矯正治療のため抜歯されていた。口腔内は清潔に維持されており、う蝕や歯肉炎などは認められない。
パノラマX線写真所見：⌈5根尖部に小指頭大の透過像を認める（**図1**）。同歯牙に打診痛は認められなかったが、根尖相当部に圧痛を認めた。
EPT：
⌈5；Non-vital
⌈3・⌈6；Vital
3⌉・5⌉・6⌉；Vital
※左口唇周囲の知覚鈍麻（－）

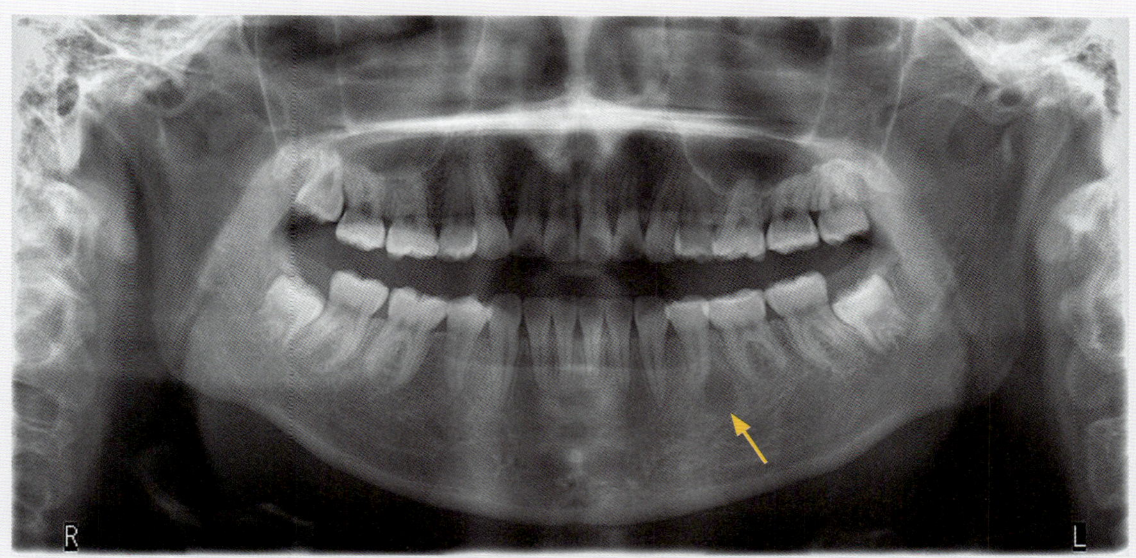

図❶　初診時のパノラマX線写真。⌈5歯根尖相当部に小指頭大の透過像を認める（矢印）

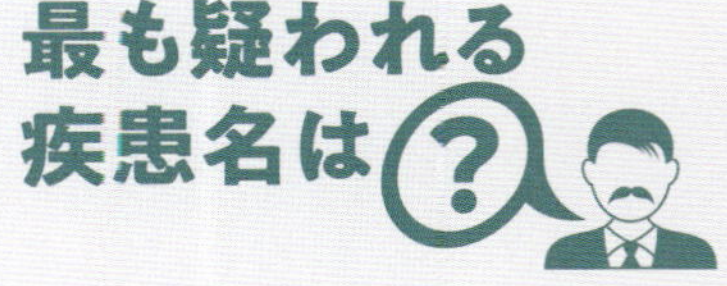

① 歯原性角化腫瘍　② エナメル上皮腫
③ 歯根嚢胞

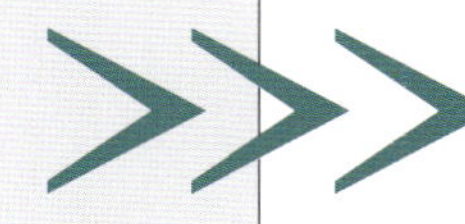

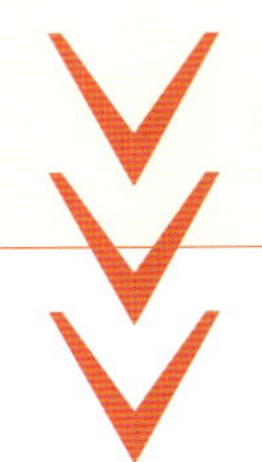

③ 歯根嚢胞

A.

近隣の歯科医院からX線写真の貸し出しはなかったため、パノラマX線写真撮影を行った。患者さんの口腔内は清潔に維持されており、う蝕からの感染による歯根嚢胞は考えにくいものと思われた。そのため、患者の年齢、病巣の発生部位より、①歯原性角化腫瘍（2017年WHO 分類で嚢胞に再編）あるいは②エナメル上皮腫を疑った。

口腔内を精査すると、歯肉に発赤・腫脹は認められなかった。同部位をさらに精査するため、CBCT の撮影を追加した（**図2**）。このスライス面では、歯髄腔から咬合面にかけて髄室の延長が認められた。また、透過像は下歯槽管やオトガイ孔とある程度の距離を有し、知覚の鈍麻は認められなかった（**図3**）。

5|（反対側）部の咬合面に小突起を認めるも|5（患側）の咬合面には小突起はなく、探針先端に引っ掛かりを示す程度のくぼみを認めた。以上より、|5 中心結節の破折による感染根からの歯根嚢胞と診断した。

経過：患者は歯科矯正治療のため、便宜的に第1小臼歯の抜歯が他施設で行われており、|5 の保存的治療の希望が強く、病診連携にて現在紹介医にて根管治療を行っている。根管充填処置後は、当科にて観血的保存療法を予定している。

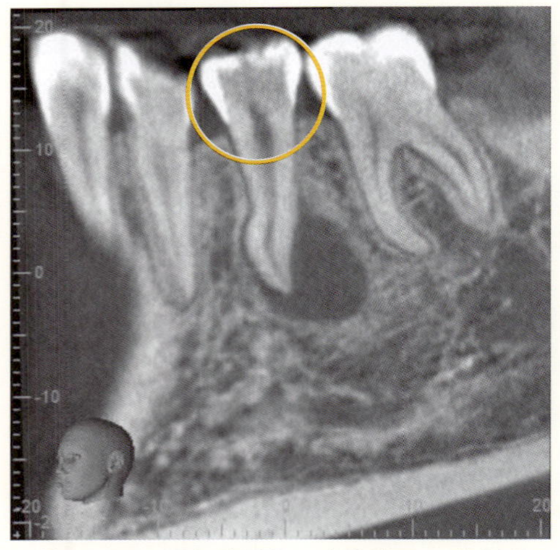

図❷　CBCT、矢状断像。歯髄腔から咬合面にかけて髄室の延長を認める

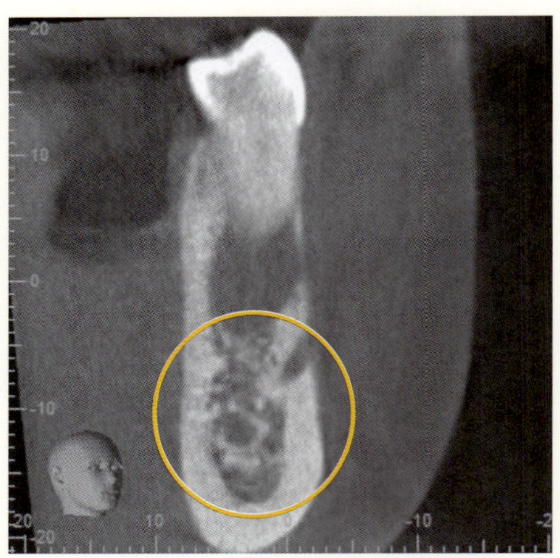

図❸　CBCT、前額断像。病巣は下歯槽管やオトガイ孔とある程度の距離を有している

兵東 巌　岐阜市民病院　歯科口腔外科／口腔ケアセンター
Iwao HYODO　〒500-8513　岐阜県岐阜市鹿島町7-1

Q.067

症状がない下顎前歯部のX線透過像

患者：17歳、男性

主訴：左側下顎前歯部の精査依頼

既往歴：顎骨への外傷の既往はなく、その他に特記事項なし

現病歴：当科初診の1週間程前に、う蝕治療を目的に近医歯科を受診した。その際、パノラマX線写真にて左側下顎前歯部のX線透過像を指摘され、精査、加療目的に当科を紹介された。

現症：⌈2に遠心傾斜、⌈3には近心傾斜を認めたが、両歯ともに生活歯で、動揺、打診痛は認めなかった。下顎前歯部頬舌側ともに骨膨隆はなく、骨欠損は触知しなかった。

画像診断所見：パノラマX線写真にて⌈2、⌈3間に白線により囲まれた境界明瞭なX線透過像を認めた。隣接歯に歯根吸収は認めなかった（**図1**）。X線CTでは、境界明瞭な腫瘤性病変として描出され、唇舌的膨隆は認めなかった（**図2**）。MRIでは、T1強調像にて中間信号、T2強調像にて低信号に描出され、内部は不均一であった（**図3**）。なお、10年ほど前に撮影されたパノラマX線写真では同透過像は認められなかった。

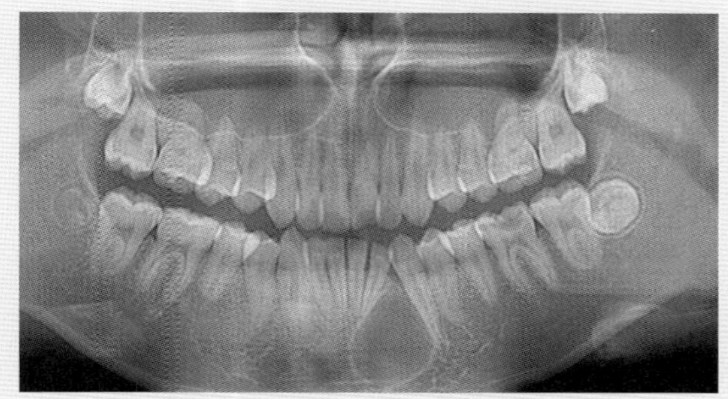

図❶　初診時のパノラマX線写真

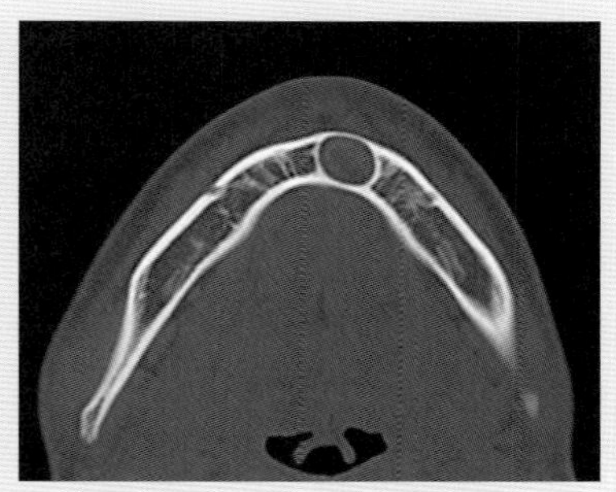

図❷　X線CT像（骨レベル像）

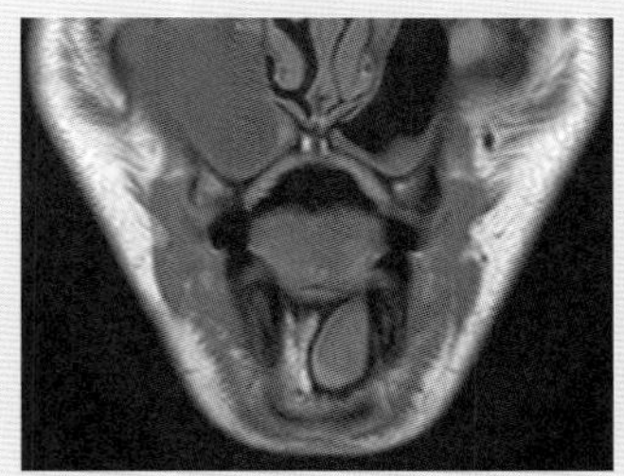

a：T1強調像

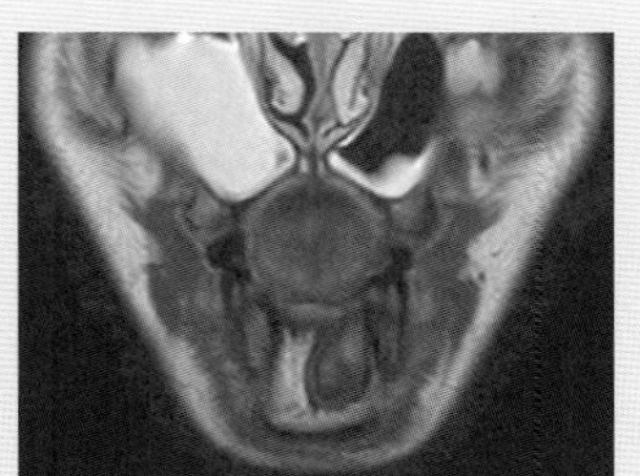

b：T2強調像

図❸　MRI像（冠状断）

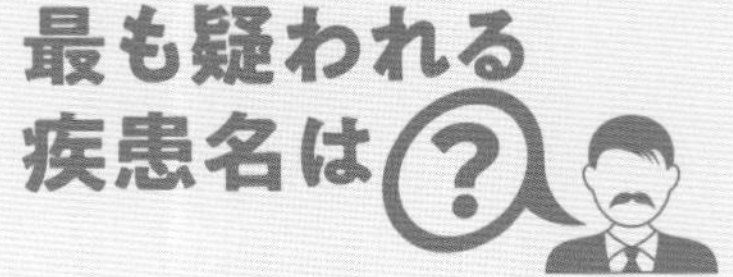

①歯原性角化嚢胞　②類（表）皮嚢胞

③単純性骨嚢胞　④顎骨中心性がん

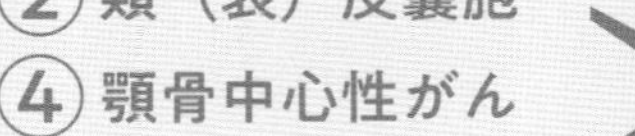

A.

②類（表）皮嚢胞

類（表）皮嚢胞は、一般に胎生期の外胚葉組織の迷入あるいは後天的な外傷、手術などによる上皮片の迷入により発生するといわれている。顎口腔領域では口底に好発し、顎骨内での発生は稀である。顎骨内に発生した場合、X線像では、白線に囲まれた境界明瞭な単房性透過像として描出されることが多く、歯原性腫瘍／良性腫瘍をはじめとする他の顎骨内疾患との鑑別は容易ではない。

本例のごとく自覚症状がないX線透過像の診断を行う際、臨床所見では隣在歯の生活反応、動揺、傾斜の有無ならびに歯槽部の腫脹の有無を把握する必要がある。画像診断では病巣内の埋伏歯の有無、隣在歯の歯根膜腔、歯槽硬線との関連、歯根吸収の有無の診断が必須である。本例では、隣接する歯は生活歯で、透過像内に埋伏歯を含まないことより、歯根嚢胞、含歯性嚢胞は否定的である。

歯原性腫瘍として頻度が高いエナメル上皮腫は増大とともに頰舌方向に、一方、歯原性角化嚢胞においては近遠心方向に発育する傾向がある。さらに、エナメル上皮腫においては歯根吸収を認めることが多い。本例では、X線CTにて頰舌的な骨膨隆、歯根吸収ともに認められず、歯原性嚢胞／腫瘍としては歯原性角化嚢胞が疑われる。

非歯原性病変としては、その発生頻度は低いものの、上皮裏層を欠いた偽嚢胞である単純性骨嚢胞に加え、脂肪腫、神経鞘腫など非上皮性良性腫瘍、類（表）皮嚢胞などの非歯原性嚢胞、顎骨中心性がんなどが鑑別診断として挙げられる。

単純性骨嚢胞は比較的若年者に生じ、典型例では周囲の歯は生活歯で、歯の移動、歯軸傾斜など周囲組織への影響はほとんど認められない。画像では歯根吸収を認めず、歯と歯の間に入り込む透過像、いわゆるホタテ貝状輪郭を呈し、おとなしい所見が特徴である。本例においては隣接歯の傾斜が見られた。

顎骨中心性がんは50～60歳代に好発するが、比較的若年者にも発生することがある。その由来は歯原性残遺上皮または歯原性嚢胞とされているが、若年者では嚢胞由来の腫瘍は極めて稀で、パノラマX線所見、CT所見を併せて考え、その可能性は極めて低い。

以上より本例は、歯原性角化嚢胞、非歯原性良性腫瘍または嚢胞性疾患の可能性が高いと考えられる。

病変内部の構造を把握するには、MRIが有用である。嚢胞性疾患では、一般的にT1強調像にて低信号、T2強調像では高信号で、内部性状は均一であることが多い。信号強度は内容液の蛋白含有量、粘稠度、血球成分の量などによって変化する。呈示症例における内部性状の不均一性は、脂肪、コレステリン、剝離上皮などの存在が信号強度に反映されたものであると考える。

本例では、全身麻酔下にて摘出術を行った。病理組織学的には類（表）皮嚢胞と診断された。

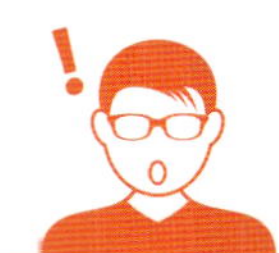

有吉靖則
Yasunori ARIYOSHI
市立ひらかた病院　歯科口腔外科
〒573-1013　大阪府枚方市禁野本町2-14-1

Q.068

下顎埋伏智歯周囲の病変

患者：63歳、女性
主訴：┌8周囲の違和感
既往歴・家族歴：特記事項なし
現病歴：初診の10年前から、時々┌8付近の歯肉腫脹を繰り返していた。初診の1ヵ月前から違和感と軽度歯肉腫脹が持続するため、近医歯科を受診。智歯周囲炎との診断で抜歯適応と判断され、当科を紹介受診した。
現症：
口腔外所見；顎下・頸部リンパ節の腫大は認めなかった。開口障害および下口唇やオトガイ部の知覚異常は認めなかった。
口腔内所見；┌7は近心に傾斜して軽度動揺を認めた。その遠心歯肉に、挺出した└7 8の噛み込みによる慢性咬傷と、5㎜大の外向性白色腫瘤形成を認めた（**図1**）。腫瘤は対合2歯の歯間部に陥入する形態を示し、弾性軟で接触痛は認めなかった。┌7遠心に歯周ポケット形成を認め、プローブにより埋伏┌8の歯冠を触知したが、排膿は認めなかった。
画像所見：パノラマX線写真では同部に水平完全埋伏智歯を認め、周囲に比較的境界明瞭な歯冠大の骨吸収像を認めた（**図2**）。
病理組織学的検査所見：白色腫瘤の一部を組織生検した結果、上皮内に異型細胞や浸潤像は認めず、上皮下組織に著明な炎症細胞浸潤を認めた。

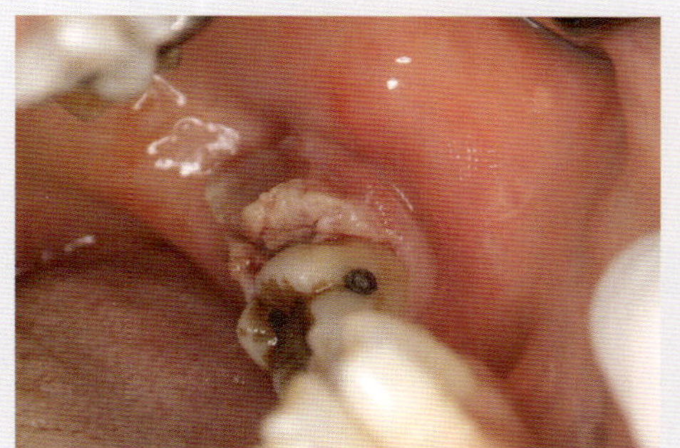
図❶　初診時の口腔内写真

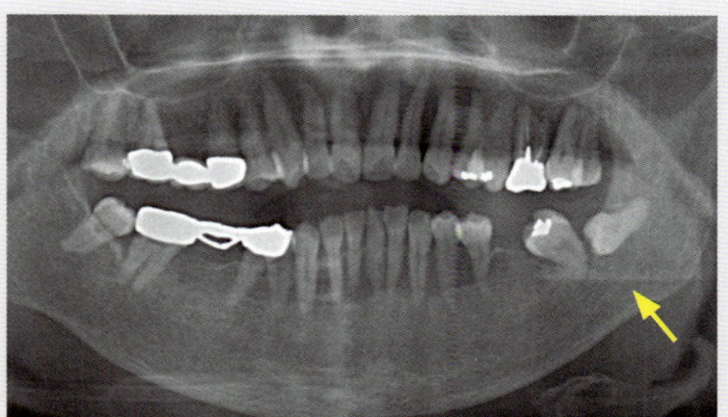
図❷　初診時のパノラマX線写真（矢印：埋伏智歯周囲の骨吸収像）

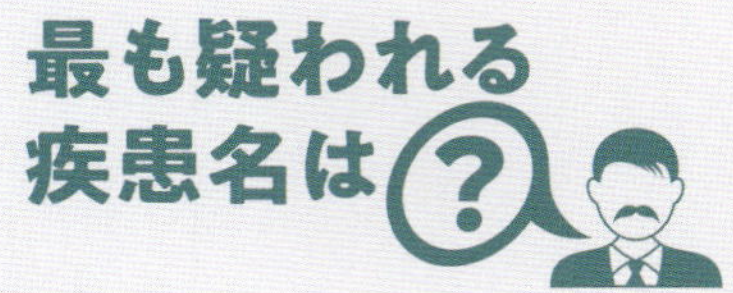

① 智歯周囲炎
② 含歯性嚢胞
③ 下顎骨中心性がん
④ 下顎骨骨髄炎

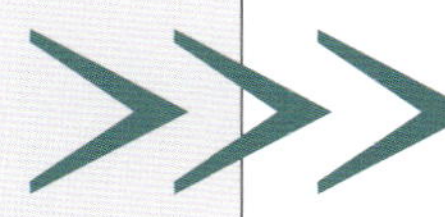

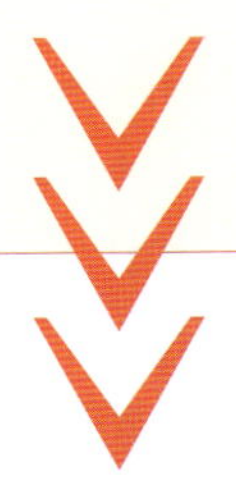

③ 下顎骨中心性がん

A.

扁平上皮がんが顎骨中心性に発生することは稀であり、診断に苦慮することが少なくない。WHOの定義では「顎骨内に生じ初期には口腔粘膜と連続性がなく、歯原性上皮遺残から発生したと推定され、かつ他臓器からの転移ではない扁平上皮がん」とされ、同分類では、①骨内充実型、②歯原性角化嚢胞由来、③歯原性嚢胞由来に区別される。本症例では外向性に突出した腫瘤には悪性所見を認めず、深部の再検査と手術検体の検査により、嚢胞壁の上皮成分を認めず、骨髄深部への腫瘍浸潤像を認めたことから、骨内充実型に相当する（図3）。

わが国における2000年以後20例の報告によると男性に多く、平均年齢が59歳で、通常の口腔扁平上皮がんより若年層に多い傾向がある。約7割が下顎、その半数が埋伏智歯周辺に発生しており、大半は良性腫瘍や嚢胞の診断下に手術が施行された後、確定診断されて再手術となっていることが特徴的である。本症例においても、安易に智歯抜歯を施行していれば腫瘍細胞を播種していた可能性があり、埋伏智歯周囲の異常な骨吸収を認める場合は、抜歯前に組織生検を深部まで採取することが望ましい。

治療方針については通常の骨浸潤を伴う歯肉がんと同様と考えられ、進行例においても手術療法が推奨される。

経過：初診当日に対合歯の抜歯と生検を施行後、急速に腫瘍が口腔側に増大し、12日目に径38㎜に達した（**図4**）。再生検による確定診断後に導入化学療法を実施し増殖を制御した（**図5**）後、根治手術（左側肩甲舌骨筋上頸部郭清術、下顎骨区域切除術、血管柄付き遊離腓骨皮弁再建術）を施行した。手術検体においてリンパ節転移は認めなかった。現在術後３年を経過し再発転移を認めず、健側の咬合は術前と不変で、整容的にも満足されている（**図6**）。

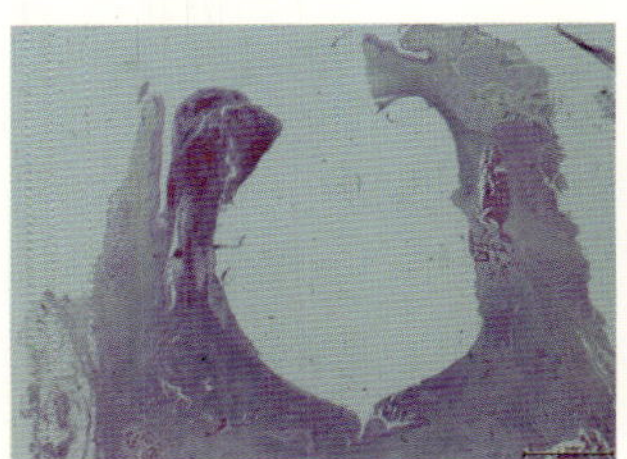

図❸　手術検体のH-E染色(智歯は検査過程で除去)

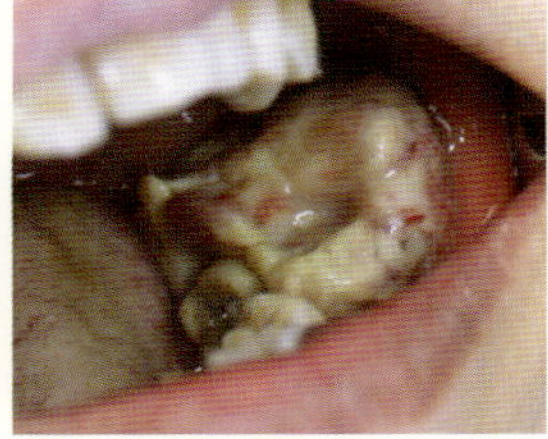

図❹　初診12日後

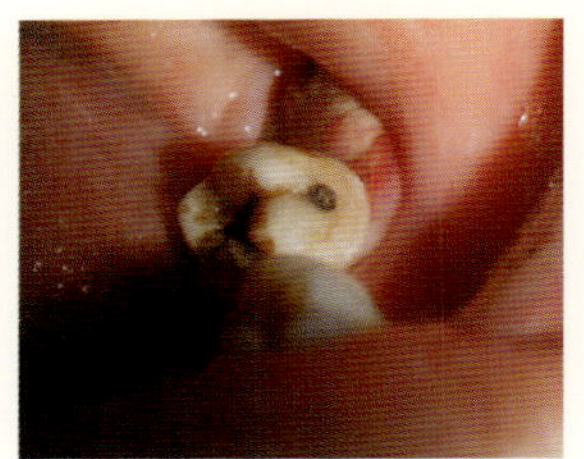

図❺　導入化学療法後

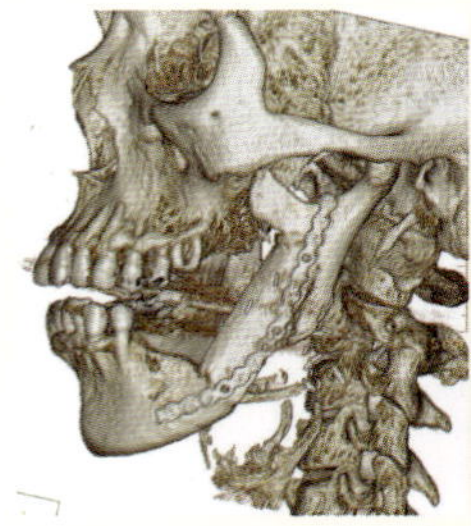

図❻　術後１年経過時の3D-CTと顔貌

末松基生
Motoo SUEMATSU
明和病院　歯科口腔外科
〒663-8186　兵庫県西宮市上鳴尾町4-31

Q.069

下顎の無痛性腫脹

患者：69歳、男性
初診：2013年7月
主訴：顔の腫れ
現病歴：2013年6月、歯科治療を目的にかかりつけ歯科医院を受診。下顎顎骨内病変と顔貌の左右非対称を指摘され、某総合病院歯科口腔外科へ紹介。同年7月、精査加療目的に当科を紹介来院した。
家族歴：特記事項なし
既往歴：高血圧症
現症：**全身所見**；体格中等度、栄養状態良好。
口腔外所見：左側頬部に弾性硬の腫脹を認めた。圧痛はなく、左側オトガイ部の知覚異常は認めなかった。
口腔内所見：4〜7 に頬舌的顎骨膨隆、一部に羊皮紙様感を認めた。同部歯肉は健康粘膜色を呈し、当該部の歯の動揺は認めなかった（図1）。
パノラマX線写真：左側下顎臼歯〜右側下顎小臼歯部に比較的境界明瞭な多房性のX線透過像を認めた（図2）。
CT 所見：左側下顎骨体部を中心に辺縁不正な腫瘍性病変を認め、皮質骨が菲薄化し、骨欠損も生じていた。内部は比較的均一で造影性を認めた（図3）。
^{99m}Tc-MDP 骨シンチグラフィー所見：下顎骨正中部に高集積を認め、他部位に集積は認めなかった。
^{67}Ga シンチグラフィー所見：頭頸部ならびに他部位に集積は認めなかった。
末梢血検査所見：異常は認めなかった。
血清生化学検査所見：異常は認めなかった。

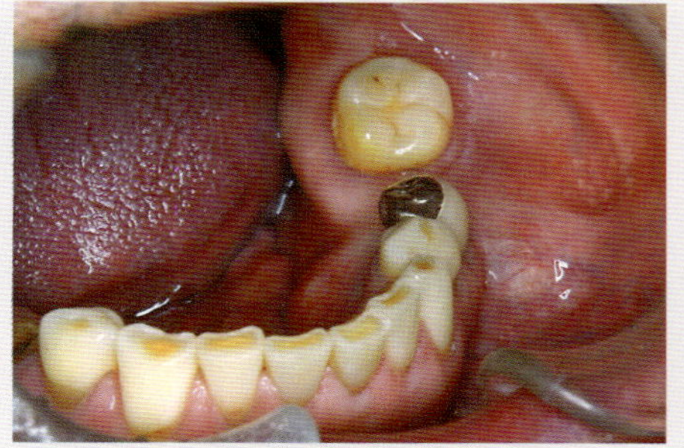
図❶　初診時の口腔内写真

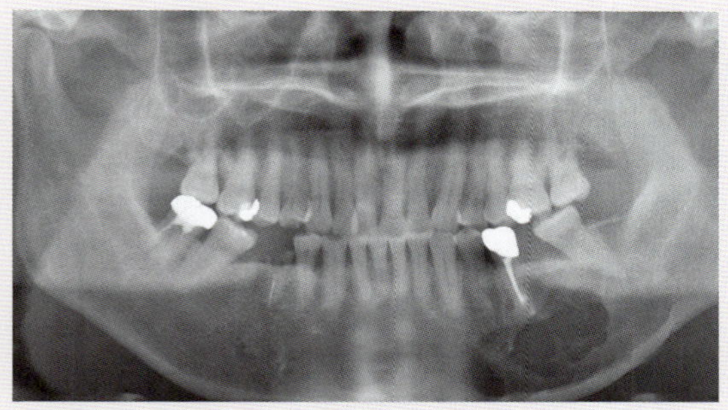
図❷　同、パノラマ X 線写真

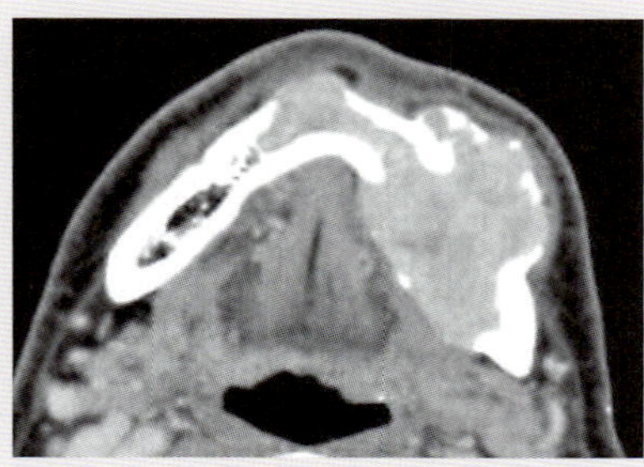
図❸　同、CT 画像

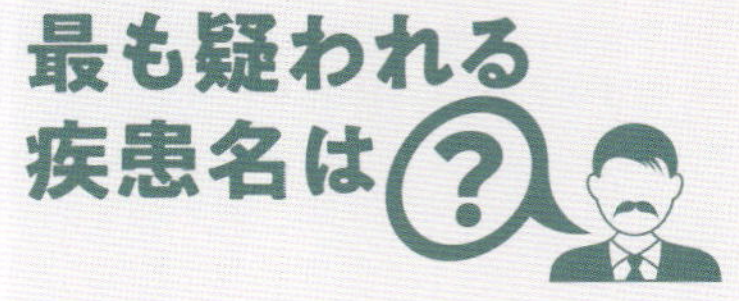

① 扁平上皮がん
② エナメル上皮腫
③ IgG- κ 型孤立性形質細胞腫

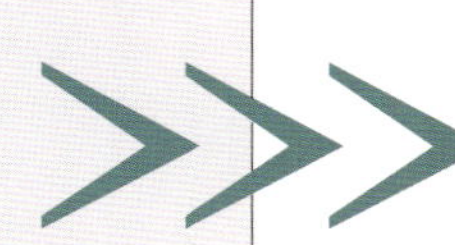

③ IgG-κ型孤立性形質細胞腫

A.

診断と経過：臨床的に下顎骨悪性腫瘍を疑い、生検術を施行。病理組織学的診断は形質細胞性腫瘍と診断され、H-E染色で形質細胞様の異型細胞が増殖。各種免疫染色の結果、CD138陽性、κ鎖は陽性、λ鎖は陰性であった（**図5**）。

そこで多発性骨髄腫（Multiple myeloma：MM）を疑い、血液内科へ対診。血液検査ではIgG正常、IgA、IgMの抑制はなく、貧血や腎障害、電解質異常も認めなかった。血清免疫電気泳動検査ではIgG-κ型単クローン性蛋白（M蛋白）を検出。骨髄穿刺では異型形質細胞の増加なく、正常血液像であった。尿検査でもBence Jones Protein（BJP）陰性、全身骨シンチグラフィで下顎骨以外に異常集積は認めなかった。以上、International Myeloma Working Group（以下、IMWG）の診断基準（**表1**）より、下顎骨のIgG-κ型孤立性形質細胞腫と診断した。

形質細胞が腫瘍性増殖を来す形質細胞腫は、骨髄内に主座をもつ骨の孤立性形質細胞腫（solitary plasmacytoma of bone：SPB）と骨髄外に主座をもつ髄外性形質細胞腫（Extramedullary plasmacytoma of bone：EMB）に分類される。とくにSPBはEMBに比べMMに進行することが知られている。そのためSPBと診断された患者は、潜在性病変が発見されることが多く、確定診断には徹底的な評価により全身性病変の存在を除外する必要がある。

SPBの治療については、一般的に放射線感受性が高い腫瘍といわれている。これまでの頭頸部領域の治療では、局所療法として放射線治療単独、外科切除と放射線療法の併用などが報告されている。その理由としてMMとSPBはその進展機序がまったく異なり、局所腫瘤を形成するため固形腫瘍に似た性質を有していることが理由に挙げられている。治療方針には、NCCN Guidelinesや造血器腫瘍診療ガイドラインなどが準用される。

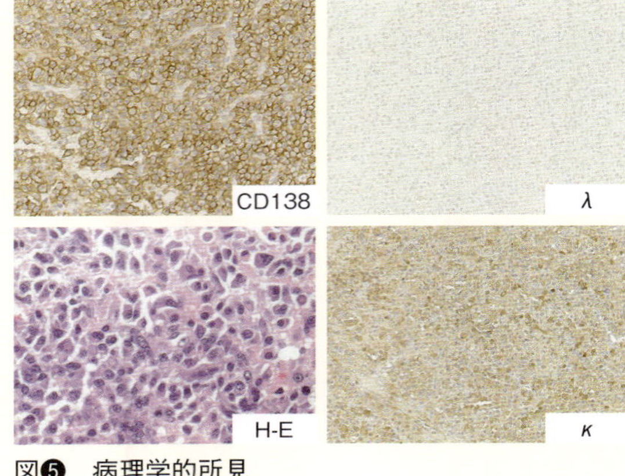

図❺　病理学的所見

表❶　IMWGの診断基準によるSPBの確定診断

1	血清または尿中にM蛋白を検出しない（時に少量のM蛋白を検出することがある）
2	単クローン性の形質細胞増加が1ヵ所のみの骨破壊
3	非病変部の骨髄所見で、形質細胞のびまん性増殖がなく、MMに相当しない
4	全身骨X線検査正常および、脊椎と骨盤のMRIが正常
5	形質細胞増殖に関連した臓器・組織障害がない（孤立性骨病変以外の臓器障害がない）

高田正典　Masanori TAKADA
戸谷収二　Shuji TOYA
日本歯科大学新潟病院　口腔外科
〒951-8580　新潟県新潟市中央区浜浦町1-8

Q.070

抜歯窩治癒不全

患者：82歳、女性。
主訴：⌐7 抜歯後治癒不全
既往歴：乳がん
家族歴：特記事項なし
現病歴：3ヵ月前に歯科医院にて⌐7 抜歯。その後、治癒不全にて当科を紹介され、来院。
現症：栄養状態良好
口腔内所見：左側頬部にびまん性の腫脹を認める。抜歯窩周囲歯肉の腫脹および排膿を認める。抜歯窩から骨の一部が触知された。
血液検査：白血球数 $9.2 \times 10^3/\mu L$、好中球数 $6{,}300/\mu L$、CRP 5.2mg/dL
画像検査：パノラマX線写真にて、抜歯窩に腐骨様不透過像の分離を認める（**図1**）。CT にて、抜歯窩相当部位に炎症性透過像と腐骨様不透過像の分離を認める（**図2**）。
核医学検査：骨シンチグラフィー（99m-Tc-MDP）にて、左側下顎にびまん性の集積を認める（**図3**）。

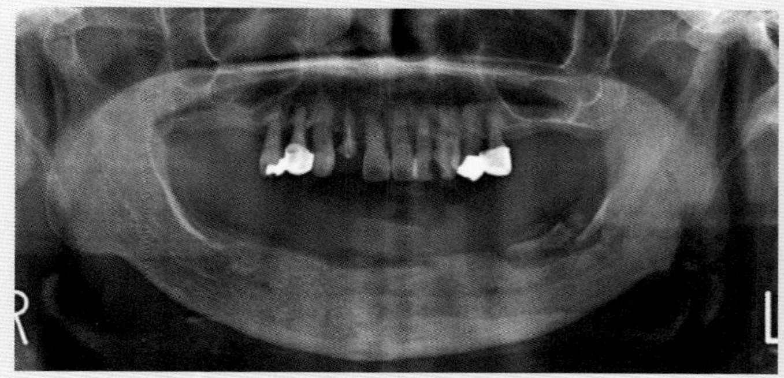

図❶　初診時のパノラマX線写真

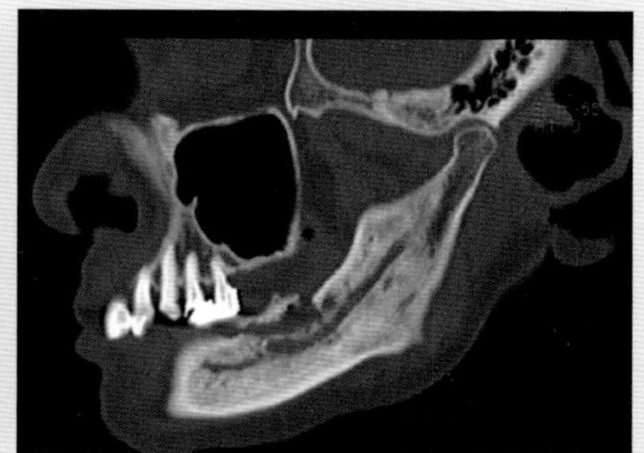
図❷　初診時の CT 画像（矢状断）

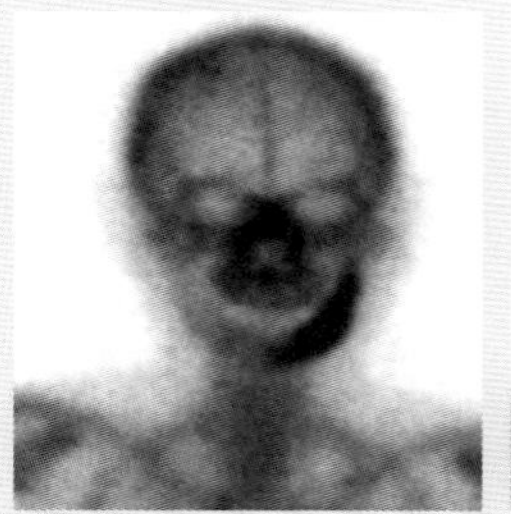
図❸　骨シンチグラム。初診時（左）、腐骨分離後（右）

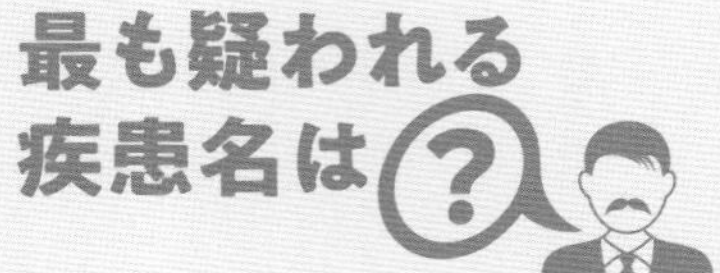

① 下顎隆起
② 下顎骨嚢胞
③ 下顎骨骨髄炎
④ 線維性骨異形成症

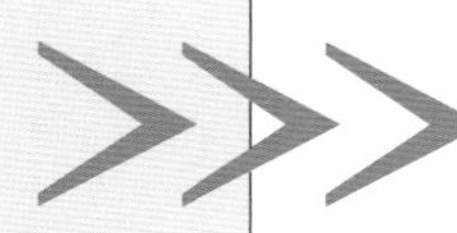

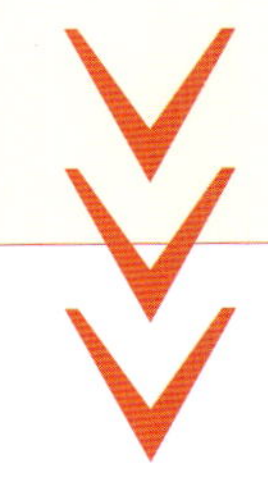

A.

急性顎骨骨髄炎：炎症の場の主体が顎骨の骨髄内にあるもので、局所の激痛、発熱などの強い炎症症状がみられる。経時的変化により、4期に分類されている。

- **第1期（初期）**：骨髄炎の始まりで、原因歯の打診痛などとともに拍動性自発痛が生じる。全身倦怠感や発熱なども生じる。
- **第2期（進行期）**：急性炎症症状は増悪し、隣在歯も強い打診痛を示し（弓倉症状）、炎症が下顎管周囲に波及すると、患側下唇部の知覚鈍麻を生じる（Vincent 症状）。
- **第3期（腐骨形成期）**：急性炎症症状は鎮静化するが、骨膜化膿瘍を形成する。また、腐骨を形成することがある。
- **第4期（腐骨分離期）**：急性症状は消失し、瘻孔から排膿する。また、腐骨の周囲健全骨からの分離が進行する。

上顎と比較し、下顎のほうが罹患率は高い傾向にあるといわれている。

慢性顎骨骨髄炎：急性骨髄炎から継発することも多いが、当初から慢性の経過を辿るものもある。慢性化膿性顎骨骨髄炎と、慢性硬化性顎骨骨髄炎に分類される。

慢性化膿性骨髄炎は、急性化膿性骨髄炎が不完全な治療により根治せず移行したものが多い。腫脹、疼痛は軽度であるが、瘻孔から排膿を認める。X線写真では骨吸収像を認める。慢性硬化性骨髄炎は顎骨骨髄炎が慢性的に緩慢な経過をとり、骨硬化を示す。画像検査では、骨硬化や不規則なすりガラス様の不透過像を呈する。

骨吸収抑制薬関連顎骨壊死（ARONJ）：ビスホスホネート製剤や抗 RANKL 製剤などの骨吸収抑制薬、さらには血管新生阻害薬使用の副作用として、顎骨壊死を来す。「顎骨壊死検討委員会によるポジションペーパー 2016」は、「基本的に歯科治療前のビスホスホネート製剤の休薬は行わず、感染対策を徹底的に行うことで顎骨壊死を予防すべきである。しかし、骨吸収抑制薬投与を4年以上受けている場合、あるいは顎骨壊死のリスク因子を有する骨粗鬆症患者に侵襲的歯科治療を行う場合には、2ヵ月前後の休薬を主治医と協議、検討すること」としている。いずれにしても、骨粗鬆症患者の薬物治療のメリットと ARONJ のリスクを考慮すべきである。

本症例は乳がんの骨転移に対してビスホスホネート製剤の使用が既往にあり、ARONJ との診断を下している。治療経過は、局所洗浄と抗菌薬投与を行った結果、腐骨が分離し、治癒した。

病理組織学的所見：壊死した層状骨を認め、骨梁間に細菌塊を認める（図4）。

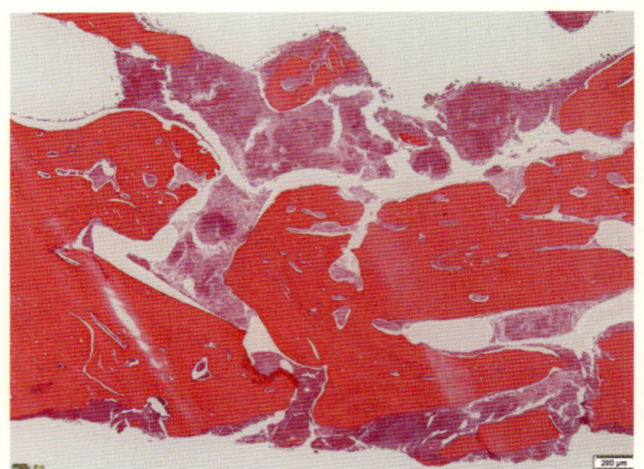

図❹　下顎骨骨髄炎の病理組織写真

城代英俊　Hidetoshi JOHDAI
小笠原健文　Takefumi OGASAWARA
町田市民病院　歯科・歯科口腔外科
〒194-0023　東京都町田市旭町2-15-41

Q.071

左上顎部の違和感

患者：60歳、女性

主訴：左上顎洞の精査

既往歴：50歳時より糖尿病を指摘され、近医にて投薬加療中。

現病歴：以前より体調不良時に左上顎部に違和感及び鈍痛を自覚していた。今回、同症状が増強したため、かかりつけ歯科医院を受診した。パノラマX線写真にて同部の異常所見を認めたため、精査を目的に当科を受診した。

現症：体格は中等度で、栄養状態は良好であった。口腔内は、左上顎部歯肉に炎症所見は認められなかった。|7 は欠損し、|1～6 にかけて歯の動揺及び打診痛などは認められなかった。歯髄診断は|3、|4が陽性であった。

臨床検査所見：尿糖（＋）、空腹時血糖値が220.5㎎/dL、HbA1c 6.6%。その他の血液、生化学的検査に異常値は認められなかった。

画像検査所見：パノラマX線写真にて左上顎洞に不透過性病変が認められた（**図1**）。|5、|6は根管治療が施行されていたが、根尖病巣は認められなかった。CT 画像では、左上顎洞内に不透過性病変が認められ（**図2a**）、内部には石灰化陰影像が観察された（**図2b**）。

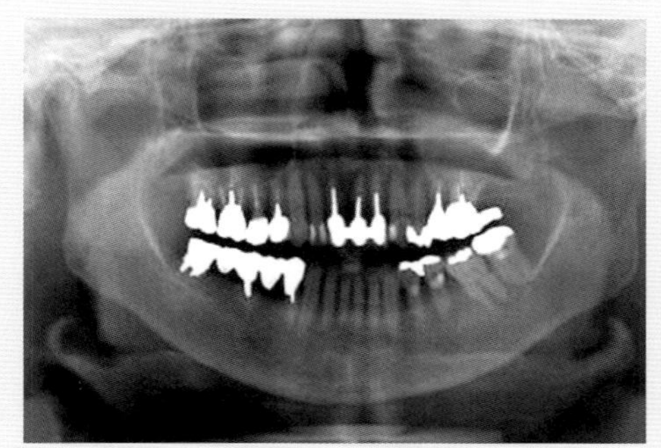

図❶　初診時のパノラマX線写真

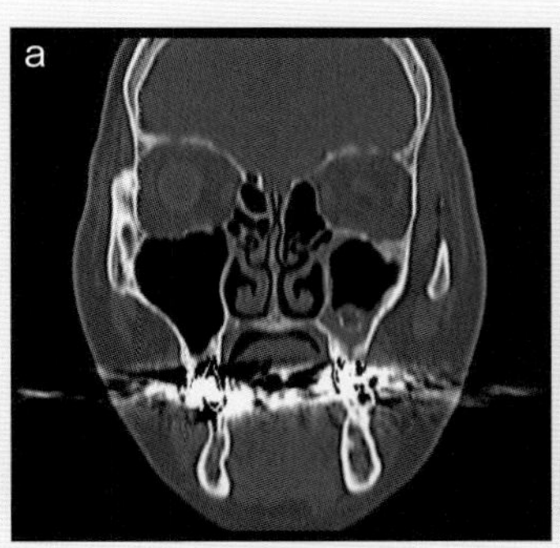

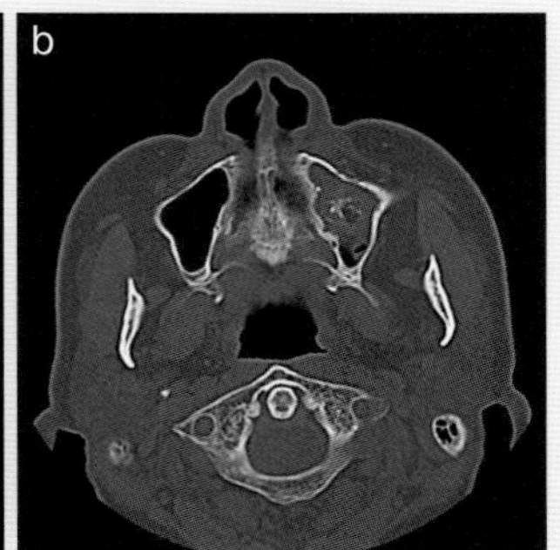

図❷ａｂ　初診時の CT 画像

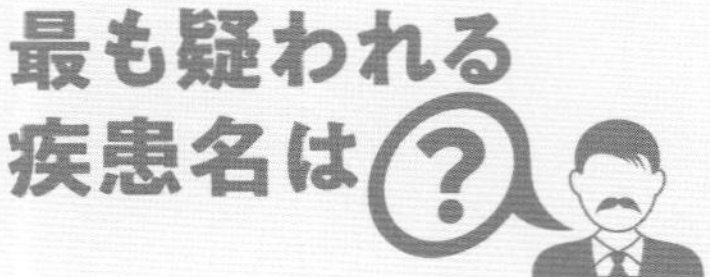

① 上顎洞内骨腫
② 上顎洞癌
③ 上顎洞真菌症
④ 上顎洞内異物（迷入歯）

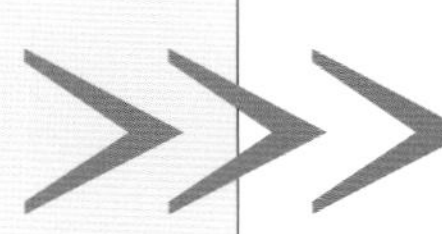

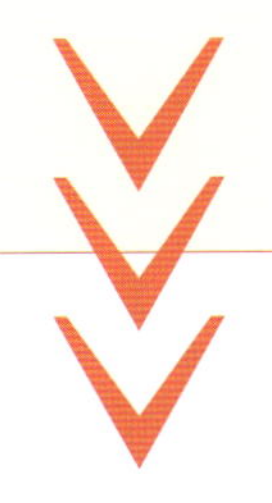

A.

③上顎洞真菌症

上顎洞（副鼻腔）真菌症は、比較的稀な疾患であり、耳鼻科領域からの報告が多い。近年は本疾患の理解が高まり、歯科口腔外科領域からの報告も増加してきている。罹患部位は、篩骨洞、蝶形骨洞、前頭洞にも散見されるが、圧倒的に上顎洞が多く、一側性である。性差は女性に多く、好発年齢は40～60歳代である。

発生機序は、全身的因子として、糖尿病、血液疾患、悪性腫瘍の末期、肝疾患などの基礎疾患を有していたり、抗菌薬や副腎皮質ホルモン剤などの長期投与による免疫の減弱した易感染性宿主に発症するとされている。局所的因子として一側性が多いことから、鼻中隔彎曲などの鼻腔形態が誘因との意見もある。また、家禽に接する人や毛髪や毛皮を扱う人に多く、農作業従事者は藁についた菌の胞子を吸い込みやすいなどの職業的、地方病的な外因性誘因も挙げられている。さらに、女性に多い理由としては、家庭内の雑用や炊事などで真菌に接する機会が多いことなどが示唆されている。

画像所見では、真菌感染による上顎洞粘膜の肥厚とともに、真菌塊が増殖して中央部が壊死に陥り、リン酸カルシウムや硫酸カルシウムが沈着し、石灰化を生じることが多い。この石灰化の程度により、CTではhigh densityに濃淡が生じたり、形態から骨腫や迷入した歯とは容易に鑑別されることもある。摘出組織は塊状のいわゆる乾酪様物質であることが多い（図3、4）。菌種は、アスペルギルスが80～90%と最も多く、ムコールやカンジダは少ない（図5）。

治療法は、上顎洞根治術などの手術療法が中心で、一般的に予後は良好である。しかしながら、浸潤型では骨破壊を伴って頰部や眼窩から頭蓋底に浸潤した死亡例も報告されており、適切な病変部の摘出とともに、抗真菌剤の投与も考慮する必要がある。

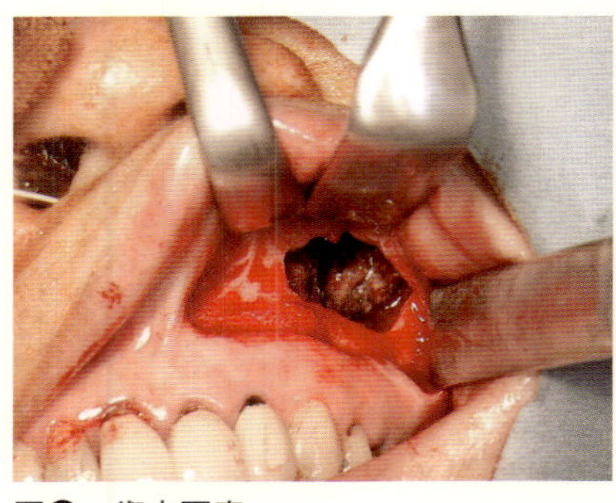

図❸　術中写真

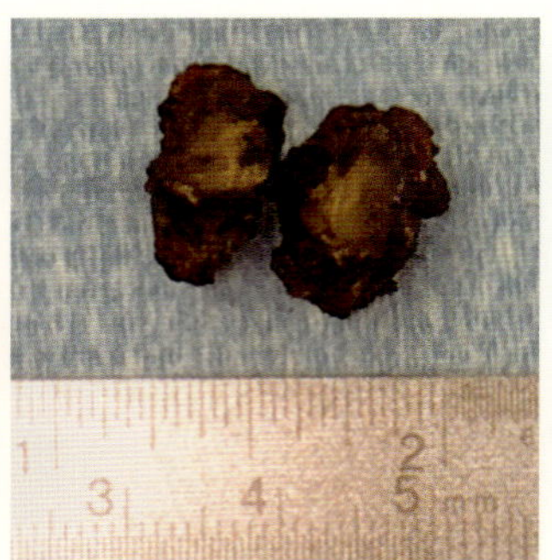

図❹　摘出標本（乾酪様物質）

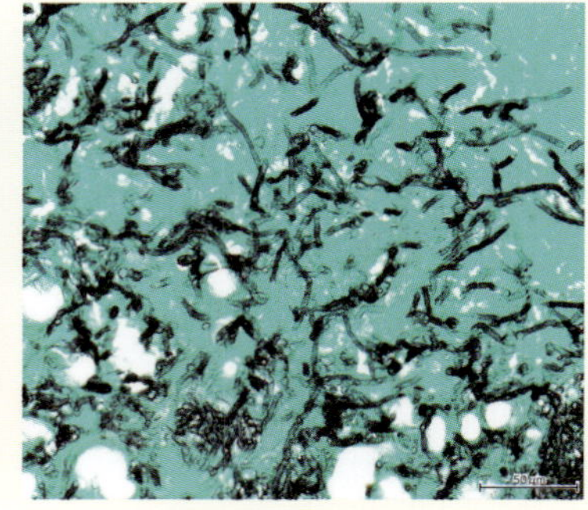

図❺　病理組織像（グロコット染色）

石井宏昭　聖マリアンナ医科大学　川崎市立多摩病院　歯科口腔外科
Hiroaki ISHII　〒214-8525　神奈川県川崎市多摩区宿河原1-30-37

Q.072

鼻の違和感と鼻水が出る

患者：55歳、女性

主訴：痛みはないが、鼻の違和感と鼻水が出る。

現病歴：2015年５月から左鼻閉感があり、青っぽい鼻水が出る。近医耳鼻科を受診し、アモキシシリン、カルボシステインを処方されるも、症状を繰り返すため難治性と診断された。保存的加療を続けるも改善しないため、内視鏡下副鼻腔手術を検討中であった。歯科的な精密検査の依頼のため、2015年９月に当科受診となった。

既往歴：尿管結石、花粉症

現症：頬部腫脹などは認められなかった。鼻腔ファイバーの診査では、左側に鼻汁が多量に認められた。また、中鼻道が閉塞しており後鼻漏も認められ、一側性に遷延の様相を呈していた。

口腔内所見：|6の歯周基本検査において、最深部３㎜のポケットが確認されたものの、根尖部と辺縁歯周組織との交通は否定された。２～３年前に感染根管処置、全部鋳造冠による補綴処置がなされ、咬合痛、打診痛などは認めなかった。また、根尖部、歯肉辺縁部における瘻孔も認めなかった（図1）。

X線所見：|6の根尖部に透過像が認められたものの、根尖と上顎洞の交通は認めなかった（図2）。

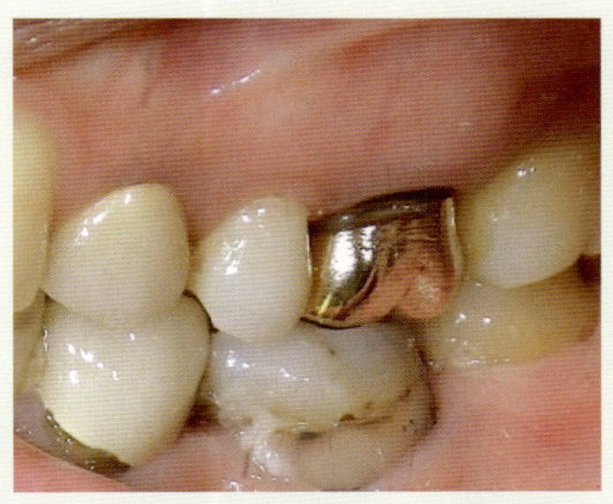

図❶　初診時の口腔内写真（上顎左側臼歯部）

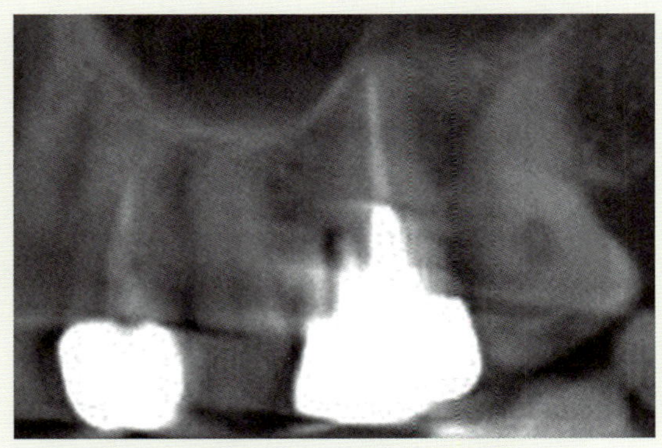

図❷　初診時のX線写真（上顎左側臼歯部）

最も疑われる疾患名は？

① 副鼻腔腫瘍
② 急性副鼻腔炎
③ 慢性歯性上顎洞炎
④ アレルギー性鼻炎

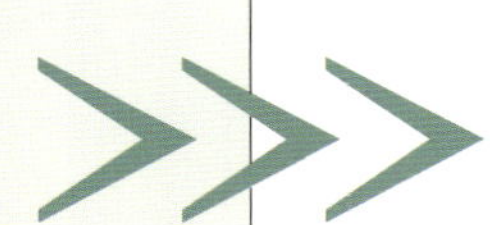

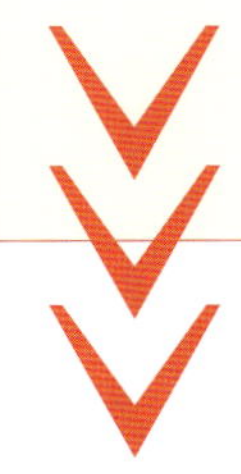

③ 慢性歯性上顎洞炎

A.

概要：歯性上顎洞炎は、慢性副鼻腔炎患者の約10%に存在する。歯根部の炎症が上顎洞内に波及し、鼻汁、後鼻漏、鼻閉、悪臭、頬部痛などの臨床症状を呈する疾患である。慢性副鼻腔炎は、鼻と副鼻腔を繋いでいる自然口という排泄路が、細菌感染やアレルギー反応などによる粘膜腫脹により閉鎖し、副鼻腔に膿が溜まるのが原因である。原因因子として、未処置のう歯、歯原性異物、不適切な根管処置による根尖病巣やインプラント治療の不備などが挙げられる。

診査・診断：鼻汁、後鼻漏、鼻閉、悪臭、頬部痛などの臨床症状、原因歯の存在、画像診断で、総合的に診断される。とくに画像診断は、歯と上顎洞の位置関係を明瞭にする有用な検査である。しかし、デンタル・パノラマX線写真はいずれも二次元的画像という限界があり、必ずしも有用ではない。一方、歯科用コーンビームCTは、歯と上顎洞の位置関係について三次元的に確認することができる、最も有用な検査である。

治療法：慢性副鼻腔炎においては、抗菌と粘膜の抵抗力向上のため、マクロライド系抗生物質を少量で1～2ヵ月間内服する。歯性上顎洞炎においては、根管治療による原因の除去および排膿路の確保のために、原因歯の抜歯を行う。治療効果が見られない場合は、副鼻腔の自浄作用を取り戻す副鼻腔手術を行う。

治療経過：本症例では、歯科用コーンビームCT画像により、|6の遠心頬側根において根管充塡材がまったく認められなかったが、未処置根管を確認できた。これが根尖部透過像の原因である（**図3**）。そこで、同部位の補綴物を除去し、根管治療を行った。根管充塡後、左側上顎洞における不透過像と鼻における不快症状は完全に消失した。また、肥厚した洞粘膜の腫脹により中鼻道自然口ルートが閉塞されていたが、根管治療により解消され、抜歯や内視鏡下副鼻腔手術をすることなく、副鼻腔の自浄作用を取り戻すことできた（**図4**）。

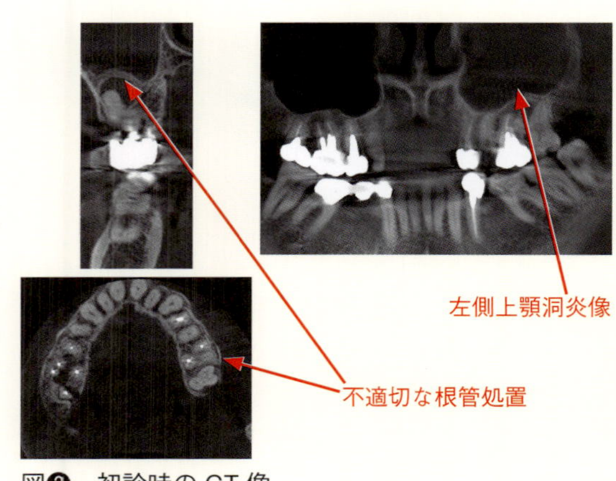

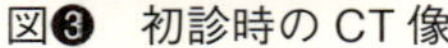
図❸　初診時の CT 像

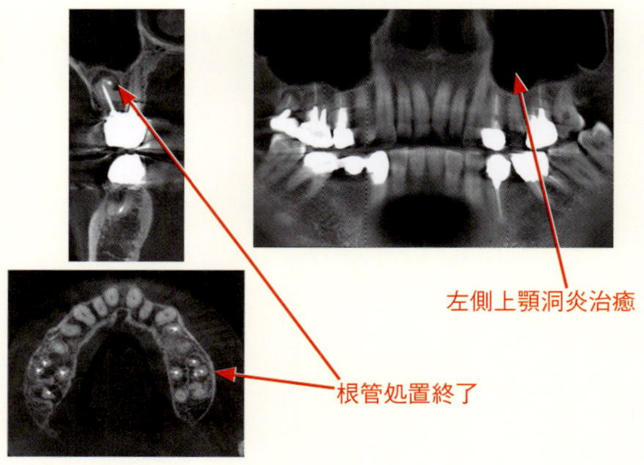

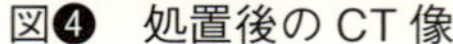
図❹　処置後の CT 像

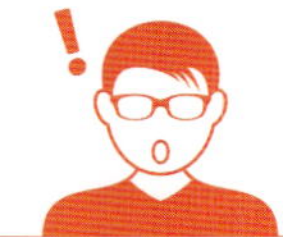

吉峰正彌 Masaya YOSHIMINE　鴨井久博 Hisahiro KAMOI
日本医科大学千葉北総病院　歯科
〒270-1694　千葉県印西市鎌苅1715

Q.073

右側顎下部の無痛性の腫れ

患者：83歳、男性

主訴：右側顎下部の腫れ

既往歴：リウマチ性筋痛症

家族歴：特記事項なし

現病歴：2013年３月下旬に右側顎下部のしこりのような腫脹を自覚し、かかりつけ内科を受診。無痛性であったが、内科主治医より同部の精査を勧められ、同年４月当科を紹介され受診した。

現症：

口腔外所見；右側顎下部に径約２㎝大の弾性硬の腫瘤を認めた（**図1**）。同部腫瘤の可動性はあり、圧痛などはなかった。

口腔内所見；異常所見はなく、ワルトン管開口部からの唾液の流出は正常であった。

臨床検査所見：白血球数1.28×10^4/μL、赤血球数3.46×10^6/μL、Hb11.3g/dL、血小板数18.8×10^4/μL、CRP0.20㎎/dL、総蛋白7.1g/dL、アルブミン3.8g/dL、LDH178IU/L、クレアチニン1.47㎎/dL、他特記事項なし。

画像所見：パノラマX線写真では、異常所見なし。CT画像では、右側顎下腺の尾側に辺縁が整な径20㎜の腫瘤影を認めた（**図2、3**）。超音波検査では、右側顎下腺内部に嚢胞様の領域が認められた。顎下腺周囲のリンパ節に異常は認めなかった。顎下腺の穿刺細胞診では、散在性に多数の好中球やリンパ球が認められた。

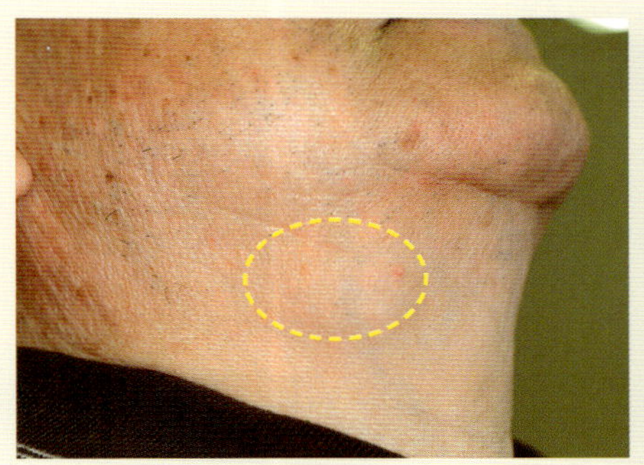

図❶　初診時の口腔外写真

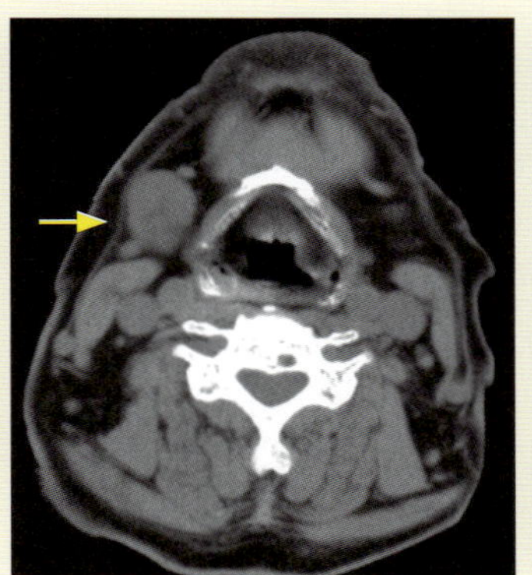

図❷　初診時の CT（水平断）

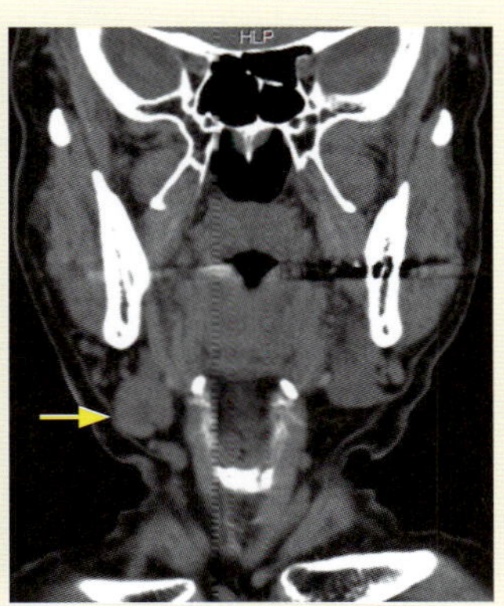

図❸　初診時のCT（矢状断）

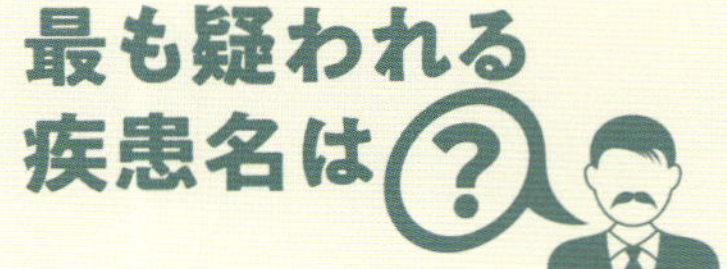

①多形性腺腫　②顎下腺炎
③悪性リンパ腫　④顎下腺唾石

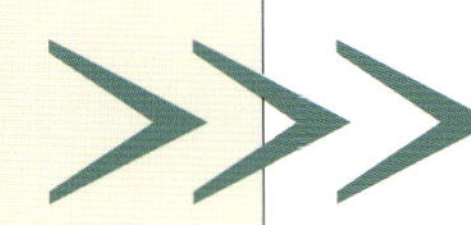

A.

③悪性リンパ腫

悪性リンパ腫は、主としてリンパ球、時に単球や組織球が腫瘍化した疾患であり、病理組織学的および生物学的特性から、ホジキンリンパ腫と非ホジキンリンパ腫に分けられる。頭頸部の悪性リンパ腫では、頸部リンパ節に初発するホジキンリンパ腫を除くとほとんどが非ホジキンリンパ腫で、顎口腔領域では節外性リンパ腫の割合が高く、歯肉、顎骨に認められる。その臨床症状は多彩で、腫脹あるいは腫瘤、潰瘍を形成し、疼痛が認められることもあるが、悪性リンパ腫に特徴的な所見ではないため、生検による組織診断が必要となる。

治療法としては、化学療法であるCHOP療法（シクロフォスファミド、ドキソルビシン、ビンクリスチン、プレドニゾロン）が行われていたが、近年キメラ型抗CD20モノクローナル抗体であるリツキシマブが開発され、ハイリスクの場合は、リツキシマブを含めたR-CHOP療法が行われるようになった。

本症例は問診、経過、口腔外所見から顎下部の腫脹は炎症性病変、腫瘍である可能性が考えられた。初診時のパノラマX線所見では腺体内外に石灰化物は認めず、唾石は否定された。次にCT画像からは腺体は辺縁整で、内部に軽度の低濃度な領域を認めた。穿刺細胞診から炎症性の好中球やリンパ球を認めたことから、炎症性の顎下腺炎、あるいは多形性腺腫などの腫瘍性病変と考え、この時点では確定診断がつかなかった。患者には病理組織検査の結果によっては追加治療が必要となることを説明したうえで、全身麻酔下での顎下腺摘出術を行った。

病理組織検査ではH-E染色で腺体内に大型の異型リンパ球の増生を認め（**図4**）、免疫染色ではCD-20抗体が陽性であった（**図5**）。非ホジキンリンパ腫の一つであるび漫性大細胞型B細胞リンパ腫との確定診断に至り、術後のPET-CTでは他に病変は認められなかったが、今後は血液内科で化学療法を行う予定である。

【参考文献】

1）宮崎 正（監修），白砂兼光，古郷幹彦（編著）：口腔外科学 第3版．医歯薬出版，東京，2011：272-278.

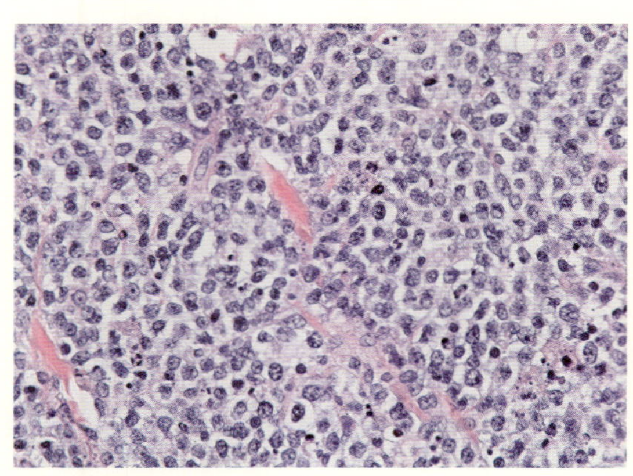

図❹　H-E染色（×400）

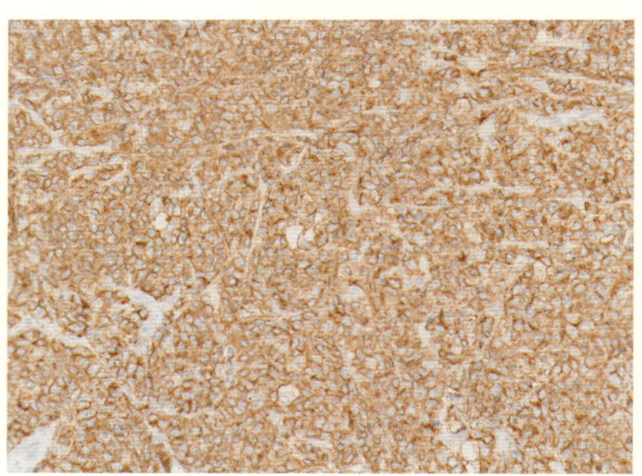

図❺　CD-20

住岡 聡　Satoshi SUMIOKA
美馬孝至　Takashi MIMA
NTT西日本大阪病院　歯科口腔外科
〒543-8922　大阪府大阪市天王寺区烏ヶ辻2-6-40

Q.074

顎下部の無痛性腫脹

患者：75歳、女性
主訴：左顎下部の腫脹
既往歴：脳動脈瘤、高血圧症
現病歴：10ヵ月ほど前より、左側顎下部に腫瘤様の硬結を触知したが、無痛性で日常生活に支障がないので放置していた。1ヵ月前ごろから硬結が大きくなり、不安を感じて受診した（**図1**）。
現症：BT 36.3℃、Pulse 58。左側顎下部に軽度の腫脹があり、弾性硬、可動性で表面皮膚は健康色を示し、痛みはなかった。唾液の分泌は良好で、口腔内に異常と思われる所見はなかった。
血液検査所見：値はすべて正常範囲以内だった。
超音波検査：25×15㎜の単胞性形態で、境界明瞭、内部エコーは均一であった（**図2**）。
Sialo-CT 所見：顎下腺の造影剤取り込みは正常、腫瘍は顎下腺の前方部に位置し、境界は明瞭であった。

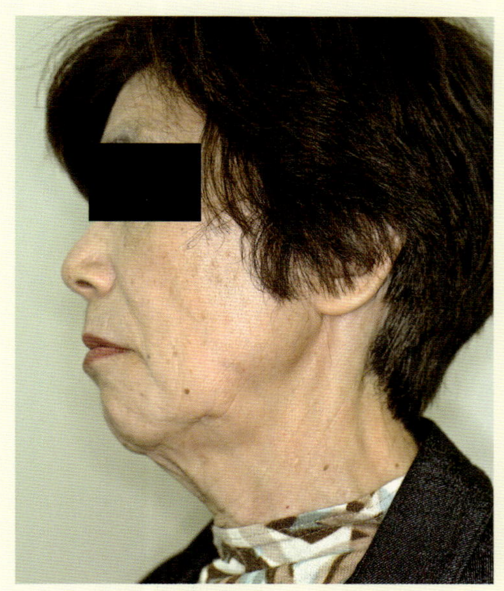
図❶　初診時の顔貌所見

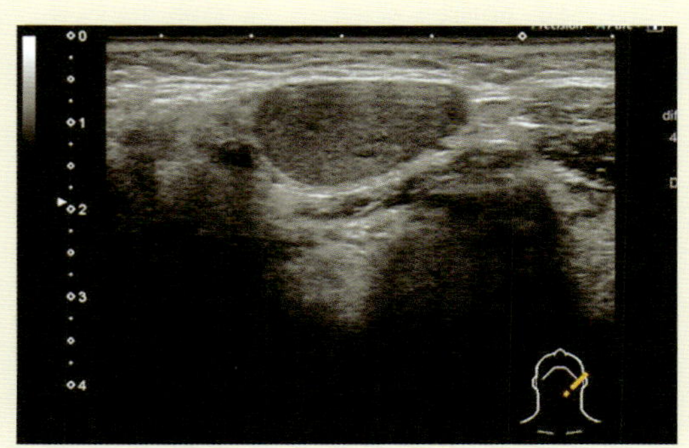
図❷　US 所見

最も疑われる疾患名は？

① 顎下腺腫瘍（良性）
② 悪性リンパ腫
③ 顎下部囊胞（類皮囊胞）
④ 顎下腺唾石症
⑤ 慢性硬化性唾液腺炎

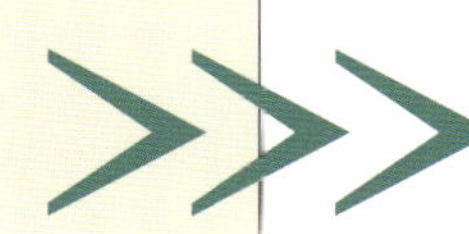

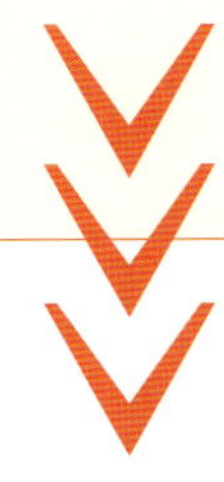

③ 顎下部嚢胞（類皮嚢胞）

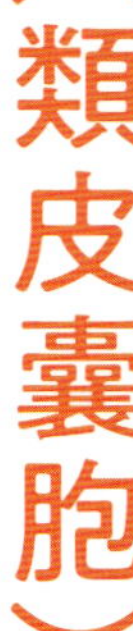

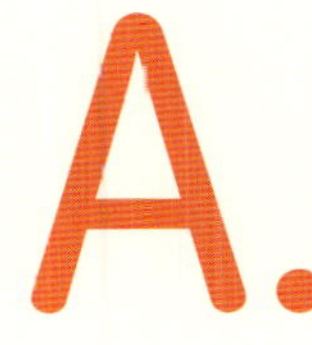

A.

診断と治療の手順

顎下部の腫脹を主症状とする疾患の大多数が炎症性病変であり、発赤、疼痛を伴う。一般的にはび漫性の腫脹を呈し、X 線所見にて顎骨の透過性亢進などの歯性病巣感染所見を認める場合が多い。

本症例は発赤、疼痛がなく、腫脹に気づいてから来院までの期間も比較的長いことから、炎症性疾患でなく、悪性リンパ腫の可能性も低くなる。

腫脹部は顎下腺に近く限局性であり、触診により弾性硬、可動性で圧痛がないことから、顎下腺良性腫瘍が最も疑われたが、口内から指先で口底部粘膜を強く押さえながら触診し、圧痛と硬固物の有無を調べ、エコー所見とともに唾石の有無を確認した。

最終的な診断のために、顎下腺造影と同時に CT 撮影を行う、Sialo-CT を施行した（**図3**）。結果、顎下腺の性状に異常はなく、腫瘍は被胞され顎下腺体との連続性、浸潤を認めなかった。

臨床診断：顎下腺傍腫瘍（嚢胞）

手術所見：腫瘍は顎下腺前方部広頸筋直下に存在し、被膜に包まれ、顎下腺体と癒着もなく、容易に摘出可能であった（**図4**）。顎下腺は温存した。

病理組織学的診断：類皮嚢胞

●

本症例は顎下腺良性腫瘍と考えるのが最も妥当な診断であるが、Sialo-CT を行うことで術前により多くの情報が得られ、CT 値から脂肪腫やリンパ上皮性嚢胞も否定された。

類皮嚢胞は体の正中部に発生することが多く、上皮組織の活動が盛んな16～35歳ごろに最も多く発現する。自験例は側方型であり75歳と高齢者に発症した特異な例と考える。

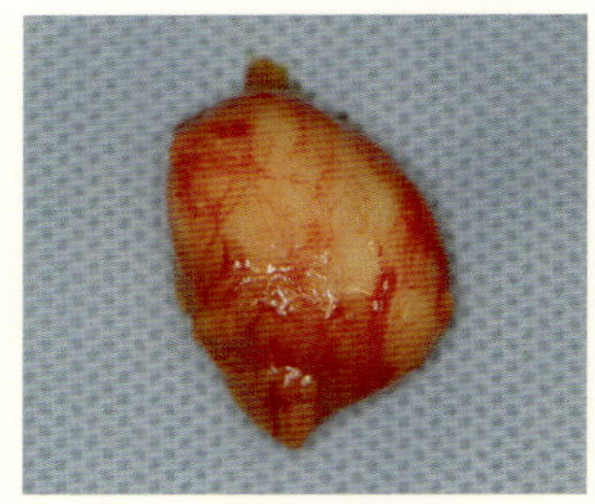

図❹　摘出物所見

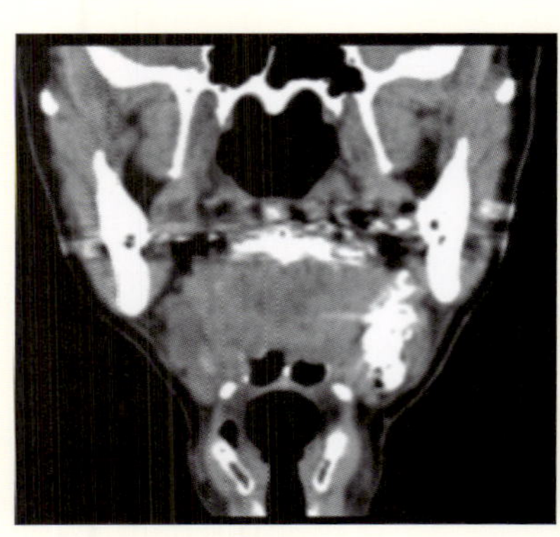

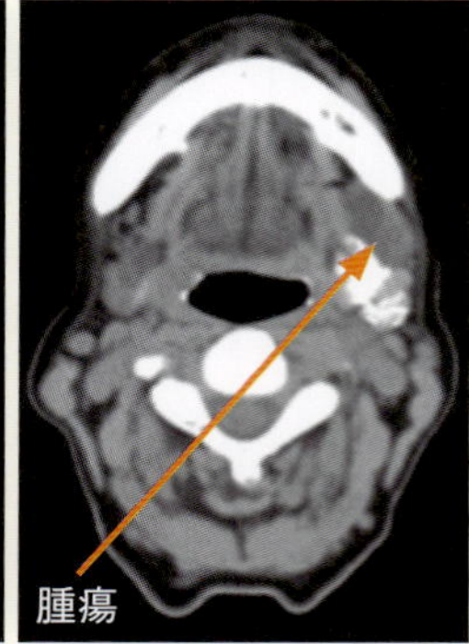

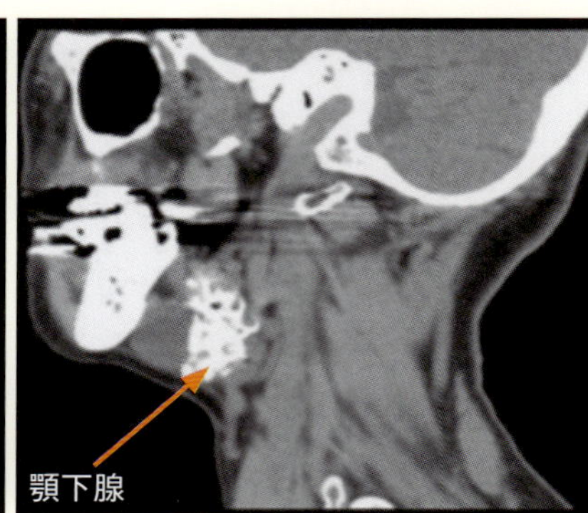

図❸　Sialo-CT 所見

山﨑 正　Tadashi YAMAZAKI
盛岡昌史　Masafumi MORIOKA
JA 長野厚生連　浅間南麓こもろ医療センター　歯科・口腔外科
〒384-8588　長野県小諸市相生町3-3-31

Q.075

顎下部に腫脹を認める病変

患者：81歳、女性
主訴：左側顎下部の腫脹
既往歴：関節リウマチ、骨粗鬆症、脳梗塞
現病歴：初診約1ヵ月前より左側顎下部の腫脹を自覚。かかりつけ歯科医院を受診し、┌6の抜歯の必要性を説明され、消炎後の抜歯予定となっていた。初診2週間前に腫脹の増大を認めたため、再度かかりつけ歯科を受診し、当科での精査を勧められ、紹介受診となった。
現症：体格中等度、栄養状態は良好。37.0℃の発熱を認めた。左側顎下部に圧痛を伴う弾性軟のび漫性腫脹を認めた（**図1**）。また、左側顔面神経下顎縁枝の麻痺による下唇の運動障害を認めた。口腔内所見として6|6に3度の動揺を認め、┌6の頰側歯肉の腫脹、発赤および同部の自発痛を認めた。
初診時血液検査：
【末梢血】白血球数50×10²/μL、赤血球数 264×10⁴/μL、ヘモグロビン 9.5g/dL、ヘマトクリット値 28.3%、血小板 9.8×10⁴/μL
【生化学】CRP 0.5㎎/dL、TP 6.3g/dL、Alb 3.3g/dL
【感染症検査】HCV 抗体陽性、梅毒 TP 抗体 陽性、梅毒脂質抗体 陽性
画像所見：パノラマ X 線写真で、┌6部の歯槽骨は根尖相当部までの骨吸収を認めていた。造影CT にて左側顎下腺から前外側に約40㎜の低濃度域を認め、辺縁は不整で造影されていた。隣接する下顎骨の骨吸収は認めなかった。造影 MRI にて同様の部位に約46㎜の T1強調像で低信号、T2強調像で高信号の病変を認めた（**図2**）。PET 検査にて、左側顎下部の腫瘤に SUVmax15.2の集積を認めた。

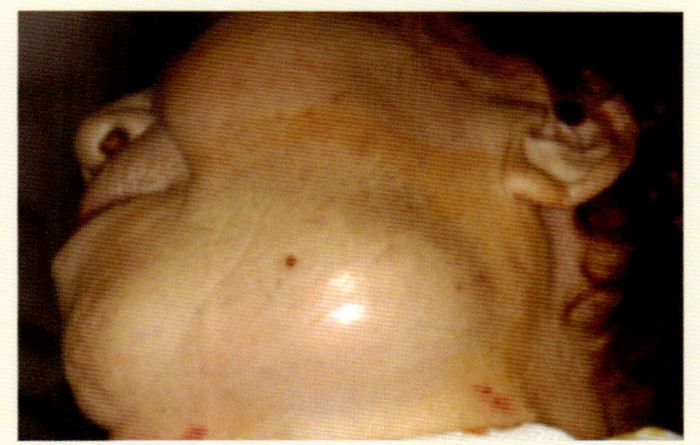
図❶　初診時顎下部

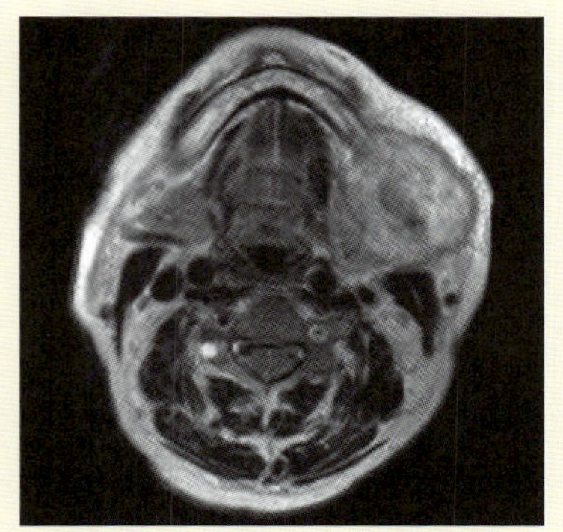
図❷　初診時 MRI 画像（T2強調像）

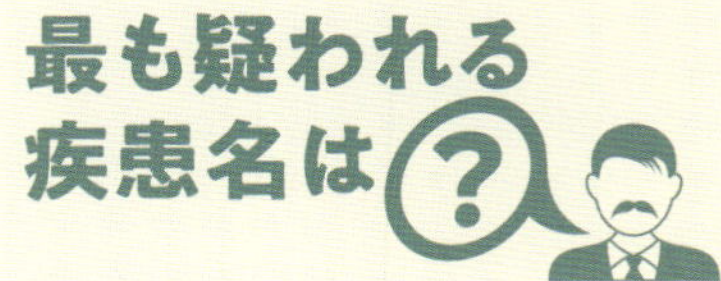

① メトトレキサート関連リンパ増殖性疾患
② 唾液腺がん
③ 顎下部膿瘍
④ 結節性梅毒・ゴム腫

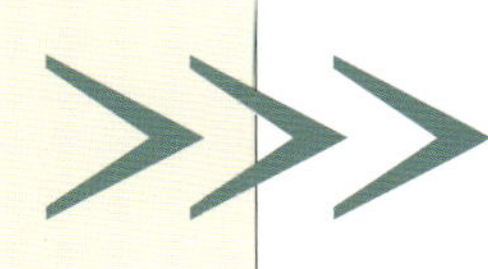

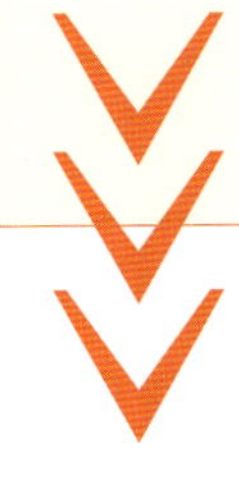

A.

①メトトレキサート関連リンパ増殖性疾患（MTX-LPD）

医原性の免疫不全に関連したリンパ増殖性疾患（lymphoproliferative disorder：LPD）は、免疫抑制剤投与中、とくに関節リウマチ（RA）に対してメトトレキサート（MTX）が投与されている場合にしばしば発症する。

経過：本症例は、歯性感染症を疑われ当科へ紹介された。しかし、受診時の身体所見や血液検査からは、重度の歯性感染症を疑う所見ではなかったため、各種画像検査を行った。画像検査からは唾液腺原発の腫瘍の可能性が否定できなかったため、生検を施行した。H-E染色では脂肪織内に壊死を伴った類円形～短紡錘形の細胞が密に認められた。免疫組織染色でCD20、CD79a、Bcl-2、Bcl-6が陽性、さらにEBER、EBNA-2、LMP-1も陽性であった。生検後に行った血液検査では、LDH 242IU/l、可用性IL-2R 1060U/mLと高値を認めた。

これらの結果から、EBV陽性び漫性大細胞型リンパ腫の可能性が示唆された。しかし、既往歴に関節リウマチがあり、MTXの内服をしていたことから、MTX関連リンパ増殖性疾患と診断した。

治療としてはまず、MTXの投与の中止を整形外科医に依頼し、経過観察をすることとした。MTX中止後4ヵ月で腫瘍様病変はMRI画像上で28㎜まで縮小し、中止後17ヵ月では18㎜まで縮小。その後も増大はなく縮小を維持している（図3、4）。

MTX-LPDの特徴・原因：葉酸の代謝拮抗薬であるMTXは、RAの治療薬として有効性が高い。日本リウマチ学会は、「関節リウマチ診療ガイドライン2014」のなかでMTXを活動性RA患者に対する最初の治療手段の一つとし、禁忌でなければ第一選択薬として投与することを推奨している。MTX-LPDはMTX投与患者に発症するリンパ増殖性疾患であり、WHO造血器腫瘍分類では「免疫不全関連リンパ増殖性疾患」の亜型の一つである「その他の医原性免疫不全関連リンパ増殖性疾患」に分類されている。

発症の要因としては、RA自体の免疫異常状態、MTXが宿主にもたらす免疫抑制状態、EBVの活性化などが考えられている。MTX-LPDは、MTXの中止のみで20～30%の症例で退縮することが知られており、MTX-LPDの診断が確定した後は、早急にMTX投与を中止し、腫瘍の退縮が認められる場合は慎重に経過観察を行う。腫瘍退縮の兆しがなければ、組織型に応じた化学療法や放射線療法を行う必要がある。また、自然退縮後も再発することがあるため、長期的な経過観察が必要である。

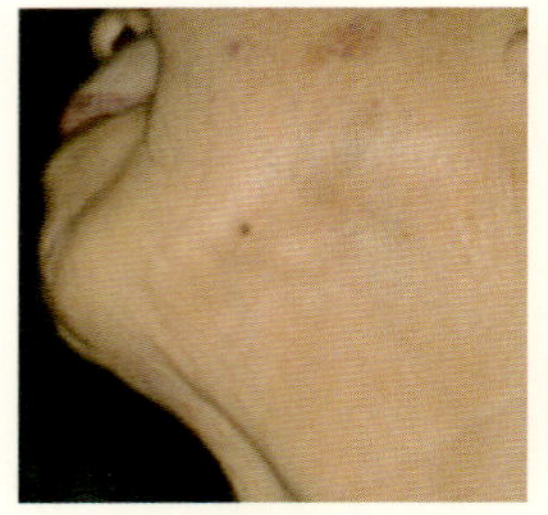

図❸　休薬後17ヵ月時顎下部

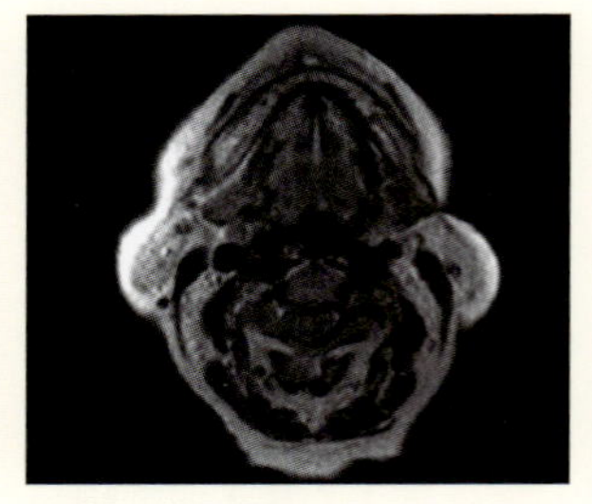

図❹　休薬後17ヵ月時MRI画像（T2強調像）

山川延宏
Nobuhiro YAMAKAWA
桐田忠昭
Tadaaki KIRITA
奈良県立医科大学　口腔外科学講座
〒634-8521　奈良県橿原市四条町840

Q.076

顎下部に腫脹を認めた病変

患者：79歳、男性

主訴：左側下顎の違和感、顎下部の腫脹

既往歴：脳梗塞、前立腺がん

現病歴：初診2ヵ月前より左側下顎の違和感を認めた。歯科医院を受診し、左側下顎臼歯部の補綴物（インプラント上部構造）を除去し、洗浄。抗菌薬を処方されたが症状の改善を認めないため、当科紹介受診となった。

現症：体格中等度、栄養状態は良好。発熱などの全身症状はなく、左側顎下部に約35×30㎜の弾性硬の腫脹を認めた（**図1**）。可動性はなく、圧痛も認めなかった。左側下唇には軽度の知覚異常を認めた。左側下顎臼歯部にはインプラントが埋入されており、⌈7相当部歯肉に瘻孔様の隆起を認めたが、排膿はなかった。インプラントの動揺はなく、骨植は良好であった。

初診時血液検査：

【末梢血】白血球数 $75\times10^2/\mu L$、赤血球数 $348\times10^4/\mu L$、ヘモグロビン 11.6g/dL、【生化学】CRP 0.9㎎/dL、TP 6.3g/dL、Alb 4.3g/dL、【腫瘍マーカー】SCC 0.7ng/dL（正常値：0.0～1.5）、CEA 1.6ng/dL（正常値：5未満）

画像所見：パノラマX線写真では左側臼歯部にインプラントが埋入されていたが、周囲の骨の吸収像や骨の硬化像は認めなかった（**図2**）。造影CTでは左側下顎体部尾側から骨内側に軟部腫瘤があり、腫瘤は造影効果を認めた（**図3**）。内部は均一で、境界は比較的明瞭であった。また、膿瘍を疑う液貯留は認めなかった。PET検査では、腫瘤に一致してSUVmax=17.6のFDGの集積を認めた。

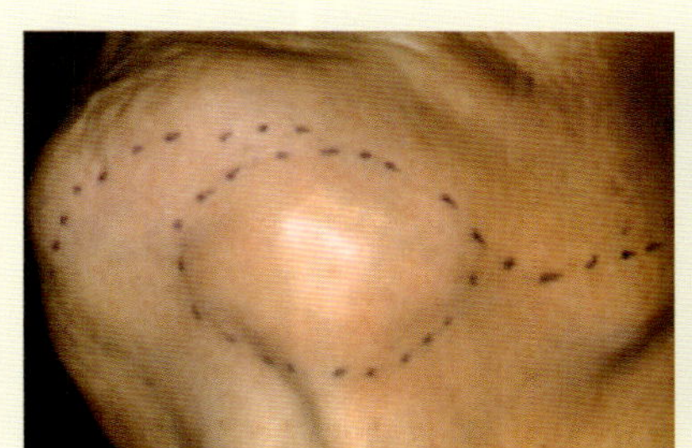
図❶　初診時の顎下部

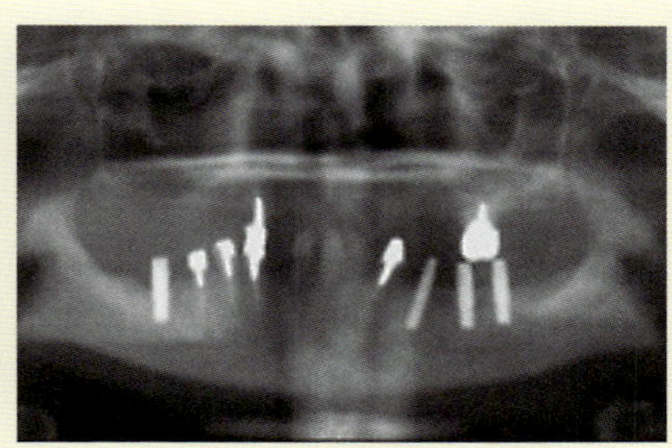
図❷　初診時のパノラマX線写真

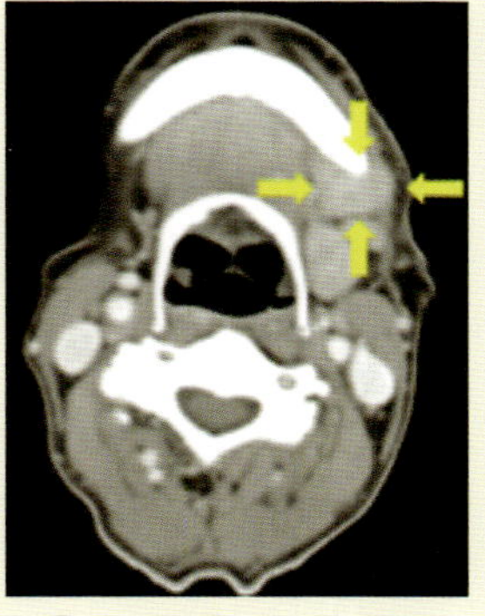
図❸　初診時のCT画像

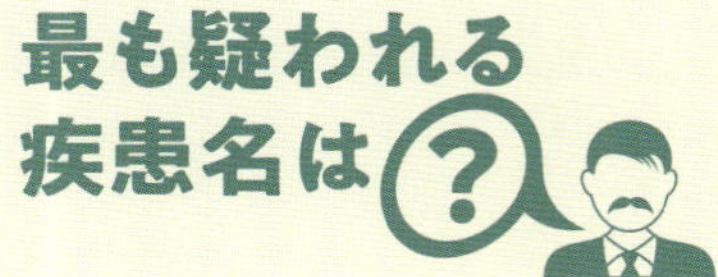
最も疑われる疾患名は？

① 顎下腺腫瘍
② 悪性リンパ腫
③ 顎骨骨髄炎
④ 前立腺がん頸部リンパ節転移

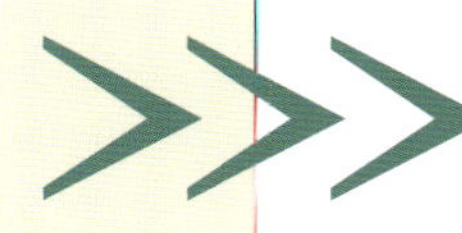

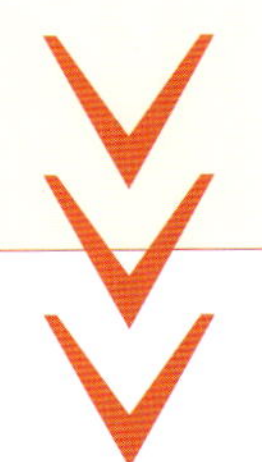

A.

③ 顎骨骨髄炎

顎骨骨髄炎は歯性感染が原因となり、顎骨の骨髄を中心に炎症を起こす疾患であるが、近年は放射線性や薬剤性の顎骨骨髄炎が増加している。

経過：本症例は顎下部に弾性硬の腫脹を認め、腫瘍性病変や歯性感染症が疑われた。しかし、受診時には疼痛の訴えや発熱はなく、身体所見や血液検査からも重度の歯性感染症を疑う所見は認められなかった。腫瘍性病変の可能性も否定できなかったため、生検術を施行した。病理組織学的検査所見では、H-E 染色にて筋組織や脂肪組織中に好中球の目立つ炎症性細胞や血管内皮細胞の増生を認め、化膿性炎症による腫瘤形成が疑われた。

患者は前立腺がんのホルモン療法中で、骨転移も認められたため、約2年前よりデノスマブの投与を受けていた。

薬剤関連性顎骨骨髄炎（薬剤関連顎骨壊死〔ARONJ〕ステージ0）の診断のもと、抗菌薬の投与と口腔衛生管理を行ったところ、腫脹は消失し、画像上も腫瘤様の像は消失した（図4）。

薬剤関連顎骨骨髄炎・顎骨壊死の特徴・原因・対策：薬剤関連顎骨骨髄炎・顎骨壊死は、骨吸収抑制薬・血管新生阻害薬の合併症として経験する疾患である。悪性腫瘍の骨転移や骨粗鬆症などに使用されるビスホスホネート系薬、あるいは抗 RANKL 抗体であるデノスマブによる治療中もしくは治療歴のある患者にみられることがある。がん患者やがんの既往のある患者、骨粗鬆症の既往のある患者は、骨吸収抑制薬による治療歴の有無を問診の段階で聞き逃すことのないようにしなければならない。また、ARONJ の発症頻度は、骨粗鬆症により治療を受けている患者に比べて、がん疾患で治療を受けている患者に多いとされており、とくに前立腺がんや乳がんなど骨吸収抑制薬の投与を受ける可能性の高い患者には注意が必要である。ARONJ は臨床症状や画像所見によりステージングされているが、本症例のように口腔内に骨の露出を認めず、画像的にもあきらかな硬化像を認めない場合でも、化膿性の炎症による腫瘤様病変を形成することがある。

ARONJ の発生頻度は高くないものの、今後も骨吸収抑制薬による治療を受ける患者は増加していくことが考えられるため、患者数の増加が予想される。歯科医師は口腔顎顔面領域を扱う専門家として、ARONJ の発生の予防に努めるとともに、各診療科と適切に連携をとって治療にあたらなければならない。そのためにも、骨吸収抑制薬の治療や薬剤について、正しい知識を身につけておく必要がある。

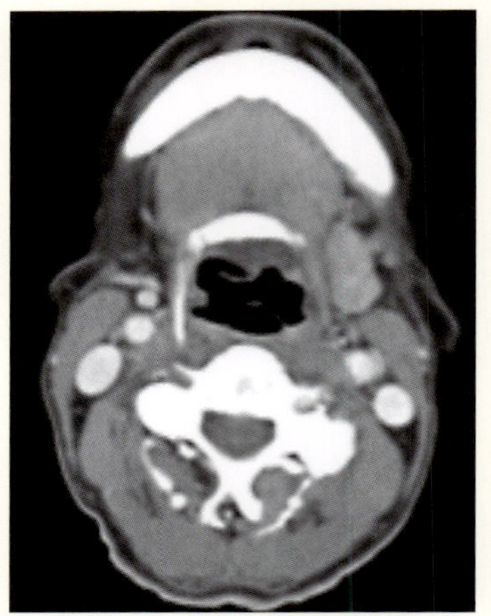

図❹　4ヵ月経過時の CT 画像

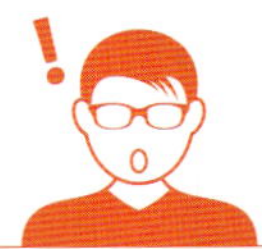

山川延宏 Nobuhiro YAMAKAWA
桐田忠昭 Tadaaki KIRITA
奈良県立医科大学　口腔外科学講座
〒634-8521　奈良県橿原市四条町840

Q.077

顎下部の硬結

患者：48歳、女性
主訴：左側の頸部が腫れて硬い
家族歴：特記事項なし
既往歴：特記事項なし
現病歴：1ヵ月ほど前より口腔の乾燥感と左側顎下部の硬結を自覚し、近在歯科医院を受診したところ、精査および加療目的のため当科に紹介受診となった。
現症：体格は痩せ型であるが、栄養状態は良好。
口腔外所見：顔貌は左右非対称。左側顎下部付近に、母指頭大で硬結を伴う無痛性の腫脹がみられる（**図1**）。発赤は認められず、皮膚色は正常であった。
口腔内所見：唾液の湿潤度が少なく、口腔内は全体的に乾燥していた。
臨床検査所見（初診時）：WBC 8,900/μL、CRP 0.52、血清 IgG4 168㎎/dL、IgG4/IgG 65%、抗 SSA-La 抗体 0.5未満(−)、抗 SSB-Lo 抗体 0.5未満(−)
画像所見：MR 画像(T2WI)（**図2**）；左側顎下腺は対側に比して腫大し、内部にごく淡い高信号を呈する境界不明瞭な病変が認められた。
術前針生検：組織学的に、腺房細胞の破壊を伴ったリンパ球および形質細胞の浸潤像が認められた（**図3**）。

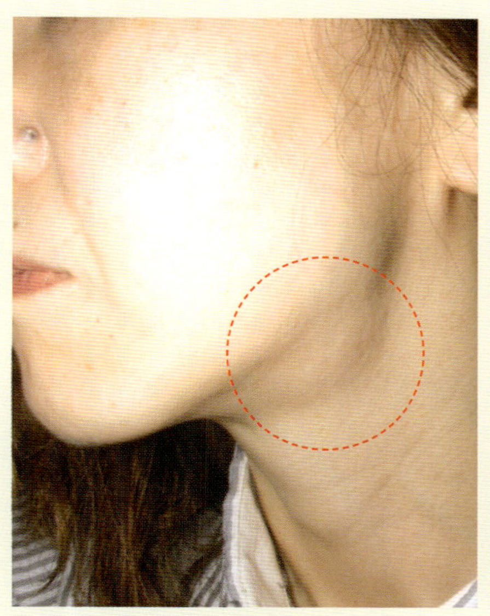

図❶　初診時の顔貌写真

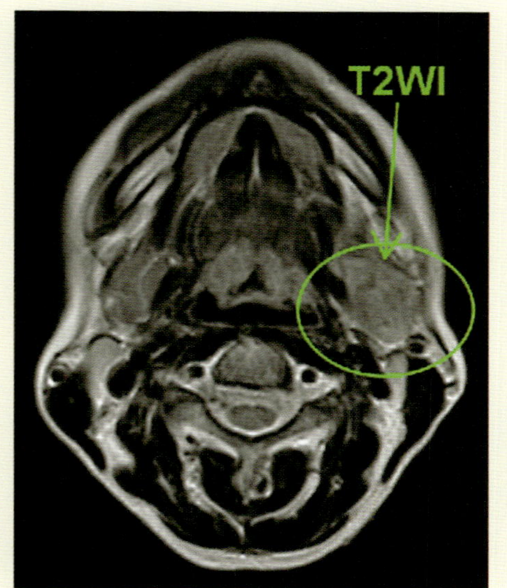

図❷　初診時の MR 画像(T2WI)

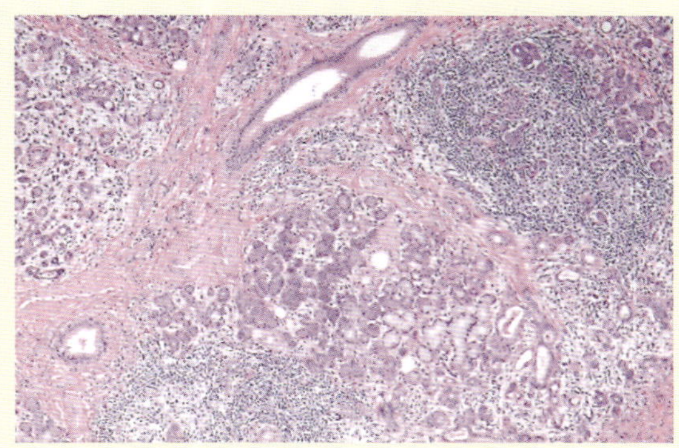

図❸　H-E 染色(×40)

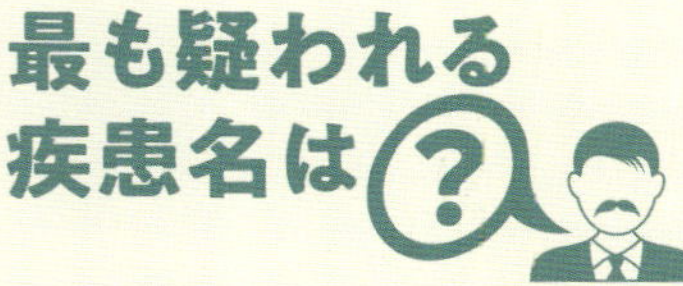

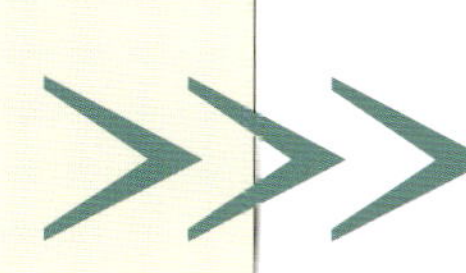

① Sjögren 症候群
② 悪性リンパ腫
③ 顎下腺唾石症
④ Küttner 腫瘍

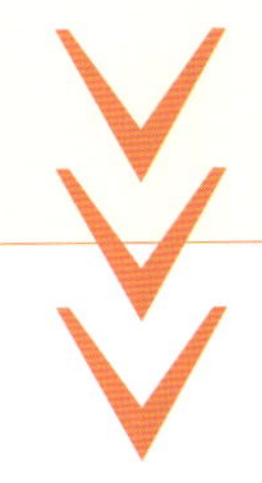

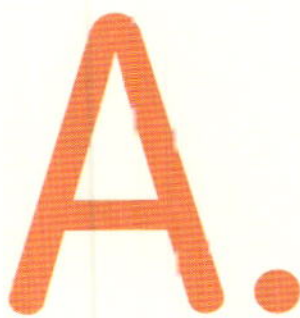

④ Küttner 腫瘍

Küttner 腫瘍とは、1896年に Küttner により初めて報告された炎症機転による疾患で、慢性硬化性唾液腺炎とも呼ばれる。病理組織学的には、腺組織の萎縮・消失、線維の増生および線維内に散在する巣状の炎症性細胞浸潤がみられる。原因は、唾液腺の排泄管からの上行性感染に由来する慢性炎症、唾石に由来する排泄障害を原因とする慢性炎症、あるいは IgG4関連疾患に由来すると報告されている。顎下腺に好発し、耳下腺、舌下腺にみられることは稀である。

唾石の存在による場合には、一般に軽度の圧痛や自発痛を伴う。しかし、通常、疼痛症状はほとんどなく、硬い腫瘍性の唾液腺として触れ、一般的には片側性である。炎症が被膜を越えて周囲組織に達していると、可動性が失われている場合もある。治療は、炎症の急性期には消炎治療を施し、原因となる唾石が存在すればそれを除去する。しかし、唾石があっても多くの場合に腺体内であること、また、すでに罹患唾液腺は著しく硬化しており、唾液腺機能が認められないこと、多くの症例において異物感が強いことなどの理由で、唾液腺の摘出が行われる。ただし、自己免疫疾患由来の場合には全身精査を勧め、病態によっては経過観察かステロイド治療を行うこともある。

処置および経過：全身麻酔下にて顎下腺摘出術を施行した（図4）。摘出した顎下腺は硬化しており、薄い皮膜で覆われていた。割面では分葉構造が不明瞭で、線維化していた（図5）。術後に左側下顎下縁の知覚異常が認められたが、術後3ヵ月経過時には、自他覚的に症状はなく経過良好である。

病理組織学的検査所見：腺房細胞は萎縮ないしは消失しており、リンパ濾胞構造が散見された。リンパ球や形質細胞などの、炎症性細胞浸潤を伴う線維性組織も認められた（図6）。

免疫組織学的検査所見：IgG4陽性の形質細胞が、組織全体に多数認められた（図7）。

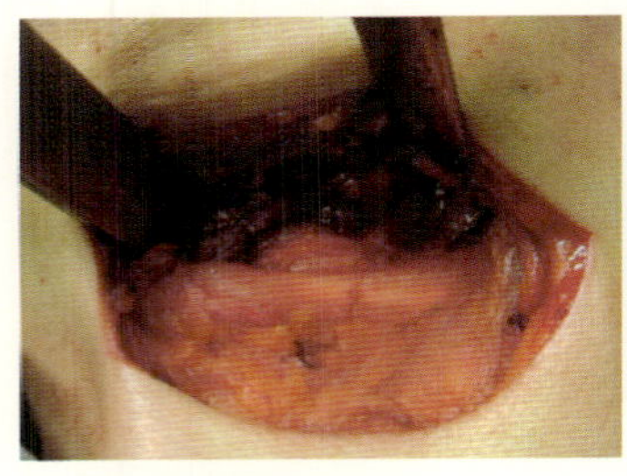

図❹　術中写真

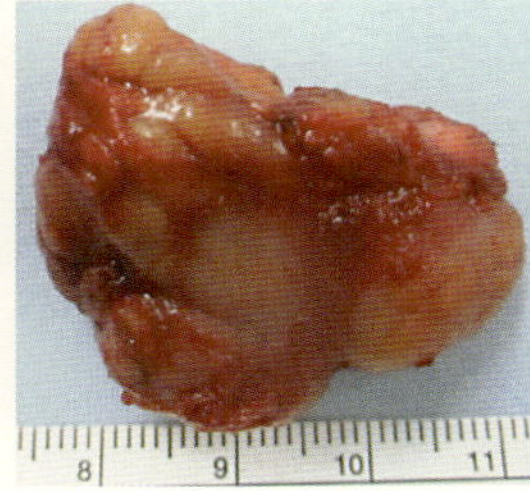

図❺　摘出した顎下腺

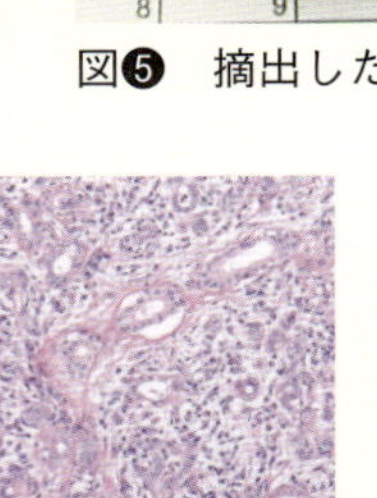

図❻　H-E 染色（×400）

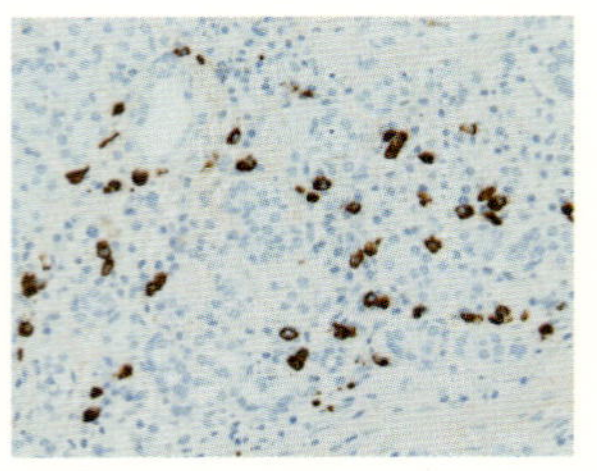

図❼　IgG4染色（×400）

長谷剛志　公立能登総合病院　歯科口腔外科
Takashi HASE　〒926-0816　石川県七尾市藤橋町ア部6-4

Q.078

顎下部の腫瘤

患者：83歳、女性
主訴：右顎下部の腫脹
現病歴：初診6ヵ月前に、⌜7の動揺と咬合痛が出現した。そのため、他院にて重度辺縁性歯周炎の診断のもと、ビスホスホネート（以下、BP）を2ヵ月休薬した後に抜歯を行った。創の治癒を待ち、2ヵ月後にデノスマブ（プラリア®）を投与されたところ、その2ヵ月後（抜歯後4ヵ月）に右顎下部の腫脹を認めたため、当科紹介来院となった。
既往歴：高血圧症、骨粗鬆症（BP 投与歴10年、デノスマブを1回皮下注）、大腿骨骨折（72歳）、肺結核（39歳）。
現症：右顎下部に圧痛、硬結を伴う腫脹を認めた（図1）。また、抜歯窩にラジオゾンデを挿入すると骨を触知し、周囲歯肉の腫脹もみられたが、あきらかな排膿は認められなかった。
臨床検査所見：血液検査では、とくに異常所見は認められなかった。
画像所見：パノラマX線および単純 CT 画像では、抜歯窩周囲の反応性骨硬化と周囲の骨梁の不明瞭化を認めた（図2）。MRI では、右下顎骨は T1強調像で低信号、T2強調像および STIR で高信号を示し、抜歯窩を中心とした炎症性変化を認めた。また、右顎下部に周囲組織とは境界明瞭、T1強調像で低信号、T2強調像および STIR で内部均一な高信号を示す腫瘤を認めた（図3）。
処置および経過①：セフジニルを8日間、クラリスロマイシンを7日間内服させたところ、抜歯窩周囲と顎下部の腫脹は軽減し、顎下部の腫瘤が明瞭化した。

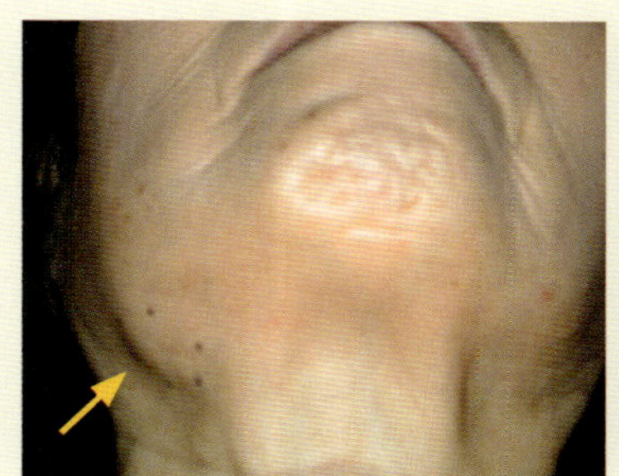

図❶　口腔外写真。右顎下部に硬結、圧痛を伴う弾性硬の腫脹を認めた

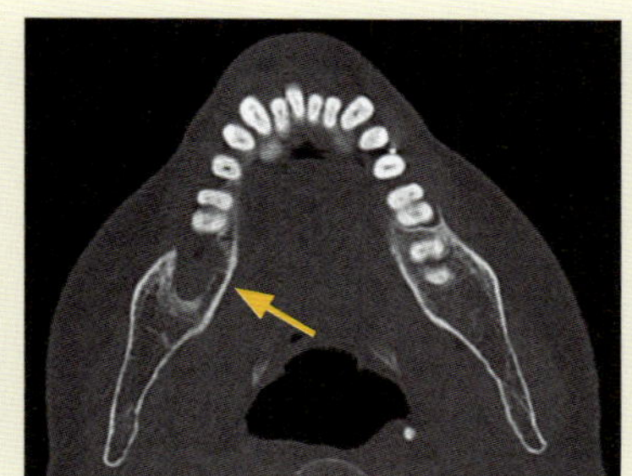

図❷　CT 画像。⌜7抜歯窩周囲の反応性骨硬化と、周囲の骨梁の不明瞭化を認めた

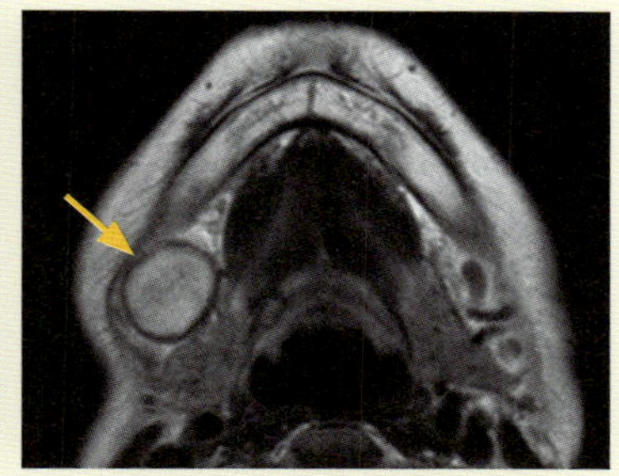

図❸　MRI 画像（T2強調像）。右顎下部に、境界明瞭で内部均一な高信号を認めた

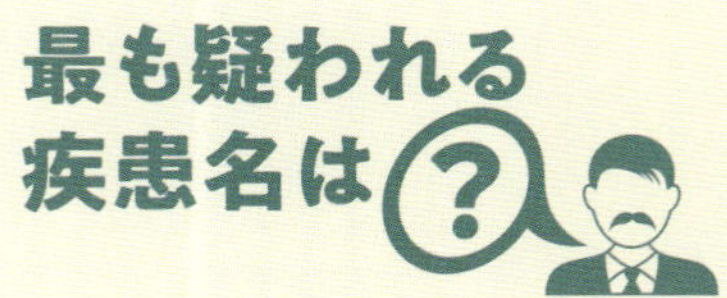

最も疑われる疾患名は？

① 顎下部膿瘍
② 骨吸収抑制薬関連顎骨壊死（顎骨骨髄炎）
③ 類表皮嚢胞
④ 多形腺腫

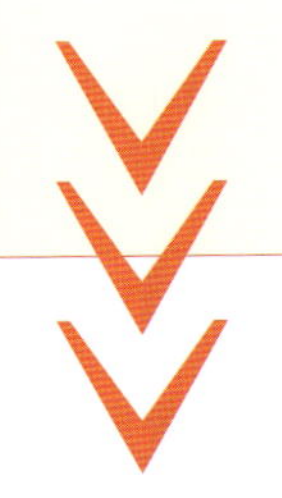

A.

③ 類表皮嚢胞

BP製剤の長期投与と重度歯周炎歯の抜歯、そしてデノスマブを投与した後に顎骨骨髄炎、骨吸収抑制薬関連顎骨壊死（以下、ARONJ）の炎症が顎下部へと波及した。このことが歯科医院受診の契機となったが、抗菌薬により消炎された結果、腫瘤（嚢胞）が明瞭化した症例である。顎下腺に異常は認められなかった。

類表皮嚢胞は、先天性では胎生期の外胚葉の迷入、後天性では外傷や炎症あるいは手術などによる上皮の嵌入に由来するとされており、顎口腔領域では口底正中部に発生頻度が高い。本例は高齢者の顎下部に認められた稀な症例で、これまで自覚症状はなく、嚢胞の発生時期や原因は不明である。同部の外傷や手術の既往はないが、ARONJなどの影響を受けた可能性はあると考えられる。

なお、ARONJ予防のための骨吸収抑制薬の休薬については、顎骨内に感染巣を長期に残存させることや、デノスマブによる骨粗鬆症のオーバーシュート（リバウンド）のリスクなどが問題となっている。ARONJポジションペーパー2016でも、抜歯などの際は徹底した感染源の除去と感染予防を行うことに加え、医師と歯科医師が緊密な連携をとることが重要とされている。

処置および経過②：全身麻酔下にて右顎下部よりアプローチし、周囲結合組織から腫瘤を鈍的に剥離摘出した（図4、5）。術後は再発を認めず、経過良好である。

病理組織学所見：嚢胞は皮膚付属器をもたない重層扁平上皮で裏装され、類表皮嚢胞の診断であった。また、嚢胞腔内には扁平上皮細胞や好中球がみられた。嚢胞壁には中等度の炎症所見がみられ、形成された嚢胞が先述の炎症の影響を受けた可能性があると考えられた（図6）。

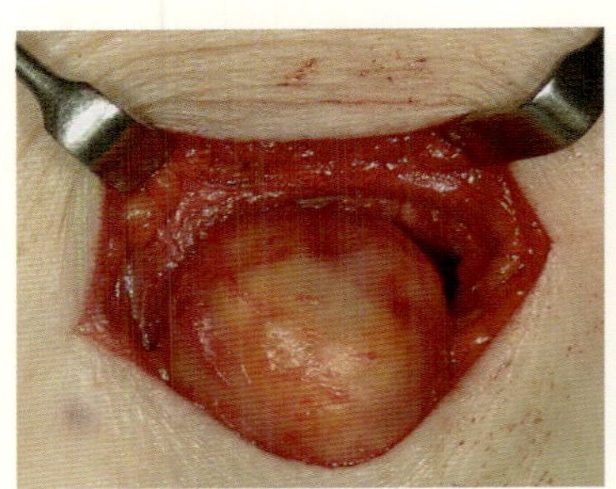

図❹　術中写真（右顎下部）。広頸筋の内側に、直径2.1㎝の嚢胞を認めた

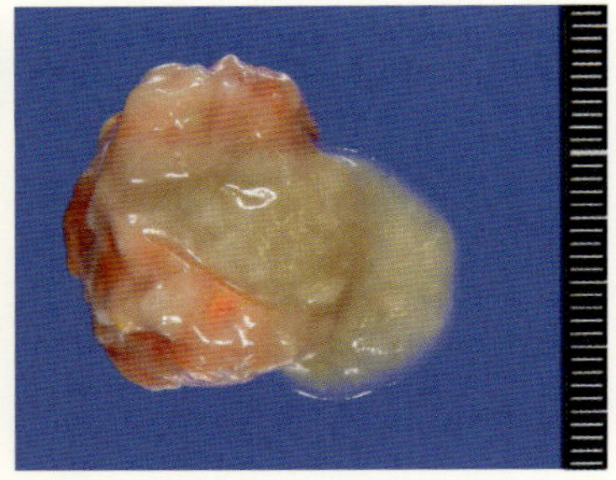

図❺　摘出標本。嚢胞の内容物は、黄褐色の粥状を呈していた

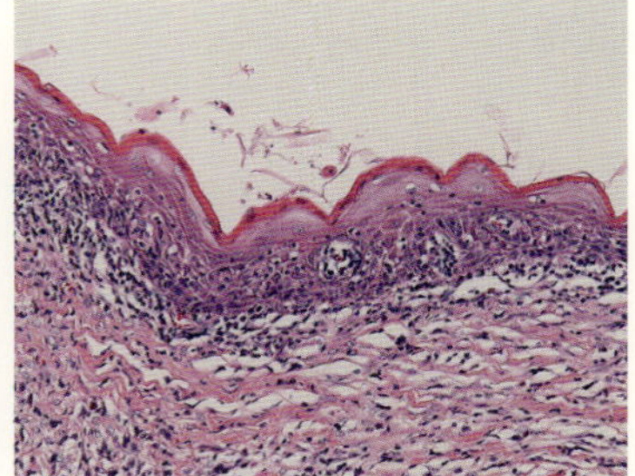

図❻　病理組織像。嚢胞は、皮膚付属器をもたない重層扁平上皮で裏装されていた（呉共済病院 病理診断科 佐々木なおみ先生のご厚意による）

東森秀年 Hidetoshi TOHMORI　横山真樹 Masaki YOKOYAMA
国家公務員共済組合連合会呉共済病院　歯科口腔外科
〒737-8505　広島県呉市西中央2-3-28

Q.079

右側顔面の皮膚発赤と腫脹

患者：78歳、女性

主訴：右側顔面の皮膚発赤と腫脹、疼痛

現病歴：２日前に転倒して右側耳前部を打撲した。翌日から疼痛を伴って同部が腫脹し、開口すると右側顎関節部に疼痛を生じた。近医で顔面皮膚発赤と腫脹を指摘され、顎骨骨折の疑いで当科に紹介された。

既往歴：パーキンソン病、深部静脈血栓症、副鼻腔の手術の既往がある。内服薬は、マイスタン®、ワーファリン®、バイアスピリン®。

現症：**全身所見**；やや肥満で、意識清明。体温38.7℃、血圧154/73、PR 120、SpO_2 96%。

口腔外所見；右側顔面に境界明瞭な皮膚発赤と腫脹、疼痛が認められ、皮膚圧痛が著明であったが掻痒感はなかった（**図1**）。右側上眼瞼は浮腫状で下垂していたが、視力障害はなかった。右側耳垂に小擦過傷があり、耳介と外耳道にも腫脹が認められ、聴力低下やめまい、顔面神経麻痺、開口制限は認められなかった。顎下部・頸部のリンパ節は腫大していた。

口腔内所見；切歯間開口域は40㎜で、開口時の下顎偏位はなく、口腔内に感染源となるような炎症所見は認められなかった。

X線所見：パノラマX線写真では顎骨骨折は認めず、関節突起骨折もなかった（**図2**）。両側下顎頭の骨変形が認められたが下顎頭の可動性は良好であり、またCTでも骨折線はなく、副鼻腔も異常は認めなかった。

検査所見：血液検査では、白血球増多、核の左方移動、CRPの上昇などが認められた。
WBC 9,300（Stab 11.5、Seg 70.5、Lympo 12.5、Mono 4.5、Eosino 0.0、Baso 0.0）、CRP 14.601、CPK 306。

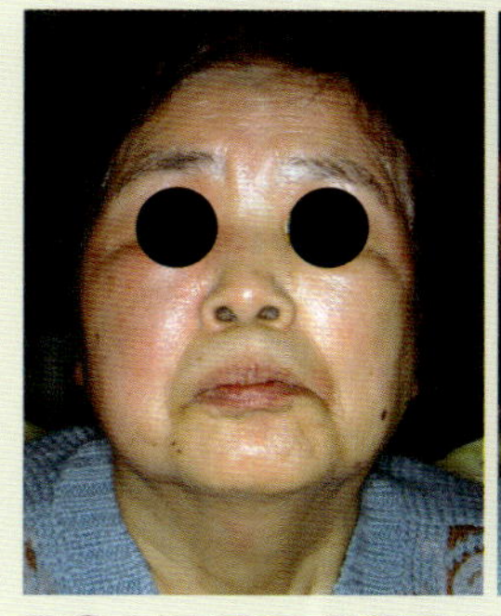
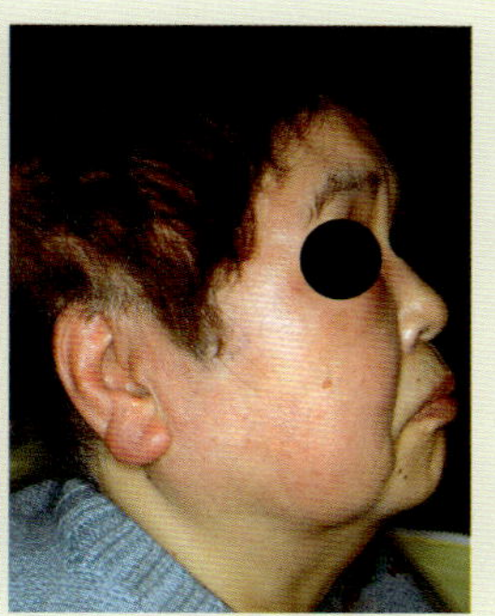

図❶　初診時の顔貌写真

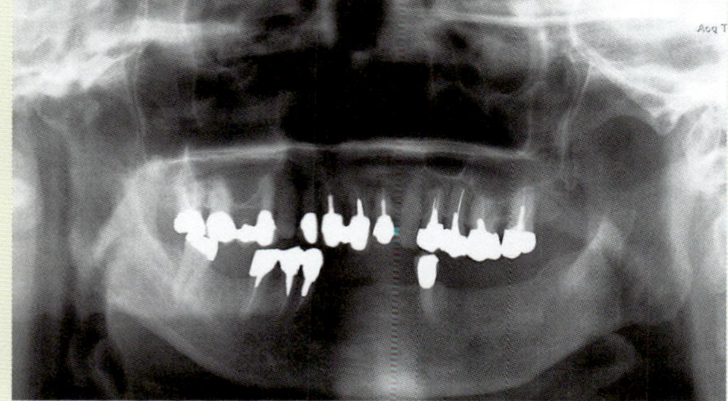

図❷　初診時のパノラマX線写真

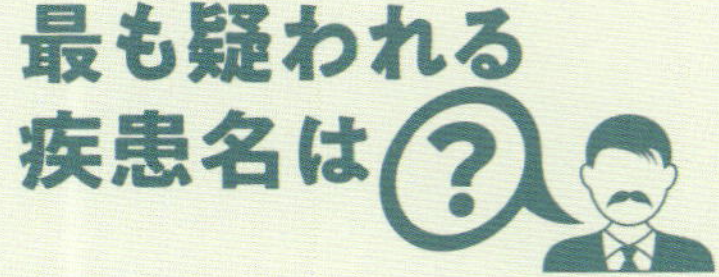

① 上顎蜂窩織炎　② 帯状疱疹
③ 急性副鼻腔炎　④ 顔面丹毒
⑤ 外傷性顎関節炎

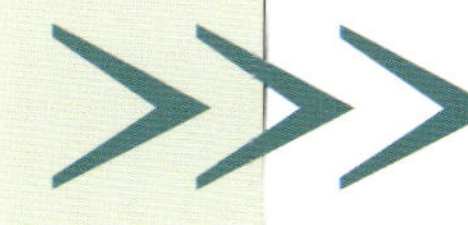

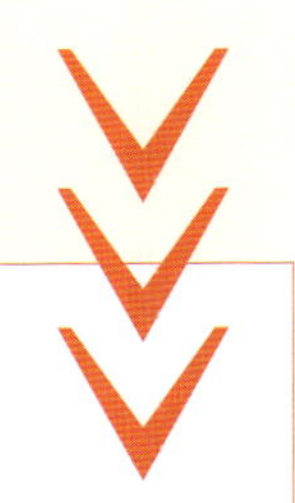

A.

④ 顔面丹毒

丹毒とは、38℃程度の発熱とともに、境界明瞭な深紅色の浮腫状紅斑が片側の顔面や下肢の皮膚に好発する皮膚科領域疾患であり、皮膚圧痛を伴うが掻痒感はない。顔面では外耳道や創部から経皮的に菌が侵入し、3～7日の潜伏期間を経て発症する場合が多い。かつては皮膚感染症のなかで頻度が高かったが、現在では減少している。主にA群β - 溶血性連鎖球菌の真皮への感染によって表在性に急速に広がり、局所熱感が強く、時にはリンパ管炎、リンパ節炎を伴う。急性鼻炎、扁桃炎などに継発して経気道感染することもある。

原因菌の検出率は30%程度で、臨床診断に負うところが大きい。黄色ブドウ球菌由来のものもあり、比較的ゆっくり進行する深部の感染症である蜂窩織炎との鑑別が困難な例もある。血液検査で、白血球増多、核の左方移動、CRP・ASO の上昇などの炎症所見を伴う。治療は、ペニシリン系あるいはセフェム系抗菌薬を用いるが、AB-PC、AM-PC が第一選択となる。進行すると腎炎などを併発し、再発性・習慣性になることもあるので、症状消失後も十分な抗菌療法を行う。

本例は、抗菌薬の投与で緩解して10日目に退院し、外来で約2週間内服抗菌薬を続行して治癒した。原因菌は検出されなかった。歯性感染は否定的で、右側耳垂部に小擦過傷が見られその周囲の腫脹が強かったことから、同部が菌の侵入門戸と推察された。

丹毒は、皮膚科領域の疾患であるが、顔面にも好発し、歯科医師も知っておく必要のある疾患のひとつといえよう。歯科領域からの報告は少ないものの、上顎悪性腫瘍の術後放射線治療後に発症した例、智歯周囲炎や根尖性歯周炎などが関与した例、抜歯後やスケーリング・ルートプレーニング後に発症した例などの報告がある。診断に際しては、歯科領域の病変をはっきりと診断したうえで、他の疾患もないかを考慮することが大切である。鑑別診断として、帯状疱疹、接触性皮膚炎、SLE、皮膚筋炎などが挙げられる。

典型例の帯状疱疹では、三叉神経支配領域に沿った水疱が出現することや、神経痛様疼痛が出現することなどで鑑別しやすいが、水疱が出現しない非典型例では本症と鑑別に苦慮することもある。しかし、血液検査で炎症所見が少なく、ウイルス抗原の検査で判明する。接触性皮膚炎では、掻痒感が必発で発疹が混在することが多く、IgE などの検査所見で判明する。類似の症状で抗菌薬に反応しない場合は、SLE や皮膚筋炎などの自己免疫疾患や、悪性リンパ腫などの場合もあるので考慮に入れておく。

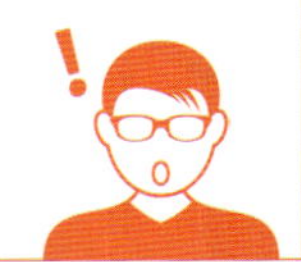

濱田 傑　近畿大学医学部附属病院　歯科口腔外科
Suguru HAMADA　〒589-8511　大阪府大阪狭山市大野東377-2

Q.080

頬部の痛みと腫れ

患者：18歳、女性

主訴：左側上顎臼歯部の疼痛、左側頬部の腫脹

現病歴：1ヵ月ほど前から左側上顎臼歯部あたりの疼痛を自覚し始め、同部位並びに左側頬部の腫脹が出現してきたため某歯科大学病院を受診されたが、既往歴などを考慮して総合病院である当院への紹介となった。

既往歴：知的障害のため精神科通院中。アトピー。

現症：発熱なし。左側頬部にび漫性の腫脹を認め圧痛があったが、皮膚の発赤や熱感はなかった（**図1**）。左側鼻腔からの漿液性の鼻汁、鼻閉感を認めた。また、左側上頸部にはリンパ節の腫大を認めた。口腔内では左側上顎臼歯部の歯槽全体にわたる腫脹を認め、臼歯に軽度の動揺があったが、歯肉粘膜は整であった（**図2**）。

臨床検査所見：白血球数6,400/μL、CRP 0.79 mg/dL

画像所見：パノラマX線所見では|78が埋伏し、|56部歯槽骨は著明な吸収像を示し、左側上顎洞内の不均一な不透過像を認めた（**図3**）。造影CT像では著明な洞壁の破壊を呈し、造影効果を伴う腫瘤性病変を認めた（**図4**）。

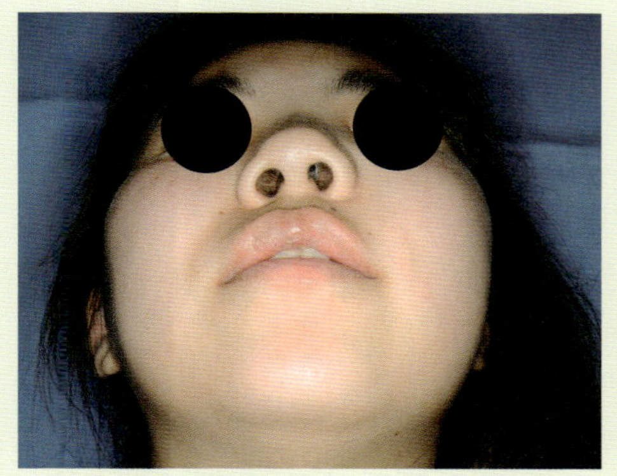

図❶　初診時の顔貌

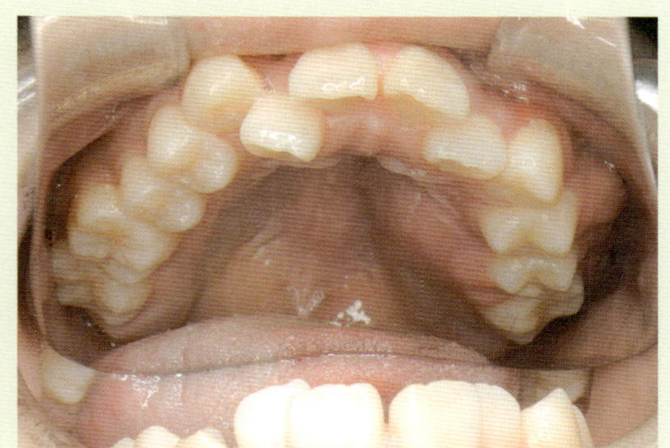

図❷　初診時の口腔内写真

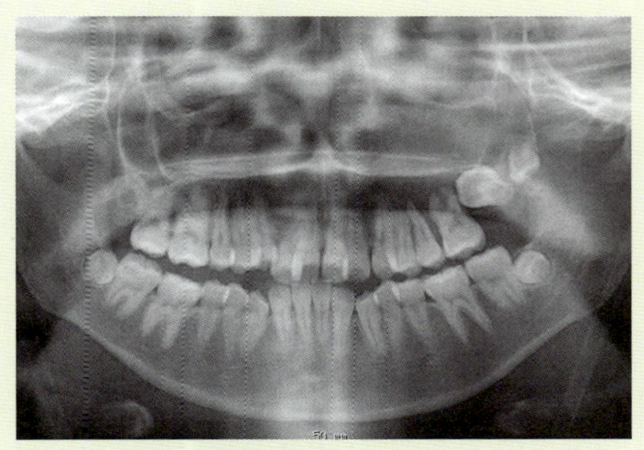

図❸　初診時のパノラマX線写真

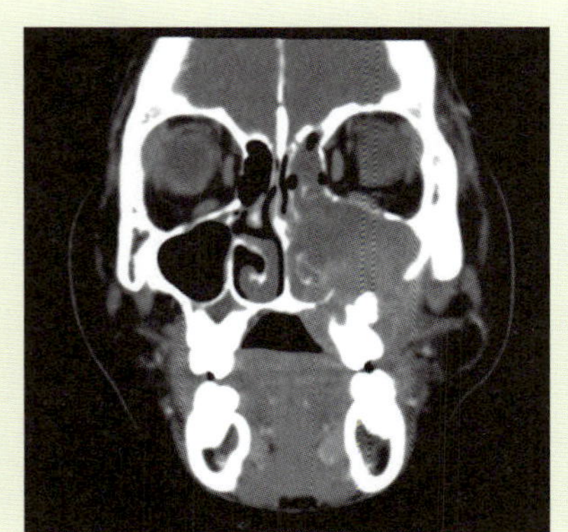

図❹　初診時の CT 画像

最も疑われる疾患名は？

① 歯性上顎洞炎　② 良性歯原性腫瘍
③ 悪性リンパ腫　④ 上顎洞がん

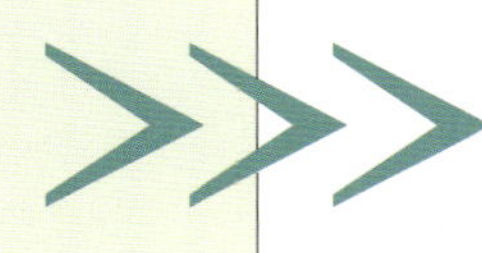

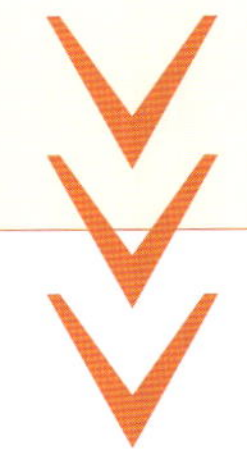

A.

④ 上顎洞がん

国際対がん連合（UICC）や世界保健機構（WHO）において、口腔がんは頬粘膜、上顎歯槽と歯肉（上顎歯肉）、下顎歯槽と歯肉（下顎歯肉）、硬口蓋、舌、口底に発生したがん、と定義されている。よって上顎洞がんは口腔がんには該当せず、鼻腔・副鼻腔に発生する頭頸部がんという位置づけとなる。原発巣の評価にはCT検査、MRI検査、パノラマX線検査、超音波（US）検査などの画像検査に加え、鼻咽腔や上部消化管の内視鏡検査を行うことによって総合的に判断する。所属リンパ節への転移や遠隔転移の評価については、視診・触診、胸部X線検査、CT検査、MRI検査、US検査の他に、最近ではPET-CTの有用性が示されている。組織型については、上皮系、腺系、骨・軟部系、リンパ系といったさまざまな臓器や器官に由来するため、病理組織学的検査（細胞診、生検）を行うことが確定診断のうえで必須となる。

頭頸部で最も頻度の高い組織型は、扁平上皮がんで中高年男性に多い。治療（主として扁平上皮がん）は手術、放射線治療、化学療法を組み合わせた集学的な方法で行うが、機能面のみならず整容面についても配慮が必要な顔面であり、各診療科の連携が要求される。上顎洞がんの多くは進行がんのため、化学療法（全身投与、動注、導入化学療法を含む）を併用することが共通の治療方針となっている。

診断のポイント：本症例を診断するうえで腫瘍性か非腫瘍性かの鑑別が必要で、まずは「1. 歯性上顎洞炎」のような炎症性疾患が念頭に浮かぶが、現症並びに臨床検査所見から炎症反応は乏しかった。画像から洞壁の骨破壊が著明で造影効果があり、腫脹の時間経過も急速であったことから、「2. 良性歯原性腫瘍」よりも悪性を疑う所見であった。歯肉粘膜は整であり病変は口腔粘膜下に存在する点から洞内原発のがんが想定されたが、患者が若年齢の女性である点で「3. 悪性リンパ腫」、骨・軟部腫瘍、腺がんなどが鑑別に挙げられた。悪性リンパ腫は多数の病型がある。なかでも鼻腔や口蓋に多いことで知られる節外性NK/T細胞リンパ腫・鼻型はEBウイルスとの関連が指摘され、日本を含む東アジアで頻度が高いとされるが、症状は典型的でなかった。

経過：穿刺細胞診でClassV（SCC）、組織生検においても扁平上皮がんの病理診断を得た。FDG-PETでは左側上顎部と上内深頸リンパ節に異常集積を認め（**図5**）、TNM分類T4aN1M0、病期分類ⅣA期の進行上顎洞がんとの評価となり、本症例は耳鼻咽喉科へ転科の後、放射線療法と大腿動脈経由の動注を併用した化学放射線療法を行う方針となった。現在治療経過観察中である。

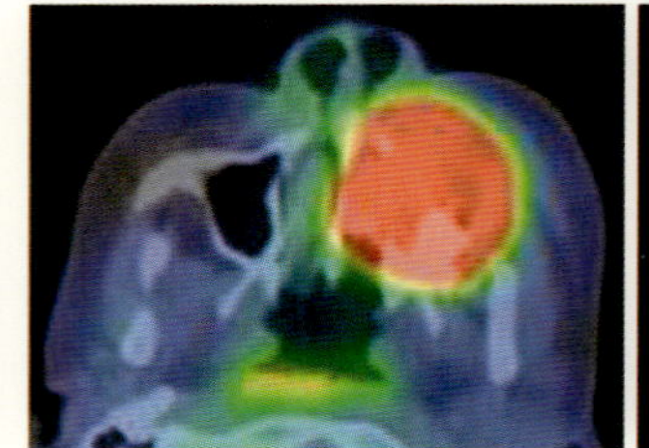
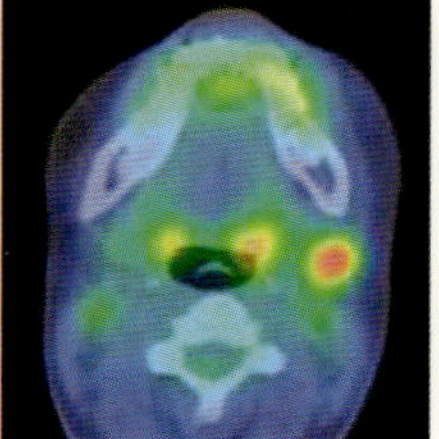

図❺　FDG-PET

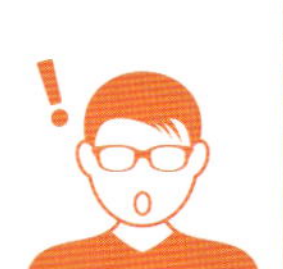

安部貴大　東京大学大学院医学系研究科　口腔顎顔面科
Takahiro ABE　〒113-8655　東京都文京区本郷7-3-1

Q.081

頬部の腫瘤と違和感

患者：57歳、女性

主訴：右側頬部の腫瘤

既往歴：特記事項なし

家族歴：特記事項なし

現病歴：1年6ヵ月前に6|を抜歯した。直後より右側頬部に腫瘤を自覚するも、疼痛がないため放置していた。初診の3ヵ月前より同部の腫瘤が徐々に増大するのを自覚したため、当科を受診した。

現症：右側頬部の口腔外皮膚側から直径約20㎜の無痛性で可動性、弾性硬で球状の腫瘤を触知した。口腔内粘膜側の歯肉頬移行部からも腫瘤を触知した。右側上顎臼歯部の残存歯に打診はなく、周囲歯肉及び頬粘膜に発赤や腫脹などの炎症所見は認められなかった（図1）。

画像所見：パノラマX線写真では右側上顎骨及び上顎洞内に異常所見は認めなかった。CT写真では右側頬部に境界明瞭な類円形の不透過像を認めたが、周囲の骨吸収や骨破壊像は認められなかった（図2、3）。

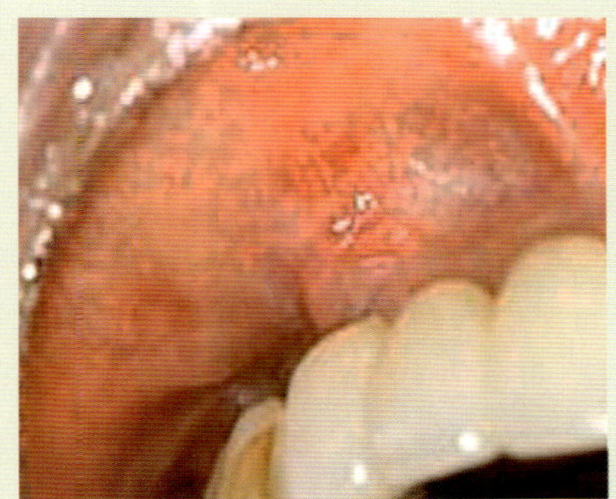

図❶　初診時の口腔内写真

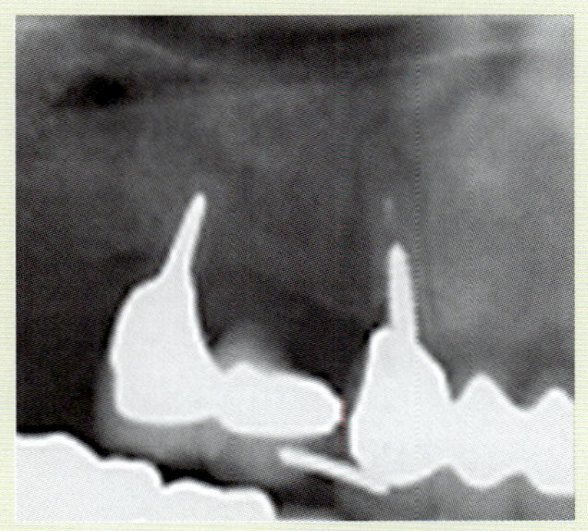

図❷　同、パノラマX線写真

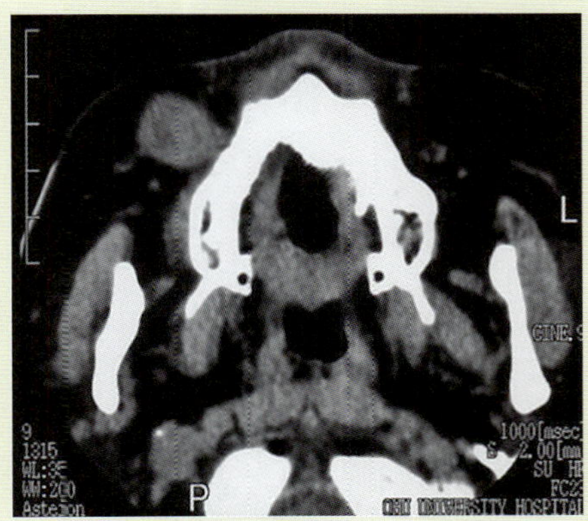

図❸　同、CT画像

最も疑われる疾患名は？

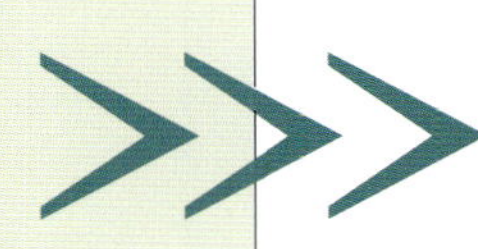

① 肉芽腫
② 脂肪腫
③ 多形腺腫
④ 悪性リンパ腫

①肉芽腫

A.

疾患の概要：肉芽腫の多くは、組織内に異物が侵入して発症する異物肉芽腫である。侵入した異物が組織内に長期間残存することにより異物周囲に巨細胞が出現し、肉芽や線維が異物を被包して発症する。その原因は、美容整形で使用したシリコーンや歯科用切削バー、修復物や補綴物の金属片などがあり、症状発現までには数年から十数年かかるものもある。発症までの期間が長い要因として、患者本人が異物の侵入に気づいていないことが挙げられる。なかでも、バーや金属片の組織内への迷入は一瞬の出来事なので、患者のみならず術者も気づかない場合がある。原因の特定と発症要因の解明には、十分な問診と異物の性状解析がカギとなる。

本症例の発症要因：本症例は、ごく稀な原因によって発症した異物肉芽腫であり、原因究明には時間を要した。摘出物の性状分析を行い、結果が出るまで原因不明であった。また、原因特定後、異物の迷入経緯を特定するために既往歴や現病歴を時系列で遡り、さらに治療歴や受診医院への問い合わせたことで、ようやく推定診断を得るに至った。

すなわち本症例は、早期の補綴処置を希望されていた患者さんのために、右側上顎小臼歯の抜歯直後にブリッジの印象採得をした際、抜歯窩から寒天印象材が押し込まれ、歯槽骨と歯肉の間隙に迷入したと推測される。抜歯直後のため局所麻酔が奏効しており、異物の迷入には気づかず、痛みもなかったと思われる。患者自身も異物の迷入には気づかず、通常の抜歯後に生じる違和感として放置していたため、結果として組織内に長期間、寒天印象材が停滞し、異物肉芽腫の発症に至ったと考えられる。

処置および摘出物の分析：腫瘤の摘出は、局所麻酔下に口腔内から施行した。術中、周囲組織との癒着が認められたため、鈍的に剝離して摘出した。摘出物の内部には緑色でゴム様の異物を認めた（**図4**）。異物の性状を確認するために、フーリエ変換赤外分光法（FT-IR: Fourier transform infrared spectroscopy）による分析を行ったところ、寒天印象材の分析結果とほぼ一致した（**図5**）。

【参考文献】

1）川原一郎，浜田智弘，高田 訓，他：寒天印象材の迷入による頰部異物肉芽腫の1例．日口外誌，58（11）：642-645，2012.

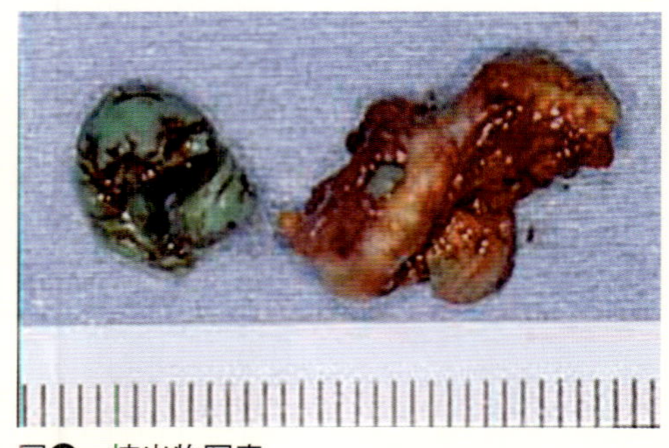

図❹　摘出物写真

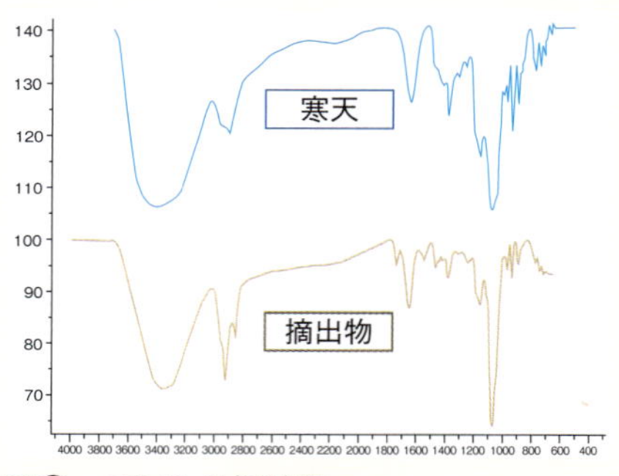

図❺　FT-IR 分析結果

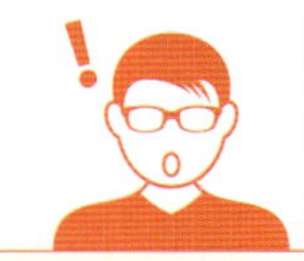

高田 訓
Satoshi TAKADA

奥羽大学歯学部　口腔外科学講座
〒963-8611　福島県郡山市富田町字三角堂31-1

Q.082

開口障害と頬側の腫れ

患者：80歳、男性

主訴：左の頬が腫れてしまった。

既往歴：躯幹再発性単純ヘルペス、帯状疱疹、高血圧（アムロジン、クレストール服用中）。

現病歴：左頬側が腫脹したため、近医歯科にて|6を抜歯したところ、2〜3日後に腫脹は軽減したが、再度同部位の腫脹を繰り返すため、|8が原因歯ではないかと診断され、紹介により当科を受診した。

現症：左頬側部に硬結性の腫脹が見られたが、目の痛み、嚥下時の痛みはなく、開口量は2横指であった（図1）。

パノラマX線所見：|8周囲に骨吸収像が見られた（図2）。

血液検査所見：白血球数13,510/μL、CRP 10.3mg/dLであった。

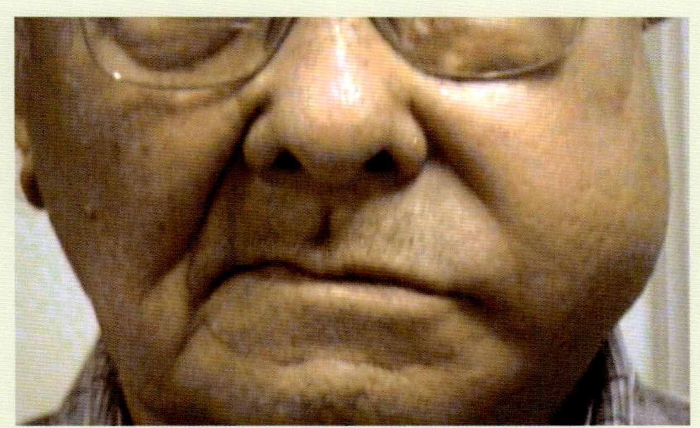

図❶　初診時の顔貌

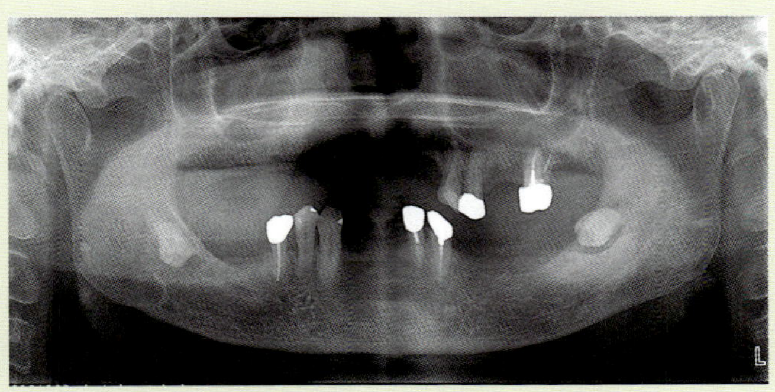

図❷　初診時のパノラマX線像

最も疑われる疾患名は？

① 顎関節症　② 智歯周囲炎
③ 蜂窩織炎　④ 耳下腺腫瘍

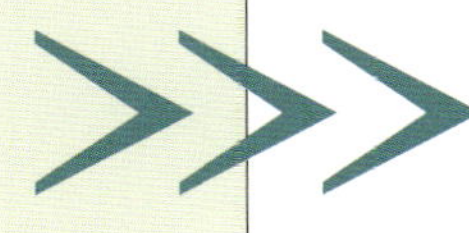

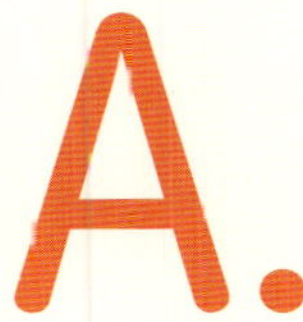

③ 蜂窩織炎

概要：口腔感染症の原因の多くは口腔内細菌による複合感染であり、原因にはう蝕、歯周炎、抜歯後や口腔内の傷からの感染がみられる。主な歯性感染症の原因菌は、グラム陽性または陰性の多種類の球菌や桿菌が検出されるが、いわゆる口腔レンサ球菌が主働菌と考えられている。

蜂窩織炎は、感染源とする化膿性炎の場合、唇・頬側の軟組織に拡大することに加え、舌側の軟組織に波及すると（**図3**）、これらの隙に炎症が拡大することがある。炎症の拡大範囲により、口底蜂窩織炎、頬部蜂窩織炎、眼窩蜂窩織炎に分類される。

診査・診断：頬部蜂窩織炎では、頬部の皮膚は発赤し、熱感があり、び漫性の腫脹が見られ、テカテカ感を示す。さらに、下まぶたや口唇まで広範囲にび漫性の腫脹がみられる場合や、目周囲にも腫脹が表れ、目が開けられなくなる場合もある。原因歯の特定のためにX線写真およびCT、MRIで炎症範囲の診断を行い（**図4**）、血液検査において白血球数やCRPの値から炎症の程度を測定する。CRPの値が10mg/dL以上であると重度感染症であり、通常は入院下の治療対象となる。

治療法：歯性感染症は複数菌による感染であるため、抗菌剤は広範囲の細菌に効果があるセフェム系やペニシリン系が第一選択となる。経口薬、注射薬、炎症の程度により選択し、重度の場合は1日数回の注射薬の点滴を行う。また、急性炎症の末期には膿瘍形成することが多く、その場合、切開・ドレナージを行う。消炎後は炎症の再燃の可能性があるので、原因歯の治療もしくは抜歯を行う。

治療経過・考察：歯科受診後、耳鼻科へコンサルにて入院加療を行い、点滴治療（クリンダマイシン1日2回）にて⌈8の抜歯を行うが、CRP5.1mg/dLと高い値の状態が続いた。その後、耳鼻科との精査により⌊7も原因歯と診断され、抜歯した。その後CRP0.17mg/dLとなり、入院5日にて退院となった（**図5**）。

蜂窩織炎の治療においては、炎症の軽減と原因歯の特定が重要である。本症例では原因歯が2歯存在し、精査と他科との連携の必要性が示唆された。

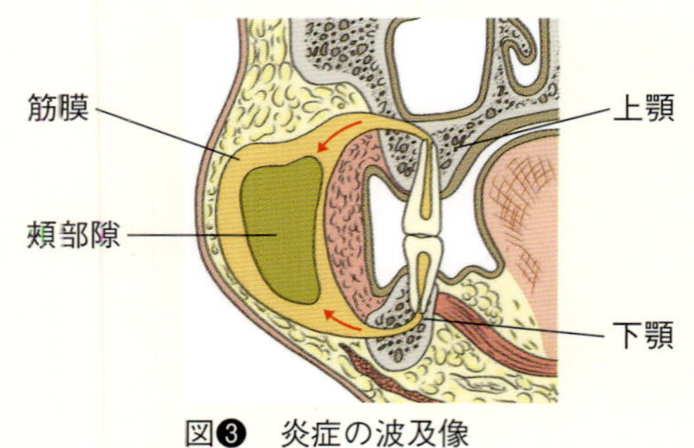

図❸ 炎症の波及像

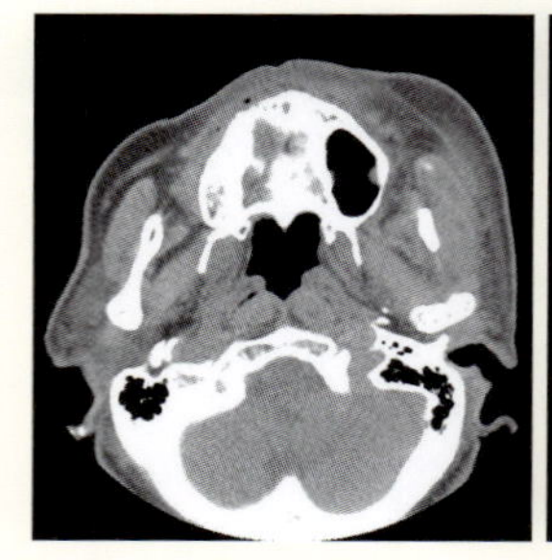
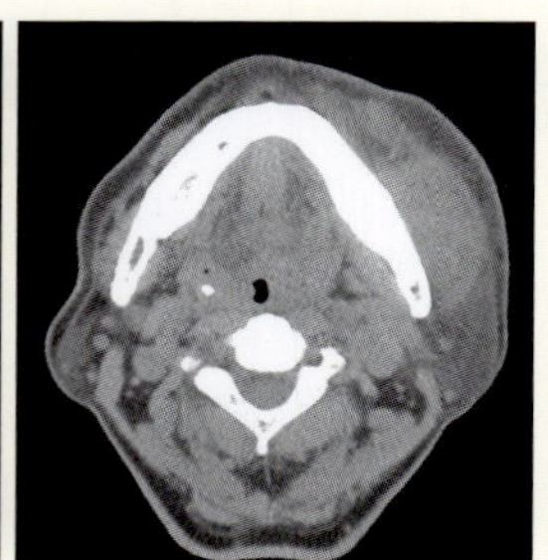
図❹ CT画像

藤川瑞穂 Mizuho FUJIKAWA
鴨井久博 Hisahiro KAMOI
日本医科大学千葉北総病院 歯科
〒270-1694 千葉県印西市鎌苅1715

Q.083

右側頬部の無痛性腫脹

患者：17歳、男性

主訴：右側の頬が腫れてきた

既往歴・家族歴：特記事項なし

現病歴：約半年前より右側頬部に腫脹を自覚していた。疼痛等症状がなく放置していたが、最近になり腫脹の増大と右側上顎歯列の不正を認めるようになり、近医歯科を受診した。診査の結果、右側頬部の異常な腫脹を指摘され、精査および加療目的のため当科に紹介受診となった。

現症：体格中等度、栄養状態は良好であった。右側頬部に無痛性の腫脹を認めるも、眼球運動障害や視力障害はみられなかった（**図1**）。右側上顎臼歯部に膨隆を認め、5|は口蓋側に傾斜し、2度の動揺を認めた（**図2**）。所属リンパ節に異常所見はなかった。

画像所見：MR 画像（T2強調）にて、右側上顎洞全体に高信号を呈する境界明瞭な充実性の病変を認め、上顎洞の前、後、内側壁は菲薄化していた（**図3**）。

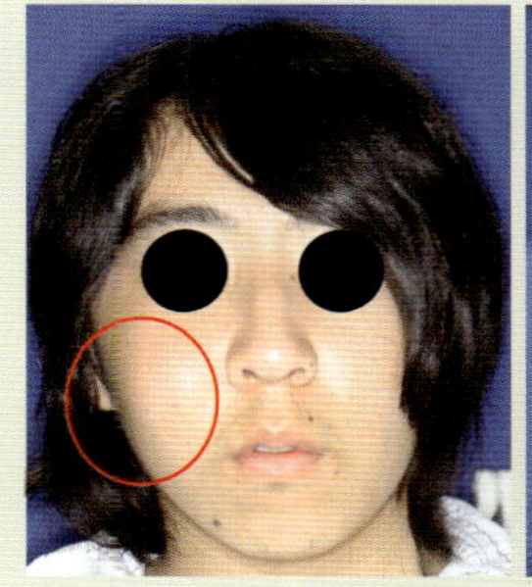
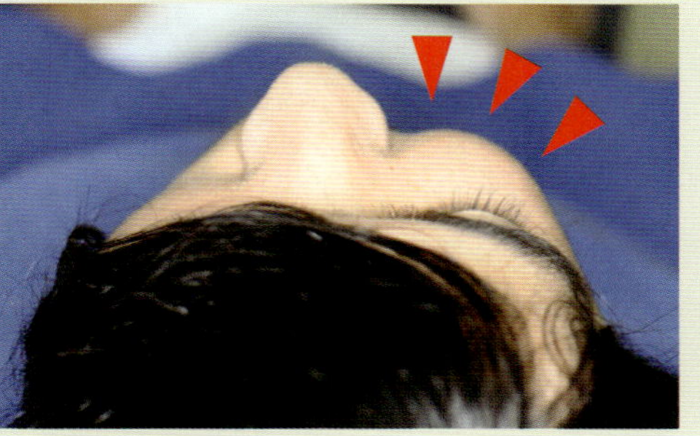

図❶　右側頬部に無痛性の腫脹を認める

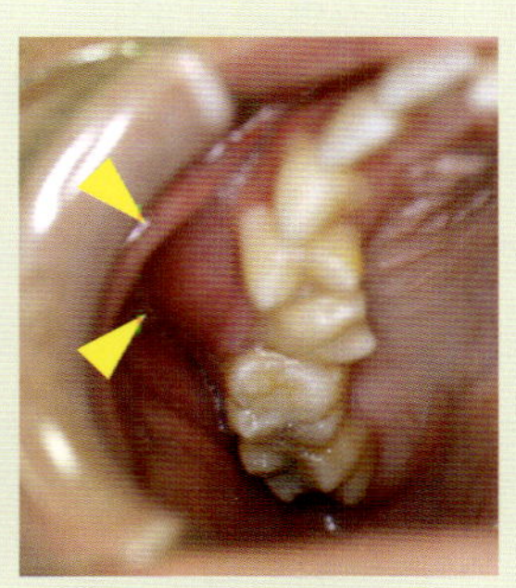

図❷　右側上顎臼歯部に膨隆を認め、5|は口蓋側に傾斜していた

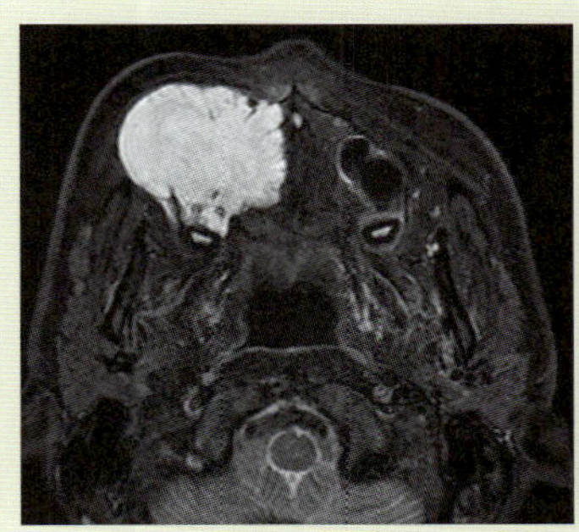

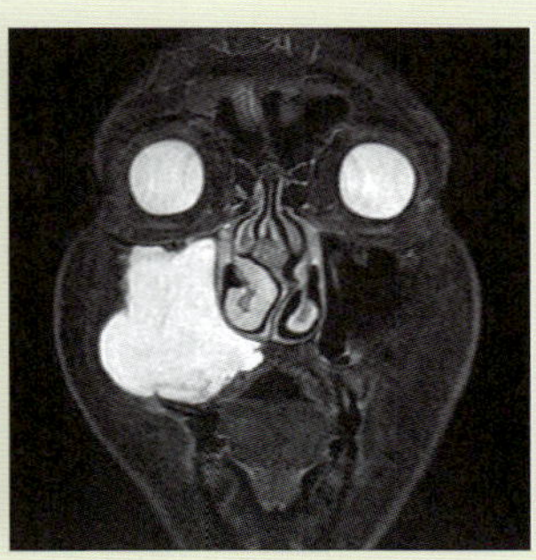

図❸　右側上顎洞全体に高信号を呈する境界明瞭な充実性の病変を認め、上顎洞の前、後、内側壁は菲薄化していた

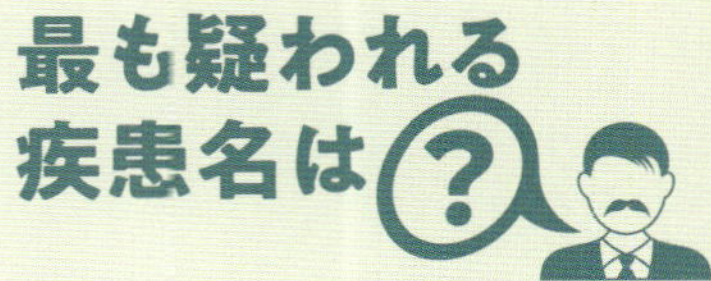

①歯肉がん

②含歯性囊胞

③角化囊胞性歯原性腫瘍

④歯原性粘液腫

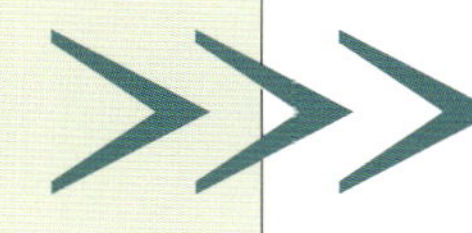

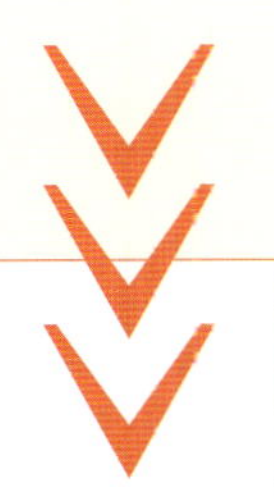

A.

④ 歯原性粘液腫

診断のポイント：症状および画像所見より嚢胞性疾患は否定され、腫瘍性疾患が考えられる。骨の浸潤性の吸収もなく、良性腫瘍の臨床診断となった。

処置および経過：腫瘍性疾患の疑いにて、一部生検を施行した。病理組織学的に歯原性粘液腫の診断を得る。腫瘍摘出の治療方針となり、全身麻酔下に腫瘍摘出術、65|の抜歯を行った（図4〜6）。術後1年6ヵ月以上経過した現在でも再発は認められず、経過は良好である。

考察：歯原性粘液腫は、2005年のWHO分類にて歯原性上皮の有無を問わない顎骨中心性の腫瘍と定義される。

発生頻度は、歯原性腫瘍のなかでわが国では2％前後と低く、比較的稀な疾患である。好発部位は、下顎臼歯部で約6割を占める。歯原性粘液腫の発育は緩慢であり、無痛性であることから、顎骨の膨隆や顔貌の変形により気づくことが多い。本症例でも腫瘍の増大による顎骨の膨隆および顔貌の変形が生じるまでまったく自覚症状はなかった。画像検査にて、4|歯槽部を中心とする骨吸収を認め、動揺および傾斜を認めたことより、腫瘍は同部を中心に発生したと考えられる。

手術方法は、本腫瘍が周囲骨への局所浸潤性を有するため、周囲組織を含めた切除が望ましいとされるが、若年者であり、形態と機能の温存ならびに心理的要素を考慮し、腫瘍の摘出および掻爬を行った。

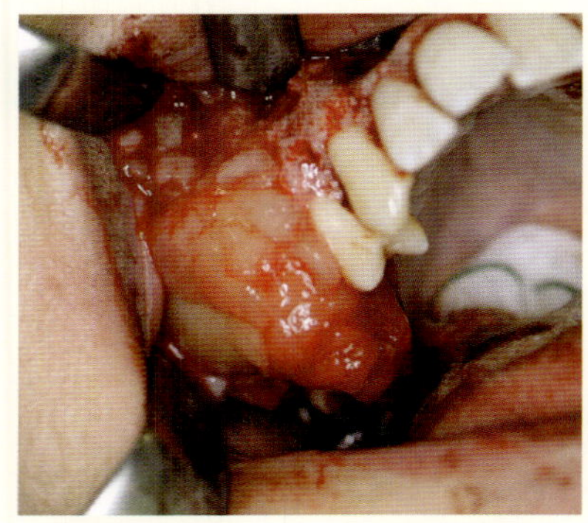

図❹　術中写真。腫瘍は上顎洞内に充満し、側壁の骨皮質は菲薄化していたが、眼窩底の骨壁は正常であった。鼻腔側壁は菲薄化していたが残存していた

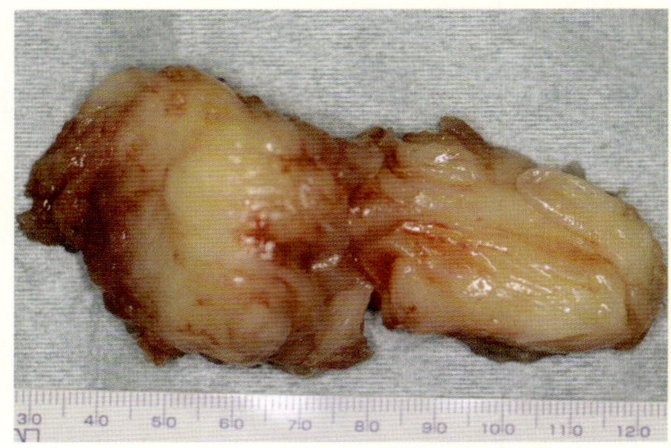

図❺　摘出物写真。大きさは45×80×25㎜で黄白色、硬度は弾性軟であった

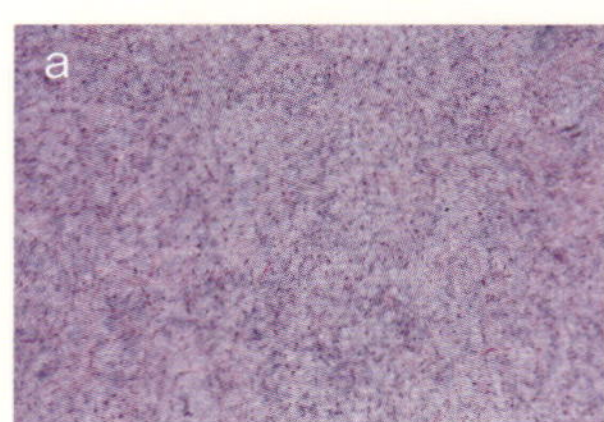

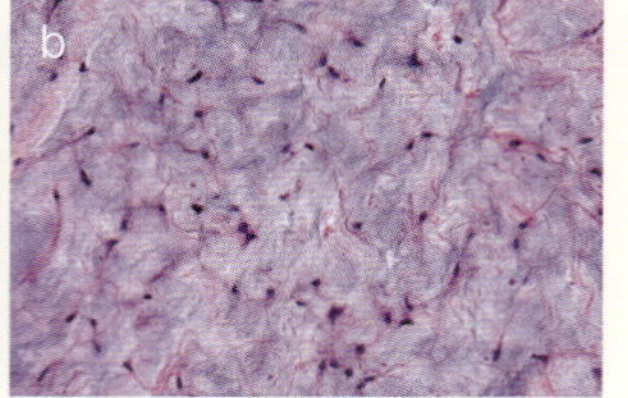

図❻　病理組織像。粘液性の基質内に、異型性に乏しい小型核を有する紡錘形細胞が散在性に存在する像を認めた（H-E染色：a；×4／b；×20）

小板橋 勉
Tsutomu KOITABASHI
公益財団法人湯浅報恩会　寿泉堂綜合病院歯科口腔外科
〒963-8585　福島県郡山市駅前1-1-17

Q.084

右頬粘膜の腫瘤

患者：71歳、男性
主訴：匚腔内出血
現病歴：7日前、左頬部に植木の枝が撥ねて当たった。5日前、食事の際に右頬粘膜を2度誤咬し、徐々に右頬粘膜が腫脹し、やがて自壊した。自壊部には血餅が付着していた。4日前、暖房器具に左頬部をぶつけた。3日前、右頬粘膜の腫脹が大きくなったため、摂食困難となった。某日近隣病院の外科を受診したところ当科を勧められ、同日に時間外初診となった。

現症：口腔内所見；右頬粘膜に、表面に壊死様組織の付着を伴う3㎝ほどの暗赤色腫瘤を認めた。周囲粘膜は、粘膜下出血を来たしていた。舌右縁には1㎝大の血腫を認めた（**図1**）。
現症：全身所見；顔面には1～5㎜ほどの皮下出血斑が形成され、とくに左頬部や下眼瞼内側には多く散見された（**図2**）。下肢にも1～2㎜ほどの点状の皮下出血斑が散在した。
臨床検査：白血球 230,900/μL、血小板 3.0×10^4/μL、LDH 3,023 IU/L、CRP 5.43㎎/dL

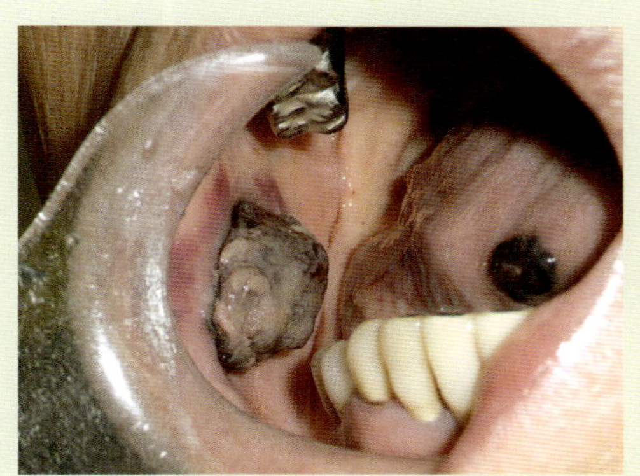
図❶　右頬粘膜に腫瘤、舌に血腫を認めた

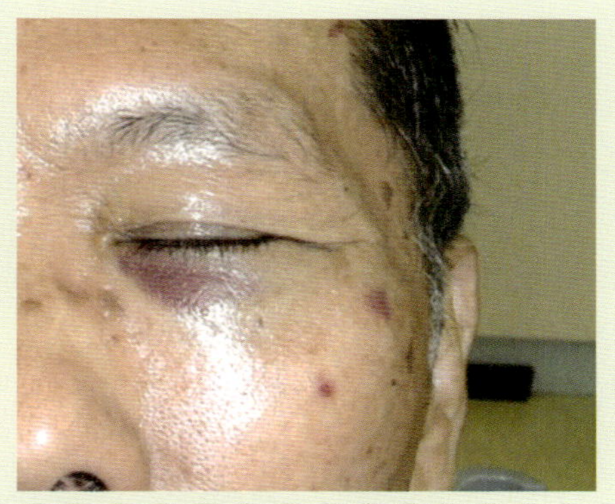
図❷　顔面には皮下出血斑を認めた

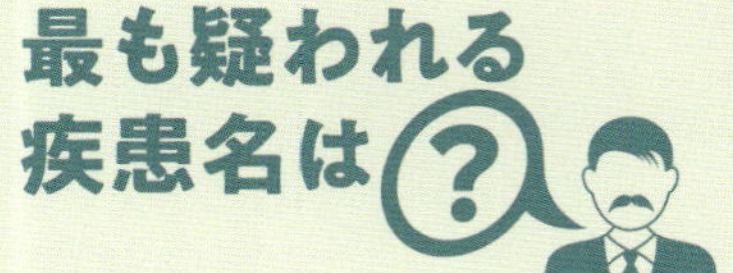

① 特発性血小板減少性紫斑病
② 急性白血病
③ 頬粘膜扁平上皮がん
④ 薬剤アレルギー

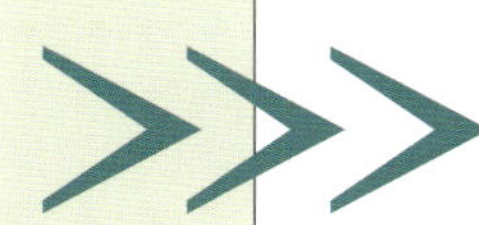

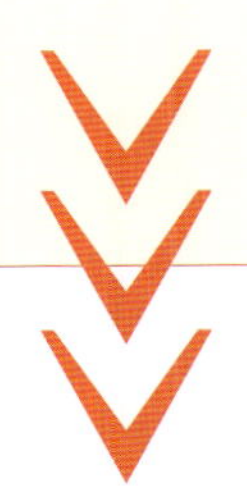

A.

②急性白血病

解説：白血病が歯科医院で発見される契機として、**図3**に示したような易出血性の歯肉炎が挙げられるが、本症例のように血腫を来す場合があることも念頭に置いておきたい。わが国において白血病は年間10万人当たり9.6人ほど（2011年統計）が罹患する疾患であり、他の部位のがんに比べて小児の罹患率が高く、小児期から青年期においては最も発生頻度は高くなっている。

白血病は、白血病細胞が骨髄を占拠されることにより正常造血機能が抑制され、正常の血液細胞が産生されなくなる病態である。この結果として、貧血、感染、出血などの症状が出現する。しかし、まったく無症状で健康診断などの血液検査の異常で発見される場合もある。

急性白血病は、未熟で機能をもたない細胞が増加した病態である。日単位で急速に進行する。一方で慢性白血病は、未熟なものから成熟した細胞まですべての成熟過程における細胞が増加する病態である。慢性骨髄性白血病の場合は、5～7年の比較的ゆっくり進行する時期から、やがて急性転化に至ることになる。慢性リンパ性白血病の場合は、10年ほどの経過でも病状の変化を来さないことが多い。

鑑別方法：

1. 特発性血小板減少性紫斑病

採血検査において白血球細胞に変化は来さず、血小板数は10万 /μL 以下に低下する。本症例では血小板は低値を示しているが、白血球が著明に増加している点に注目する。

2. 頬粘膜扁平上皮がん

本症例の腫瘤の本体は血腫であり、触診にて内部で凝固しつつある血液塊を弾性軟として触れた。扁平上皮がんの場合は潰瘍や硬結、接触痛を認める。多部位にわたる出血斑などを観察した場合は、出血傾向を来す全身疾患をまず先に疑い、採血検査を行う。

3. 薬剤アレルギー

アレルギーによる発疹は膨隆やかゆみを伴うことが多く、また出現時期は比較的明瞭である。問診で薬剤使用の有無や発疹の出現時期との関連の有無を聴取することで鑑別可能となる。

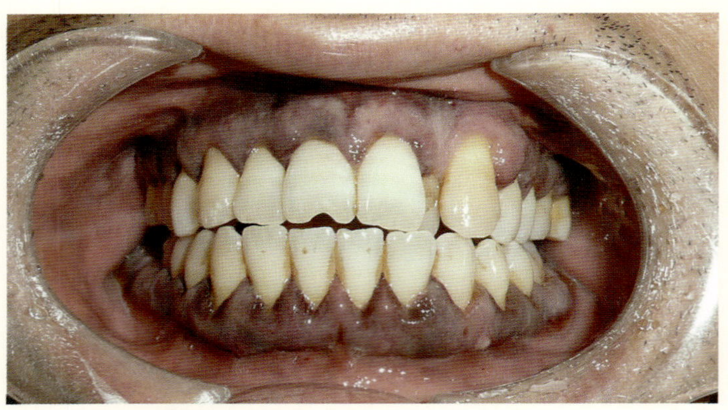

図❸　易出血性の歯肉炎

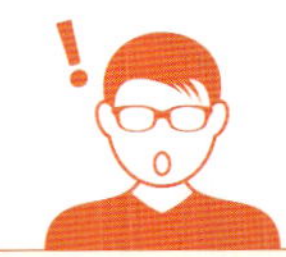

内藤博之　佐藤浩子　いわき市医療センター　歯科口腔外科
Hiroyuki NAITO　Hiroko SATO　〒973-8555　福島県いわき市内郷御厩町久世原16

Q.085

右頬部の腫瘤

患者：70歳、男性

主訴：右頬部の腫瘤精査

現病歴：以前より右頬部の違和感を自覚していたが、日常生活に支障ないため放置していた。2週間ほど前より右鼻翼外側縁の皮下に腫瘤が出現し、徐々に増大傾向を示すため、心配になり近医内科を受診した。患者は歯痛も訴えていたため、外歯瘻など歯性感染症が疑われ、口腔内の精査および加療目的のため当科に紹介受診となった。

既往歴：特記事項なし

家族歴：特記事項なし

現症：体格中等度、栄養状態良好。体温は37.2℃で、最近微熱が続いているとのことであったが、その他特記すべきバイタル異常は認められなかった。右鼻翼外側縁の皮膚に10×10mm大で弾性硬、圧痛を伴う暗褐色の腫瘤が認められた(図1)。

口腔内所見：やや清掃状態不良であったが、腫瘤付近の歯に打診痛や動揺は認められなかった。また、著明な歯肉の発赤や腫脹はみられなかったが、腫瘤近傍の歯肉頬移行部に圧痛が認められた。

臨床検査所見：血液検査において白血球数9,800/μL、CRP1.23mg /dL と高値を示した以外、特記すべき所見なし。

画像所見：パノラマX線写真より、右鼻翼外側縁の腫瘤部および5|の根尖部に一致して、不整形のX線不透過像が認められた（図2）。5|は失活歯であった。

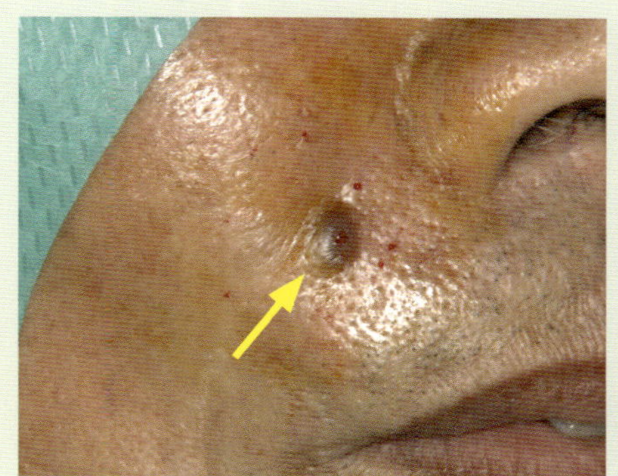

図❶　右鼻翼外側縁の皮膚腫瘤。10×10mm大の弾性硬、暗褐色腫瘤（矢印）

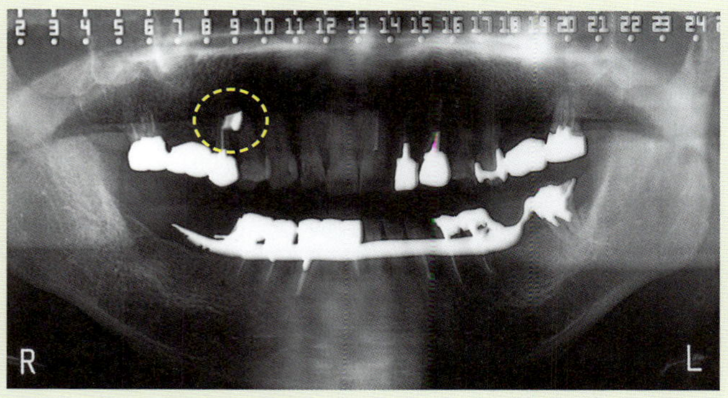

図❷　パノラマX線写真。5|根尖部に一致して不整形のX線不透過物が存在（○印）

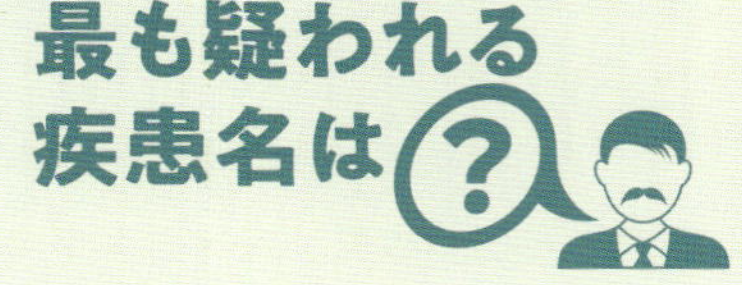

① 血管腫　② 粉瘤
③ 外歯瘻　④ 異物迷入

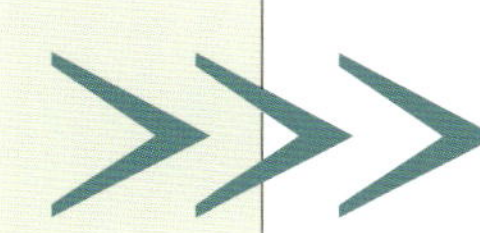

A.

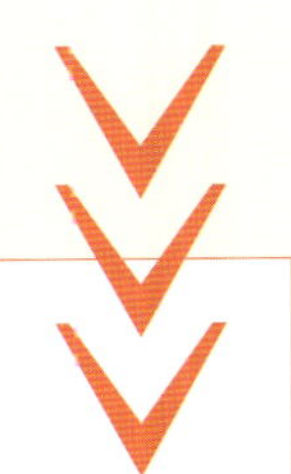

④ 異物迷入

診断のポイント：パノラマX線写真より5⏌根尖部に確認される不透過像は、口腔内にみられる金属補綴物と比較して同程度である。また、歯根膜腔と連続しておらず、その大きさから判断しても根管治療中に迷入したとは考えにくい。さらに、微熱と臨床検査所見より軽度炎症を示すが、口腔内診察より歯性感染症を疑う所見はみられない。患者ははっきり覚えていないというが、過去に自動草刈り機で農作業中、小石がはねて右の頬を受傷し、止血処置のみを行い放置していたことがあきらかになった。そのため、外来異物が迷入している可能性が示唆された。

処置および経過：局所麻酔下に顔面皮膚腫瘤を切開し、鈍的に剥離したところ、金属片が確認されたため、これを摘出した（**図3**）。摘出後、生理食塩水で創部洗浄を行い、5-0ナイロン糸にて縫合した。術後、デンタルX線写真にて5⏌根尖部を確認したところ、不透過像は消失しており、経過は良好である（**図4**）。

摘出物所見：10×5×1㎜大の金属片で、自動草刈り機の刈刃の一部と思われた（**図5**）。

まとめ：摘出した金属片は、刈刃が欠けて飛来したものと考えられる。文献的検索によると、受傷者のほとんどが作業中に小石がはねて当たったと訴えて受診している。陳旧症例など穿通創が不明瞭な場合は、診断に苦慮することが予想されるため、適切な画像診断が要求される。

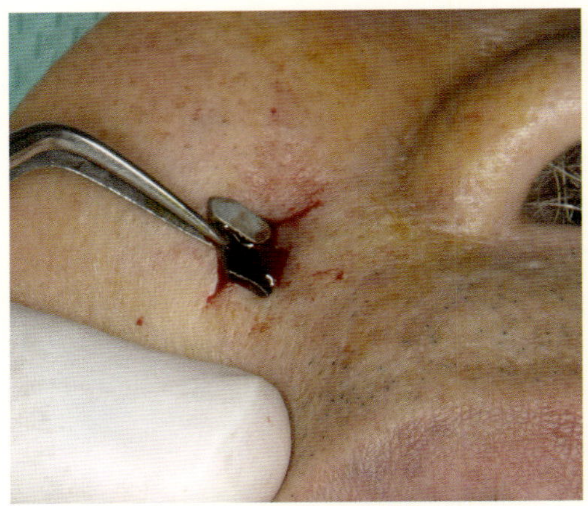

図❸　術中写真。腫瘤部より金属片を摘出

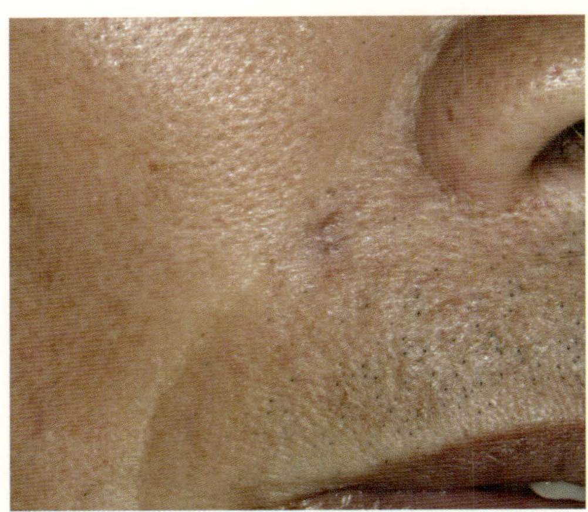

図❹　術後写真。術後経過は良好（術後２ヵ月）

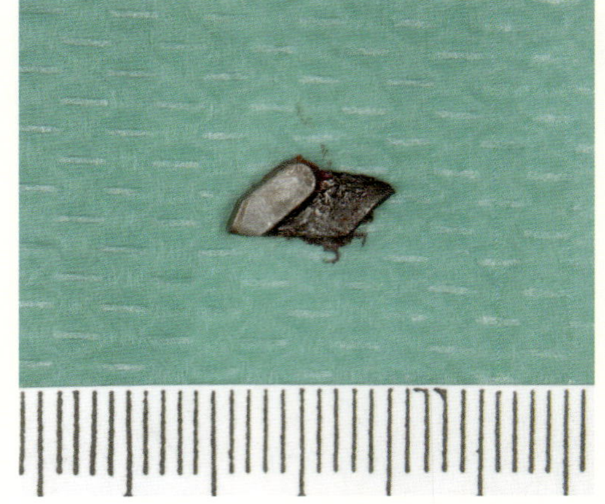

図❺　摘出物写真。10×５×１㎜大の金属片

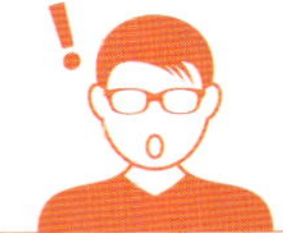

長谷剛志　公立能登総合病院　歯科口腔外科
Takashi HASE　〒926-0816　石川県七尾市藤橋町ア部6-4番地

Q.086

下顎の無痛性腫脹

症例：49歳、女性
主訴：右下顎の腫瘤の精査
既往歴・家族歴：特記事項なし
現病歴：初診の1年前より右下顎の腫瘤を自覚。6ヵ月前に耳鼻科を受診。今回近歯科医院を受診し、精査加療を目的に当科を紹介されて受診した。

現症：体格は中等度、栄養状態は良好。右下顎にび漫性の腫脹を認め、とくに咬みしめると親指大の腫瘤が顕著に触知され、弾性軟で可動性を有していた。自発痛や圧痛は認めなかった（**図1〜4**）。
臨床検査所見：特記事項なし

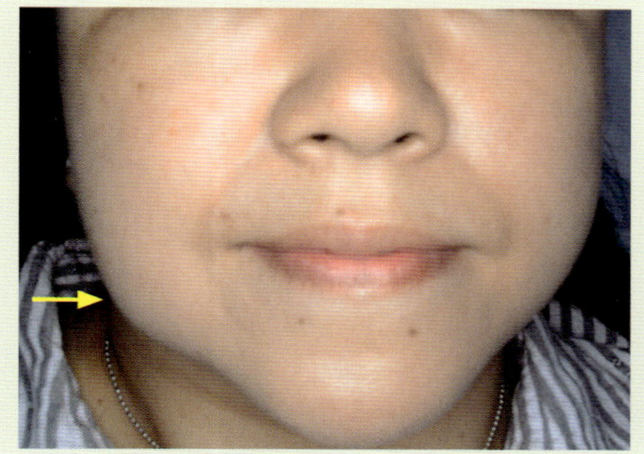

図❶　初診時の顔貌写真

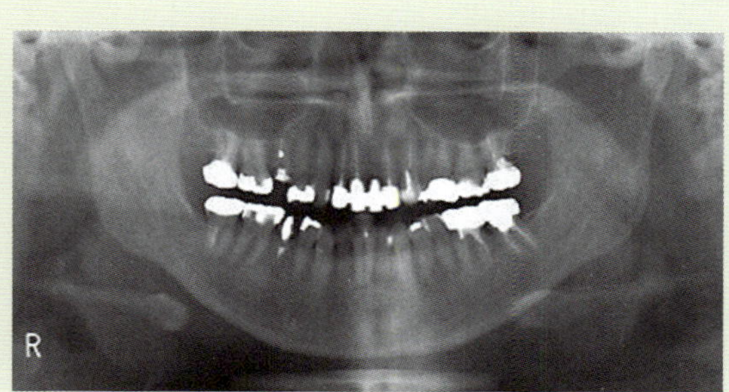

図❷　初診時のパノラマX線写真

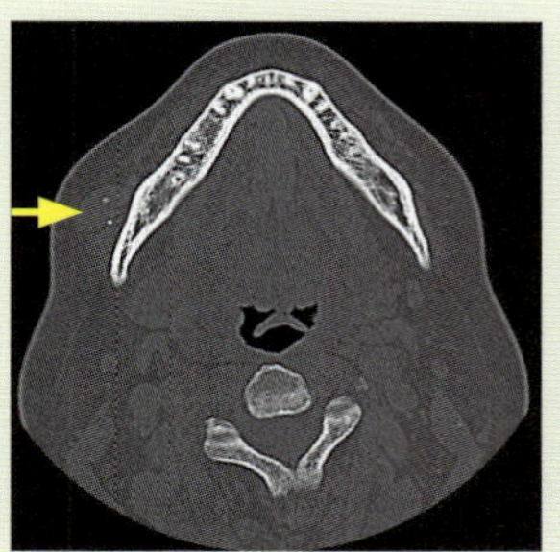

図❸　CT 画像

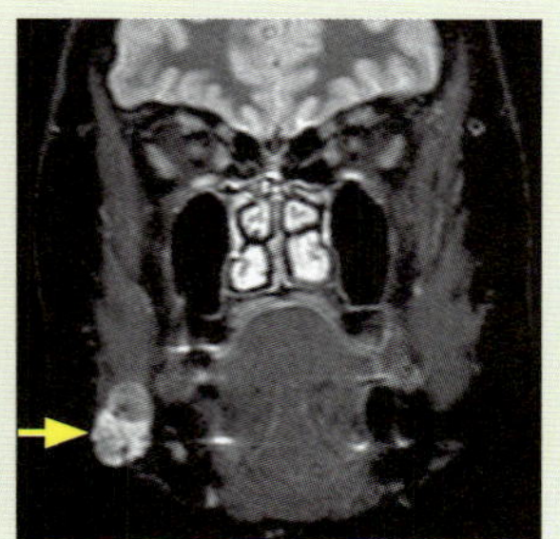

図❹　MR T2強調画像

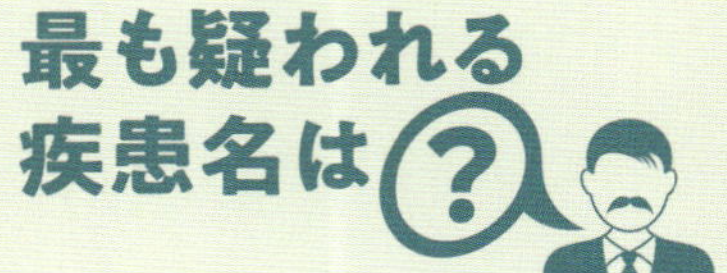

最も疑われる疾患名は？

①下顎骨周囲炎　②顎下腺唾石症
③勃起性咬筋部血管腫　④下顎非対称症

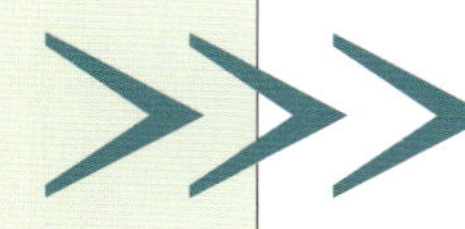

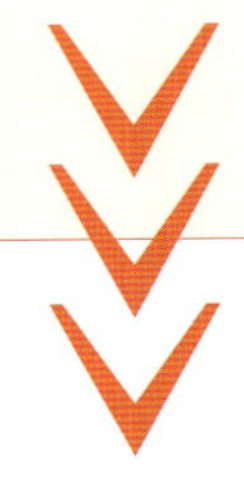

A.

③ 勃起性咬筋部血管腫

血管腫は真の腫瘍ではなく、一種の組織奇形あるいは過誤腫と考えられている。口腔外科領域では舌、口唇、頬粘膜などに好発するが、咬筋部での発生は比較的稀である。咬筋部に発生した場合には、下顎安静時には口腔内外からほとんど腫脹を示さず、咬みしめ時に頬部に明瞭な腫脹を示すので、勃起性咬筋部血管腫と呼称されている。

処置および経過：パノラマX線写真にて右下顎に異常所見はなく、CT 画像より右咬筋部に２個の石灰化を伴う分葉状の腫瘤様構造物を認めた。MR 画像では不均一な高信号を呈しており、これらの画像所見より静脈石を伴った咬筋部血管腫と診断した。血管造影検査にて腫瘍部位に一致した血管の異常集積や輸入血管を認めないことから（**図5**）、全身麻酔下にて口内法による腫瘍摘出術を施行した。摘出組織は被膜に被包され、暗紫色で凹凸不整な腫瘍であった（**図6**）。

病理組織学的所見：不規則な拡張やうっ血を伴った静脈性血管の増生からなる腫瘍性病変が認められ、静脈石に相当する硬個物は、腫瘍性血管内腔の硝子様線維化を伴う器質化血栓を呈していた（**図7**）。

以上より、病理組織学的に静脈石を伴う静脈性血管腫と診断した。

筋肉内に発生する血管腫は、全血管腫の0.8～8.5%とされており、比較的稀である。また、口腔領域の全血管腫に占める静脈石の発現は4.7～8％であるのに対し、勃起性咬筋部血管腫では60% 以上に認められることから、臨床診断に有用な所見である。

咬筋部の血管腫が勃起性を呈する発現機序としては、筋収縮により引き起こされた一時的な血液の貯留による血液貯留説と、筋収縮により筋肉が圧排されて腫瘍が突出する腫瘍突出説がある。

治療法は、以前には放射線療法、梱包療法、組織硬化剤、凍結療法などが行われていたが、現在では外科的に全摘出することが推奨されている。

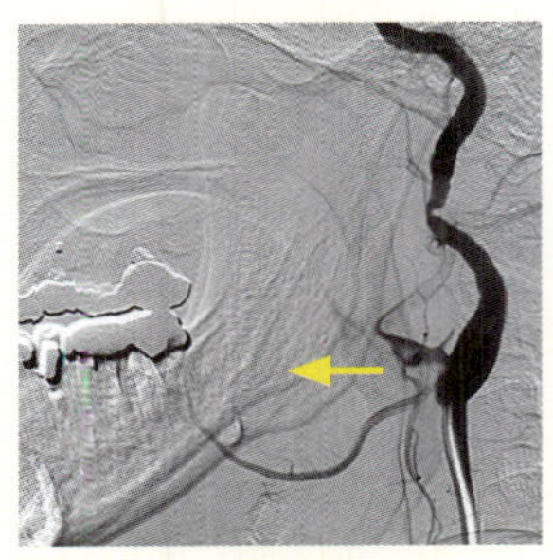

図❺　血管造影写真

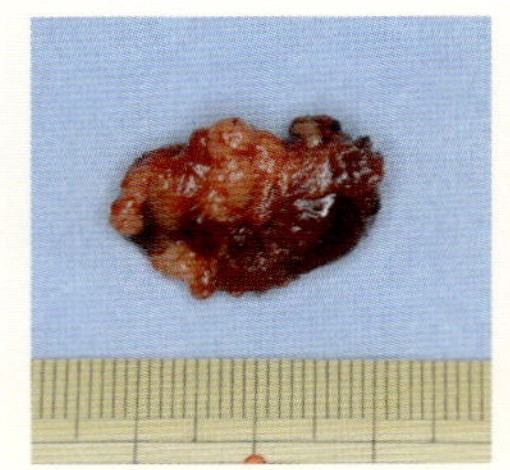

図❻　摘出物写真

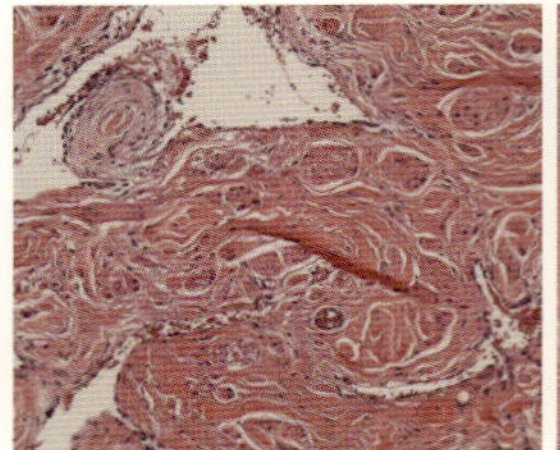

図❼　病理組織像

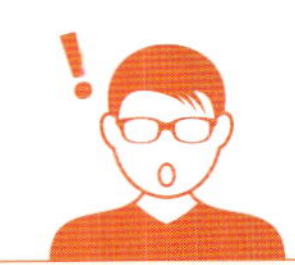

石井宏昭　聖マリアンナ医科大学　川崎市立多摩病院　歯科口腔外科
Hiroaki ISHII　〒214-8525　神奈川県川崎市多摩区宿河原1-30-37

Q.087

患者：50歳、女性
主訴：左側頬部の腫脹
既往歴：特記事項なし
家族歴：特記事項なし
現病歴：約1ヵ月前に食事中に左側頬部の腫脹を自覚したが、腫脹は軽減したためそのまま放置した。1週間後に再度腫脹を自覚、その後、食事ごとに腫脹を繰り返したため歯科医院を受診、当科を紹介され来院。
現症：体格中等度、栄養状態は良好であった。
口腔外所見；左側頬部にび漫性の腫脹を認めたが、圧痛はなかった。
口腔内所見；左側耳下腺部の圧迫にて耳下腺開口部から無色透明なゼリー状物質の排出を認め（図1）、その内部には白色の物質を認めた。
血液検査：白血球数4.4×10^3/μL、好酸球0.9%、CRP0.05mg/dL、IgE66IU/μL、血清アミラーゼ63IU/Lで、抗SS-A抗体、抗SS-B抗体など、自己抗体はすべて基準値内であった。RAST法ではスギ強陽性、ヒノキに陽性であった。
画像検査：CTでは唾石や腫瘍を疑う所見はみられないが、Stenon管の拡張を認めた（図2）。また、左側耳下腺造影X線では耳下腺の破壊や造影剤の漏出像はなかったが、Stenon管の拡張を認めた（図3）。
排出物の塗抹検査所見：多数の好酸球の集簇が認められた。

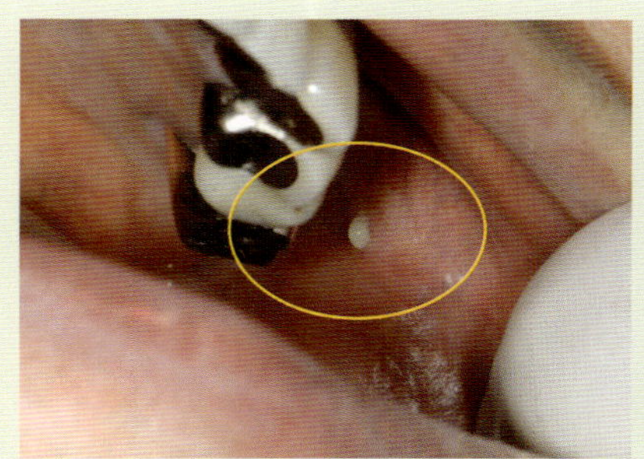
図❶　初診時の口腔内写真。耳下腺圧迫により無色透明、ゼリー状の排出物を認めた

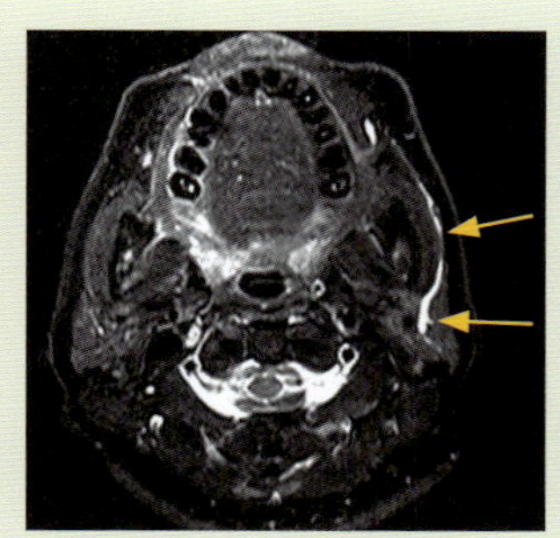
図❷　初診時のCT画像。導管の拡張を認めた（矢印）

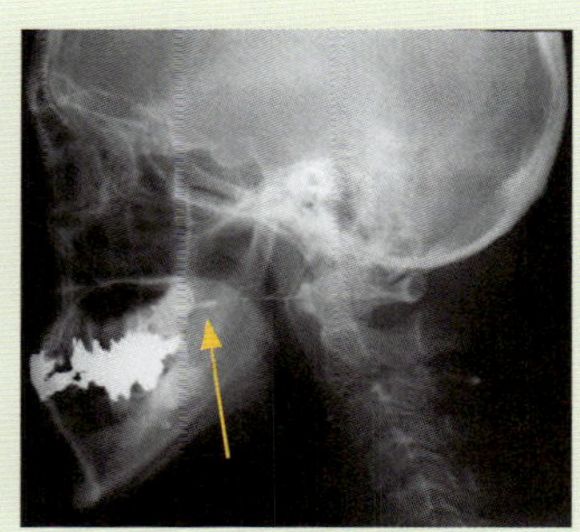
図❸　初診時の左側耳下腺造影X線写真。導管の拡張を認めた（矢印）

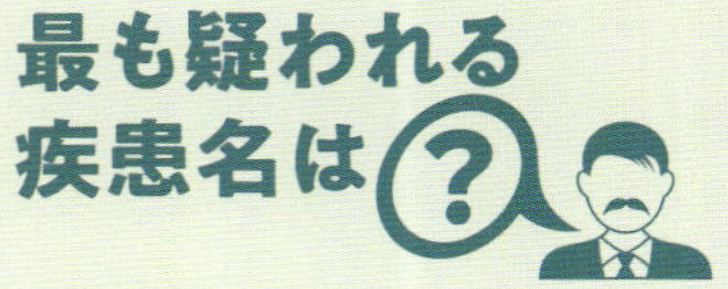

①線維素性唾液管炎　②流行性耳下腺炎
③Wartin腫瘍　④耳下腺導管炎

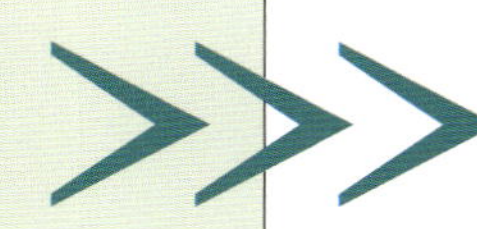

A.

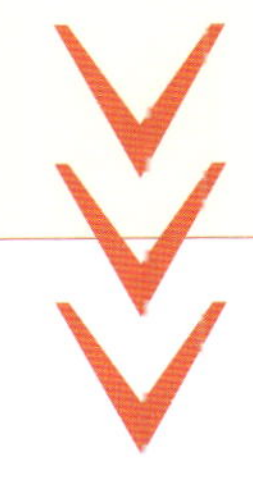

① 線維素性唾液管炎

線維素性唾液管炎は、1879年にKussmaulにより「唾液腺導管内に線維素性塊状物が形成されて導管の閉塞を来し、反復性に唾液腺の有痛性腫脹を来す疾患」として初めて報告された疾患である。本疾患の症状は、反復する唾液腺の腫脹が特徴であり、疼痛を伴うこともある。腫脹時に唾液腺マッサージを行うことにより導管から線維素塊の排出を認め、この線維素塊が除去されると症状は緩和する。

画像検査では、唾液腺導管の拡張所見が特徴である。CTやMRIでも導管拡張所見は認められるが、唾液腺造影X線検査により唾液腺導管の拡張を確認することが、本疾患の診断に適していると考えられる。

本疾患では多くの症例で気管支喘息、蕁麻疹、アレルギー性鼻炎などのアレルギー疾患を合併している。血液検査でも好酸球、IgEの上昇を認めることが多く、導管からの排出物の中に多数の好酸球を認めることから、病因としてI型アレルギーの関与が示唆されている。

症状誘発に対するアレルゲンの同定に至った報告は少ないが、自験例ではRASTでスギ花粉およびヒノキ花粉がそれぞれ強陽性、陽性であったため、その関与が示唆された。

発症年齢は、成人では若年者から高齢者まで幅広く発生している。発生部位については、耳下腺に多い傾向があるが、顎下腺にも発生し、耳下腺、顎下腺両方に発生した報告もある。

本疾患に診断基準は設けられていないが、次に示す6項目がその特徴と提言されている。

1. 唾液腺の発作性反復性腫脹
2. 導管より好酸球に富んだ塊状の排出物
3. 血中好酸球、IgEの増加
4. アレルギー疾患の合併
5. 唾液腺造影所見
6. 病理組織所見

自験例では、3. 以外のすべてが該当した。

治療法に関しては、一般的に唾液腺のマッサージを行い、線維素塊を排出させることにより症状が緩和されることが多く、また、抗アレルギー剤の内服で一定の効果が得られたという報告が多い。自験例でも、耳下腺圧迫により耳下腺開口部からゼリー状の物質が排出され、内部に線維状の物質を認めた（**図4**）。症状が軽度であり、耳下腺の圧迫により線維素塊の排出を行うと症状が軽減したため、経過観察とした。また、スギ・ヒノキ花粉の飛散ピークを過ぎると症状の消失を認めたため、投薬は行わずに長期経過観察中である。このことからも、スギ・ヒノキ花粉が誘発原因と考えられた。

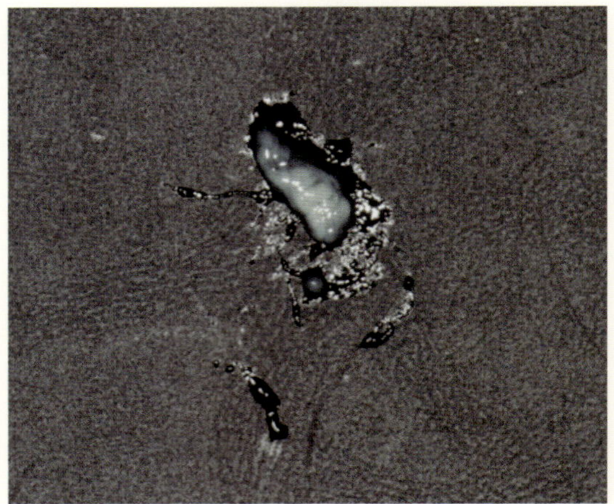

図❹　耳下腺開口部からの排出物。ゼリー状で内部に線維状の物質を認めた

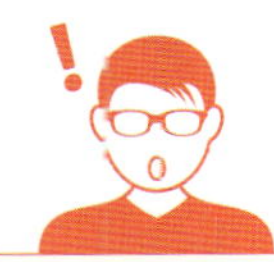

小笠原健文
Takefumi OGASAWARA
町田市民病院　歯科・歯科口腔外科
〒194-0023　東京都町田市旭町2-15-41

Q.088

側頭部の腫脹

患者：82歳、男性

主訴：側頭部が腫れた。口が開かない

既往歴：大動脈弁置換術後（ワーファリン内服中）、高血圧症

現病歴：近歯科医院で8⏋周囲炎と診断され抜歯を施行したが、疼痛が持続した。1週間経過したころから側頭部の腫脹と開口障害が出現したため、精査加療目的で当科紹介受診となった。

現症：体温37.6℃。右側頭部から頬部にかけて著明な腫脹を呈し、指で押すと握雪音を認めた。開口障害および8⏋抜歯窩に、膿混じりの索状物を認めた（図1、2）。

臨床検査所見：WBC 12,800/μL、CRP 9.1㎎/dL、INR 3.9、肝機能、腎機能に異常なし。

画像所見：抜歯後のパノラマX線写真には、8⏋抜歯窩に異常は認めなかった。CT画像では、右側頭部軟組織の腫脹および側頭部から側頭下窩にかけて蜂巣状の透過像を多数認めた（図3、4）。

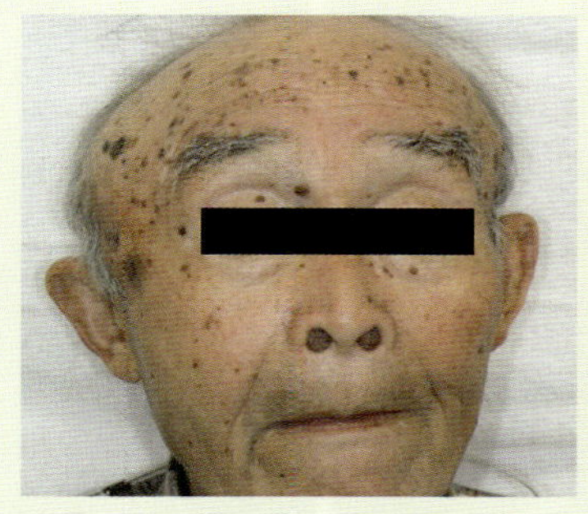

図❶　顔貌写真。右側頭部の著明な腫脹を認めた

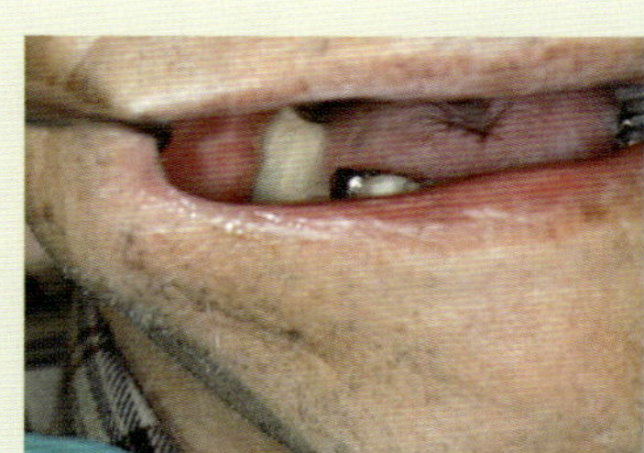

図❷　口腔内写真。開口障害を認め、抜歯窩に索状物を認めた

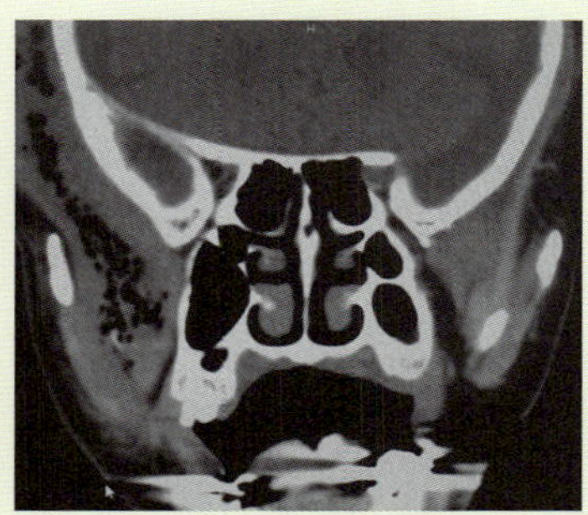

図❸　CT画像。右側頭部に蜂巣状の透過像を認めた

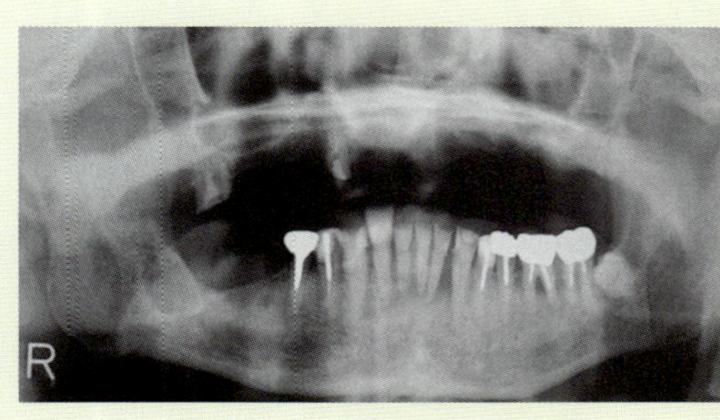

図❹　パノラマX線写真。8⏋抜歯窩に異常はなかった

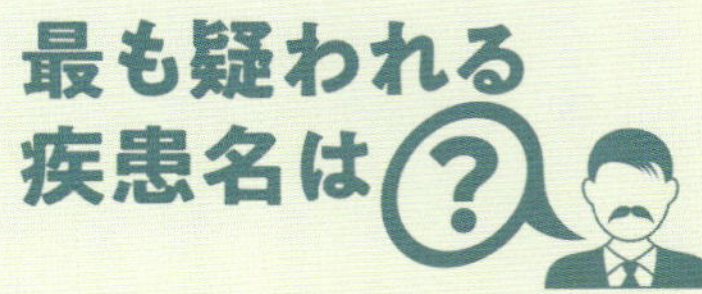

① 皮下気腫
② ガス壊疽
③ 側頭部血腫
④ 側頭部蜂窩織炎

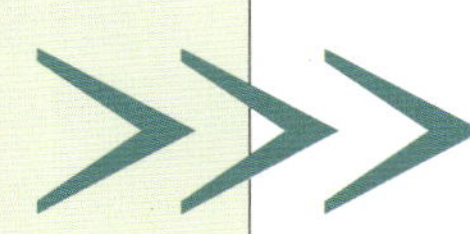

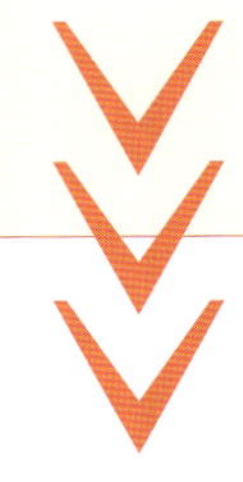

②ガス壊疽

A.

ガス壊疽は、ガス産生菌による進行性の軟部組織感染症で、組織内にガスを認める。炎症は皮下から筋組織に及び、狭義にはクロストリジウム属の感染に起因するものを指すが、広義には非クロストリジウム属に起因するものも含まれる。臨床所見としては、局所の腫脹、疼痛とともに局所ガス触知（圧迫による握雪感）を認め、病巣は急速に拡大する。診断には、CT でガス像を確認することが重要である。対応が遅れると敗血症、播種性血管内凝固症候群（DIC）、多臓器不全により死に至ることがあるため、迅速な診断と処置および、抗菌薬の投与とともに、病巣の開放処置を行う必要がある。

本例では、智歯抜歯窩からの排膿と壊死組織（索状物）を確認し、採血データで炎症所見が高く、側頭部の圧迫による握雪感および CT でガス像を確認したことから、抜歯後感染によるガス壊疽と診断した。皮下気腫および血腫は、本例の臨床所見とは合致しない。蜂窩織炎は、表皮から皮下脂肪組織浅層に主座を置く疾患である。

処置および経過：即日入院管理とし、抗菌薬の投与を継続した。INR が高値であったため休薬とし、手術当日までヘパリン置換をして凝固時間をコントロールした。試験穿刺で膿汁が引け、細菌培養では *Prevotella oralis* が検出された。幸い血液培養で陰性であったが、弁置換術後で心内膜炎のリスクがあるため、抗菌薬予防投与のうえ、全身麻酔下で口腔外消炎手術を施行した（**図5、6**）。術後は連日洗浄を行い、ワーファリンを再開した。全身状態は良好で炎症症状も改善してきたため、術後1週間でドレーンを抜去し、側頭部の治癒をみて術後3週間後に退院となった。

高齢者や基礎疾患を有する患者に対して観血的処置を行う場合は、処置時間や手術侵襲の程度、出血のコントロール、感染など十分に配慮することが重要である。観血的処置に際して一般歯科医院でリスクがある場合は、地域の病院歯科や大学病院と連携をとり、治療することが重要であると思われた。

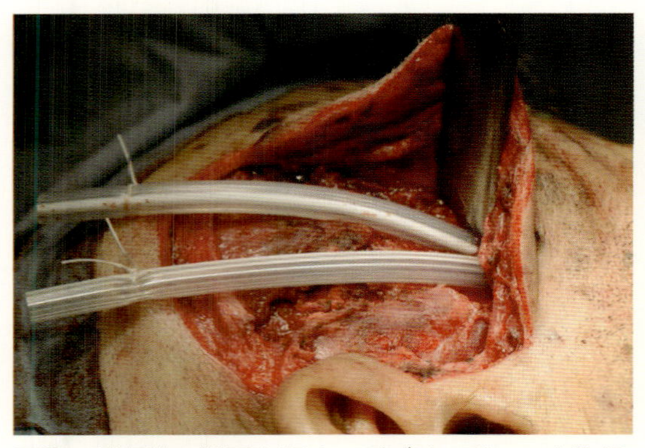

図❺　側頭筋の壊死を認め、デブリードマンを施行

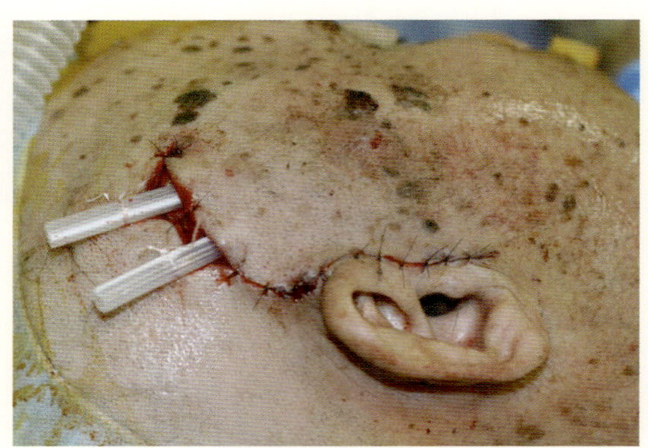

図❻　側頭部から側頭窩下、抜歯窩にドレーン挿入

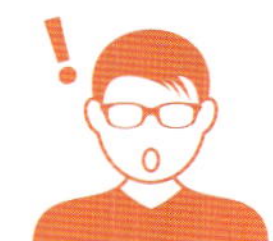

武内保敏
Yasutoshi TAKEUCHI
水戸済生会総合病院　歯科・口腔外科
〒311-4198　茨城県水戸市双葉台3-3-10

Q.089

頰部の腫瘤

患者：21歳、女性
初診：2009年8月
主訴：左側顎下部の膿瘍
現病歴：1年前から左側頰部に黒色の陥凹を認め、圧痛を自覚するも放置。1ヵ月前から同部より排膿を自覚したため、近医皮膚科クリニックを受診後、本学皮膚科に紹介受診（**図1**）。その後、症状の増悪を認めたため（**図2**）、精査・加療目的に当科へ照会受診となった。
既往歴：特記事項なし
家族歴：特記事項なし
現症：
全身所見；左側顎下部の皮膚に20×10㎜程度の膿瘍。膿瘍中央部は組織欠損がみられ、周囲に隆起や硬結はみられないが、排膿を認める。体温37.1℃、左側顎下リンパ節に軽度の圧痛を有するが、血液検査所見では特記事項はなかった。
口腔内所見：⌈6；歯冠部分に垂直性の破折線を認めるが、動揺はみられない。また、歯肉に炎症所見はみられない。
画像所見：パノラマX線画像では、⌈6の根尖部分に大きさ約17×9㎜のX線透過像を認める。CT画像では、⌈6の根尖部分に頰側および舌側皮質骨に一部骨欠損を有し、大きさ約13×11×11㎜の境界明瞭な透過像を認める（**図3**）。

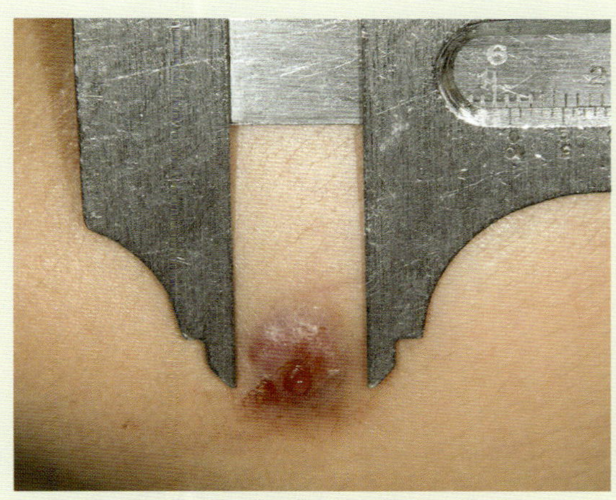

図❶　皮膚科受診時の顔貌写真

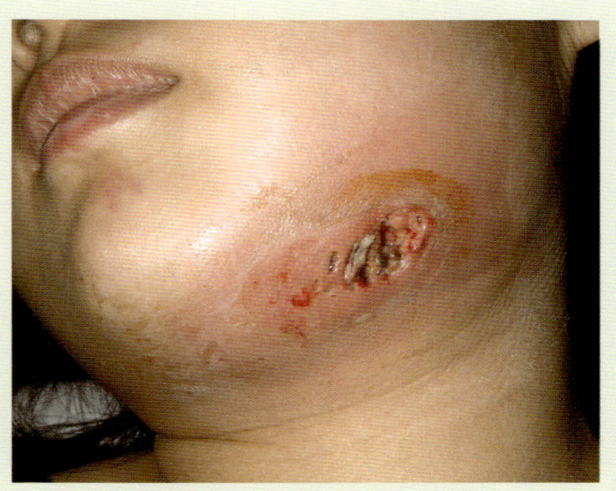

図❷　歯科受診時の顔貌写真

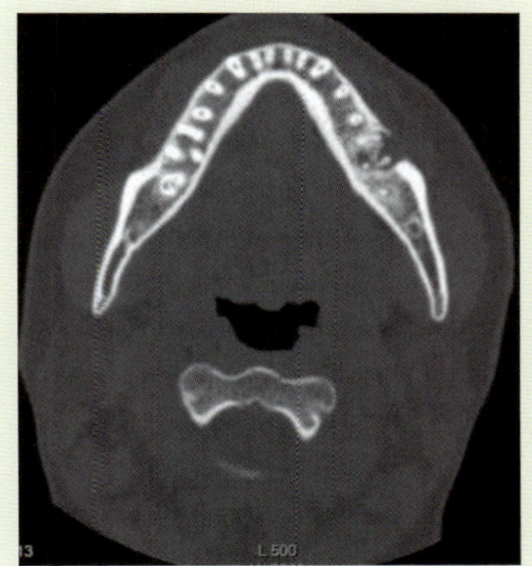

図❸　CT画像。⌈6頰側皮質骨に骨吸収像がみられる

最も疑われる疾患名は

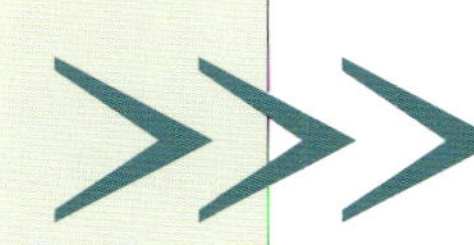

① 放線菌症
② 外歯瘻
③ 表皮嚢腫
④ 脂肪腫

A.

②外歯瘻

処置および経過：同日から、消炎処置（LVFX 400㎎/day と CAM 400㎎/day を7日間、CAM 400㎎/day 7日間内服投与）ならびに⌈6の根管治療を開始。消炎後、瘻孔閉鎖術ならびに⌈6の抜歯術を施行。抜歯窩には、頬側および舌側皮質骨に一部骨欠損がみられ、瘻管を摘出した（**図4**）。その後、再発の徴候はみられず経過良好である。

外歯瘻（がいしろう）は、歯性の化膿性炎症（根尖病巣や歯周病、顎嚢胞の感染、抜歯後感染、腐骨など）が限局化して膿瘍を形成し、これが自壊することで膿汁を排出する瘻孔ならびにその通路である瘻管が口腔外（顔面皮膚）に形成されるものをいう。多くの症例は自覚症状がない。検査は、瘻孔からゾンデを挿入して口腔内の原疾患を探し、瘻孔にゾンデを挿入した状態で、X線撮影にて瘻孔と原疾患の関係を確認する。

また、外歯瘻は、皮膚面に瘢痕を伴った陥凹を形成し、周期的に膿汁を排出する。このために、治療は、皮下膿瘍をすみやかに切開、排膿ののちに瘻孔を含めて切除、瘢痕修正を行うが、これだけでは外歯瘻が消滅しないために、瘻管に繋がった原疾患の治療が必要となる。治癒過程には、原因歯あるいは歯性の化膿性炎症の位置や歯根の長さ、周囲筋肉の付着位置や厚さ、皮下組織の離疎性、感染の強さ、皮質骨の厚さ、重力の影響などが関連するとされている。

本疾患は、歯あるいは歯性の化膿性炎症の症状がみられず、しかも原因歯から離れた部位に病変が生じるため、歯科領域の疾患であるにもかかわらず、患者の半数以上が最初に皮膚科、外科など医科各科を訪れている。医科各科では、本疾患が念頭にないために誤診・誤治療の結果として、繰り返しの切除、生検や抗菌薬の長期使用など、患者に不必要な負担を強いる症例が報告されているので、十分な配慮が必要である。

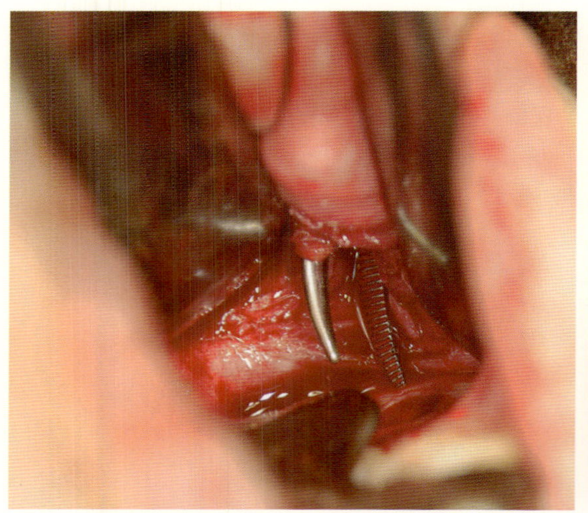
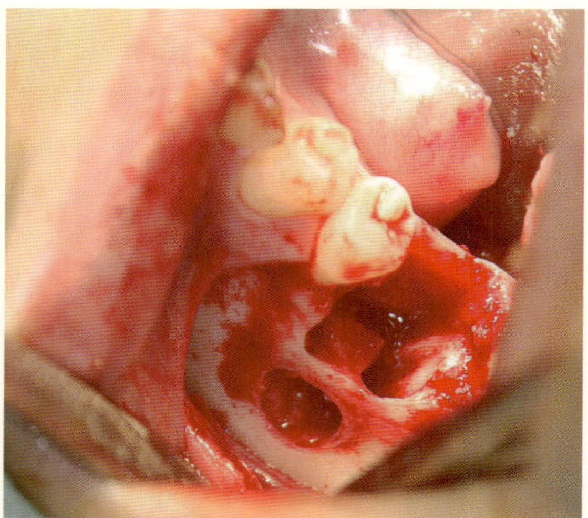

図❹　術中口腔内写真。皮膚表面から下顎骨に繋がる瘻管ならびに頬側下顎骨に骨吸収がみられる

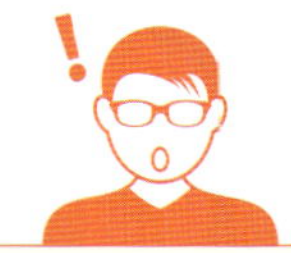

山本俊郎 Toshiro YAMAMOTO　金村成智 Narisato KANAMURA
京都府立医科大学大学院　医学研究科　歯科口腔科学
〒602-8566　京都府京都市上京区河原町通広小路上る梶井町465

Q.090

開咬と咀嚼障害

患者：73歳、女性

主訴：転倒後、顎が痛くて、徐々に咬めなくなってきた。

既往歴：慢性胃炎

現病歴：当科初診の11日前に歩行中に転倒。顔面を強打し、一時意識消失したが、その後意識は回復した。その際、オトガイ部に軽度の出血、疼痛及び裂創を認めたが放置した。疼痛が改善されないことと、咀嚼障害が改善されないため、当科初診となった。

現症：意識清明。ふらつき、明らかな低栄養などは認められなかった。念のため脳神経外科を受診したが、頭蓋内に異常は認められなかった。

口腔外所見；顔貌は左右対称。腫脹はみられないが、オトガイ部に裂創痕と自発鈍痛を認めた。

口腔内所見；6|6の早期接触による開咬を認めた。開口量は2|・|3間で15㎜を呈したが、開閉口路の偏位は認められなかった（**図1**）。歯痛、歯肉の腫張などは認めなかった。

画像所見：初診時パノラマX線写真を図２に示す。

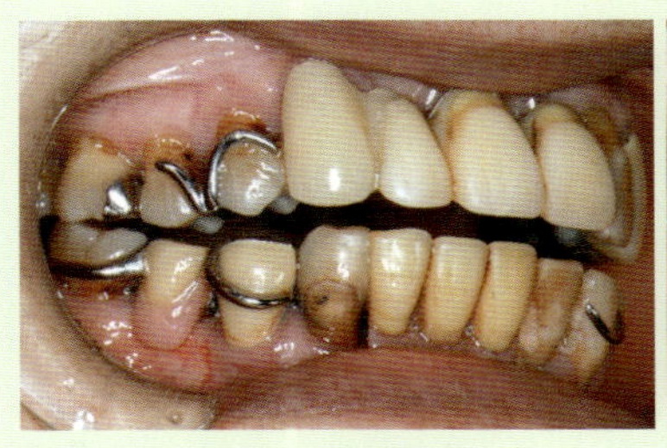
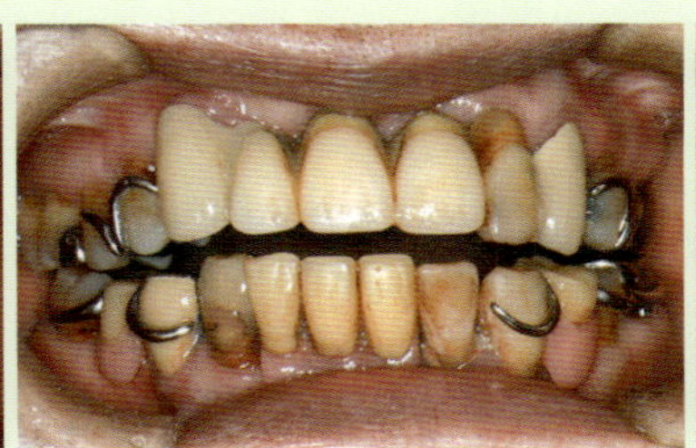
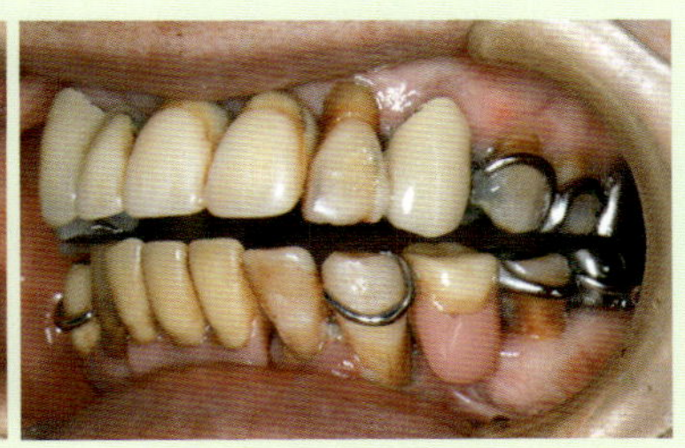

図❶　初診時の口腔内写真

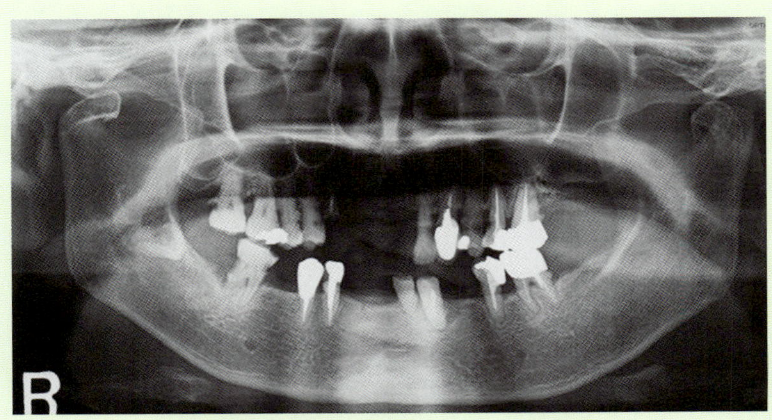

図❷　初診時のパノラマX線写真

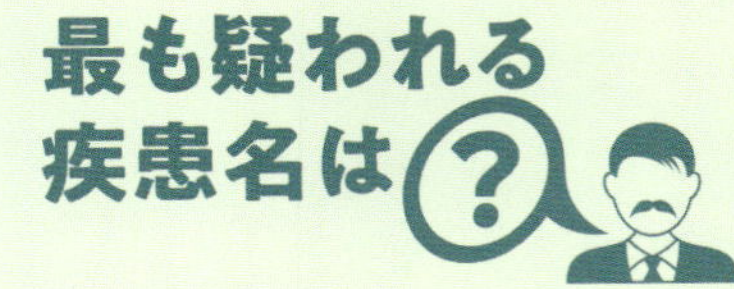

① 関節突起部骨折
② 関節円板後方転位
③ 外傷性顎関節炎
④ 顎関節脱臼

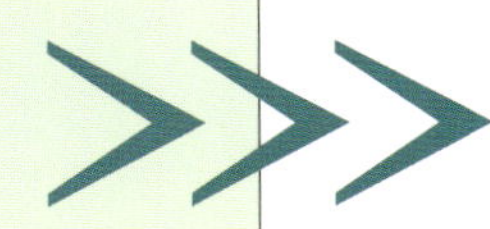

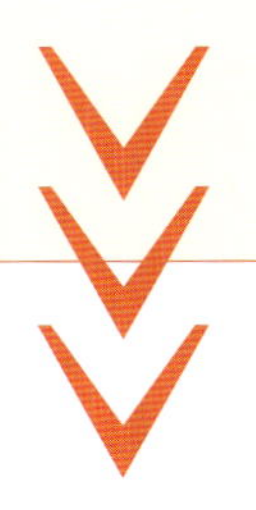

A.

① 関節突起部骨折

下顎骨骨折は、損傷程度と外力が加わった部位により、骨折が生じる部位が異なる。一般にオトガイ部、骨体部、下顎角部、下顎枝部、筋突起部、関節突起部に分類されている。骨折部位別頻度は、下顎角部または関節突起部が最も多く、次いでオトガイ部、骨体部の順に頻度が高く、筋突起部、下顎枝部では少ない。完全骨折では、骨片が咀嚼筋群の働きにより骨片の偏位を来すことが多く、咬合不全、歯列異常が生じる。

顎顔面外傷は、頭蓋内損傷、胸部損傷、腹部損傷などを合併することがしばしばあるため、これらの損傷の有無に関して、精査は必須と考える。合併損傷が認められない場合は、顎顔面外傷の治療を開始する。

関節突起骨折は、多くがオトガイ部損傷による介達骨折、または直達性骨体部骨折を伴うものが多い。本症例はオトガイ部に裂創を認めたため、介達骨折と考える。関節突起部骨折は、小骨片は外側翼突筋により内方へ移動し、大骨片は上方へ移動する。その結果、片側例では、大骨片は患側へ偏位し、咬合時患側の早期接触を呈する。両側例では、本症例のように、両側の小骨片の内方への牽引により、大骨片が上方へ牽引され、両側臼歯部の早期接触による開咬を特徴とする（図１、３）。

鑑別すべき診断として、骨折が認められなくても外傷性の顎関節部への損傷により、咬合不全を呈する場合がある。一方で、関節円板の後方転位や顎関節脱臼でも、開口状態を呈するが、鑑別は容易である。

関節突起部骨折は、頭部、頸部（上頸部、下頸部）、基底部に分類される。一般的に頭部、上頸部では、関節包内での骨折であり、手術が困難であるため、非観血的整復術が用いられることが多い。すなわち、有歯顎者では、線副子、または連続歯牙結紮などによる顎内固定及び顎間固定が行われる。無歯顎者では、義歯装着とオトガイ帽装置などを用いる。また、最近では、有歯顎者のみならず歯の欠損が多い患者で、線副子などの装置の装着が困難な症例でも、顎間固定用スクリューを植立することで、顎間固定が可能となっている。本症例においても、多数歯欠損によって線副子装着が困難なため、顎間固定用スクリューにて顎間固定を行った。一方で、下頸部や基底部骨折では、非観血的整復術だけでなく、観血的整復術を行うことが可能である。

関節突起部骨折において問題となることは、長期間の顎間固定や顎間固定解除後の開口訓練を行わないことによる顎関節強直症であり、とくに小児における骨折では注意を要する。通常、顎間固定期間は１〜２週間程度にとどめ、早期の開口訓練を行うことが重要である。

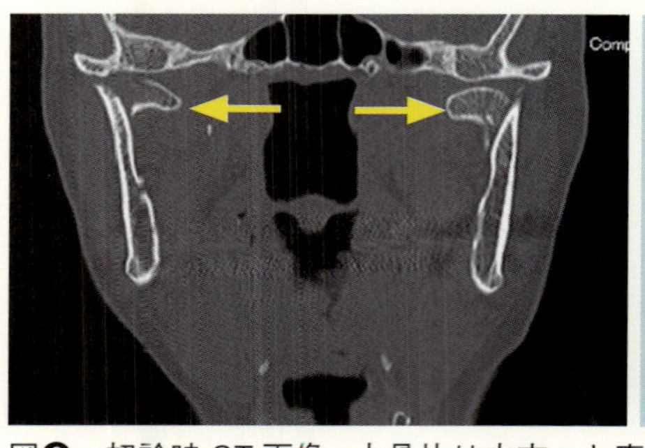

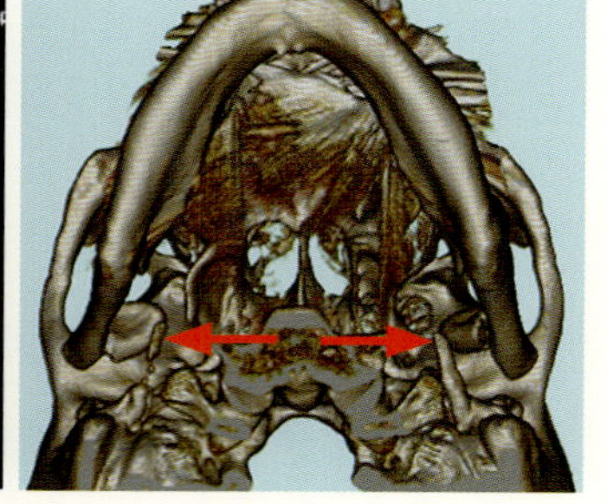

図❸　初診時 CT 画像。小骨片は内方へと牽引され、大骨片は上方へ牽引されている。矢印は骨折部位を示す

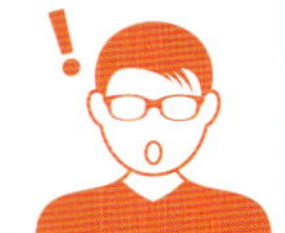

阿部成宏　Shigehiro ABE
横溝尚子　Naoko YOKOMIZO
小林 裕　Yutaka KOBAYASHI
東京都立広尾病院　歯科口腔外科
〒150-0013　東京都渋谷区恵比寿2-34-10

Q.091

顎関節部の疼痛

患者：50歳代、女性

主訴：左側顎関節の開口時および咀嚼時の痛み

既往歴：徐脈、貧血

現病歴：初診2ヵ月前より左顎関節部の咀嚼時疼痛を自覚し、紹介医を受診。顎関節症の疑いにて、精査・加療目的に当科紹介となった。

現症：全身状態は良好。最大開口量47㎜、無痛開口量35㎜。開口時と咀嚼時に、左側顎関節に一過性の鈍痛と左顎関節に大開口時無痛性クリックが認められた。両側咬筋に軽度の圧痛がみられた。

検査所見：白血球；5,080/μL、CRP；0.034 mg/dL、CK；65 IU/L

画像所見：MRI の T2WI で、左側顎関節上関節腔において高信号領域のなかに複数の低信号領域が散見された。CT 像では下顎頭の変形や滑膜肥厚は認めず、石灰化を伴う病変もみられなかった（図1、2）。

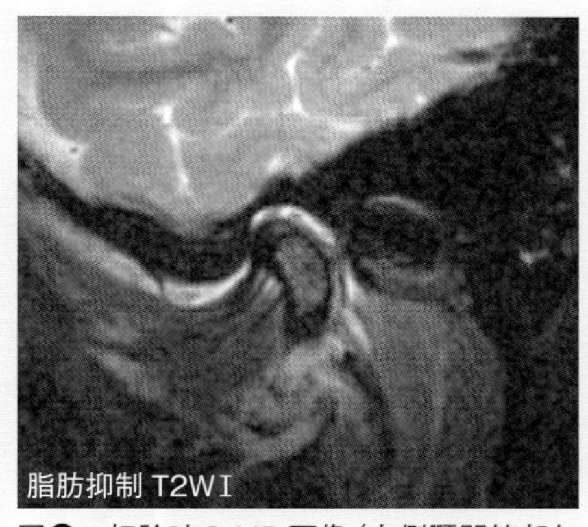

図❶　初診時の MR 画像（左側顎関節部矢状断）

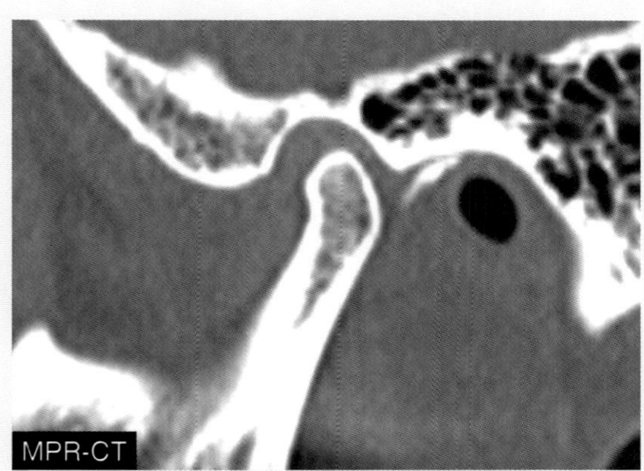

図❷　初診時の CT 画像（左側顎関節部矢状断）

最も疑われる疾患名は？

① 顎関節滑膜性骨軟骨腫症
② 顎関節炎
③ 多発性筋炎
④ 変形性顎関節症

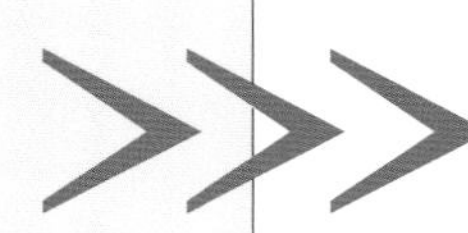

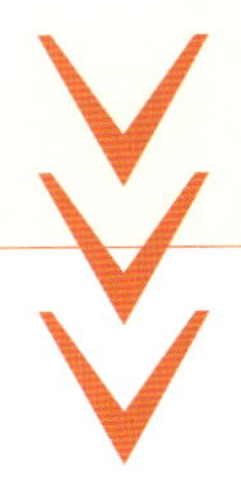

① 顎関節滑膜性骨軟骨腫症

A.

処置および経過：患者が手術を希望しなかったため、画像評価による定期的経過観察を継続した。最初の画像評価から約９ヵ月後に撮影した MRI の T2WI で、joint effusion 内に多発していた低信号域の増加が認められた。左側顎関節部の痛みの改善も乏しいことから、初診から１年４ヵ月後に直視下で腫瘤摘出術を施行した。上関節腔を開放すると、多数の0.5～5㎜程度の腫瘤が溢れ出てきた（**図3、4**）。術後開口量は41㎜を維持し、左側顎関節部の疼痛は消失した。術後再発もなく、経過は良好である（**図5、6**）。

滑膜性骨軟骨腫症（SVC）は、滑膜組織内で軟骨化生が起こり、形成された軟骨塊が滑膜から遊離して関節腔内に遊離体を形成していく疾患で、症状は通常の顎関節症と同じである。そのため、長期にわたり効果のない治療が継続されることがしばしばある。今回の症例も患者の自覚症状は軽度の顎関節症状であったが、MRI にて joint effusion が不均一であったため、SVC を疑って定期的に MRI や CT にて経過を追った。SVC は長期間かけて進行性の変化を示すため、患者の自覚症状が改善した後も定期的な画像の評価が必要である。

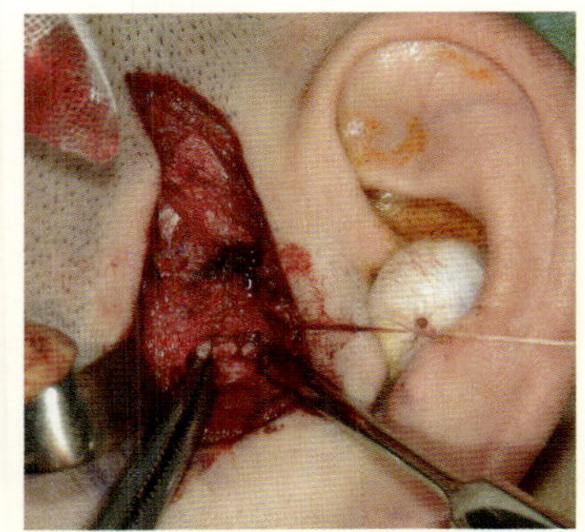

図❸　術中写真

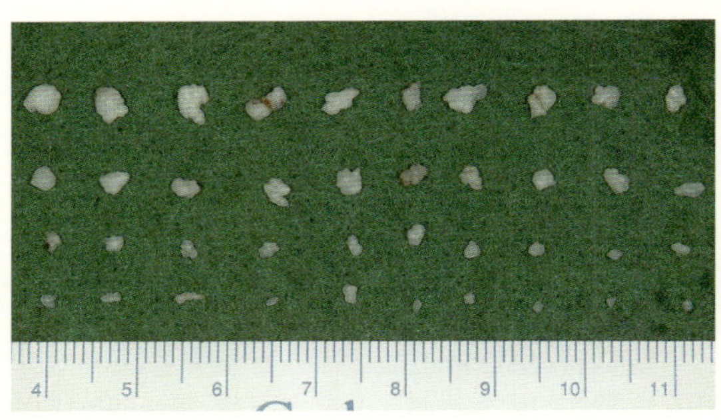

図❹　摘出標本

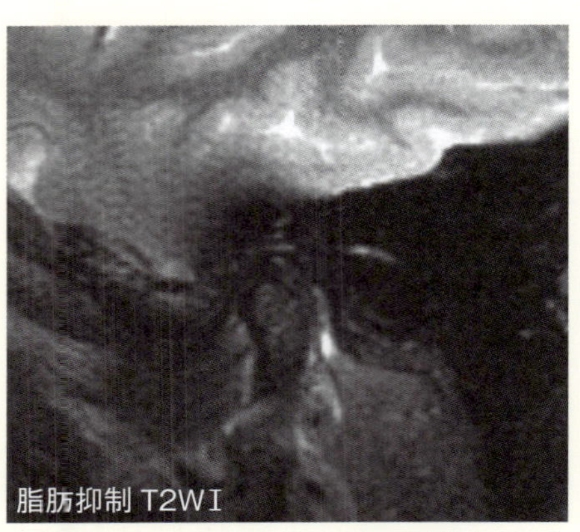

図❺　術後のMR画像（左側顎関節部矢状断）

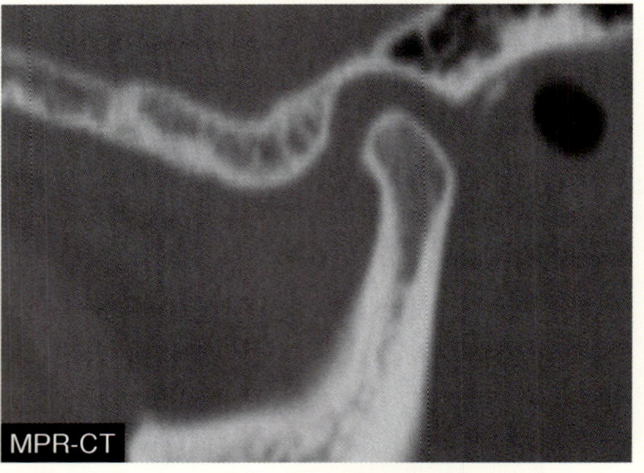

図❻　術後の CT 画像（左側顎関節部矢状断）

井筒崇司[1)] Takashi IZUTSU　千葉雅俊[2)] Masatoshi CHIBA　濱本宜興[1)] Yoshioki HAMAMOTO

1）山形県立中央病院　歯科口腔外科
〒990-2292　山形県山形市大字青柳1800

2）東北大学大学院歯学研究科　口腔病態外科学講座　顎顔面・口腔外科学分野
〒980-8575　宮城県仙台市青葉区星陵町4-1

Q.092

「先生、口が閉じません」

患者：64歳、女性
主訴：口が閉じられなくなった
既往歴：特記事項なし
現病歴：2008年11月、左側上顎臼歯部の疼痛を自覚して当科を受診した。|6 根尖性歯周炎を患っており、抜歯となった（**図1**）。抜歯後、疼痛が消失したため、近在歯科医院にて義歯を製作した。その後も歯科医院に通院していたが、左側上顎に疼痛を自覚することはなかった。

2017年7月初めに、開閉口時の左側頬部に違和感を認めるようになり、上下の歯が咬み合わせにくくなったために近在歯科医院を受診した。そして、同歯科医院にて顎関節症と診断され、当院を紹介となり受診した。

現症：全身状態；体格中等度・栄養状態良好であり、手足のしびれや認知症の既往は認められなかったが、食事の摂りにくさを気にしていた。
顔貌所見：顔面は左右対称であり、腫脹は認められなかった。開閉口時に左側頬部の圧痛を認めたが、左側顎関節部の疼痛症状はみられなかった。
口腔内所見：開口量は35㎜であり、閉口時に4㎜の顎間空隙を認め、歯牙接触は困難であった（**図2**）。触診では、左側頬骨下稜に硬性の腫脹を認め、同部に圧痛を認めた。
画像所見：パノラマX線写真所見；2008年のX線写真と比較して、埋伏していた|3 がやや後方に移動しているように見えた（**図3**）。

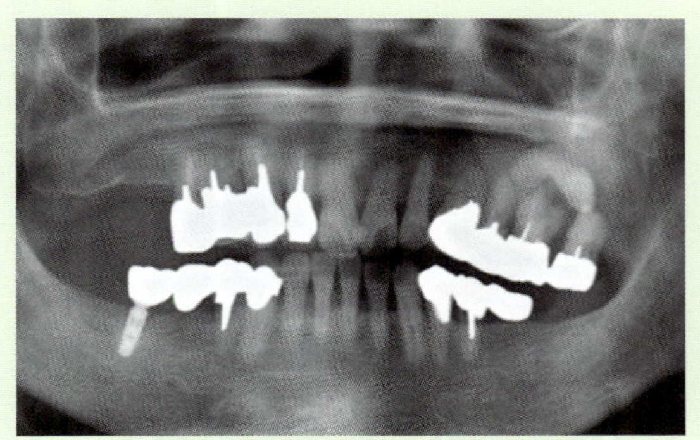

図❶ 初診時のパノラマX線写真

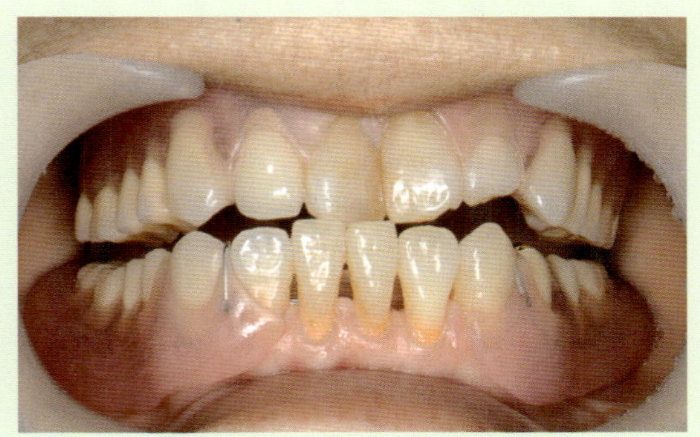

図❷ 再初診時の口腔内写真。自力では閉口できない状態

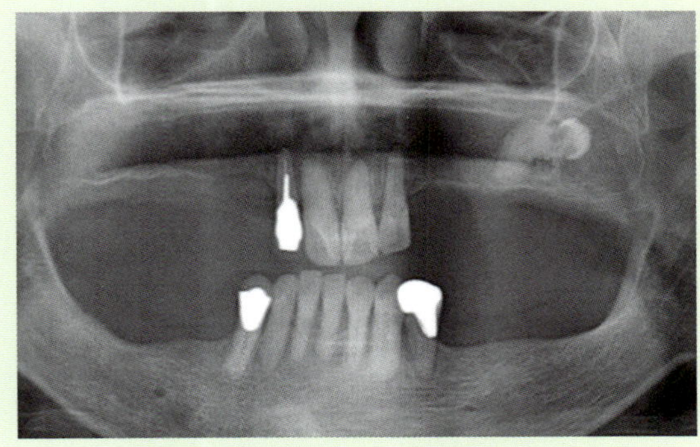

図❸ 再初診時のパノラマX線写真

最も疑われる疾患名は？

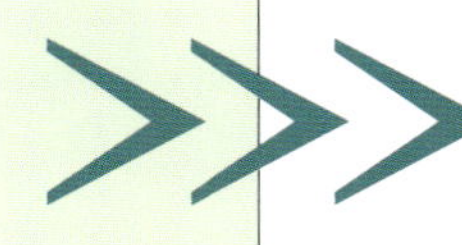

① パーキンソン病
② 顎関節症
③ 頬骨弓骨折
④ |3 の異所性埋伏

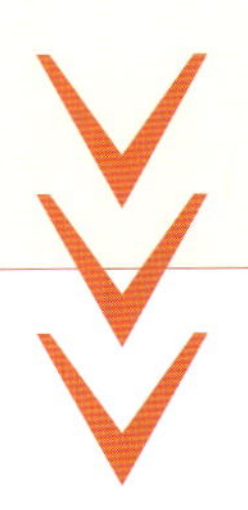

④ |3の異所性埋伏

A.

閉口障害とは、口が閉じない状態をいう。閉口障害の最も発生頻度の多いものとして、顎関節脱臼や関節円板の異常を伴う顎関節症が挙げられる。本症例も、閉口障害から顎関節症を疑われての紹介受診患者であった。顎関節脱臼では、耳前部が窪んで特徴的な間延びした顔貌となることや、X 線写真により容易に診断を確定することができる。しかし、顎関節の異常を疑った場合では、開口量や下顎頭滑走障害に加えて咬筋や側頭筋の圧痛などの理学所見、さらに X 線写真や CT、MRI 画像所見から総合的に診断することが必要となる。下顎骨骨折や頬骨弓骨折、口腔顎顔面領域の腫瘍なども、比較的閉口障害の原因として頻度の高い疾患といえる。

また、咬筋などの咀嚼筋の麻痺、パーキンソン病や筋肉の不随意運動による顎口腔ジストニアなども閉口障害を生じることがあり、一般歯科医にとって閉口障害を的確に診断することは必ずしも容易ではない。開口障害と比較して、閉口障害は食事摂取に大きく関与するため、迅速な対応が求められる。そのため、閉口障害の原因をある程度スクリーニングすることは、必要な知識・技術と思われる。

本症例は、上記診断のいずれでもなく、異所性に埋伏した|3が頬骨下稜へ突出し、その犬歯歯嚢が何らかの原因による炎症で下顎筋突起と癒着を起こしたことが原因であった。CT（**図4**）において、犬歯歯冠周囲に歯嚢と考えられた透過像が筋突起と連続していた。そして手術では、歯冠周囲組織が筋突起と癒着していたために、下顎の開閉に合わせて犬歯が動揺する所見を確認した。|3を抜歯すると、筋突起が露出した（**図5**）。本症例では、|6の抜歯以降、義歯などの影響により|3が圧迫され、筋突起方向へ歯牙移動が生じたのではないかと推測している。埋伏歯による閉口障害の前例はたいへん少ないが、これまでにも上下顎の埋伏歯が移動することで何らかの障害を来すことは多く報告されている。

2008年時には、埋伏歯抜歯について本人の同意が得られなかったが、埋伏歯のリスクについて改めて考えさせられる症例であった。

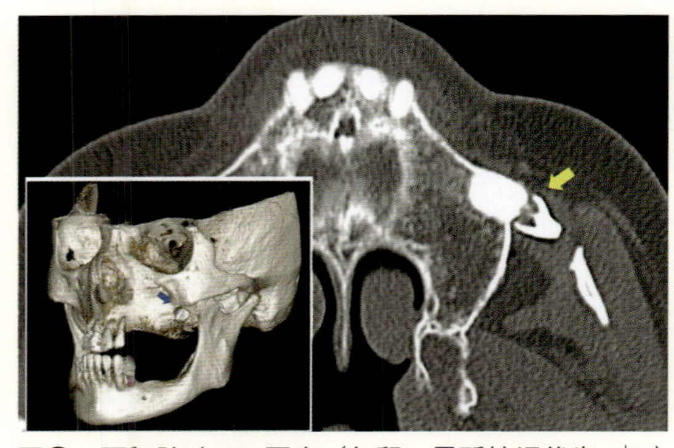

図❹　再初診時 CT 写真（矢印：異所性埋伏歯：|3）

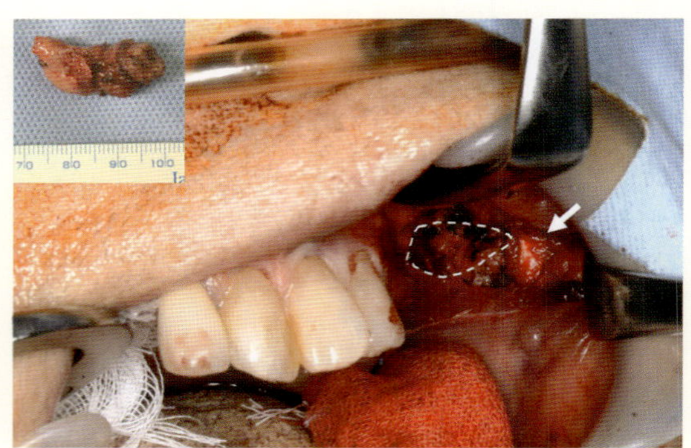

図❺　|3 抜歯時の手術写真

黒柳範雄　碧南市民病院　歯科口腔外科　口腔ケアセンター
Norio KUROYANAGI　〒447-8502　愛知県碧南市平和町3-6

Q.093

開口障害

患者：80歳、女性

主訴：開口障害

現病歴：○年7月上旬、開口障害が出現して摂食障害を認めたため、近内科を受診。点滴や栄養剤の投与を受けていたが、開口障害が継続したため、7月中旬に紹介により当科を受診した。

既往歴：子宮筋腫

全身所見：意識清明。呼吸困難なし（SpO_2：96%）。体温 37.8℃、血圧 171/91㎜Hg。

局所所見：口腔外所見；顔貌は左右対称で、表情筋の緊張と笑ったような表情を呈した（**図1**）。開口障害（開口域：3㎜）や発語困難、首の運動制限を認めた。また、強制開口で両側頬部に疼痛を認めた。両足拇指には爪白癬による高度な爪の変形を認めた（**図2**）。

口腔内所見；う歯、残根は認めたが、上下顎歯肉に発赤、腫脹は認められなかった。

血液検査：赤血球数 422.0×10^4/μL、白血球数 9.15×10^3/μL（H）、血小板数 21.9×10^4/μL、ヘモグロビン 13.3g/dL、総蛋白 6.9Cg/dL、アルブミン 4.10g/dL、AST 40U/L（H）、ALT 23U/L、尿素窒素 27.10㎎/dL（H）、クレアチニン 1.17㎎/dL（H）、CRP 4.10㎎/dL（H）、CPK 596 U/L（H）。※（H）：高値

パノラマX線写真：上顎は無歯顎、下顎は $\overline{42|2678}$ のみで、$\overline{4|678}$ は残根状態であった。あきらかな顎骨内病変は認められなかった（**図3**）。

CT画像：咀嚼筋の腫脹や膿瘍形成は認められなかった。また、顎関節部の著明な骨の変形や癒着、顎関節腔の拡大は認められなかった（**図4**）。

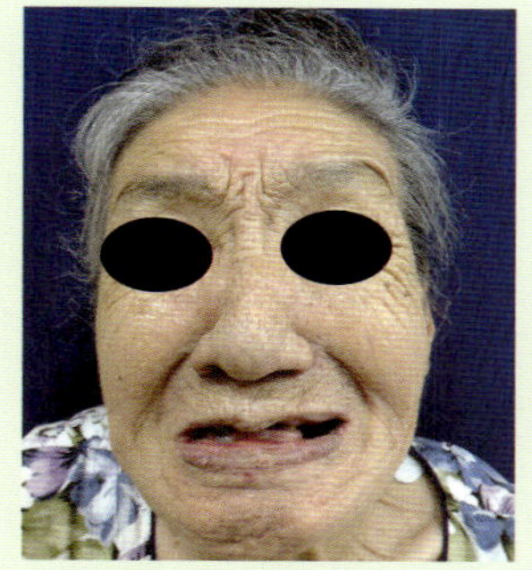

図❶　初診時の顔貌写真。開口障害とともに、顔貌は痙笑を呈していた

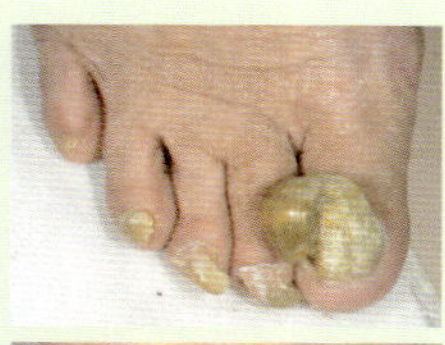
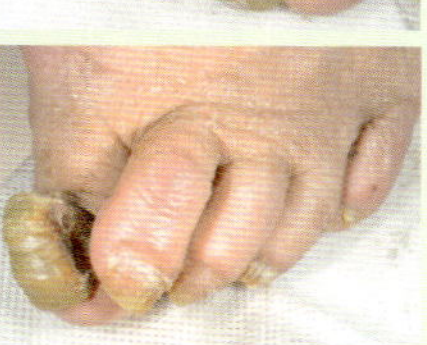

図❷　両足拇指に爪白癬による高度な爪の変形がみられた

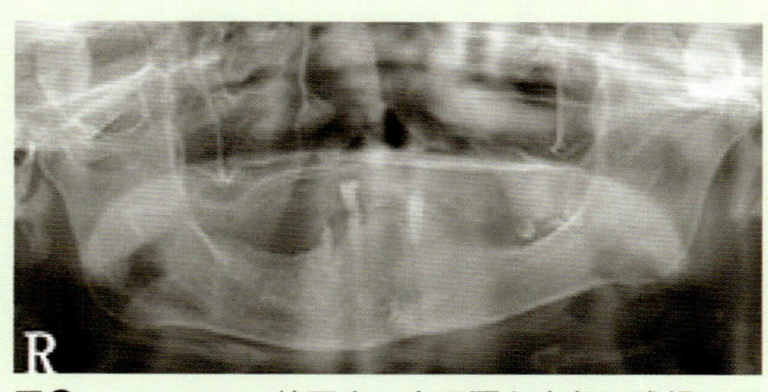

図❸　パノラマX線写真。左下顎臼歯部に残根、下顎前歯にう蝕を認めた。下顎骨に透過像や骨硬化像は認められなかった

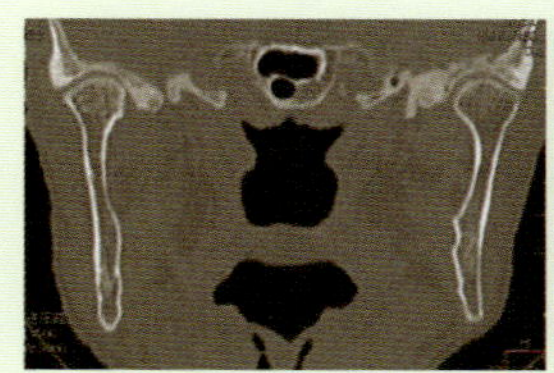
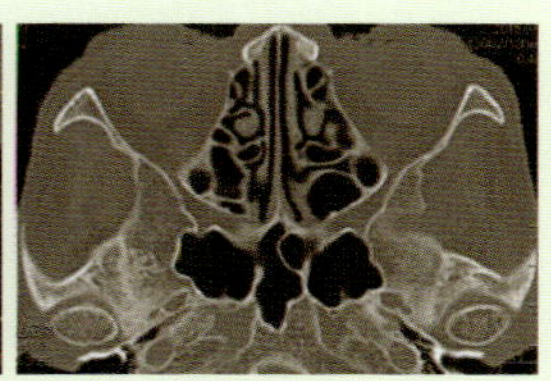

図❹　CT画像。顎関節部の癒着、顎関節腔の拡大は認められなかった

最も疑われる疾患名は？

① 急性化膿性顎関節炎　② 顎関節症
③ 筋突起過形成症　④ 破傷風
⑤ 顎関節強直症　⑥ 下顎骨周囲炎

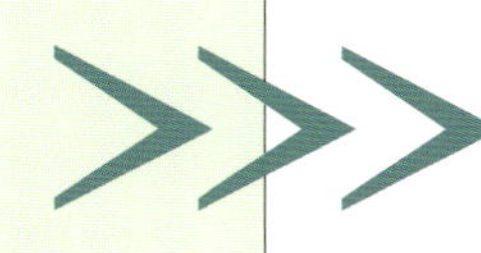

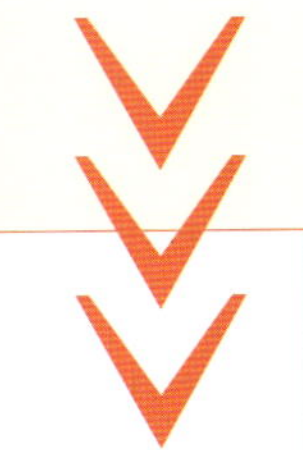

④ 破傷風

A.

破傷風は、嫌気性グラム陽性桿菌*Clostridium tetani*の感染によって生じる。感染経路としては、外傷の他に歯周炎や抜歯窩なども報告されている。しかし、感染経路が不明な場合も多く、本症例も爪白癬からの感染が疑われたが不明であった。

症状は菌毒素によって引き起こされ、病期は４期に分類される。第１期（前駆症状期）は全身倦怠感や肩こりなどの症状、第２期（開口障害～痙攣期）は開口障害や嚥下発音障害、表情筋の緊張、強直による苦笑いのような特異的な顔貌（破傷風顔貌）など、第３期（痙攣期）は頸部硬直から全身痙攣、呼吸困難など全身症状がみられる。そして、第４期は回復期とされる。本症例の場合、当科受診時は第２期相当であった。

破傷風菌の同定率は低く、時間もかかることから、臨床症状から診断を行わなければならないことが多い。初期症状～第３期までの間はonset timeと呼ばれ、onset timeが48時間以内の症例は高い致死率を示すため、とくに早期の治療開始が必要である。治療は、抗破傷風免疫グロブリン（TIG）や破傷風トキソイド、ペニシリンGの投与、痙攣や呼吸循環の管理など専門的治療が必要であるため、専門医療機関への迅速な対診が不可欠である。また、光や音刺激で痙攣が誘発される場合があるため、無用な刺激を加えないよう注意が必要である。

開口障害は炎症や腫瘍、外傷の他に、顎関節症、筋突起過形成症、顎関節強直症などで認められる。急性化膿性顎関節炎は、罹患した顎関節部の激痛と顎関節腔の拡大を認める。また、下顎は健側に偏位し、強い開口障害を呈する。顎関節症では、開口障害や咀嚼筋、頸部筋肉の圧痛を認めることがある。しかし、開口障害は開口域20㎜前後の場合が多く、本症例のように３㎜しか開かない場合は少ない。また、表情筋の緊張や発語困難を来すことはない。筋突起過形成症は筋突起が過長となり、開口時に頬骨と干渉して開口障害や頬部の違和感、疼痛を生じる。しかし、開口障害が突然生じることはない。パノラマX線写真や開口状態でのWaters法、CT検査などで筋突起が長く、頬骨との干渉が認められる。顎関節強直症は顎関節が癒着することで開口障害が生じる。顎関節の外傷や感染、中耳炎などが原因となるが、小児期に生じると顎関節の癒着のみならず下顎の発育不全を来すことがある。また、開口障害を患者自身が自覚することは少なく、歯科治療時などに指摘を受けて知ることが多い。下顎骨周囲炎は歯性感染がおもな原因で、咀嚼筋に炎症が波及すると開口障害を呈する。本症例では残根など感染源となり得るものは認められたが、局所の炎症所見はみられていない。

現在、国内の破傷風患者数は年間100人前後とされるが、原因不明の開口障害を主訴に来院した際には、外傷の有無にかかわらず、破傷風も念頭において診断を行うべきである。

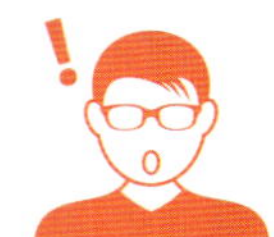

窪田泰孝
Yasutaka KUBOTA
国家公務員共済組合連合会　佐世保共済病院　歯科口腔外科
〒587-8575　長崎県佐世保市島地町10-17

Q.094 抜歯しても痛みが治まらない

患者：60歳、男性

主訴：⌊8 部の疼痛

現病歴：⌊8 部の疼痛があり、近歯科医院にて3日前に智歯周囲炎で⌊8 を抜歯した。抜歯は比較的容易であり、抜歯による出血もほとんど認められなかった。抜歯翌日に同歯科医院を受診したが、⌊8 部の疼痛は緩解していなかったため、別の消炎鎮痛剤が追加投与された。

しかし、その翌日も疼痛は続いていたため、同部の精査・加療目的にて紹介され、当科初診となった。

既往歴：10年前より関節リウマチにて通院中。

現症：初診時、⌊8 部の抜歯窩には陥凹を認めたが、組織で被覆されていた。そして歯槽部歯肉に一部圧痛を認めた。また、口の中に水を含んだときに鋭い疼痛を生じていた。パノラマＸ線写真でも、抜歯窩や周囲組織などに異常所見を認めなかった（図１）。

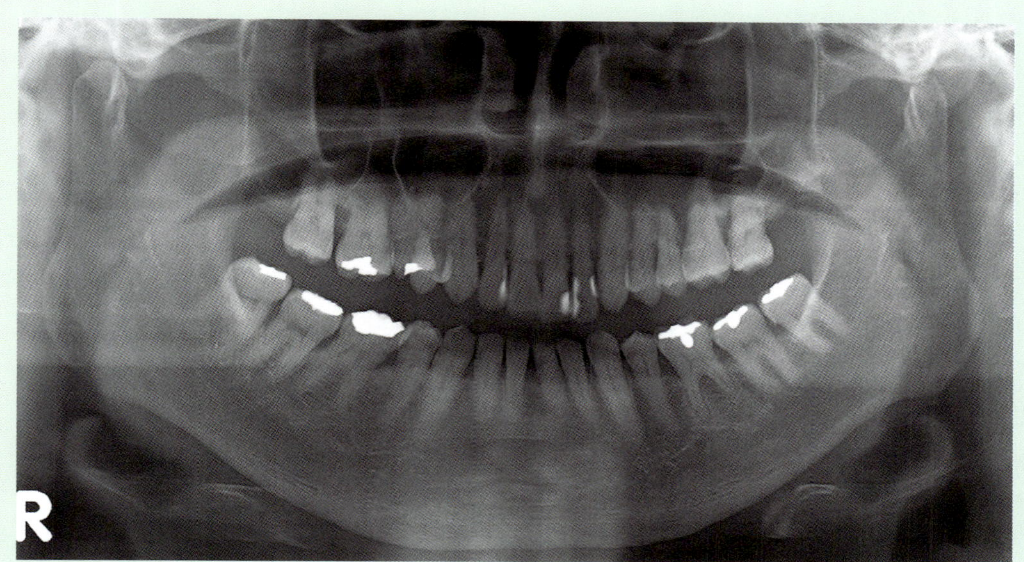

図❶　初診時のパノラマＸ線写真

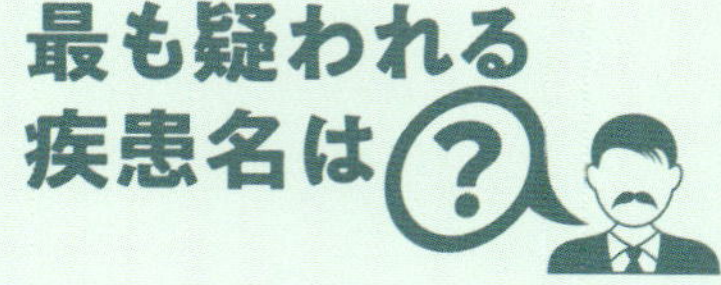

①ドライソケット
②顎関節症
③三叉神経痛
④知覚過敏

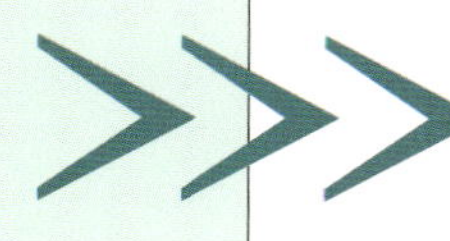

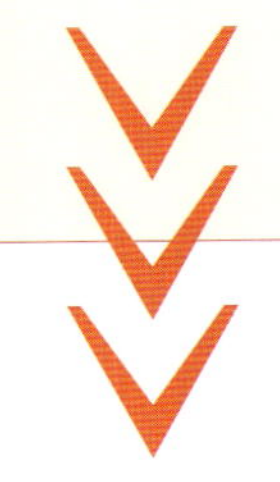

A.

患者は当科来院時、「抜歯しても痛みが治まらない」とかなり不満気であった。抜歯後NSAIDsを十分投与されていたが、疼痛が緩解しなかった。むしろ「抜歯後治りが悪いための疼痛ではないか」との訴えが強かった。そこで痛みの発現について詳しく問診した。「痛みは鋭い痛みであり、波がある」と言っていた。また、口の中に水を含んだときに強い痛みを生じていた。“波がある”ということは間欠的であり、発作と発作の間は無症状である三叉神経痛の臨床症状の特徴に一致していた。**表1**に三叉神経痛の臨床症状の特徴を挙げる。

診察ではこれらの臨床症状をもとに行うが、三叉神経を含めた脳神経に障害がないかを診査することも重要である。多くの症例では、頭蓋内小脳橋角部の三叉神経根への血管による圧迫が原因である。加齢による動脈硬化で血管の走行が蛇行し、神経を圧迫するために発症すると考えられている。50歳前の比較的若い発症例は、動脈硬化による血管の圧迫より空間占拠性病変（聴神経鞘腫、髄膜腫などの脳腫瘍）を考え、検査する必要がある。CTやMRIなどの画像検査も必要で、他の疼痛を伴う疾患との鑑別も重要である。

治療法は薬物療法が主である。抗痙攣薬であるカルバマゼピン（テグレトール®）を用いる。作用は三叉神経の活動電位の発火点（閾値）を上昇させることにより効果が得られる。副作用としてねむけ、ふらつき、めまいなどの神経症状のほかに肝機能障害、薬疹、造血障害（白血球減少、再生不良性貧血など）がある。したがって初回量は100～200㎎から開始し、痛みの軽減程度や副作用の有無を確認して800㎎を限度として徐々に増量する。投与開始前に血液検査を行っておくことが重要で、長期服用する場合は定期的に血液検査や肝機能検査が必要である。

他の治療法では、脳神経外科領域の神経血管減圧術（Jannettaの手術）がある。三叉神経根を圧迫している原因血管と神経を引き離し、減圧を図る根治術である。治療効果は良好であるが、再発や効果不十分の症例もあり、合併症としては、顔面神経麻痺、聴覚障害、三叉神経の知覚障害・運動障害がある。

【参考文献】

1）嶋田昌彦：VIペインクリニック，2．疼痛性疾患，歯科麻酔の正しい理解（海野雅彦監修），財団法人口腔保健協会，2008.

表❶　三叉神経痛の臨床症状の特徴（海野雅浩，他（編）：歯科麻酔学第6版．医歯薬出版，東京，2003：527．より引用改変）

1	三叉神経の神経分布に沿って痛みが発現する
2	電気が走るような、ビリビリ、チクチク、刃物で突き刺されたような、発作性の激しい痛みである
3	発作は数秒から数十秒で消失する
4	洗顔、会話、食事、開口、ひげそり、歯磨きなどが誘因となり発症する
5	触れると痛みが誘発するトリガーポイント（トリガーゾーン）がある
6	発作と発作の間は無症状である
7	50歳以上に多く発症する
8	カルバマゼピンの内服で奏効することが多い

市川雄二
Yuji ICHIKAWA
公益財団法人東京都保健医療公社豊島病院　歯科口腔外科
〒173-0015　東京都板橋区栄町33-1

Q.095

舌の接触痛

患者：89歳、女性
主訴：舌の接触痛
既往歴：60歳代より高血圧症
現病歴：初診の3日前から舌右側に強い接触痛を認め、食事を摂るのも困難なため近医歯科を受診。精査・加療を目的に、紹介により当科を受診した。
現症：初診時、舌右側に多数の水疱形成と強い接触痛を認めた（**図1**）。口腔内に他に異常は認めない。また、口腔外所見として、顔面は左右対称で異常はなく、開口障害も認めなかった。
血液検査：白血球数；4,800/μL、C反応性蛋白（CRP）；2.3mg/dL、水痘ウイルス抗体IgG；陽性、水痘ウイルス抗体IgM；陰性、血清中抗デスモグレイン3抗体；陰性

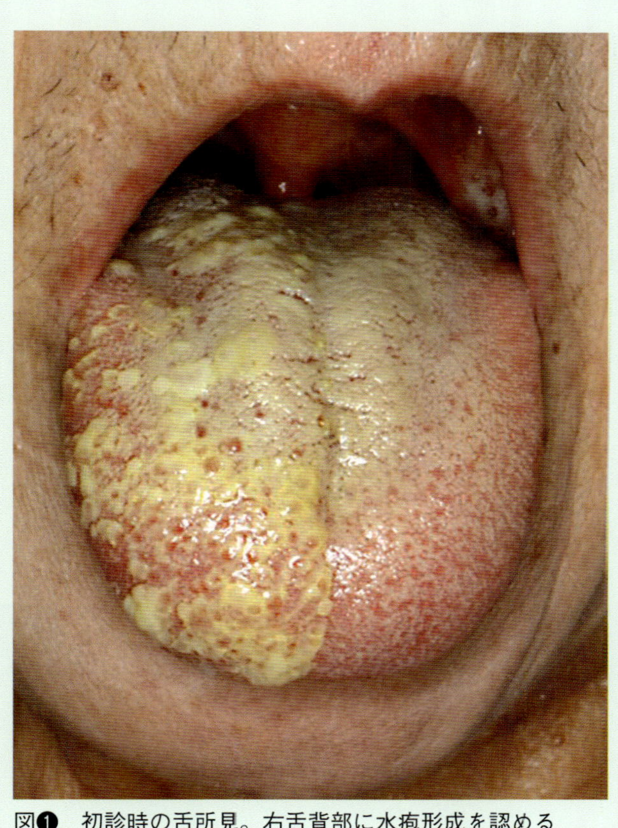

図❶　初診時の舌所見。右舌背部に水疱形成を認める

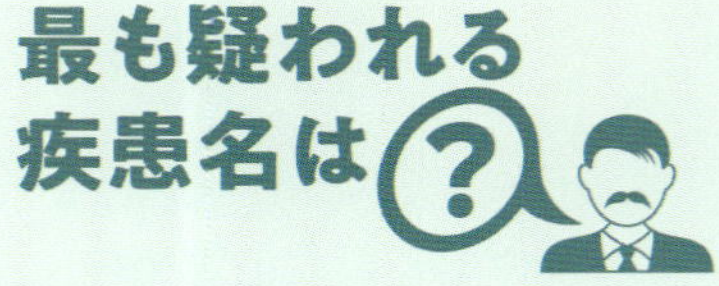

①口腔カンジダ症　②アフタ性口内炎
③尋常性天疱瘡　④帯状疱疹

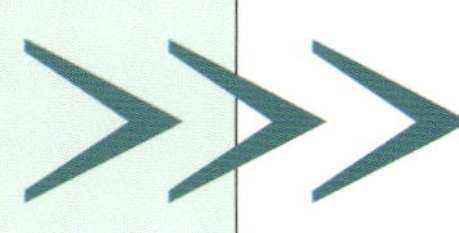

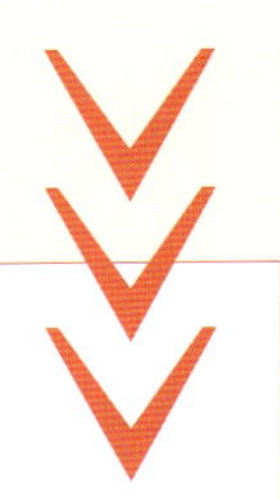

A.

④ 帯状疱疹

診断と経過：初診時の細菌検査で、カンジダ（真菌）は検出されなかった。また、血液検査で血清中抗デスモグレイン３抗体が陰性だったことにより、尋常性天疱瘡は否定された。血液検査で水痘ウイルス抗体 IgG は陽性であり、また水疱が舌の右半分に限局していることから、帯状疱疹と診断した。初診時には見られなかったが、２日後に右軟口蓋にも水疱が出現し（**図2**）、４日後には右頬部皮膚に水疱と右顔面神経麻痺（**図3**）および右耳痛も出現したため、Ramsay Hunt 症候群の診断となった。難聴やめまいは認めなかった。

治療は入院下で栄養管理を行いながら、プレドニゾロン１日600㎎投与とバラシクロビル（バルトレックス®）１日3,000㎎投与を行った。７日目には右頬部と口内の水疱および耳痛は消失したが、顔面神経麻痺は残存し、引き続き外来で経過観察となった。

Ramsay Hunt 症候群：水痘帯状疱疹ウイルス（VZV）によって生じる疾患で、ヘルペス、顔面神経麻痺、第Ⅷ脳神経(内耳神経)症状(耳介の発赤・水疱形成、耳痛、難聴、めまい）を呈する疾患である。小児期に罹患した水痘の口腔粘膜疹から VZV が顔面神経の膝神経節に潜伏し、後に再活性化することで発症する。治療としては、ステロイドと抗ウイルス薬１週間の投与と安静、栄養管理が主体となる。ステロイドとしては、プレドニゾロン600㎎を約１週間投与（漸減投与）、および抗ウイルス薬としてアシクロビルまたはバラシクロビルの投与となる。予後は不良で、顔面神経麻痺が残存することが多いといわれている。発症後、早期に診断し、治療を開始することが重要である。

本症例でも、口内の帯状疱疹、顔面神経麻痺、耳痛（内耳神経症状）を認めたことによりRamsay Hunt症候群と診断し、治療を行った。

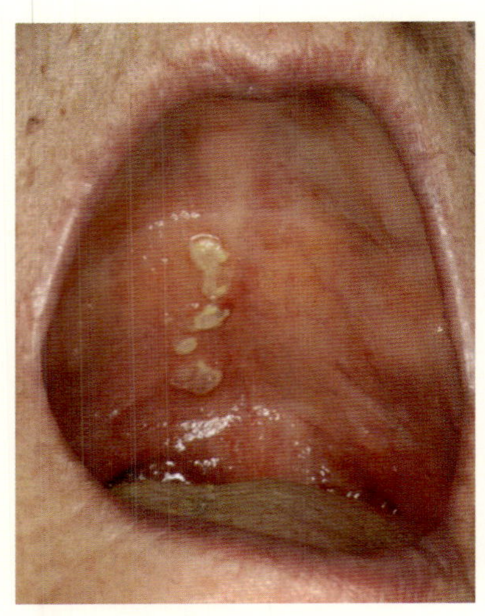

図❷　右軟口蓋部の水疱

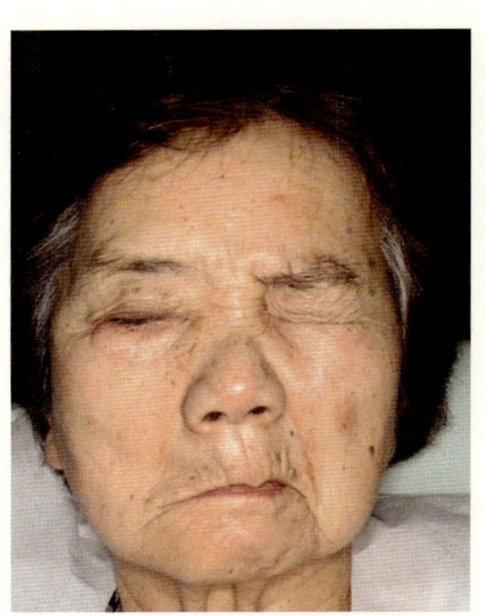

図❸　右顔面神経麻痺（右閉眼障害）

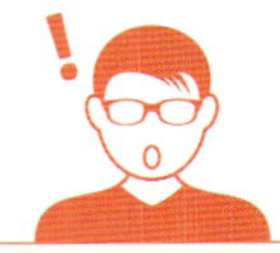

高橋 哲
Tetsu TAKAHASHI
東北大学歯学研究科　口腔病態外科学講座　顎顔面・口腔外科学分野
〒980-8575　宮城県仙台市青葉区星陵町4-1

Q.096

左側口蓋部の痛み

患者：71歳、男性
主訴：左側口蓋部の疼痛
家族歴：特記事項なし
既往歴：2012年にサルコイドーシス疑い（右滑車神経麻痺、ぶどう膜炎、左側顔面麻痺）
現病歴：2013年1月ごろより口蓋部の疼痛を自覚するも、放置していた。症状が改善しないため、同年2月に近歯科医院を受診。同部に広範な潰瘍を認めたため、精査加療を目的に当科紹介受診となった。サルコイドーシス疑いにて、当院神経内科にて加療中であった。
現症：体格中等度、栄養状態不良。
口腔外所見：顔貌は左右対称。鼻症状はなく、頸部およびその他の部位に腫大リンパ節は触知しなかった。
口腔内所見：左側上顎臼歯相当部口蓋粘膜（口蓋正中部に及ぶ）に、34×25㎜の比較的境界明瞭な潰瘍を認めた（図1）。病変周囲に硬結はなかった。
血液所見：好中球、LDH、CRPに軽度の上昇を認めた。腫瘍マーカーの1つであるSCC抗原は、正常範囲内だった（表1）。
画像所見：CT、MRI撮影にて、左側口蓋部に境界不明瞭な腫瘍性病変を認めた。腫瘍に接する口蓋骨に骨破壊は認めなかった。頸部リンパ節腫大も認められなかった。

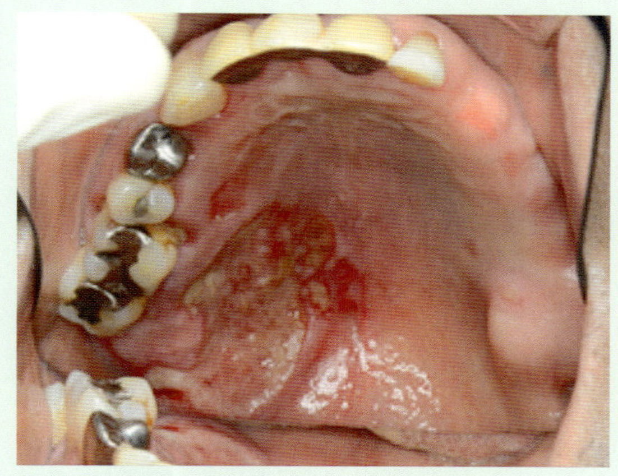

図❶　口腔内所見（ミラー像）

表❶　血液検査所見

検査項目	検査値	正常値
白血球（/μL）	4,200	3,900～9,800
赤血球（10^4/μL）	426	410～530
血小板（10^3/μL）	25.4	13.1～36.2
好中球（%）	75.3	41.8～73.8
リンパ球（%）	16.8	18.3～47.5
単球（%）	6.0	2.5～7.3
好酸球（%）	1.9	0.0～5.6
好塩基球（%）	0.0	0.1～1.3
LDH（U/L）	237	120～230
Na（mEq/L）	139	138～146
K（mEq/L）	4.5	3.6～6.9
CRP（mg/dL）	0.97	0.0～0.3
SCC（ng/mL）	1.0	0.0～1.5

最も疑われる疾患名は？

1. 扁平上皮癌
2. 節外性NK/T細胞リンパ腫
3. 壊死性潰瘍性歯肉炎
4. 類天疱瘡

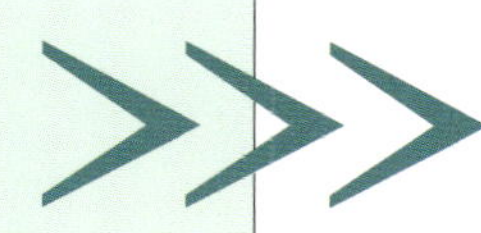

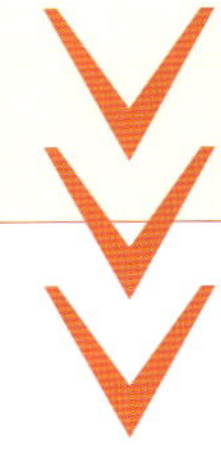

A.

②節外性NK/T細胞リンパ腫

口腔内における悪性腫瘍の約８割が、扁平上皮癌である。本症例は経過や肉眼的所見から、鑑別診断として扁平上皮癌を疑った。腫瘍マーカーの上昇はなかったが、確定診断をつけるために同部の生検を行った。

病理組織学的所見では、潰瘍性変化を背景に、壊死した部位や、多数の炎症性細胞浸潤がみられ、その浸潤しているリンパ球の核の形態は不整型、切れ込み型を示していた。免疫組織染色において、CD3、UCHL-1陽性で、CD20、CD79a は陰性であることから、末梢性Ｔ細胞リンパ腫との診断がついた。そのなかで NK/T 細胞リンパ腫が最も疑われたため、追加として NK 細胞のマーカーである CD56、Granzyme B の免疫染色が行われた。ともに強陽性であったことから、NK/T 細胞リンパ腫の確定診断がついた。腫瘍塊から回収した細胞によるフローサイトメトリーの結果からも、CD3や CD56強陽性を示した。

悪性リンパ腫は、リンパ系に発生する悪性腫瘍の総称であり、すべての臓器に発症する。本症例のように、リンパ節以外に発生するものは節外性リンパ腫と呼ばれる。WHO 分類（2008）で、リンパ系腫瘍は Hodgkin リンパ腫と B 細胞リンパ腫、NK/T 細胞リンパ腫の３種に大別されている。節外性 NK/T 細胞リンパ腫は、悪性リンパ腫全体の2.6％と、比較的稀なタイプである。日本を含む東アジアに多く、鼻腔あるいはその周辺組織に好発することが知られているが、皮膚や精巣といった節外性に発生するものもある。鼻腔に限局している場合、予後は比較的良好であるが、臨床的な特徴として、進行が早く全身的に腫瘍が広がり、予後不良である。口腔領域原発の症例は少なく、初期の臨床像については不明な点が多い。

本症例は、ただちに血液腫瘍内科に対診し、入院下の加療となった。全身スクリーニングにて、他臓器に腫瘍性の病変はなかった。治療として、SMILE 療法が選択された。SMILE 療法とは、再発性または難治性の節外性 NK/T 細胞リンパ腫に対する治療法で、７種類の薬剤を用いる。一般的には20日間で１クールとし、計２クールが行われる。本症例は治療中に不慮の転機となったが、剖検の結果から中枢神経への浸潤も認められ、ステージⅣ期に属する進行期のものであった。

本症例は初診時、腫瘤性病変としてではなく、難治性の潰瘍として認められ、まず扁平上皮癌を疑った。口腔内原発で原因不明の潰瘍を呈する病変を認めた際には、頻度は少ないものの、悪性リンパ腫の可能性も視野に入れ、精査する必要がある。

山下佳雄
Yoshio YAMASHITA
佐賀大学医学部　歯科口腔外科学講座
〒849-8501　佐賀県佐賀市鍋島5-1-1

Q.097

口腔・口咽頭粘膜の疼痛を伴う摂食障害

患者：43歳、男性

主訴：口腔内の疼痛ならびにそれに伴う摂食障害

初診：2010年10月中旬

既往歴：22歳、ギランバレー症候群。40歳、41歳、肺炎にて某病院入院。2010年、網膜ブドウ膜炎。

現病歴：2010年４月にエプスタイン・バー（EB）ウイルスに感染し、某病院に入院。その際にも口内炎を認めた。市販の塗り薬（詳細不明）を塗布し、１ヵ月ほどで治癒した。同年10月から舌尖部を中心に口内炎を認め、接触痛が強く、摂食障害を認めた。口内炎の範囲は同年４月のときよりも広範囲で、精査・加療目的に当科を受診した。また、９月下旬より38℃の発熱と下痢のため開業内科医を受診し、加療を受けていた。なお、問診上、初診時点での抗癌剤や副腎皮質ステロイドホルモンなどの薬剤投与は受けていなかった。

現症：舌背全体に白苔を認め、左右舌縁には歯の圧痕および毛様の白色病変を一部に認めた（図１）。舌尖部にも歯の圧痕を認め発赤し、右舌尖部には径５㎜と径３㎜の浅い潰瘍を各１個認めた。口蓋後方、とくに軟口蓋を中心に、多発性のアフタ様病変ならびに紅斑を認めた（図２）。また、右口蓋舌弓および右口蓋扁桃の腫大がみられた（図３）。リンパ節所見として左上内深頸リンパ節は径５㎜が１個、左顎下リンパ節は径３㎜が１個、示指頭大が１個触知できた。右顎下リンパ節は、球形で豌豆（エンドウ）大に腫大し、圧痛を有していた。

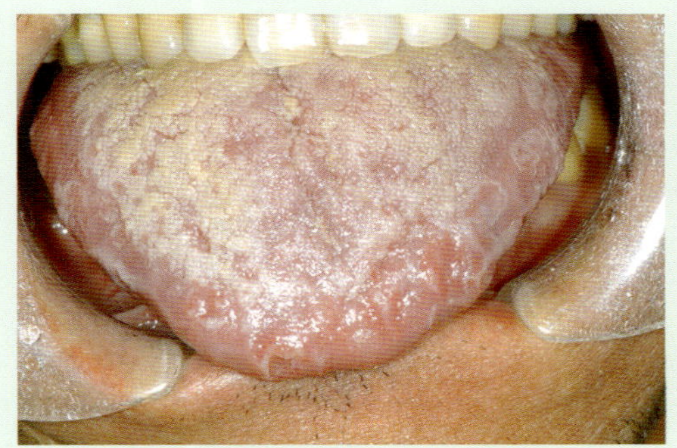

図❶　初診時の舌

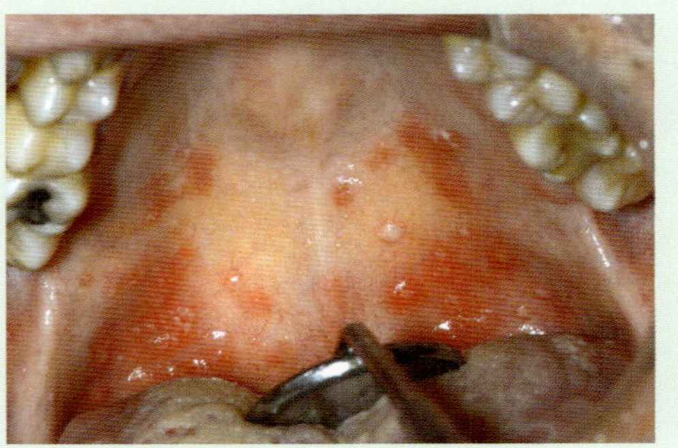

図❷　初診時の軟口蓋

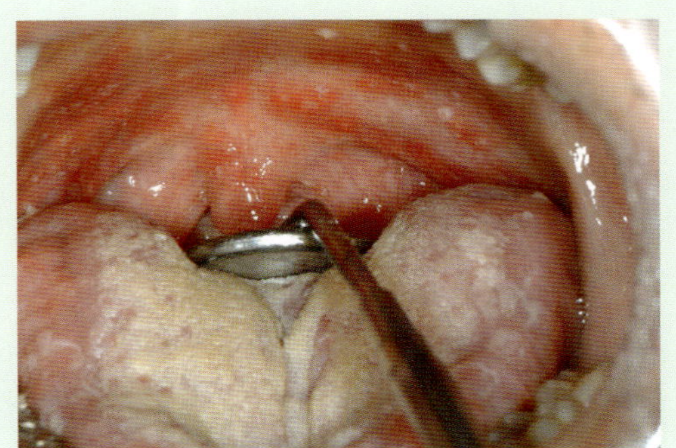

図❸　初診時の口咽頭部

最も疑われる疾患名は？

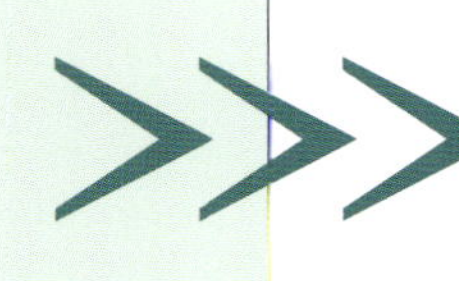

①ヘルプアンギーナ
②ヘルペス性歯肉口内炎
③口腔カンジダ症
④HIV 感染症

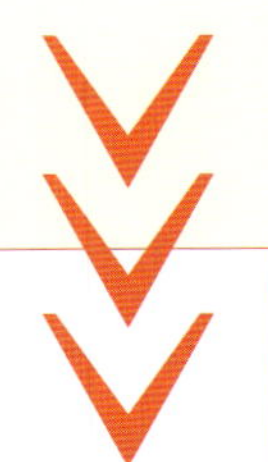

④HIV感染症

A.

一般に、HIV感染症の急性期にHIV感染症と診断されることは稀といわれている。初診時に急性期症状である発熱、リンパ節腫脹、発疹、下痢などを呈するのは約10～20%といわれており、感染してからAIDS発病への3～10年は、感染の自覚症状が乏しいままに過ごし、HIV感染者の約3割が日和見疾患を発症したAIDS患者（いきなりエイズ）として報告されているのが現状である。しかし、HIV感染症において、口腔には早期からHIV関連病変が現れ、AIDS期になると60～80%に口腔症状が認められる。最も特徴的な口腔症状としては、カンジダ症、帯状歯肉紅斑、壊死性潰瘍性歯肉炎である。

今回の報告例でも発熱、下痢が認められた。口腔病変を診査したところ、舌および口蓋に重篤なカンジダ症が認められ、紅斑やアフタ様病変が口咽頭部を中心にみられた。問診上、当科初診の1週間前後に、急激な日和見感染を起こすようなエピソードもなかった。さらに、半年前にEBウイルス感染症で入院していることも、単なる日和見感染ではなくHIV感染症によるものを疑った。さらに、血液検査結果（表1）からもEBウイルス抗体は高く、CD4は9.3%と低く、CD4は52/μL、HIV抗体（定性）陽性、HIV抗体（定量）15.0で、HIV感染症と診断した。

血液腫瘍科に紹介したところ、HIV脳症、両眼サイトメガロウイルスブドウ膜炎、ニューモシスティス肺炎を合併しており、いきなりエイズと診断された。HIV感染に関連する口腔症状は、WHOにより日和見感染、日和見腫瘍を中心に分類されている（**表2**）[1～3]。口腔症状は、HIV感染症進展の重要な指標となることを改めて強調したい。

【参考文献】

1）池田正一：HIV感染症の歯科治療マニュアル．厚生労働省エイズ対策研究事業，2005.

2）D.M.Williams：Classification and diagnostic criteria for oral lesions in HIV infection. J Oral Pathol Med，22: 289-291，1993.

3）蔵本千夏，他：口腔症状の迅速な診断がHIV感染患者の早期診断と治療に有用であった1例．日口診誌，1：197-200，2007.

表❶ 検査所見（初診時～初診1W）

検査所見	結果
CD4	9.3% ↓
CD4	52/μL ↓
CD8	69.7% ↑
CD4/CD8	0.13 ↓
EBウイルス抗VCA（IgG）	320 ↑
EBウイルス抗EA-DR（IgG）	<10
β-Dグルカン	<4.0pg/m
IgE RIST	1691 ↑
HIV抗体（定性）	(+) ↑
HIV抗体（定量）	15.0 ↑

表❷ HIV感染関連による口腔内病変の分類（WHOによる）

真菌感染	①カンジダ症（偽膜性、紅斑性、過形成性、口角炎） ②ヒストプラズマ症 ③クリプトコッカス症 ④ジオトリクム症
細菌感染	①帯状歯肉紅斑 ②壊死性潰瘍性歯肉炎 ③壊死性潰瘍性歯周炎 ④放線菌症 ⑤ネコひっかき病 ⑥副鼻腔炎 ⑦根尖性歯周炎の増悪 ⑧顎下蜂窩織炎
ウイルス感染	①単純ヘルペスウイルス ②サイトメガロウイルス ③EBウイルス（毛様白板症） ④水痘帯状疱疹ウイルス（帯状疱疹、水痘）
新生物	①kaposi肉腫 ②扁平上皮癌 ③非Hodgkinリンパ腫
原因不明の口腔所見	①再発性アフタ性潰瘍 ②進行性壊死性潰瘍 ③創傷治癒の遅延

領家和男 Kazuo RYOKE
鳥取大学医学部 口腔顎顔面病態外科学分野
〒683-8504 鳥取県米子市西町36-1

Q.098

上顎前歯部の疼痛

患者：36歳、男性

主訴：上顎前歯部の歯肉が痛い

現病歴：３年ほど前より上顎前歯部の痛みが続いている。何軒か歯科医院を受診するも、異常なしといわれていた。しかし、上顎前歯部口蓋側歯肉のしびれを自覚し、近歯科医院より精査加療目的に、当科紹介受診となった。

既往歴：アレルギー性鼻炎、中耳炎。いずれも当科受診時に加療はしておらず、治療中の疾患や内服薬はなかった。

現症：口腔内所見；1|1 頬側、口蓋側歯肉に軽度の腫脹は認めず、根尖付近の歯肉に感覚異常と圧痛を認めた（**図1**）。21|12 は電気歯髄診にて生活反応を示した。

パノラマX線所見、デンタルX線；2|2 にかけて、根尖部に境界明瞭なＸ線透過像を認める（**図2、3**）。

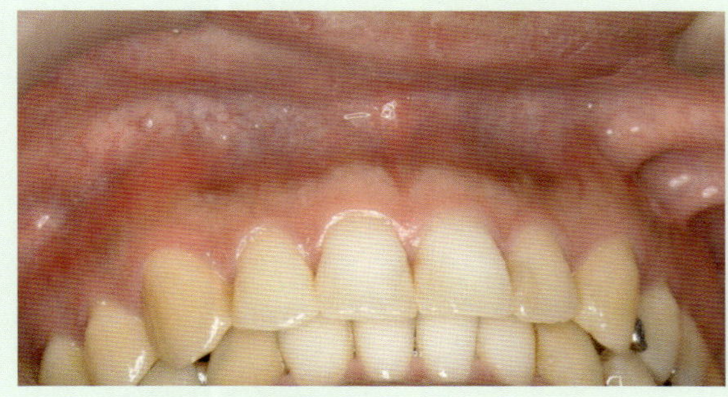
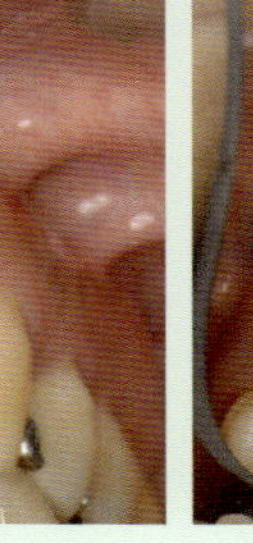
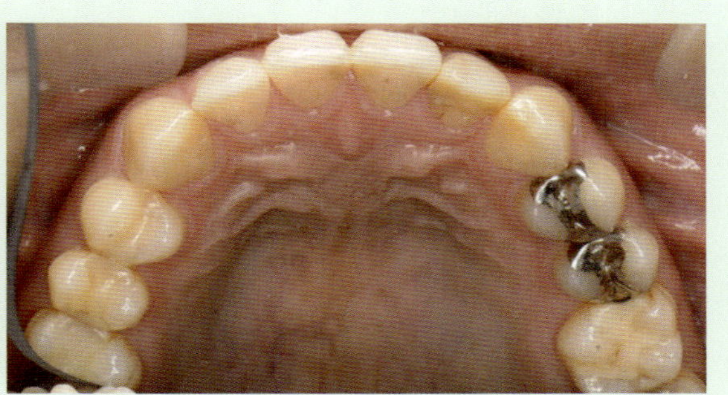

図❶　初診時の口腔内所見

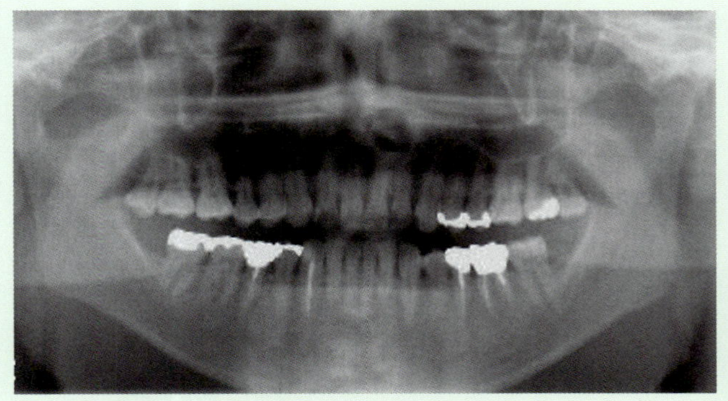

図❷　術前のパノラマＸ線写真

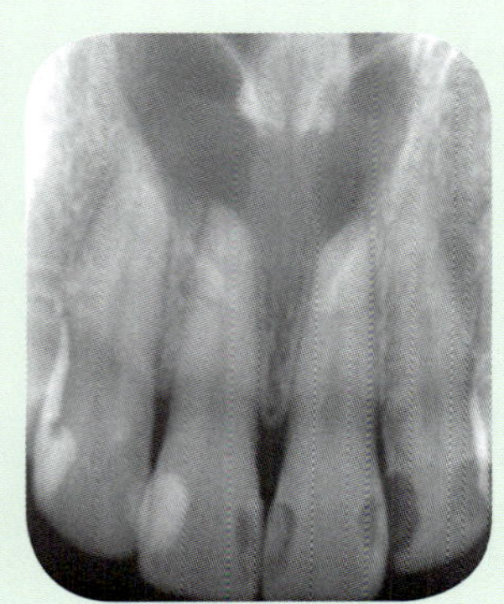

図❸　術前のデンタルＸ線写真

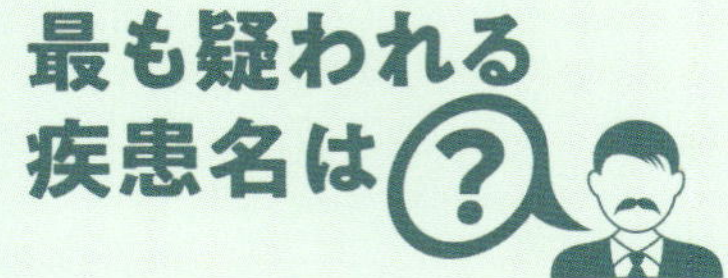

① 歯根嚢胞
② 角化嚢胞性歯原性腫瘍
③ 鼻口蓋管嚢胞
④ 非定型顔面痛

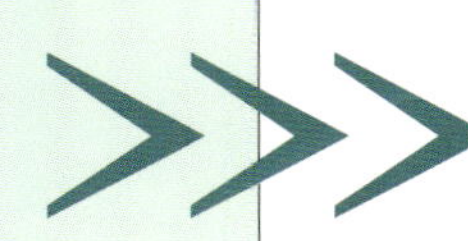

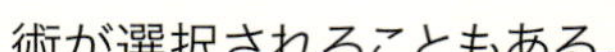

A.

③鼻口蓋管嚢胞

診断、治療：CT 所見にて上顎正中部に20㎜×15㎜の切歯管と連続する嚢胞様の透過像を認め、病変は21|1の根尖を含んでいた（**図4**）。透過像に含まれる歯が生活歯であることから歯根嚢胞と鑑別し、その他の臨床所見と併せて鼻口蓋管嚢胞の臨床診断のもと摘出術を行った。術中所見と病理組織所見から角化嚢胞性歯原性腫瘍と鑑別し、確定診断に至った。今回の症例では、残念ながら21|1の歯髄の保存はできないと診断し、抜髄、根管充塡後に全身麻酔下にて嚢胞摘出、21|1の歯根端切除を行い、約1ヵ月後に当科終診となった。上顎前歯部歯肉の疼痛について消失したが、術中の鼻口蓋神経切断による一時的な歯肉の知覚鈍麻を認めた。

鼻口蓋管嚢胞は顎骨に発生する非歯原性腫瘍で、鼻口蓋管由来と考えられている。性別では男性に多く、年齢別では30～50代に好発するといわれている。わが国での報告によると、顎骨に発生する嚢胞に占める鼻口蓋管嚢胞の割合は、2.1～3.8%程度であるとされている。治療としては口腔内からの摘出、一次閉鎖が一般的であるが、症例によっては開窓術が選択されることもある。

初診時の自覚症状としては唇側、口蓋歯肉の腫脹や疼痛が多く報告されており、本症例でも歯肉の疼痛と感覚異常が主訴であり、鼻口蓋神経の圧迫によるものと考えられる。本疾患の診断として、デンタルX線写真や咬合法X線写真でのハート型陰影が特筆されることが多い。しかし Nortje[1)]、高山[2)]、牧田[3)]、高橋[4)] らの報告によると、ハート型を呈しない症例が多く報告されており、必ずしもこの陰影像が本疾患の特徴とはいえないのではないかとの指摘もある。

また、パノラマX線写真では前歯部は頸椎と重なるため解像度が著しく低下し、加えて施設によるX線装置や画像の解像度に差があることを考慮すると、単純X線での鼻口蓋管嚢胞の診断は、他の部位に発生した嚢胞性疾患と比較して困難であると考えられる。

鼻口蓋管嚢胞は、顎骨内の非歯原性嚢胞としての頻度は高く、口腔外科領域では遭遇する機会も多い。しかし、今回の症例のように診断がつかず、多くの医院を受診する患者も経験する。上顎前歯部の原因不明、難治性の疼痛の場合、本疾患を考慮に入れて、診断、治療にあたる必要があると考えられる。

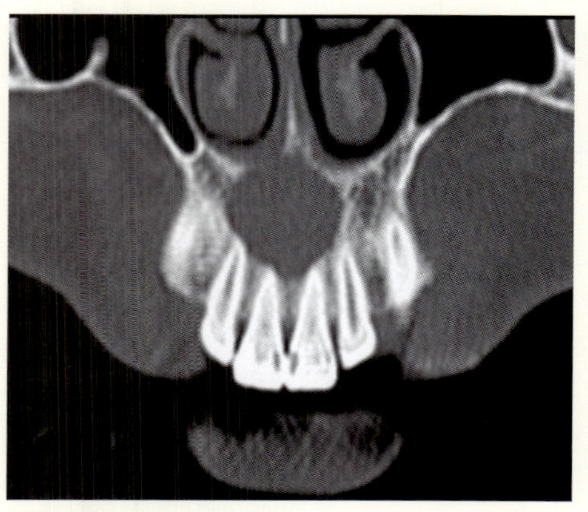

図❹　術前の CT 写真

【参考文献】

1）Nortje, C. J., Wood, R. E.: The radiologic feature of the nasopalatine duct cyst. An analysis of 46 cases. Dentomaxillofac Radiol, 17: 129-132, 1988.
2）高山泰男，遠山良成，他：鼻口蓋管嚢胞の20例．日口外誌，34：1444-1454，1988.
3）牧田浩樹，奥田 孝，他：鼻口蓋管嚢胞の13例．岐阜大医紀，45：292-298，1997.
4）高橋喜久雄，山本 誠，他：鼻口蓋管嚢胞17例の臨床病理学的検討．日口外誌，51：11-17，2005.

上田大介　Daisuke UEDA
中島 健　Ken NAKASHIMA
国立病院機構熊本医療センター　歯科口腔外科
〒860-0008　熊本県熊本市中央区二の丸1-5

Q.099

下顎歯肉部の疼痛

患者：72歳、女性

主訴：右側下顎歯肉の疼痛

既往歴：高血圧にてアムロジン® 錠10㎎を10年間、骨粗鬆症にてボナロン錠35㎎を5年間服用している。6年前に乳がんのため手術を受けた。その後の経過は良好であり、定期的に経過観察を行っている。

現病歴：約3ヵ月前から右側下顎臼歯部の鈍痛を自覚し、徐々に増悪するため2ヵ月前に歯科医院を受診した。7|の動揺があったため、辺縁性歯周炎との診断にて抜歯が行われた。しかし、抜歯窩の治癒が悪く、抗菌薬を投与しても疼痛が緩和しなかったため、局所の洗浄を繰り返していた。最近、右頬部の腫脹と右側下唇の痺れが生じたため、当院を紹介された。初診時口腔内写真を図1に示す。

現症：体格中等度。意識は清明、栄養状態はやや不良であった。

臨床検査所見：血液検査；白血球 9,800/μL、CRP 0.8㎎/dL

画像所見：初診時パノラマX線写真（図2）にて、7|部の歯槽骨に不規則な吸収を認めた。造影 CT 画像（図3）にて右側下顎骨臼歯部の歯槽骨の吸収を認め、頬部にかけて周辺に造影効果のある腫脹部が観察された。

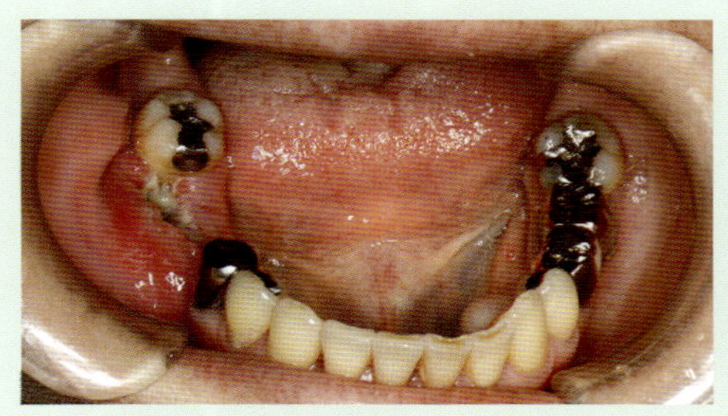

図❶　初診時の口腔内写真

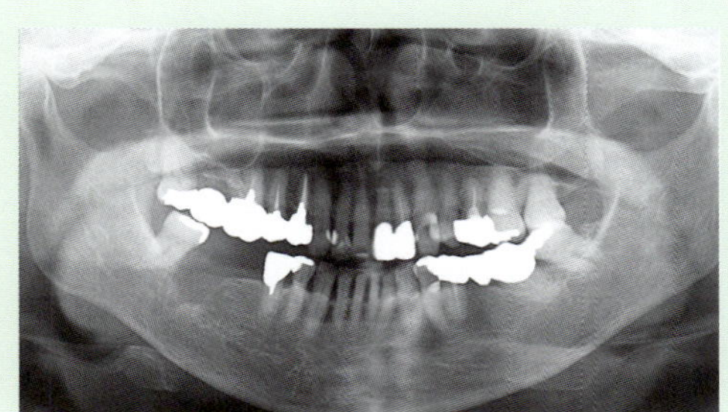

図❷　初診時のパノラマX線写真

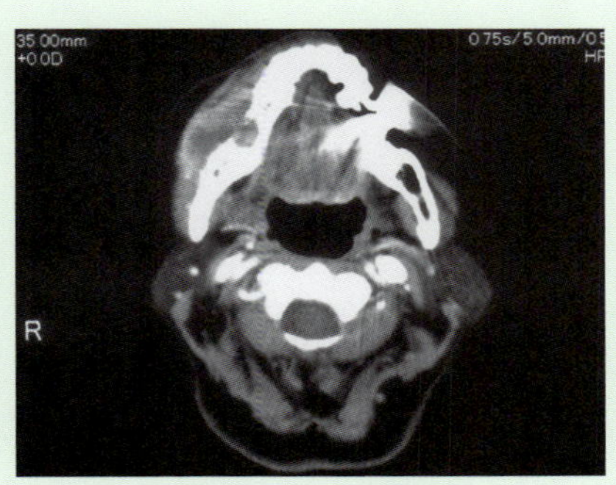

図❸　初診時の造影 CT 画像

最も疑われる疾患名は？

① 急性下顎骨骨髄炎
② ビスフォスフォネート系薬剤関連顎骨壊死
③ 下顎がん
④ 顎骨転移性がん

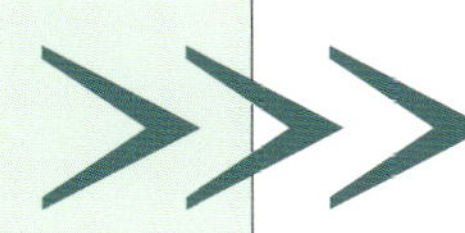

A.

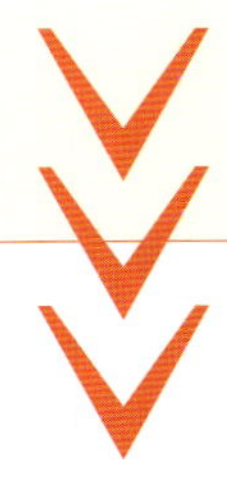

③下顎がん（顎骨中心性がん）

口腔がんは、稀に顎骨内に原発するものがある（顎骨中心性がん）。臨床的には歯の動揺や疼痛を認め、X線写真では嚢胞様の透過像として認められることも多い。進行したものは、顎骨外の軟組織に波及し、粘膜に潰瘍を生じるため、歯肉原発の腫瘍との区別が困難になる。組織学的には通常の扁平上皮がんが多いが、ときに未分化がんあるいは腺がんに属するものも見られる。顎骨中心性がんの組織由来については、歯原性上皮や胎生期の突起融合部に残存した上皮、顎骨内に迷入した腺組織などが考えられる。

顎骨中心性がんは、初期には粘膜表面に腫瘤や潰瘍を形成しない。このため、早期診断が難しい場合が多い。歯周病で説明のつかない骨吸収や、歯の動揺、舌やオトガイ部の神経症状などが診断の契機となる。何よりも注意深い診察や検査が重要である。この症例のように、抜歯後の治癒不全で発見されることも少なくない。その時点では、残念ながら病状が進行してしまっていることが多い。

この症例は、ビスフォスフォネート系薬剤（BP）を服用しているが、ビスフォスフォネート系薬剤関連顎骨壊死（BRONJ）と安易に考えることは極めて危険である。高齢女性では、骨粗鬆症のためBP投与の対象となることが多い。そのような患者に、口腔がんが発生する可能性も十分ある。したがって、「BPの薬歴→BRONJ」という短絡的な思考にならないよう、つねに注意深い鑑別診断を心がける必要がある。

鑑別診断として、神経症状を認めたため、急性顎骨骨髄炎が挙げられる。しかし、急性炎症の経過がないこと、抗菌薬への反応に乏しかったことで除外できる。

今回、造影CT画像やMRIの撮影で、顎骨内から顎骨周囲組織に波及する腫瘤状病変が確認できた（図3）。近年歯科医院でもよく用いられるコーンビームCT（CBCT）は、骨病変の検出には適している。しかし、この症例のような軟組織病変の検出には不向きである。CBCTを用い、今回のような症例を診断しようとして、顎骨中心性がんを骨髄炎と誤診したケースも報告されている。

今回は口腔粘膜を切開し、下顎骨内に存在する腫瘤性病変を生検したうえで、顎骨中心性がんの確定診断に至った。他臓器がんの口腔領域の転移は、下顎枝から下顎臼歯部に多く、この症例でも乳がんの既往から転移性がんの可能性も視野に入れ、生検を行った。2人に1人ががんに罹る時代であり、定型的な口腔がんの症状でなくとも、顎骨中心性がんや転移性がんなどの可能性を念頭に入れ、診断する必要がある。

この症例は、放射線併用の超選択的動脈内注入化学療法で病変の縮小を認めたが、多発性の肺転移を認め、不幸な転帰を迎えた。

宮本郁也[1)] Ikuya MIYAMOTO　冨永和宏[2)] Kazuhiro TOMINAGA
1）岩手医科大学歯学部　口腔外科学分野　〒020-8505　岩手県盛岡市内丸19-1
2）九州歯科大学　顎顔面外科学分野　〒803-8580　福岡県北九州市小倉北区真鶴2-6-1

Q.100 左側下顎部の激痛

患者：22歳、女性
主訴：左側歯痛、顔面痛、喉の痛み
既往歴：回腸末端炎、うつ病、境界型パーソナリティー障害
現病歴：初診2週間前、勤務先を退職した翌日から左顎の痛みを自覚していた。痛みは激烈で寝込むほどであった。かかりつけ歯科を受診したところ、歯が原因ではないとの診断で、総合病院口腔外科に紹介となった。しかし、痛みの原因は不明とのことで大学病院心療歯科へ紹介されたが予約が取れず、当科受診となった。
現症：当院受診時は夫と来院した。待合室では椅子に横たわり、診察時も痛みのために会話が成立しなかった。
全身所見：身長160㎝、体重48㎏
口腔内所見：┌7部に軽度打診痛を認めたが、その他、歯や歯肉に異常所見は認めなかった。
口腔外所見：両側顎下リンパ節の軽度腫大と、左側オトガイ部の知覚鈍麻を認めた。
画像所見：パノラマ・デンタルX線写真では、左側下顎臼歯部にあきらかなう蝕や歯周疾患などの所見は認めなかった（図1、2）。

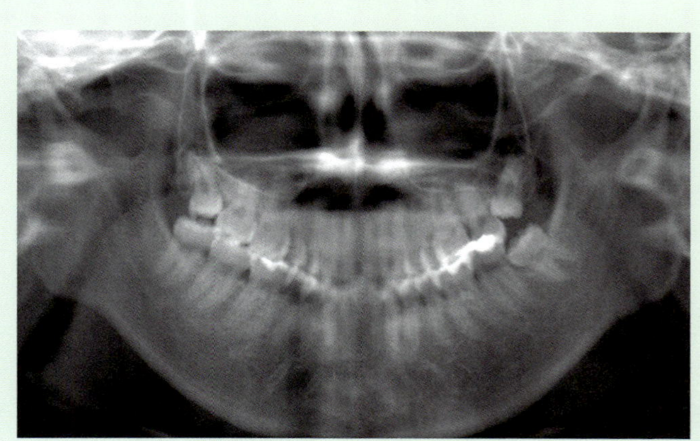
図❶　パノラマX線写真

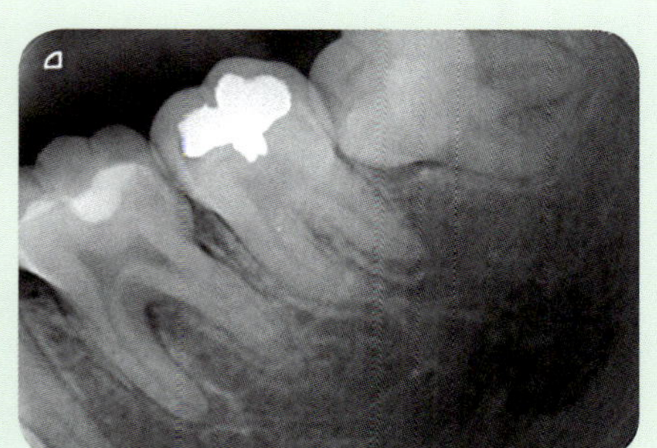
図❷　デンタルX線写真

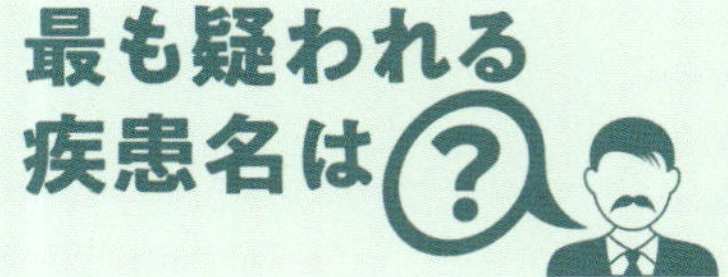

① ┌7の急性化膿性歯髄炎
② うつ病の身体症状による歯痛
③ 無疱疹性帯状疱疹による歯痛
④ 左側下顎骨骨髄炎

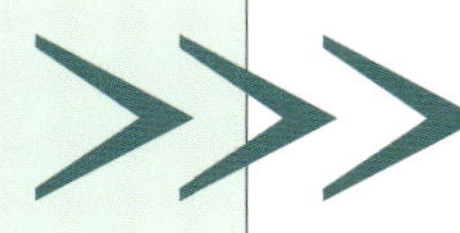

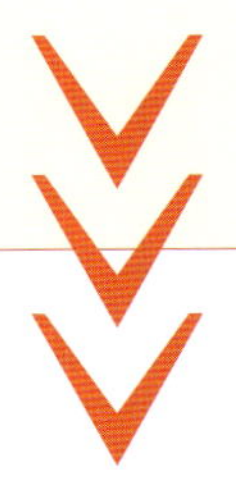

④ 左側下顎骨骨髄炎

A.

処置および経過：初診時、うつ病の既往や発症前後のエピソードと、他覚所見に見合わない身体症状を呈していることから、前医と同様にうつ病の身体症状による歯痛の可能性を考え、中断となっていた心療内科にコンサルテーションを行った。同時に、診査時に歯原性のあきらかな所見はなかったが、両側顎下リンパ節の軽度腫大と左側オトガイ部の知覚鈍麻を認めたことから、原因疾患を検索するべく血液検査を実施した。その結果、炎症反応を確認するに至った。帯状疱疹は、血液検査で否定された。通院開始1週間後には、⌈8部に歯肉腫脹と排膿を認め、左側下顎智歯周囲炎からの下顎骨骨髄炎と診断し、抗菌薬の内服を開始した。

CT 画像において、⌈7 8根尖部付近に炎症反応によると思われる骨破壊像を確認した（**図3**）。骨シンチグラフィーにて左側下顎骨全体に集積を認め、広範囲の下顎骨骨髄炎であることが判明した（**図4**）。顎骨中心性癌との鑑別のため、排膿部からの細胞診を実施し、除外診断を行った。その後、入院下で抗菌薬の静脈内投与を行い、症状は軽快した。

解説：非歯原性歯痛は、①筋・筋膜性歯痛、②神経障害性歯痛（発作性：三叉神経痛、持続性：帯状疱疹性神経痛など）、③神経血管性歯痛、④上顎洞性歯痛、⑤心臓性歯痛、⑥精神疾患または心理社会的要因による歯痛、⑦特発性歯痛、⑧その他のさまざまな疾患により生じる歯痛に分類される。

本症例では、初診時の歯にあきらかな異常所見を認めず、うつ病の既往や発症、受診時のエピソードなどから、非歯原性歯痛を疑う状況であった。定性感覚検査にて、左側オトガイ部に知覚鈍麻を認めたことなどから身体疾患の可能性が示唆され、加療を進めていく過程で、最終的に智歯周囲炎からの下顎骨骨髄炎の診断に至った。本症例は原因歯の特定が困難であったことと、うつ病を併発していたことから診断に苦慮した。精神疾患や心理社会的要因による歯痛が強く疑われた場合でも、各種診査を怠らずに実施することの重要性を再確認した症例であった。

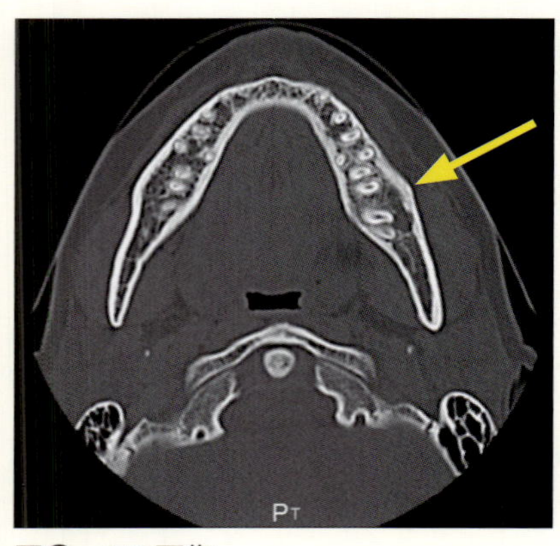

図❸　CT 画像

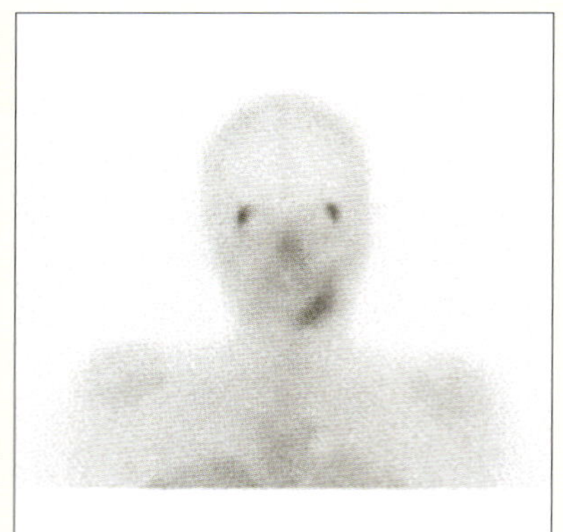

図❹　骨シンチグラフィー

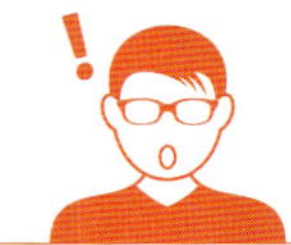

吉武桃子 Momoko YOSHITAKE　村岡 渡 Wataru MURAOKA
川崎市立井田病院　歯科口腔外科
〒211-0035　神奈川県川崎市中原区井田2-27-1

Q.101

潰瘍形成を伴う臼歯部の疼痛

患者：67歳、女性
主訴：右側下顎臼歯部の疼痛、潰瘍形成
現病歴：右側下顎臼歯部の疼痛と潰瘍形成を10日前に自覚し、近歯科医院を受診した。同院で抗菌薬の投与を受けるも、症状が改善しないため、精査加療目的に当科受診となった。
既往歴：

- 関節リウマチ；3年前に発症し、メトトレキサートと葉酸製剤の投与にて約4ヵ月で寛解、薬剤の継続により活動性はなく安定している。
- 深部静脈血栓症；13年前に発症し、バイアスピリンとワルファリンによる抗血栓療法中である。

現症：体温36.8℃。体格中等度、疼痛により栄養状態はやや不良、皮膚病変は認めなかった。7| FMC の舌側歯肉歯頸部を中心に、同部に限局した境界明瞭な穿掘性の潰瘍形成があり、歯根露出を認めた（図1）。硬結はなかったが、強い接触痛を認めた。画像所見では、7|の根分岐部から遠心根にかけて骨吸収像を認めた（図2）。
血液検査所見：軽度の炎症と EB ウイルス既感染の所見以外、他の感染症を含めて特記事項はなかった。
病理組織学的検査所見：初診日に7|の抜歯と生検を行った。H-E 染色像では、潰瘍周囲の上皮に変性壊死を認めたが、異型細胞はなかった。潰瘍部には細菌感染を伴う肉芽組織を認め、免疫組織化学染色にて CD20と EB ウイルス encoded small RNAs（EBER）陽性のやや大型のリンパ球が高度に浸潤していた。

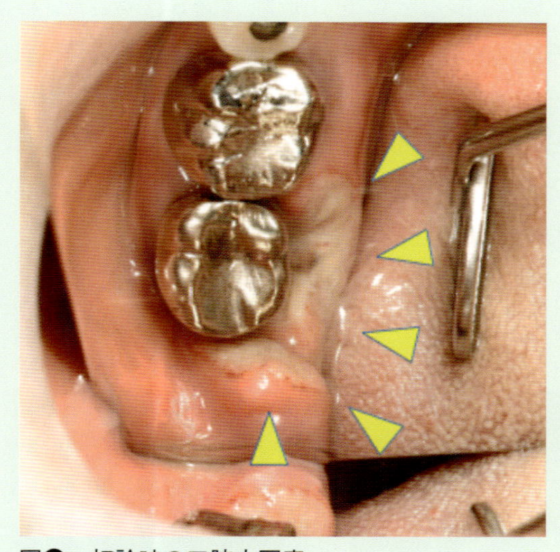
図❶　初診時の口腔内写真

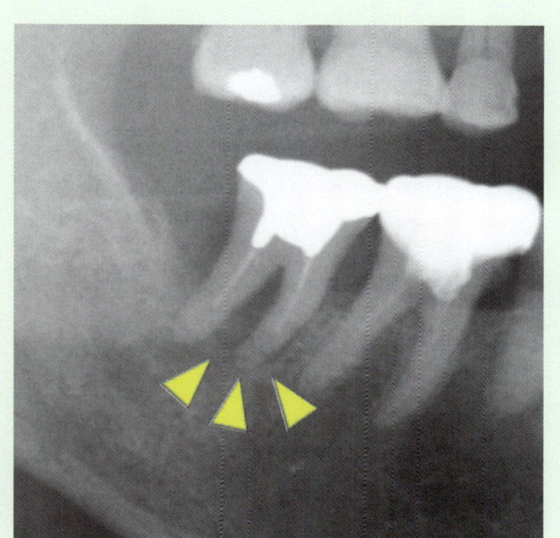
図❷　初診時のパノラマ X 線写真

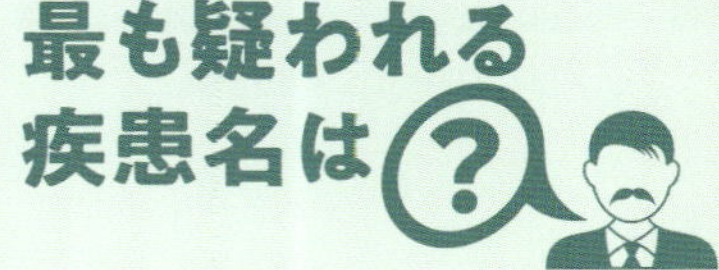

① 血腫
② 口腔梅毒
③ ヘルペス性歯肉口内炎
④ メトトレキサート関連リンパ増殖性疾患

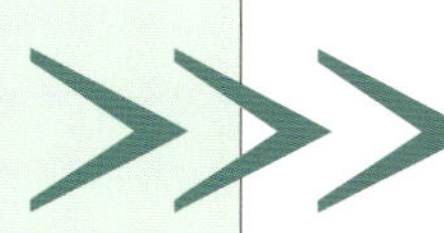

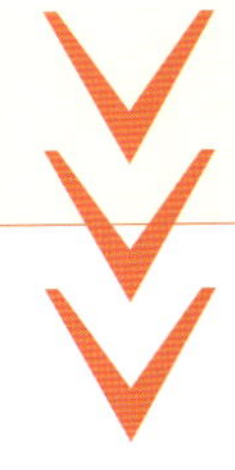

A.

④メトトレキサート関連リンパ増殖性疾患

メトトレキサート（methotrexate：MTX）は、古くは葉酸代謝拮抗剤に分類される抗がん剤として使用されていたが、現在では、関節リウマチ（rheumatoid arthritis：RA）に対する標準的治療薬として広く用いられている。一方、その有害事象として、骨髄抑制や間質性肺炎などの致死的合併症を生じることがあり、近年、悪性リンパ腫（malignant lymphoma：ML）などのメトトレキサート関連リンパ増殖性疾患（methotrexate-associated lymphoproliferative disorders：MTX-LPD）発生への関与が注目されている。

MTX-LPDは、2008年のWHOによるリンパ系腫瘍の組織分類第4版において、「他の医原性免疫不全症関連増殖性疾患」の一つに分類されており、RAの診療ガイドラインにも記載されている。MTX-LPDには、腫瘍性疾患（ML）、非腫瘍性疾患（反応性過形成）、境界領域病変があるが、いずれの場合もその治療にはMTXの中止が推奨されている。MLに関しては、薬剤中止のみで約3割で寛解が得られ、とりわけEBウイルス陽性のものは、MTX中止によりその多くが寛解するとされる。

本症例は、熱発などの臨床所見と血液学的検査所見より、感染症に起因した口腔症状は否定的であったため、悪性疾患を疑い、初診時に生検を施行した。病理組織学的検査所見よりMLの確定は得られなかったが、MTX-LPDが示唆されたため、処方医に対診のうえ、MTXを休薬した。同時期に撮影されたPET-CTでは、右側下顎以外に左側舌扁桃相当部にも、FDGの集積亢進した腫瘤を認めたため、耳鼻咽喉科にて生検を行った結果、MTX-LPDの可能性が高いとの診断を得た。

MTXの休薬により右側下顎と舌根部腫瘤は縮小傾向を示し、MTX中止2ヵ月後にいずれの病変も完全に消失した（**図3、4**）。MTX中止から半年が経過しても病変の再燃は認められなかったが、MTX-LPDは一度寛解を得られた症例においても、半数で再燃がみられるとされており、今後も注意深い経過観察が必要である。

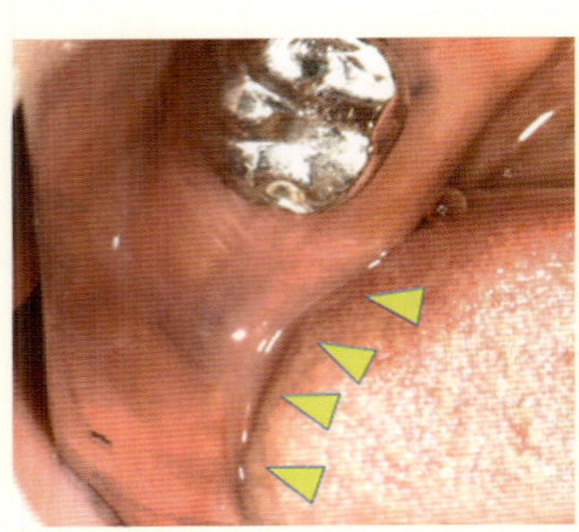

図❸　MTX中止2ヵ月後の口腔内写真

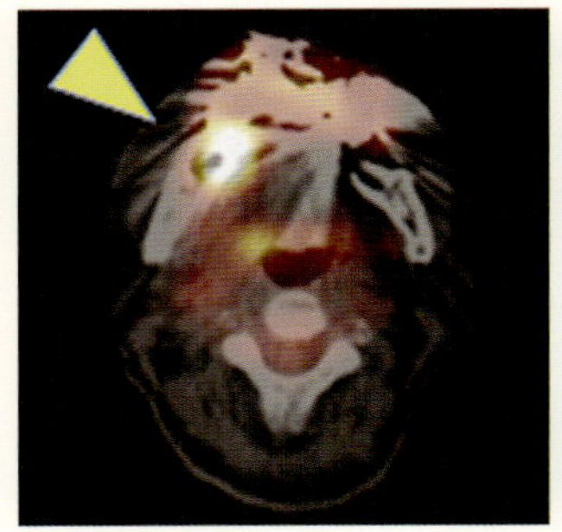

a：初診時

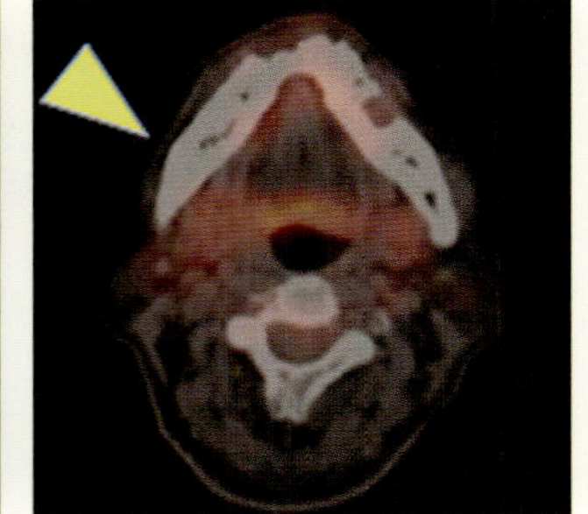

b：MTX中止2ヵ月後

図❹　PET-CT画像

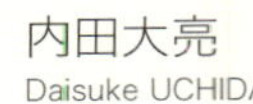

内田大亮
Daisuke UCHIDA
獨協医科大学医学部　口腔外科学講座
〒321-0293　栃木県下都賀郡壬生町大字北小林880

Q.102

6根尖部の違和感と顔面の電撃様疼痛

患者：72歳、女性

主訴：就寝時に左奥歯に鈍い痛みを感じることがある。最近、左側の顔を洗うとビリっと痛みが走ることがある。

現病歴：２年ほど前に6の歯内治療、歯冠修復を行った。その後、とくに問題なく経過したが、２週間前より就寝時に6部の違和感を認めた。その後、徐々に摂食が困難になってきた。数日前からは、起床後の洗顔時に左側顔面に電撃様疼痛を認めたため、精査目的に当院を受診した。

現症：体格痩せ型、栄養状態良好。顔面左側頬部の三叉神経第Ⅱ枝領域に、軽度知覚鈍麻を認める。

口腔内所見：6に打診痛（＋）、根尖部にびまん性の腫脹と圧痛を認める。周囲組織に波動・硬結・出血などの所見は認めない。所属リンパ節に腫脹や圧痛は認めない。

歯髄診査：５６７生活反応なし

パノラマＸ線写真：6根尖部に破折リーマーと考えられる不透過像あり。同部に、根尖を含むφ４㎜程度の透過像を認める。

既往歴：特記事項なし

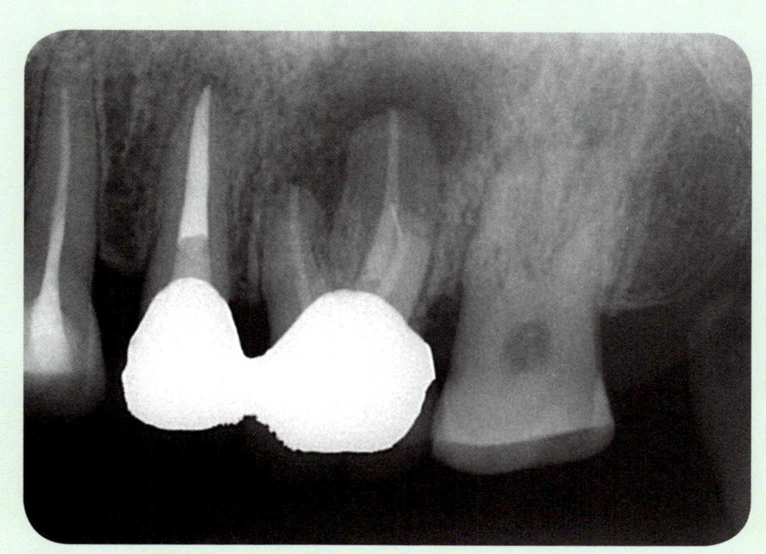

図❶　初診時のデンタルＸ線画像

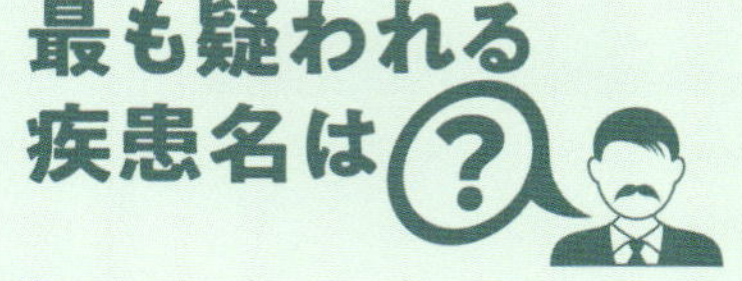

① ６７部歯根嚢胞

② 左側歯性上顎洞炎

③ 左側上顎腫瘍性病変

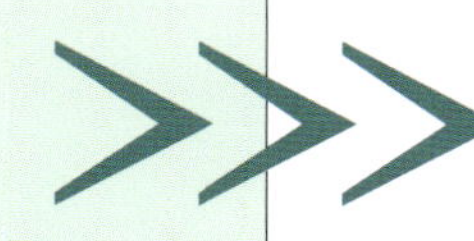

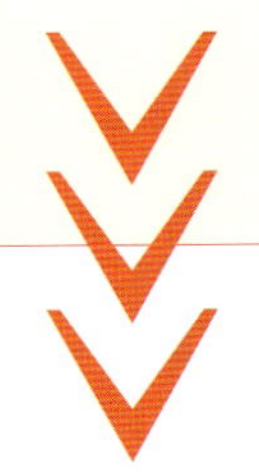

③ 左側上顎腫瘍性病変

A.

今回の症例では、初診の際に神経症状を伴っており、徐々に痛みが進行している状況にあった。左側頬部の神経症状については、三叉神経痛も視野に鑑別診断を必要であると考え、必要に応じて脳神経外科などの受診を勧める旨を患者に説明した。初診時に当院では|５６７が主たる原因の疾患であると考え、歯内治療を開始した。しかし、症状が改善傾向を示さなかったため、早期に精査・加療目的で大学病院に紹介した。

大学病院においても当初は、同様に左上歯内治療を行われた。その後、経過を追っていたが病変部改善が認められないために、追加の画像検査などが行われた（**図２〜４**）。CTでは上顎洞内の軟部陰影、周囲皮質骨の破壊を伴う骨吸収が認められた。さらに生検の結果、左側上顎腫瘍性病変と診断され、|５６７歯牙と腫瘍性病変の摘出手術が行われた。現在も正確な病理診断のため精査中である。

患者は、症状の原因がわからず、長い加療期間と神経症状に悩まされ疲弊しきっていた。われわれ歯科医師は、日常診療のなかで本症例のように稀な症例といつ遭遇するかわからない。現状を的確に把握し診療するなかで、必要を感じたときには、早期に大学病院などの専門医療機関に紹介を行うことは、開業歯科医院の非常に重要な役割だと考える。そのため、日頃から専門医療機関との連携を密にし、歯科医療チームの一員として地域包括医療を実践していくことが必要であると再認識した。

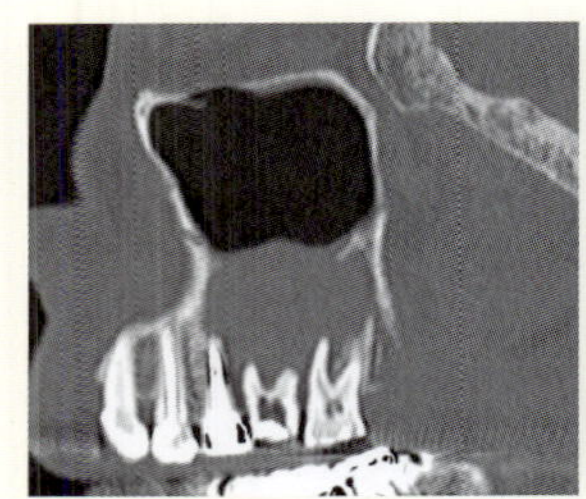
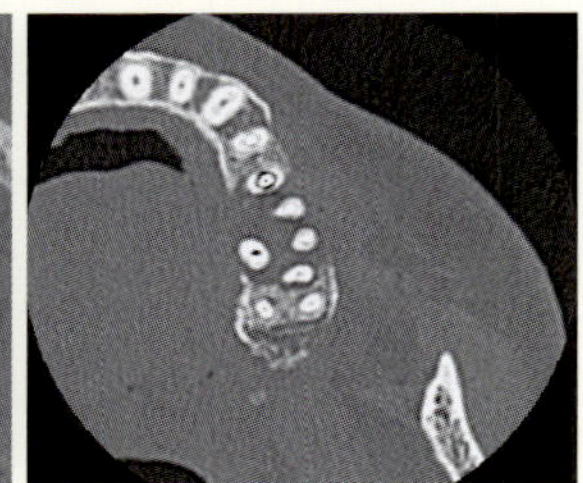

図❷　CT像。初診より１ヵ月後に大学病院にて

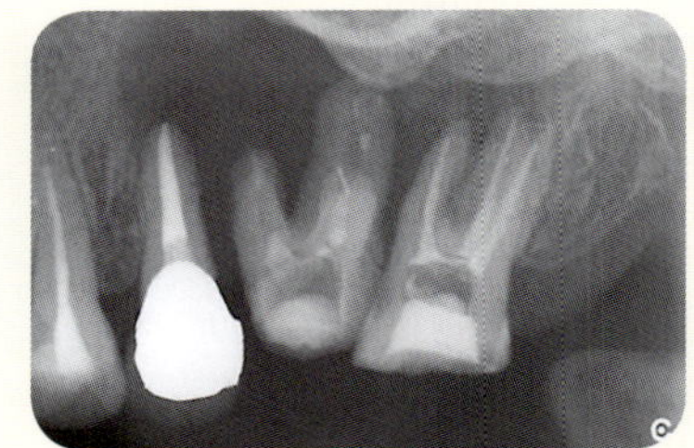

図❸　デンタルX線写真。初診より６ヵ月後

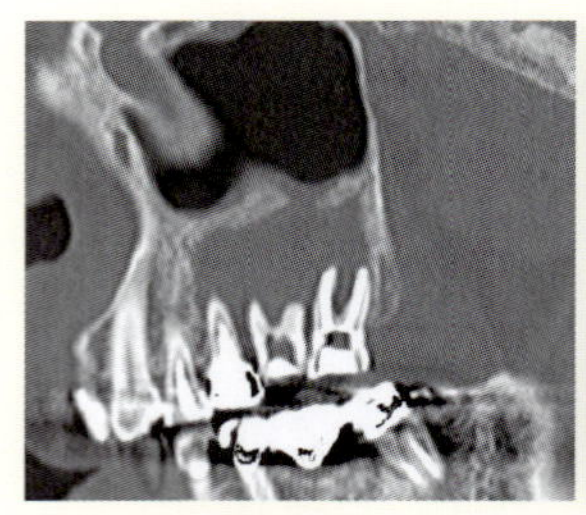
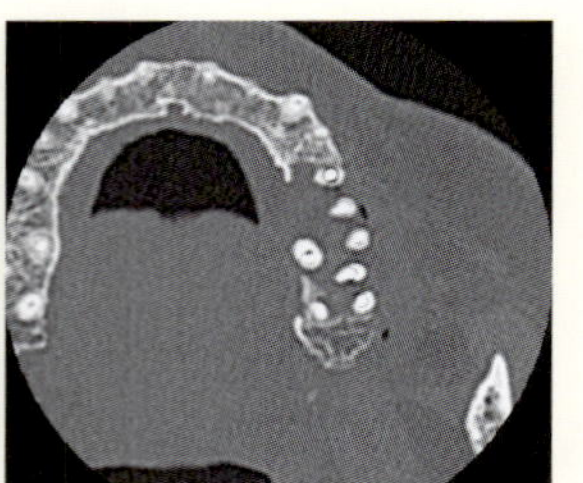

図❹　CT像。初診より６ヵ月後

柴田隆文[1) Takafumi SHIBATA　松本聖武[1) Seibu MATSUMOTO　前原利彦[1) Toshihiko MAEHARA　小林洋輔[2) Yosuke KOBAYASHI　森 悦秀[2) Yoshihide MORI
1）福岡県・御笠川デンタルクリニックヒカリ
2）九州大学病院　顔面口腔外科

Q.103

インプラント治療後の疼痛

患者：80歳、男性
主訴：下顎の疼痛
既往歴、家族歴：特記事項なし
現病歴：初診1ヵ月前から右側下顎臼歯部の疼痛を自覚し、近歯科を受診した。同医でパノラマX線写真を撮影したところ、8年前に他院で埋入された右側下顎部インプラント体周囲に、X線透過像が認められた。症状はインプラント周囲炎によるものと判断し、抗菌薬を処方して経過観察したが症状は改善せず、当科での精査と加療を勧められ、紹介により受診した。
現症：体格は中等度、栄養状態は良好であった。顔貌は左右対称であり、頸部リンパ節に異常所見はなかった。また、左側のオトガイ神経麻痺や開口障害は認めなかった。口腔内では、右側下顎臼歯部の粘膜に軽度の発赤を認めるものの、粘膜表面は滑沢で、自然出血や腫脹はみられなかった（図1）。
臨床検査所見：WBC 4.4×10^3/μL、CRP 0.07 mg/dL と基準値内であった。
画像所見：パノラマX線写真では、前医でのX線所見と同様に、右側下顎臼歯部に埋入されたインプラント体周囲にX線透過像が認められた（図2）。

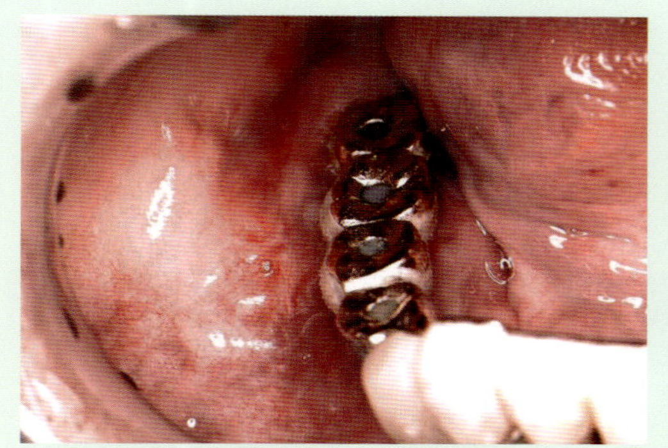
図❶　初診時の口腔内写真

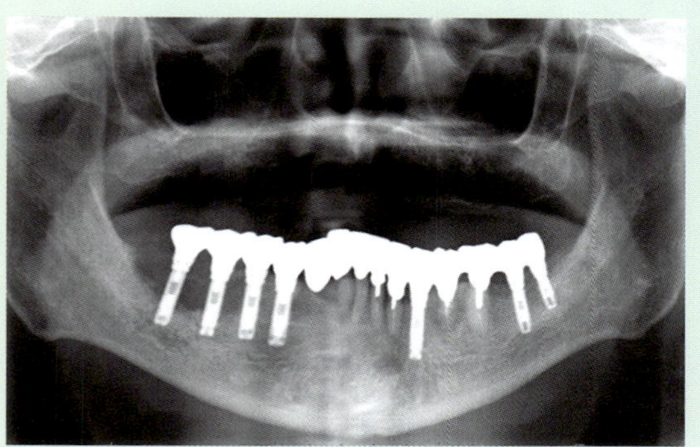
図❷　初診時のパノラマX線写真

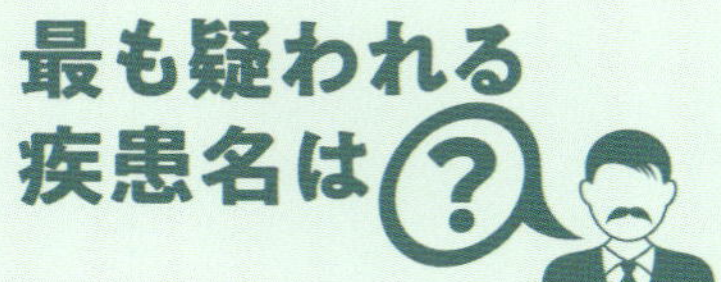

① インプラント周囲炎
② 下顎骨骨髄炎
③ 残留囊胞
④ 原発性骨内がん

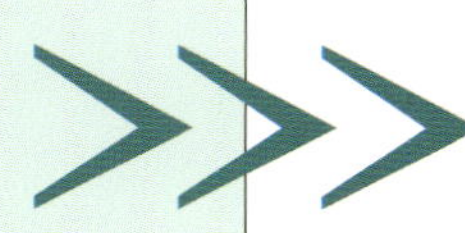

A.

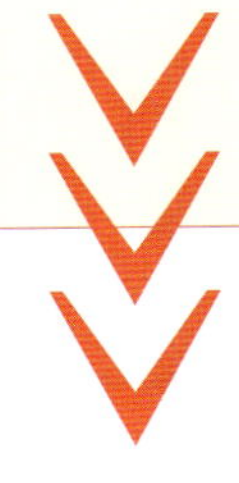

④ 原発性骨内がん

初診時の血液検査で、WBCとCRPが基準値内であり、オトガイ神経麻痺や開口障害がみられなかったことから、インプラント周囲炎や下顎骨骨髄炎は除外された。CTでは、右側下顎臼歯部に骨破壊像を認め、悪性を疑い生検を行った（**図3**）。追加で行った血清検査のSCC抗原の値は4.0ng/mL（基準値：1.5ng/mL未満）と高値を示し、生検の結果は原発性骨内がん（扁平上皮がん）であった（**図4**）。

本症例では、右上内頸静脈リンパ節に転移が疑われ、根治的頸部郭清術、下顎区域切除術、下顎再建用チタンプレートと大胸筋皮弁を用いた下顎再建術を行った。術後経過は良好で、術後3年が経過した現在も、外来で経過観察を行っている。

原発性骨内がんは、WHOの歯原性腫瘍分類（2017年改訂）で歯原性がん腫に定義されている。原発性骨内がんは臨床的に初期診断が困難であり、発見されたときには広範囲な顎骨内浸潤が認められ、予後不良である。また、口腔粘膜が正常様にみえることから、口腔粘膜から発生する口腔がんとは違い、早期発見が困難である。

さらに、本症例のようにインプラント治療を受けた部分に発生した場合には、インプラント周囲炎との鑑別が極めて困難である。パノラマX線写真で不規則な骨吸収像がみられた場合には、CT検査や高次医療機関への紹介を躊躇すべきではない。

本症例では、早期の発見と治療により、経過良好である。

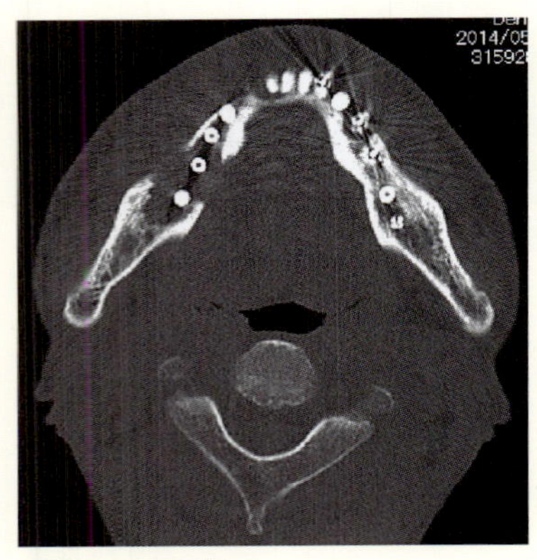

図❸ CT画像

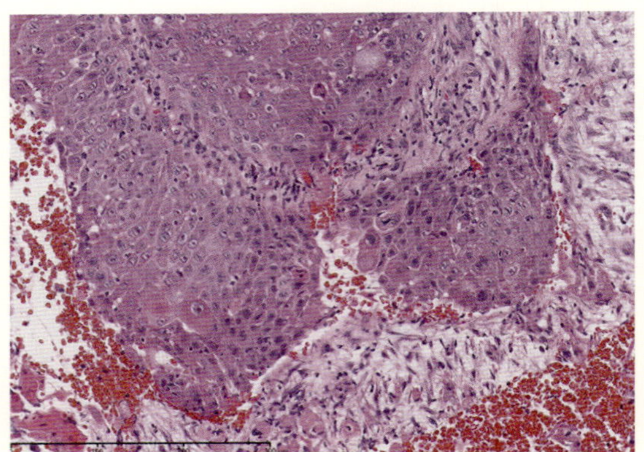

図❹ 生検時の病理組織像（H-E染色）

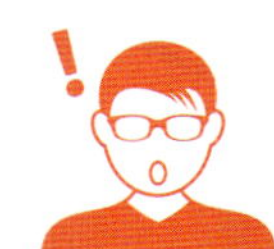

福田雅幸
Masayuki FUKUDA
秋田大学医学部附属病院 歯科口腔外科
〒010-8543 秋田県秋田市本道1-1-1

Q.104 繰り返す下顎智歯の疼痛

患者：61歳、男性
初診：2016年4月中旬
主訴：下顎右側智歯の疼痛（歯冠周囲のX線透過性病変の治療依頼）
現病歴：2013年に近在歯科医院受診時にパノラマX線写真を撮影したところ、8|が骨性埋伏しているのを指摘された（**図1a**）。2015年のパノラマX線写真において、8|歯冠周囲の透過像はやや拡大していたが、症状がないため経過観察となった（**図1b**）。2016年4月初旬より下顎右側に疼痛を認め、近在歯科医院を受診。パノラマX線写真にて8|歯冠周囲の透過像が拡大していたため、当科紹介され受診した。
既往歴・家族歴：特記事項なし

現症：
口腔外所見；顔貌は左右対称で、右側頬部に発赤、腫脹は認めなかった。下唇の知覚異常は認めなかった。頸部および顎下部に腫大したリンパ節は触知しなかった。
口腔内所見；7|遠心歯肉の表面は平滑で軽度の発赤およびび漫性の腫脹を認め、同部の圧迫にて7|遠心歯肉ポケットより排膿を認めた。
画像所見：デンタルX線写真にて8|歯冠周囲に境界不明瞭な透過像を認めた（**図2**）。
処置および経過：初診時、局所洗浄と抗菌薬投与を行った。4月下旬および5月初旬にも同部の疼痛のために受診され、局所洗浄と抗菌薬の処方を行った。5月下旬同部の疼痛を繰り返すため、7|遠心歯肉の切開を行い、組織を一部採取して病理組織検査を行った（**図3**）。

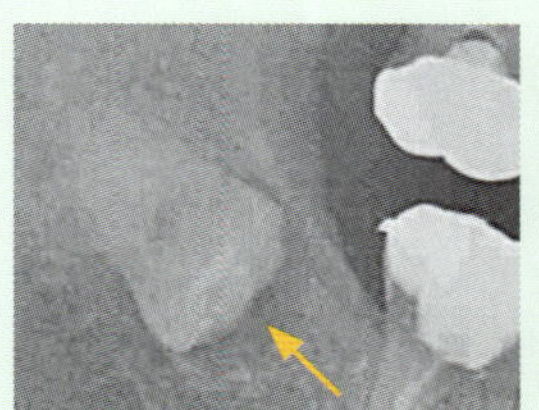
a：初診３年前

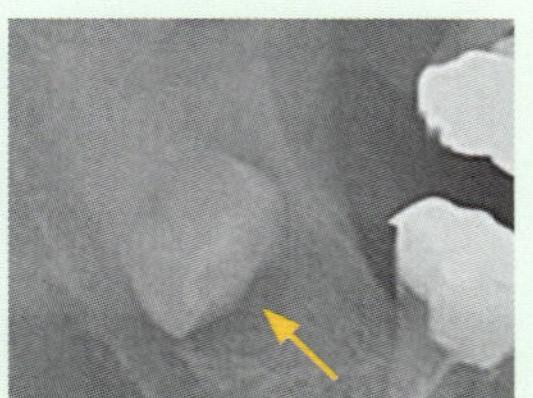
b：初診１年前

図❶　パノラマＸ線写真

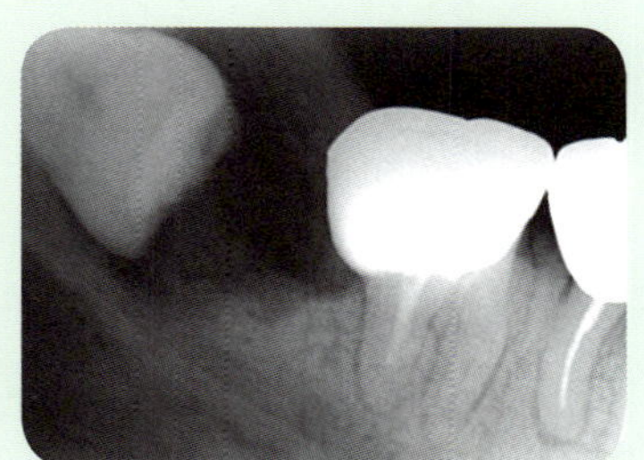
図❷　初診時デンタルＸ線写真

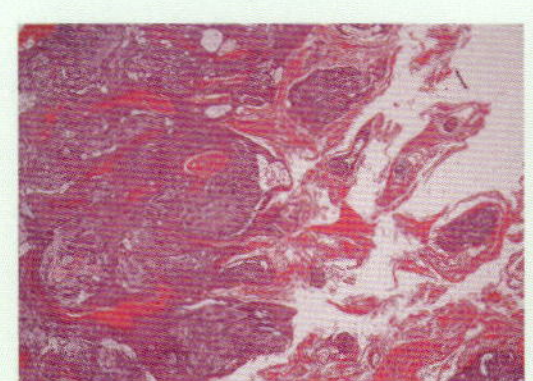
a：H-E 染色、×40

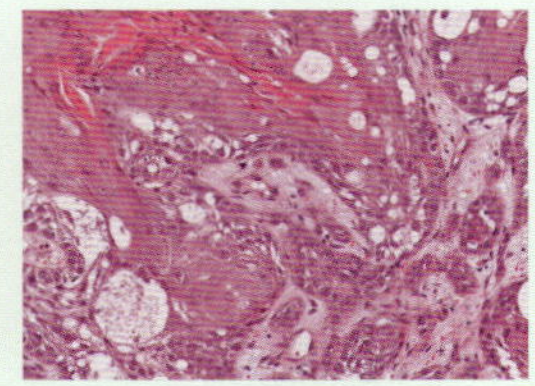
b：H-E 染色、×200

図❸　病理組織写真

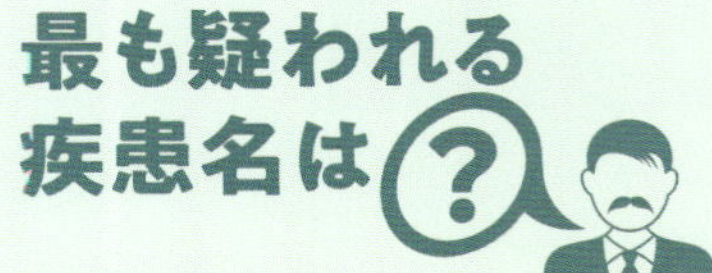

① 含歯性嚢胞　② 智歯周囲炎
③ 歯原性角化嚢胞　④ 原発性骨内癌

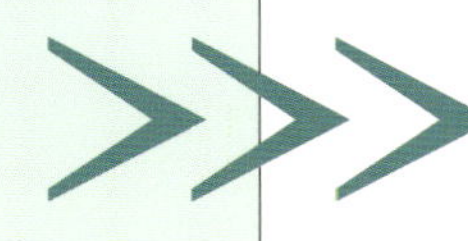

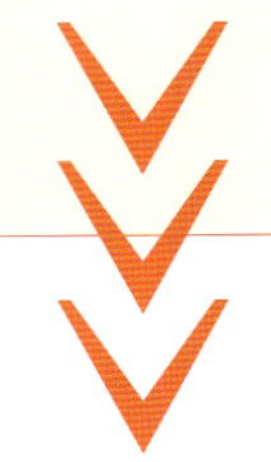

④原発性骨内癌

A.

2017年 の World Health Organization（WHO）分類では歯原性癌腫は5つに分類され、その一つである原発性骨内癌（Primary intraosseous carcinoma, NOS）は、一般的に顎骨内の歯原性上皮成分より発生するものと考えられている[1)]。性差は男性に多く、平均年齢は55～60歳とされる。しかしながら、年齢層は広く、小児に発生した報告もある。

歯原性嚢胞やその他の良性前駆細胞より発生する場合もあり、先行性病変として、歯根嚢胞が最も多く、次いで含歯性嚢胞、歯原性角化嚢胞の順で多いとされる。歯原性嚢胞の嚢胞壁から癌が発生したと証明するためにGardner[2)]は、①口腔粘膜癌または転移性癌が嚢胞に浸潤したものではないこと、②逆に癌が嚢胞性変化したものではないこと、③嚢胞性エナメル上皮腫の癌化ではないこと、④病理組織学的所見において正常嚢胞上皮が扁平上皮癌へと移行している状態が確認できることを条件に挙げている。しかし、通常無症候性に進行する本疾患では、早期病変で発見されることは稀で、癌の進行に伴い正常嚢胞上皮を消失させるため、移行部の確認は困難な場合もある。自験例は、病理組織学的に正常嚢胞上皮と癌化病変の移行部は確認できなかったものの、8|歯冠周囲の組織に異型扁平上皮の角化を伴う浸潤性増殖を認め（**図3**）、かつ7|周囲歯肉粘膜上皮に癌を認めなかったこと、かかりつけ歯科医から提供されたパノラマX線写真にて8|歯冠周囲に以前より透過像を認めていたことから、含歯性嚢胞由来であると推察された。

予後については、十分な症例がないためあきらかではないが、概してよくないとされる。60%もの症例で局所再発を認め、3年生存率は40%と報告されている[1)]。自験例は、右側下顎骨原発性骨内癌の診断のもと下顎骨区域切除術、右側全頸部郭清、遊離腓骨皮弁による再建、気管切開術が施行された。術後1年のパノラマX線写真を示す（**図4**）。その後経過良好であったが、術後2年で舌根部に再発を認め、現在、化学放射線療法を実施している。

【参考文献】

1）A.K.El-Naggar, J.K.C.Chan, J.R.Grandis, et al.(eds.): World Health Organization Classification of Tomours. WHO Classification of Head and Neck Tumours. IARC Press, Lyon, 207-209, 2017.

2）Gerdner, A. F.: The odontogenic cyst as a potential carcinoma: a clinicologic appraisal. J Am Dent Assoc, 78: 746-755, 1969.

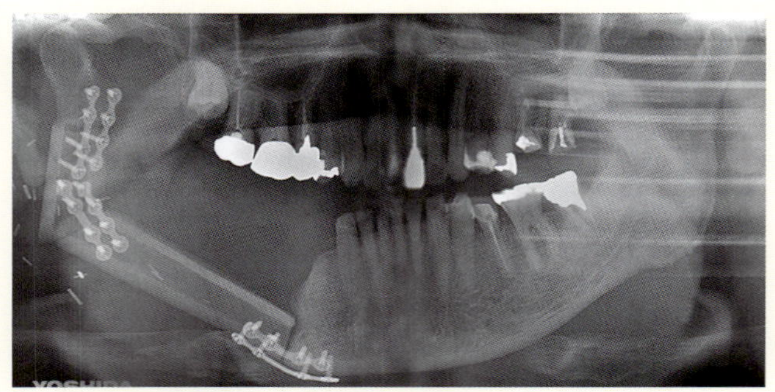

図❹　術後1年のパノラマX線写真

家森正志
Masashi YAMORI

滋賀医科大学医学部　歯科口腔外科学講座
〒520-2192　滋賀県大津市瀬田月輪町

Q.105

下唇の知覚異常

患者：72歳、男性

主訴：下唇の知覚鈍麻、下顎臼歯部の疼痛

既往歴、家族歴：特記事項なし

現病歴：初診2ヵ月前より左側下唇の知覚鈍麻と下顎臼歯部の疼痛を自覚し、近歯科を受診した。同医でパノラマX線写真を撮影したところ、左側下顎智歯の埋伏と、嚢胞様X線透過像が認められた。症状は、同部への感染が原因と判断し、抗菌薬を処方して経過を観察したが症状は改善せず、当科での精査と加療を勧められ、紹介により受診した。

現症：体格は中等度、栄養状態は良好であった。顔貌は左右対称であり、頸部リンパ節に異常所見はなかった。また、左側下唇からオトガイ部に軽度の知覚鈍麻と開口障害を認めた。口腔内では、左側下顎智歯部の粘膜に軽度の発赤を認める以外、異常はみられなかった（**図1**）。

臨床検査所見：WBC $9.9\times10^3/\mu L$、CRP 5.6 mg/dLと高値であった。

画像所見：パノラマX線写真では、前医でのX線所見と同様に、左側下顎智歯の埋伏と、歯冠を取り囲む嚢胞様X線透過像が認められた（**図2**）。

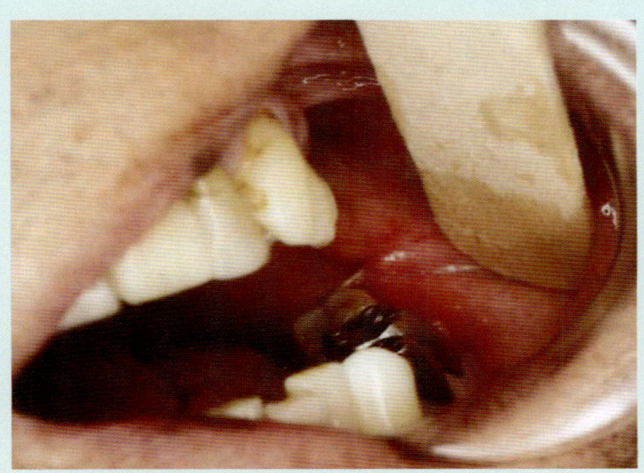

図❶　初診時の口腔内写真

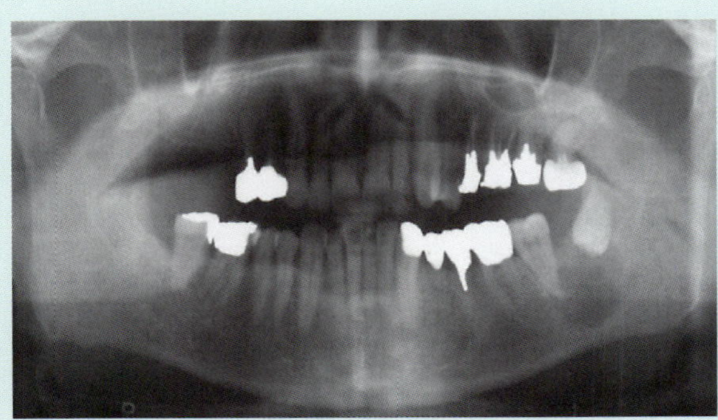

図❷　初診時のパノラマX線写真

最も疑われる疾患名は？

① 智歯周囲炎
② 歯根嚢胞
③ 含歯性嚢胞
④ 原発性骨内がん

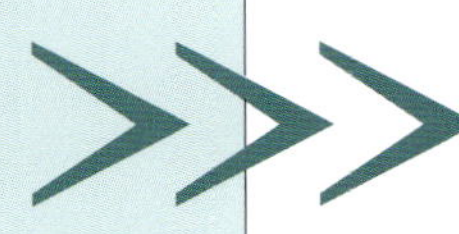

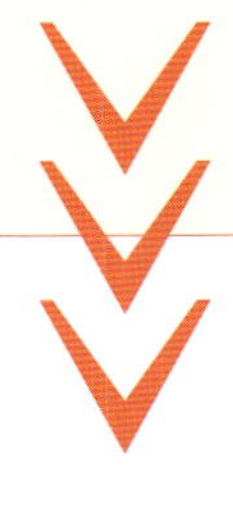

④ 原発性骨内がん（原発性骨内扁平上皮がん）

A.

初診時の血液検査で、CRPが5.6mg/dLと高値であり、含歯性嚢胞の感染が疑われた。しかし、開口障害が著明であり、CT写真（**図3**）では、左側下顎臼歯部の舌側に骨破壊像を認め、不整な辺縁の周囲に骨硬化像がみられたため、悪性を疑い生検を行った。追加で行った血清検査のSCC抗原の値は3.1ng/mL（基準値：1.5ng/mL未満）と高値を示し、生検の結果は扁平上皮がんであった（**図4**）。本症例では、造影CT画像で左側上内頸静脈リンパ節に転移が疑われ、左側根治的頸部郭清術変法、下顎区域切除術、下顎再建用チタンプレートと大胸筋皮弁を用いた下顎再建術を行った。術後経過は良好で、術後12年経過した現在も、外来で経過観察を行っている。

原発性骨内扁平上皮がん（PIOSCC）は、WHOの歯原性腫瘍分類（2005年改訂）で歯原性がん腫に定義され、発生起源から充実型、角化嚢胞性歯原性腫瘍に由来するもの、歯原性嚢胞に由来するものに分類されている。PIOSCCは臨床的に初期診断が困難であり、発見されたときには広範囲な顎骨内浸潤が認められ、予後不良である。

PIOSCCでは口腔粘膜が正常様にみえることから、画像評価時と手術時の骨髄内浸潤程度の差を判別することが困難であり、区域切除した断端部から局所再発を生じやすい。また、局所と頸部が制御されていても肺転移が生じていることがあり、リンパ行性よりも血行性転移が優位であると考えられている。さらに、頸部郭清標本から頸部リンパ節腫脹を伴わない転移像が観察されたことがあり、画像評価で頸部リンパ節転移が見落とされやすい可能性が指摘されている。

以上のように、PIOSCCは頭頸部扁平上皮がんのなかでは予後不良と判断され、早期の発見と治療が望まれる。

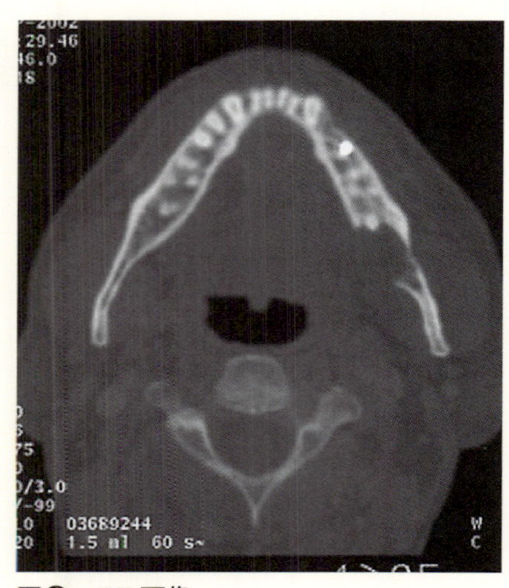
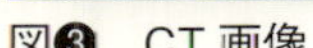

図❸ CT画像

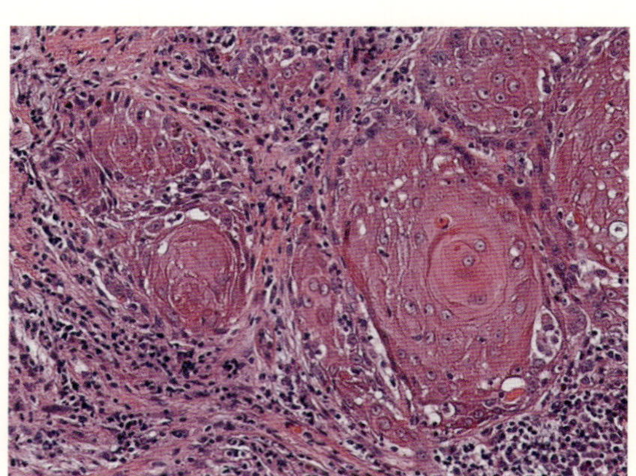

図❹ 生検時の病理組織像（H-E染色）

福田雅幸
Masayuki FUKUDA
秋田大学医学部附属病院　歯科口腔外科
〒010-8543　秋田県秋田市本道1-1-1

Q.106

下顎臼歯部の痛みと下唇のしびれ

患者：男子中学生

主訴：右下顎臼歯部の痛みと右下唇のしびれ

既往歴：副鼻腔炎

現病歴：右下顎臼歯部の痛みと右下唇のしびれが出現し、近医歯科を受診。咬合調整や歯肉切開の処置を受けるも症状が改善せず、1週間後に病院歯科を受診。抗生剤の点滴投与を数日間受けても改善せず、当センターに紹介となった。

現症：発熱なく、全身倦怠感もない。

顔面所見：右下唇知覚鈍麻を認め、右顎下リンパ節（小豆大、可動性）を触知した。

口腔内所見：7〜4|の著しい動揺と打診痛、また同部の歯肉腫脹を認めた（図1）。

パノラマX線所見：7〜4|歯槽硬線の消失を認めるが、あきらかなう蝕などは認められない（図2）。

血液検査結果（赤線は基準値超）：白血球数 8,250/μL、赤血球数 539×10⁴/μL、血色素量 14.5 g/dL、ヘマトクリット値 42.4 %、血小板数 28.7×10⁴/μL、総蛋白 6.5 g/dL、尿素窒素（BUN）21.3 mg/dL、クレアチニン（CRE）1.34 mg/dL、尿酸（UA）12.5 mg/dL、AST 61 U/L、ALT 11 U/L、乳酸脱水素酵素（LDH）2,204 U/L、C-反応性蛋白（CRP）5.69 mg/dL。

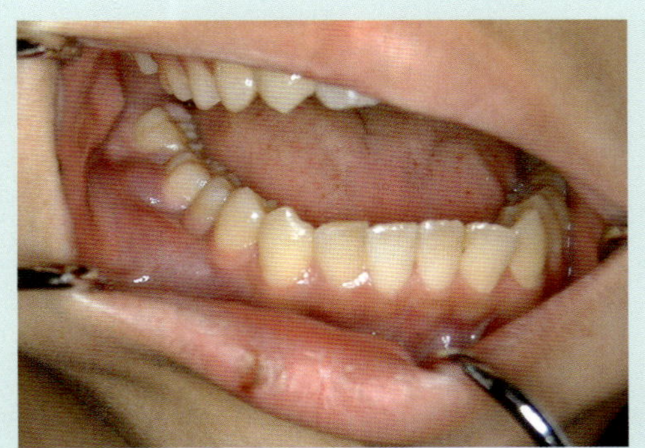

図❶　右下顎臼歯部の口腔内写真

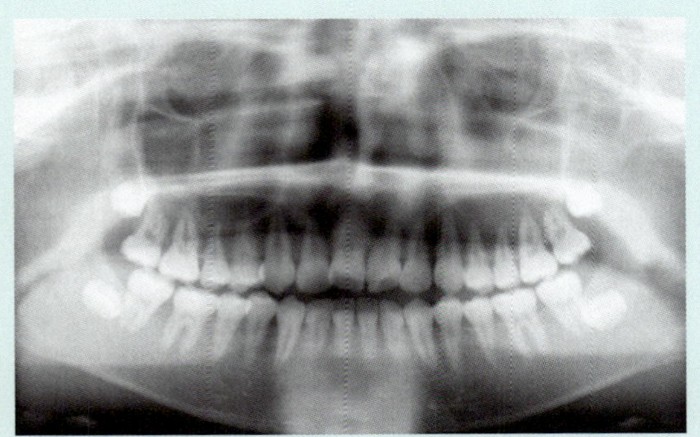

図❷　パノラマX線写真

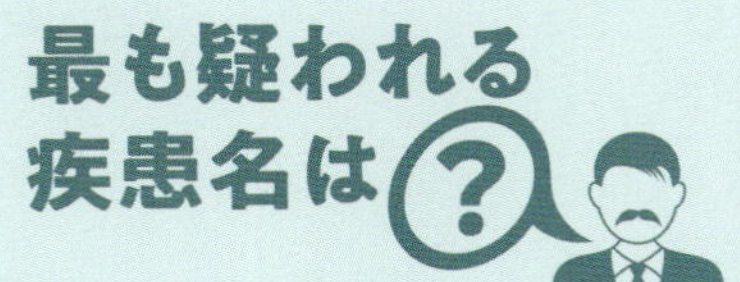

① 下顎骨骨髄炎
② エナメル上皮腫
③ 悪性リンパ腫
④ 歯ぎしり・クレンチング

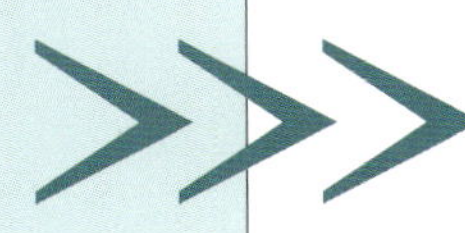

A.

③悪性リンパ腫

下顎臼歯の数歯にわたる弛緩動揺、打診痛(弓倉症状)、ワンサン(Vincent)症状が出現しているとすれば、急性下顎骨骨髄炎と診断する可能性がある。しかし、発熱や全身倦怠感がなく、所属リンパ節の腫大や圧痛も認められない。CRPの上昇は認めるが、白血球数の増加はなく、原因(歯)の存在も確認できないとなれば、炎症病変は否定的である。検査値からは、LDHが高値であることから、肝臓、心臓、骨格筋などの臓器障害や、悪性腫瘍を疑い、BUN、CRE、UAが高値であることから、腎機能低下を疑う。以上より、本症例の口腔症状は、全身疾患によるものと考えて精査する必要がある。

臨床症状とLDHの著しい高値により、悪性腫瘍を疑い、即日精査を行った。その結果、顔面MRIで右下顎骨内の浸潤像、胸部CTで胸水、腹部CTで腹水、腸管壁の肥厚、リンパ節腫大を認め(**図3〜6**)、腹部原発の悪性リンパ腫が強く疑われた。ただちに専門医(小児血液内科)へ紹介、骨髄検査によりバーキットリンパ腫(高悪性度リンパ腫)の確定診断が得られた。したがって、本症例における口腔症状は、悪性リンパ腫の下顎骨への浸潤によるものと考えられる。

本症例の診断ポイントは、Numb chin症候群(NCS)とも呼ばれる下唇の鈍麻である。NCSは、オトガイ神経領域のしびれ感覚を特徴とする神経障害である。歯性感染症、口腔・顔面外傷、糖尿病、アミロイドーシスなどによって引き起こされる場合もあるが、悪性腫瘍、とくに転移性乳がんや悪性リンパ腫などで認められる。また、原発腫瘍の診断に先行してNCSが認められる場合も多く、本症例のように早い時期に歯科医療機関を受診する場合が少なくない。悪性腫瘍の早期発見に繋げることができる重要な診断ポイントである。

下唇のしびれを診たら、まず悪性腫瘍を疑ってみる。

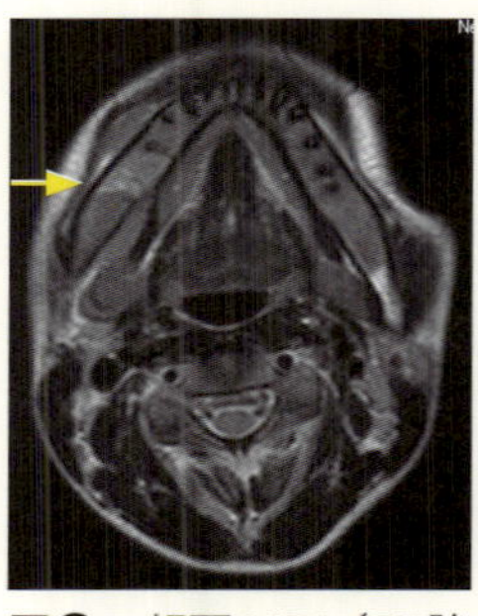

図❸　顔面MRI(T2強調画像)、右下顎骨内に浸潤像を認める

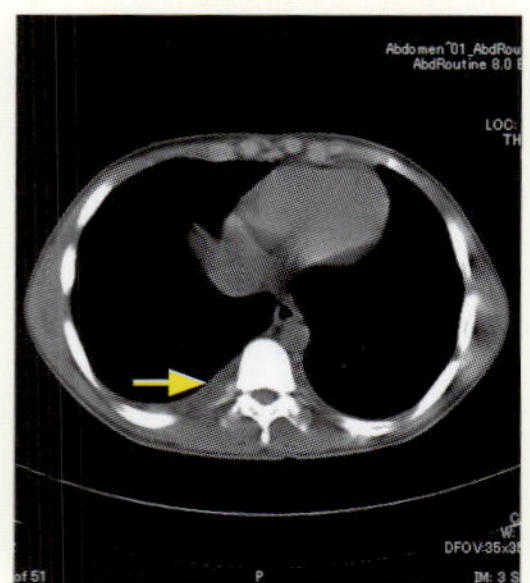

図❹　胸部CT、胸水を認める

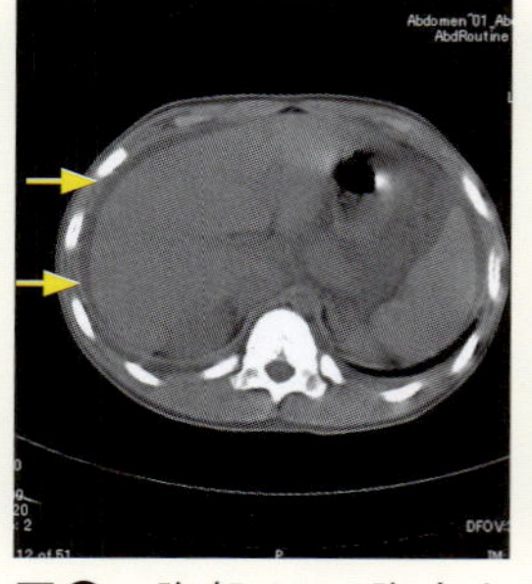

図❺　腹部CT、腹水を認める

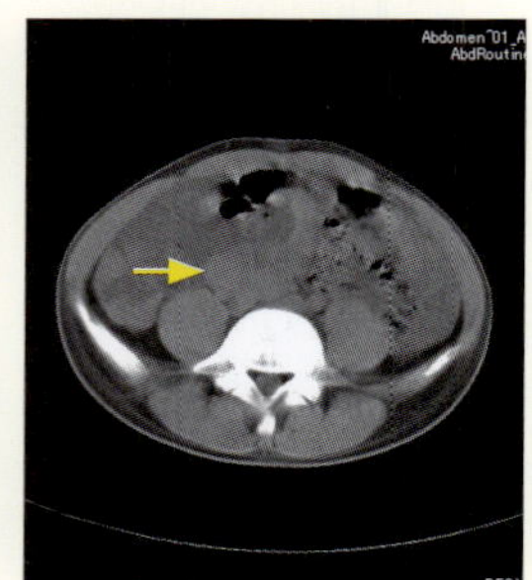

図❻　腹部CT、リンパ節腫大を認める

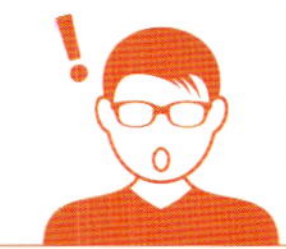

山口聖士 Seishi YAMAGUCHI　加納欣徳 Yoshinori KANOH
あいち小児保健医療総合センター　歯科口腔外科
〒474-8710　愛知県大府市森岡町7-426

Q.107

歯肉の腫脹と下唇のしびれ

患者：67歳、男性

主訴：右下顎歯肉の腫脹と右下唇部のしびれ

既往歴：高血圧症（カルシウム拮抗薬にて内服加療中）、貧血

現病歴：初診の約半年前に、近医歯科医院にて7|う蝕に対し抜髄処置を受けた。その後から右オトガイ部の知覚鈍麻を自覚し、近歯科口腔外科受診。ビタミン B_{12}製剤を処方され、経過観察となるも症状改善なく、初診の約3ヵ月前には右下顎臼歯部歯肉の腫脹を認めたため、精査・加療目的に当センター紹介受診となった。

現症：体格中等度、体温36.5℃、全身倦怠感は認めず、栄養状態は良好であった。顔貌は左右対称で、右下顎体部皮膚に発赤・腫脹はなかったが、右下唇の知覚鈍麻を認めた。頸部に腫大したリンパ節は認めなかった。76|部周囲歯肉は正常粘膜色で頬舌側的に腫脹し、びらん・潰瘍や歯肉からの排膿は認めなかった（図1）。腫脹部は触診にて弾性やや硬であり、圧痛・波動・羊皮紙様感は認めなかった。また、76|の歯の動揺や咬合痛・打診痛は認めなかった。

画像所見：パノラマX線写真にて、8|は埋伏しており、8～6|相当骨体部には、境界不明瞭なX線透過像と不透過像の混在を認めた（図2）。

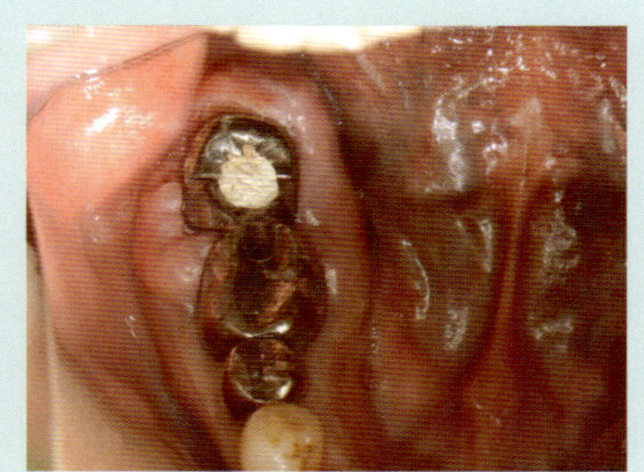

図❶　初診時の口腔内写真

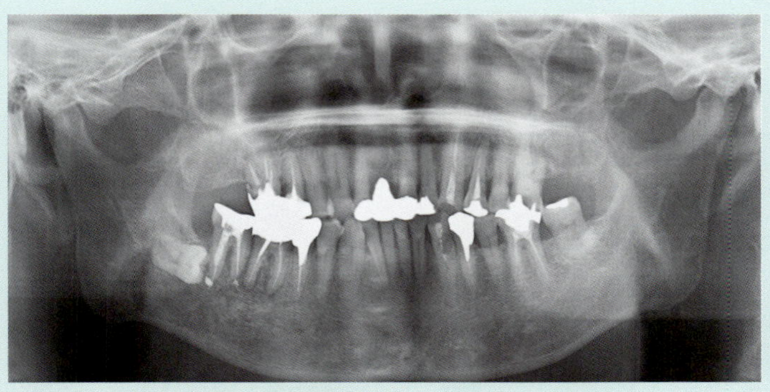

図❷　初診時のパノラマX線写真

最も疑われる疾患名は？

① 慢性下顎骨骨髄炎
② 原発性下顎骨中心性がん
③ 根充剤溢出による下歯槽神経麻痺
④ 薬剤性歯肉増殖症

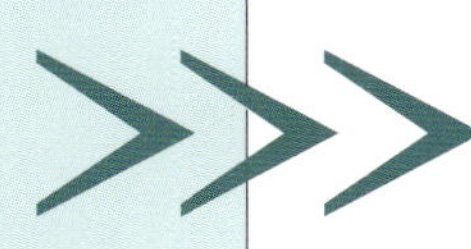

A.

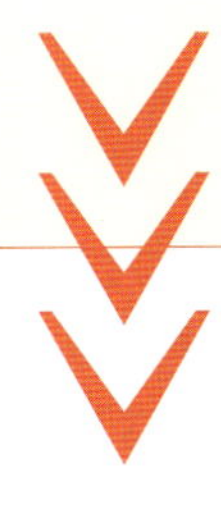

②原発性下顎骨中心性がん

原発性顎骨中心性がんは、WHOにより「顎骨内に生じ初期には口腔粘膜と連続性がなく、歯原性上皮遺残から発生したと推測され、かつ他臓器からの転移でない扁平上皮がん」と定義されている。嚢胞上皮から発生した報告も多くみられ、一般的に下顎臼歯部に好発する。初発症状として歯の疼痛や動揺を示し、とくに下唇の知覚鈍麻は重要な所見の一つである。しかし、その診断は初期では困難であり、発見時にはすでに顎骨内で広範に進展していることが多く、予後不良とされている。

診断：本症例では、初診時に右下臼歯部の歯肉腫脹と同側下唇部のしびれを認め、パノラマX線写真で、下顎骨体部に境界不明瞭なX線透過像と不透過像の混在を呈していた。鑑別疾患として、下顎骨骨髄炎や顎骨への転移性腫瘍の他にカルシウム拮抗薬の服用があり、薬剤性歯肉増殖症との鑑別が必要である。とくに下顎骨骨髄炎は、その臨床症状、画像所見ともに原発性顎骨中心性がんと類似した所見を示し、その鑑別は生検によらねばならないこともある。本症例ではさらにCT、MRI検査を行った。CTにて下顎骨骨髄内に骨欠損部や小臼歯部に至る頬舌側皮質骨の断裂を認め、MRIにて右側下顎歯肉から下顎骨に及ぶ異常信号域と軟部肥厚を認めた（**図3**）。FDG-PET画像では右下顎骨に異常集積を認めるのみで、胸部CT、内視鏡検査にてその他の臓器に悪性腫瘍は認めなかったことから、原発性顎骨中心性がんを疑った。

治療および経過：診断の確定のため生検を行った結果、扁平上皮がんの診断を得た。顎骨中心性がんの治療は、一般的に歯肉がんの治療と同様に外科的な切除療法が行われる。本症例では、右下顎半側切除術および右全頸部郭清術を行った。切除病理検査ではがんは下顎骨だけでなく、皮質骨を破って周囲にまで広がっていた（**図4**）。

本症例のように下唇部の知覚異常を伴う場合は、その背景に転移性腫瘍を含めた悪性腫瘍を疑い、慎重に検査・診断を進めることが重要である。

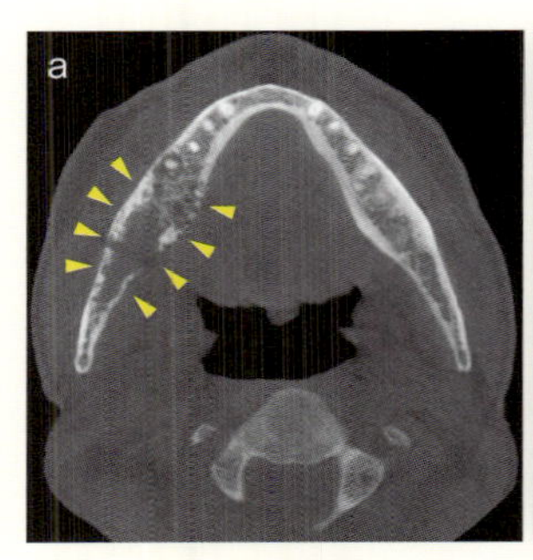

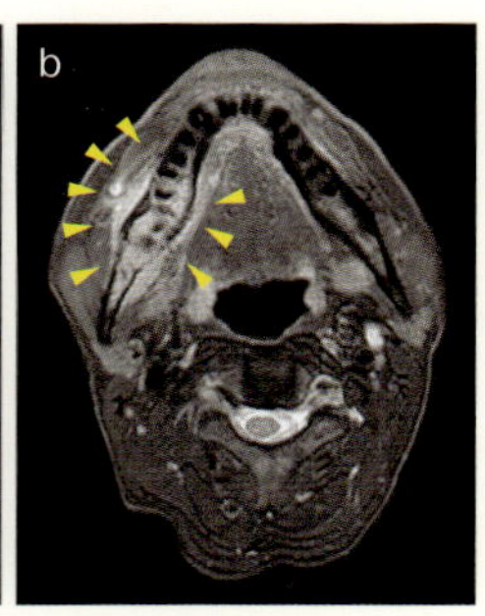

図❸　a：CT画像、b：MRI画像（T2強調）

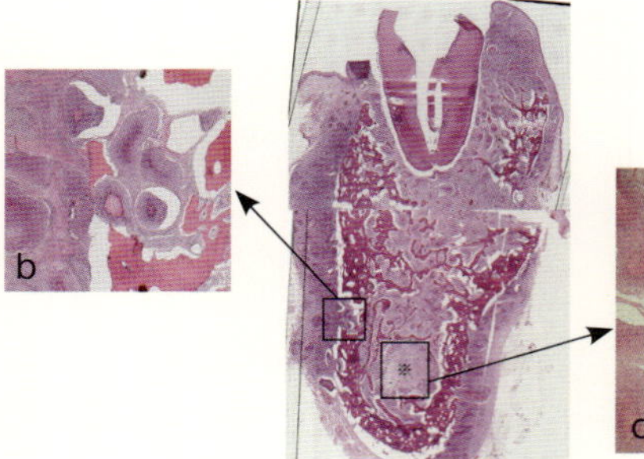

図❹　a：切除物病理組織写真、b：がんは下顎骨全体だけでなく皮質骨を破って周囲まで広がっている、c：下歯槽神経束周囲に浸潤したがん

篠﨑勝美　久留米大学医学部　歯科口腔医療センター
Katsumi SHINOZAKI　〒830-0011　福岡県久留米市旭町67

Q.108

下唇知覚鈍麻を伴う抜歯後の腫瘍性病変

患者：55歳、女性

主訴：右下唇のしびれと7|抜歯後の腫れ

現病歴：半年前より右下唇のしびれがあり、ときどき下唇を誤咬していた。2ヵ月前より右下顎臼歯部の違和感が出現したため、歯科受診したところ、7|の抜歯を行った。抜歯後に同部の腫脹と疼痛が出現して改善しないため、当科を紹介されて受診した。

既往歴：高血圧症

家族歴：特記事項なし

現症：体格中等度。栄養状態は良好で、体重減少なし。発熱なし。触診で、右頸部に複数のやや硬いリンパ節腫大を認める。右下唇に知覚鈍麻あり、7|抜歯部に18×15㎜大の弾性軟で無痛性の腫瘤が認められる。腫瘤表面は、平滑で境界明瞭、歯牙圧痕を伴う（図1）。

血液検査所見：血清 LDH（乳酸脱水素酵素）271 IU/L、可溶性インターロイキン2（IL2）レセプター 2110 U/mL が高値を示した。CRP は 0.3以下で基準値内であった。

画像所見：パノラマX線写真で右下顎臼歯部に骨吸収像を認め、造影 CT で右頸部に多発するリンパ節腫大が認められ、一部は内部低吸収像を示した（図2）。

病理組織学的検査所見：重層扁平上皮に覆われた粘膜で、間質に髄様に増生する腫瘍がある。腫瘍細胞は類円形で大型、N/C 比が高い。核も大型で、明瞭な核小体が見られる（図3）。免疫組織化学では、CD20、CD79a が陽性、Bcl-2は弱陽性。CD3、CD30、Cyclin D1、Bcl-6は陰性。Ki-67陽性率は50%以上であった。

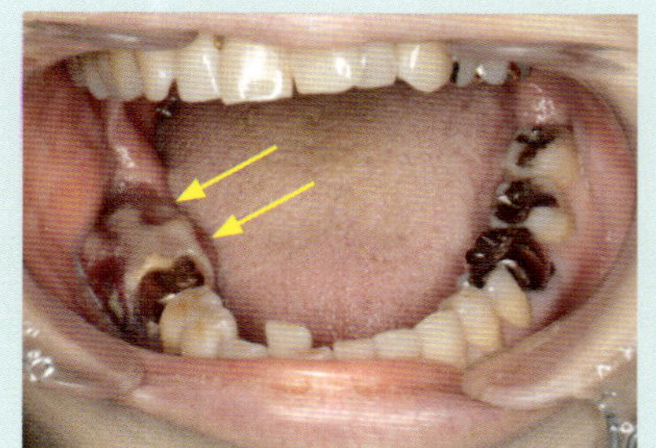

図❶　初診時の口腔内所見（←：腫瘤）

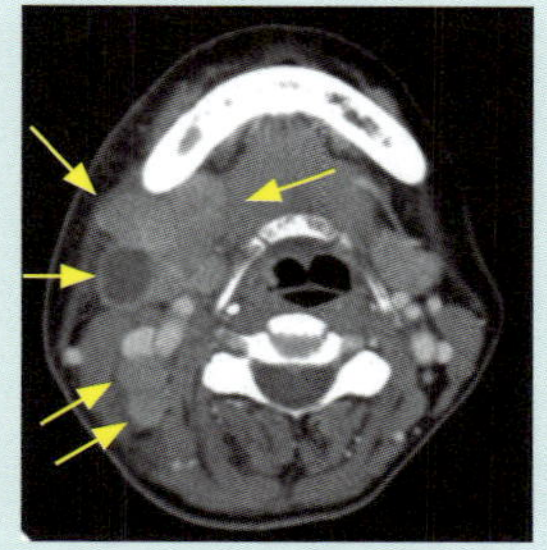

図❷　造影 CT 画像（←：腫瘤）

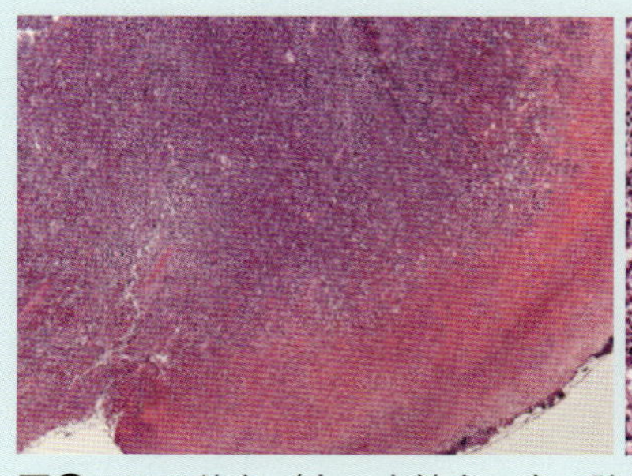

図❸　H-E 染色（左：中拡大、右：強拡大）

最も疑われる疾患名は？

①エプーリス
②顎骨中心性がん
③悪性リンパ腫
④骨肉腫

A.

③悪性リンパ腫

口腔に発生する悪性腫瘍の9割は扁平上皮がんなどの上皮性腫瘍だが、悪性リンパ腫、肉腫など、非上皮性悪性腫瘍がみられることもある。悪性リンパ腫は、リンパ球（B細胞、T細胞、NK細胞）に由来する悪性腫瘍の総称である。ホジキンリンパ腫と非ホジキンリンパ腫に大別されるが、日本ではホジキンリンパ腫は10%と少ない。リンパ節だけでなく、口腔領域を含む節外領域にも認められ、口腔内に初発することがある。口腔内では上下顎や口蓋に多く、組織型はび漫性大細胞型B細胞リンパ腫（DLBCL）が約4割を占め、次いでMALTリンパ腫、節外性NK/Tリンパ腫などである。

悪性リンパ腫の症状は、リンパ節の腫脹、発熱、体重減少、寝汗などの全身症状、皮膚の発疹などがある。口腔内病変が出現した場合、口腔粘膜の表面滑沢な腫瘤・腫脹としてみられることが多い。病変は中心部に潰瘍を伴うこともあるが、扁平上皮がんの潰瘍と異なり、辺縁明瞭で硬結を伴わないことも多く、約半数は無痛性である。顎骨内に発生することもあり、骨髄炎と誤診されることも多い。下顎骨内に発生する悪性腫瘍では、悪性リンパ腫に限らず、下歯槽神経の障害による下唇の知覚鈍麻を生じることが多いので、注意が必要である。

臨床検査所見としては、血液検査では、LDHや可溶性IL-2レセプターの上昇がみられることがある。病変の進展範囲を評価するために、画像検査による全身検索、骨髄検査、脳髄液検査などを行う。本症例のPET検査では右下顎骨、および右頸部の多数のリンパ節に異常集積を認めた（図4）。

確定診断には生検が必須であるが、十分な組織採取量が必要となるため、専門医に任せるべきである。当科では、悪性リンパ腫を疑った場合、すみやかに血液内科へ対診したうえで生検を行い、早期に治療開始できるよう心がけている。

病期はⅠ〜Ⅳ期に分類され、病型、悪性度、進行度によって治療法や予後が変わる。悪性リンパ腫の治療は、化学療法、放射線療法が主体で、分子標的薬（リツキシマブ）や造血幹細胞移植が行われることもある。本症例はび漫性大細胞型B細胞リンパ腫と診断され、化学療法が行われた。

悪性リンパ腫に限らず、歯肉に発生する悪性腫瘍では、患者はまず歯科を受診することが多い。しかし、診断が容易でないこともあり、歯周病と診断されて専門科へ受診したときには、すでに抜歯が行われていることが少なくない。経過や臨床所見が通常の歯周病と異なる場合や、下唇の知覚鈍麻、抜歯後治癒不全などの症状が続く場合、悪性腫瘍も疑い、早期に専門医へ紹介することが重要である。

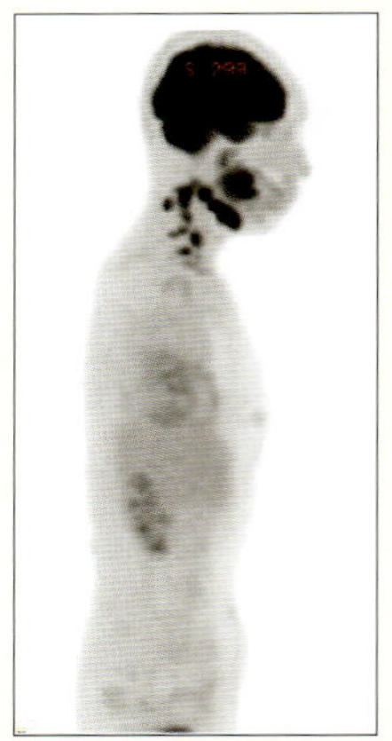

図❹ FDG-PET検査画像

山城正司
Masashi YAMASHIRO　NTT東日本関東病院　歯科口腔外科
〒141-8625　東京都品川区東五反田5-9-22

Q.109

下顎の疼痛と下唇のしびれ

患者：71歳、男性

主訴：左下顎智歯部の疼痛、左下唇のしびれ

既往症：脳出血、高血圧症、高脂血症、大腸憩室出血

現病歴：当科初診の1ヵ月前から左下唇、オトガイ部に知覚鈍麻を自覚し、その後、左下顎智歯部の疼痛が出現したため、近歯科医院を受診した。精査を勧められ、当科紹介受診となった。

現症：

全身所見；身長163㎝、体重62kg。食事摂取は良好で、急激な体重減少などはなかった。

口腔外所見；顔貌は左右対称で、頸部に硬結、腫脹を伴うリンパ節は触知しなかった。左下唇、オトガイ部に知覚鈍麻があった。

口腔内所見；左下顎臼後部頬側の粘膜下に、3㎝程度の硬い腫瘤を認めた。表面粘膜は整で、潰瘍形成などは認めなかった（**図1**）。左下顎智歯は完全埋伏歯であった。

パノラマX線写真所見：左下顎智歯は埋伏しており、周囲に辺縁不整な骨透過像を認めた（**図2**）。

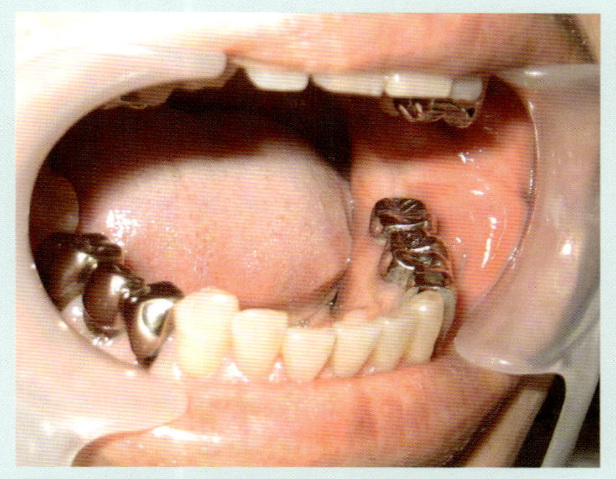

図❶　初診時口腔内写真。左下顎歯肉に潰瘍形成などはみられなかった

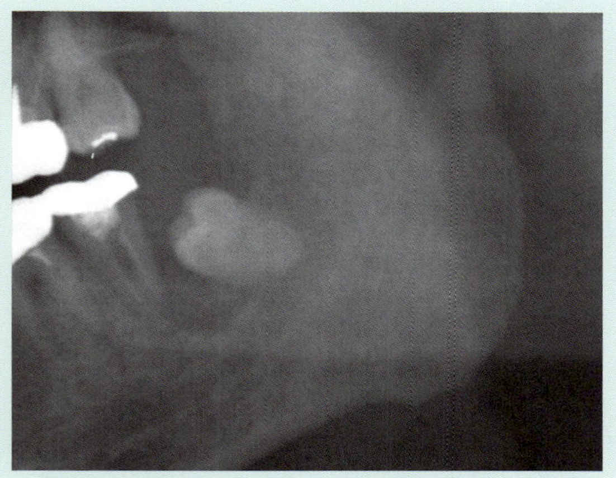

図❷　初診時パノラマX線写真。左下顎智歯周囲に辺縁不整な骨透過像を認めた

最も疑われる疾患名は？

① 三叉神経痛　② 下顎骨骨髄炎
③ 悪性腫瘍　④ 含歯性嚢胞

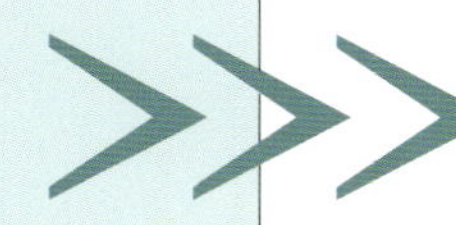

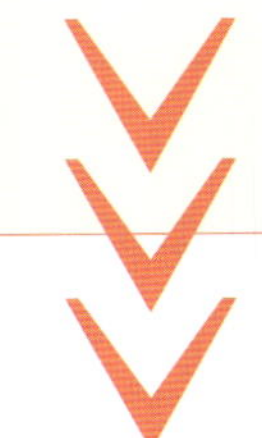

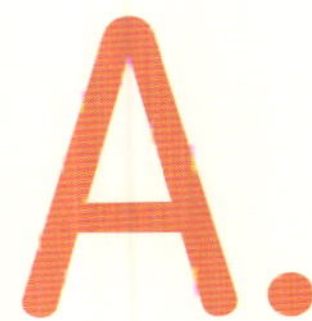

③ 悪性腫瘍

下唇、オトガイ部の知覚鈍麻（Numb Chin Syndrome）が出現する原因疾患としては、下顎骨骨髄炎、下顎骨囊胞、下顎骨良性腫瘍、外傷などの良性疾患、もしくは悪性腫瘍が挙げられる。

下顎原発の悪性腫瘍としては、下顎歯肉がんが多いが、稀に下顎骨中心性がんであることがある。原発性顎骨中心性扁平上皮がんは、WHOにより、「顎骨内に生じ、初期には口腔粘膜と連続性がなく、歯原性上皮遺残から発生したと推定され、かつ他臓器からの転移ではない扁平上皮癌」と定義されている。顎骨中心性がんは、初期段階では粘膜表面に異常を示さないため、早期発見が困難であることが多い。

Numb Chin Syndromeを引き起こすその他の悪性腫瘍としては、造血器腫瘍や転移性腫瘍が大半を占めており、悪性リンパ腫や乳がん、肺がんなどが多い。顎骨への転移の好発部位は、下顎臼歯部である。画像上、境界不明瞭な骨吸収像が特徴である。悪性リンパ腫や転移性がんの初期症状として、下唇、オトガイ部のしびれのみが症状として出現することもある。悪性疾患を念頭におき、精査を行っていくべきである。

以上のことを踏まえ、下記のように診断、治療を行った。

治療および経過：下唇・オトガイ部の知覚鈍麻、辺縁不整な下顎骨透過像から、悪性腫瘍を念頭におき、画像検査を進めていった。CT、MR（**図3、4**）では、左下顎皮質骨および下顎管の骨を破壊し、左咀嚼筋および左下歯槽神経に浸潤が疑われる腫瘍を認めた。生検を行い、扁平上皮がんの診断を得た。転移性がんの可能性も考慮し、FDG-PET（**図5**）、上部消化管内視鏡検査、胸部CTを行ったが、他に悪性を疑う所見は認めず、原発性下顎骨中心性扁平上皮がんと診断した（**図6**）。下顎骨区域切除術、左全頸部郭清術、遊離腓骨皮弁による即時再建術を施行し、術後補助療法として、化学療法併用放射線治療を行った。現在、再発なく経過している。

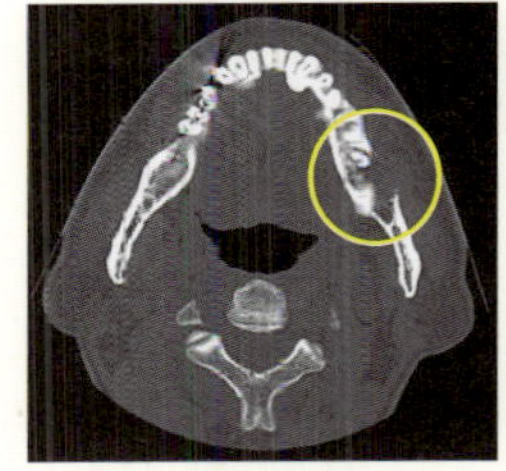

図❸　CT画像。左下顎皮質骨および下顎管の骨破壊像を認めた

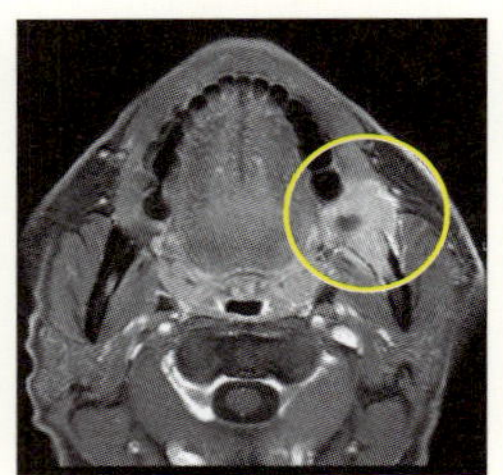

図❹　MR画像。左咀嚼筋、左下歯槽神経に浸潤が疑われる24×30×32㎜の腫瘍を認めた

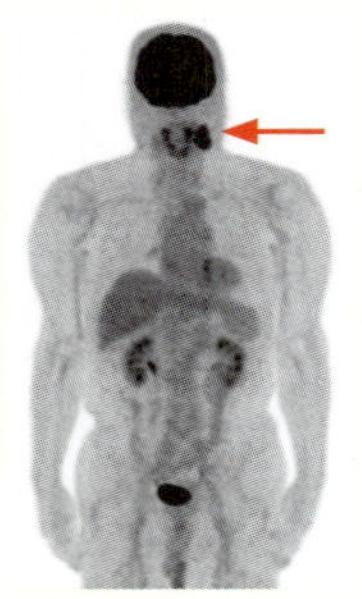

図❺　FDG-PET画像。左下顎にのみ集積を認めた

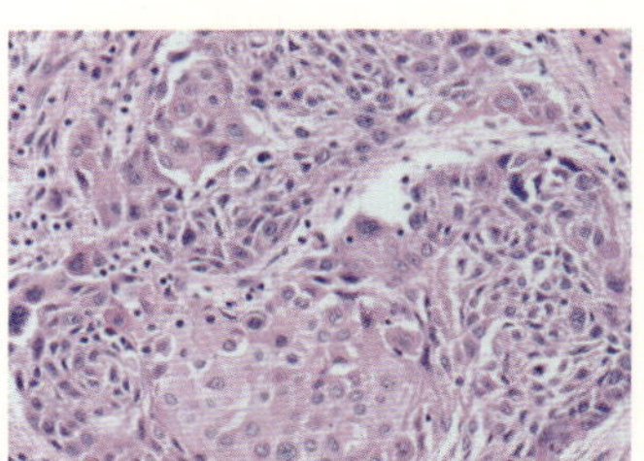

図❻　病理写真（H-E染色）。大小の胞巣状構造を主体とした、中分化型扁平上皮がんを認めた

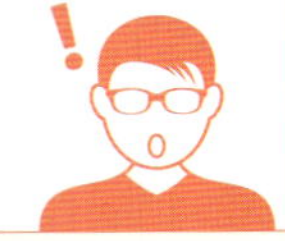

渡邉賀子
Yoshiko WATANAEE
加藤文度
Fuminori KATOU
浜松医科大学医学部　歯科口腔外科学講座
〒431-3192　静岡県浜松市東区半田山1-20-1

Q.110

下唇部の知覚鈍麻

患者：55歳、男性
主訴：右側下顎臼歯部の疼痛および右側下唇部の知覚鈍麻（麻酔がかかったような感じ）
既往歴：ウイルス性肝炎、帯状疱疹
歯科治療歴：10年前に右側臼歯部に歯科インプラントを施行したが、数ヵ月で脱落。
生活歴：喫煙；20本×30年、飲酒；ビール1本、焼酎1合／日
現病歴：2週間ほど前に上記主訴を認め、当院神経内科を紹介され、受診。精査目的に入院加療となった。局所的因子が疑われ、当科を受診した。
現症：全身状態は良好。原因不明の外転神経麻痺（複視）を認め、ビタミン剤を服用中。開口障害はなし。神経孔部のトリガーポイントはあきらかではない。右側下唇からオトガイ部皮膚にかけて知覚鈍麻（二点識別検査：4～5㎜）を認めた。右側下顎臼歯部は欠損し、疼痛を認めた。歯肉の発赤腫脹、骨露出はなし。
臨床検査所見：血液検査では、特異的所見なし。髄液検査では、細胞数の増加はなく安定。
画像所見：占拠性病変はあきらかではなかった。骨シンチグラフィー（**図1**）で前頭骨への集積を認めたが、顎骨への集積は軽度であった。MRIの脂肪抑制像で、右側下顎骨部および前頭骨、第3頸椎部に高信号を認めた。パノラマX線写真（**図2**）では右側下顎臼歯部に骨硬化像を認めた。顎骨骨髄炎としても矛盾しない所見を得た。

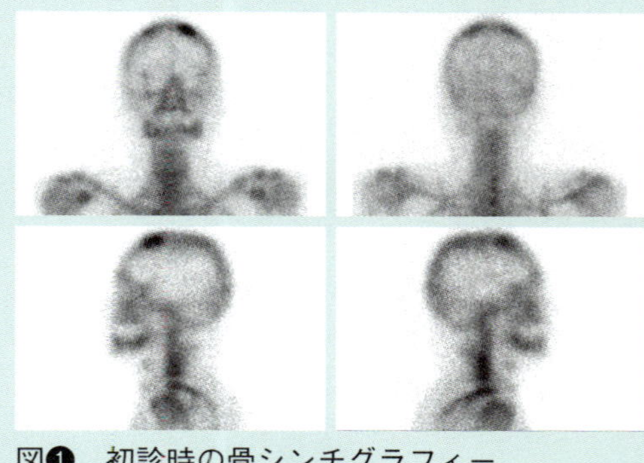
図❶　初診時の骨シンチグラフィー

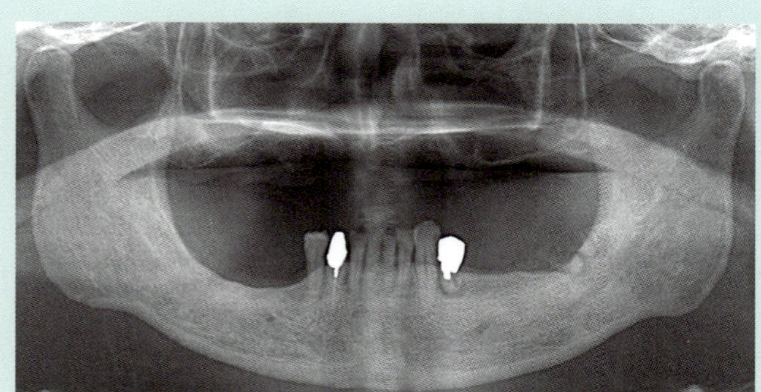
図❷　初診時のパノラマX線写真

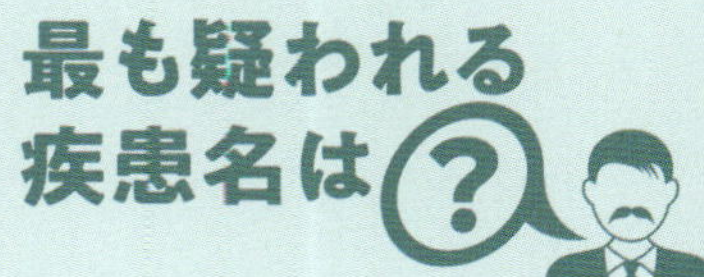

①下顎骨骨髄炎
②下顎骨腫瘍（固形癌）
③造血器腫瘍
④三叉神経痛
⑤脳腫瘍

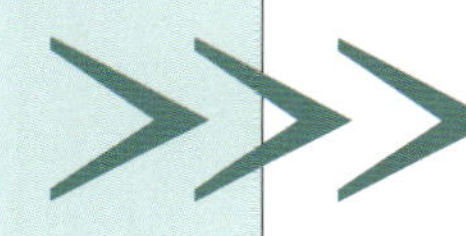

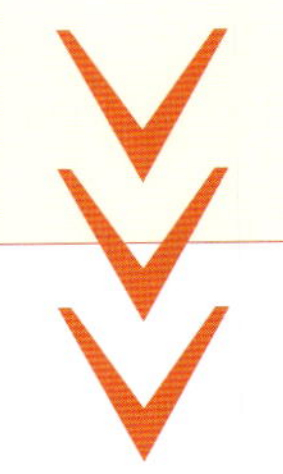

③造血器腫瘍

A.

前記選択肢はすべて鑑別すべき疾患であるが、その後の経過により悪性リンパ腫（造血器腫瘍）が判明した症例である。

本症例の特徴は、Numb chin 症候群を呈し、顎領域に初発症状を呈した造血器腫瘍の症例であったことである。

Numb chin 症候群とは、下顎神経の末梢枝である下歯槽神経、オトガイ神経の障害によって生じるオトガイ部および下唇の知覚低下を生じる症候群と定義される。

歯科治療に伴う医原性因子によるものが圧倒的に多いが、昨今 ARONJ（骨吸収抑制薬関連顎骨壊死）の鑑別も重要となっている。そして本症例のように、悪性腫瘍を確実に鑑別することが大切である。

本症例は、悪性リンパ腫により下歯槽神経障害を来したものと思われる。下歯槽神経障害を来す疾患を**表1**に示す。

画像診断に際し、固形癌の場合は溶骨性変化など病的変化を来しやすいが、造血器腫瘍の場合は異常所見を指摘しづらいことに注意すべきである。また、Numb chin 症候群を呈した症例の予後は一般的に悪く、平均生存期間は約7ヵ月、死亡率は約8割とする報告がある。

経過：下顎骨骨髄炎をまず疑い、抗菌薬の投与を開始した。症状は軽快傾向にあったが、寛解には至らなかった。初診より10日後、意識障害を呈し、当院救急部に搬送され、高Ca 血症（Ca：15.5mg/dL）、急性腎障害（BUN：169mg/dL、Cre：2.99mg/dL）と診断された。その後、再度精査の結果、悪性リンパ腫（骨髄原発びまん性大細胞型 B 細胞リンパ腫）が判明し、血液内科にて入院加療となった。化学療法施行後、自家造血幹細胞移植を施行し、初診から11 ヵ月、経過は良好である。

Take Home Message：Numb chin 症候群など神経麻痺を呈する症状に対しては、積極的に悪性腫瘍を鑑別する必要がある（**表2**）。とくに造血器腫瘍の場合、診断に苦慮することがあり、安易に経過観察としないことが重要である。

表❶　下歯槽神経障害を来す疾患

腫瘍	神経鞘腫、脳腫瘍、造血器腫瘍、頭頸部癌、髄膜腫
脳血管障害	脳動脈瘤、脳梗塞、脳出血
免疫系疾患	サルコイドーシス、SLE、血管炎、多発性硬化症、ベーチェット病
感染症	脳炎、髄膜炎、真菌症、結核、HIV、顎骨骨髄炎、歯性感染など
代謝性疾患	糖尿病、アミロイドーシスなど
医原性	抜歯などの歯科治療　浸潤麻酔によるオトガイ孔の刺傷
外傷	顎骨骨折など

表❷　Numb chin 症候群の原因となった悪性腫瘍の頻度

乳癌	40%
悪性リンパ腫	20%
前立腺癌	7%
白血病	5%

※造血器腫瘍および骨転移を来しやすい腫瘍が多い

大澤孝行　Takayuki OHSAWA
横浜市立市民病院　歯科口腔外科
〒240-8555　神奈川県横浜市保土ケ谷区岡沢町56

Q.111

下顎骨内の病変

患者：62歳、男性

主訴：口唇左側の知覚鈍麻

既往歴：高血圧症、糖尿病、前立腺肥大

現病歴：2009年2月ごろより、⌈6部歯肉の腫脹を自覚し、下唇左側のしびれが生じたため、同年3月上旬、近医歯科受診となる。⌈6急性化膿性根尖性歯周炎の診断のもと、感染根管治療開始となる。下唇の知覚鈍麻は一時的に軽快するも、根管充塡後に再度知覚鈍麻が生じた。その後も、下唇の知覚鈍麻が継続していたため、同年4月下旬に当科紹介初診となる。

現症：

全身所見：体格中等度、栄養状態良好、全身倦怠感なし。

口腔外所見：下唇左側の知覚鈍麻（+）、頸部リンパ節腫大なし。

口腔内所見：⌈5根尖相当頰側歯肉粘膜に腫脹を認めるが、圧痛はなし。腫脹部の⌈5に打診痛（−）、自発痛（−）。口腔粘膜には発赤は認めず、正常粘膜色を呈している。

血液検査結果：血小板数11.6×10^4/μL、可溶性IL-2レセプター 260U/mL（正常）コリンエステラーゼ369U/L（正常）、CRP<0.1mg/dL。他に異常値なし。

画像所見：

パノラマX線写真；特記すべき所見はない（**図1**）。

デンタルX線写真；⌈5は根管充塡がなされており、根尖に小さな透過性病変を認める（**図2**）。

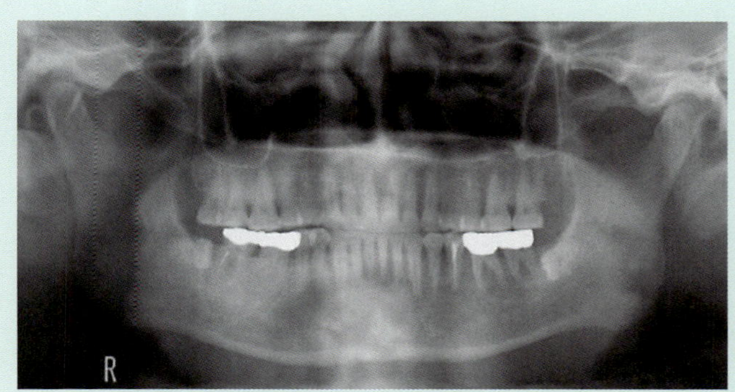

図❶ 当科初診時のパノラマX線写真

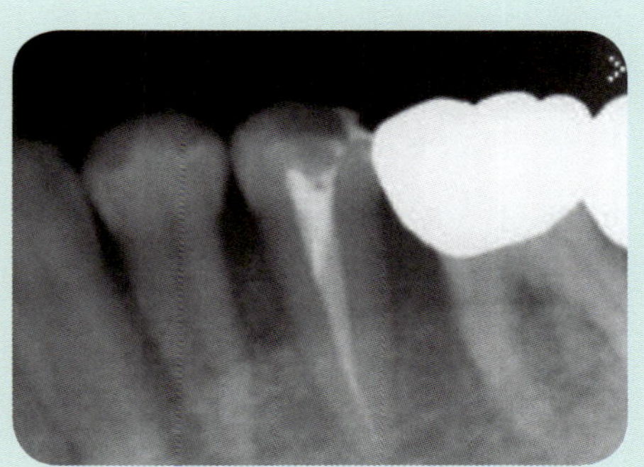

図❷ 当科初診時のデンタルX線写真

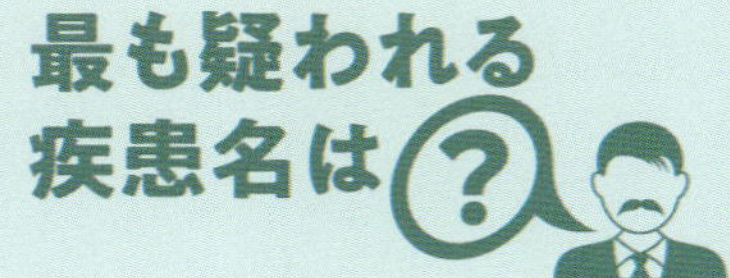

① 下顎骨骨髄炎
② 下顎骨囊胞性疾患
③ 下顎骨悪性リンパ腫
④ ⌈5根尖性歯周炎

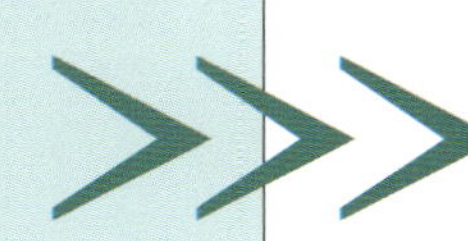

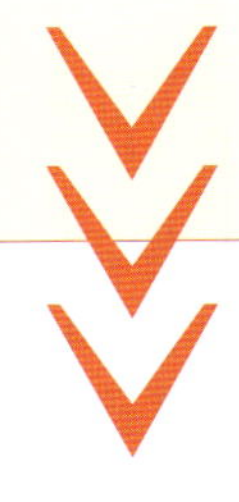

A.

③ 下顎骨悪性リンパ腫

MRI 所見：骨髄内から骨外へ膨隆する、造影増強される軟部構造が混在した像を認め、下顎骨皮質骨が欠損している（図3）。

CT 所見：左下顎骨外側皮質骨の吸収を認め、骨髄内に軟組織の増生を認める（図4）。

病理組織像：核が腫大し、明るい細胞質をもつ大型の atypical lymphoid cell がび漫性に増生していた（図5）。

経過：本症例は|5の根尖部に根尖病巣を認め、根尖性歯周炎からの下顎骨骨膜炎の診断で抗菌薬の投与と感染根管治療により下唇の麻痺は消失したため、歯性炎症であると考えた。しかし、その後左下小臼歯部歯槽歯肉の腫脹の増悪と疼痛を認めたため、初診後3ヵ月時に CT、MRI を撮影したところ、顎骨内に軟組織の増生を認めた。腫瘍性病変を疑い生検の結果、下顎骨悪性リンパ腫（stage ⅠA）の診断となった。PET-CT では左下顎骨に SUVmax40.7と非常に高値であったが、他部位には病変は認めなかった。治療を腫瘍内科に依頼し、化学療法（R-THP-COP 療法3コース）と放射線治療（40グレイ）が行われ、腫瘍は消失した。

悪性リンパ腫の診断：頭頸部は悪性リンパ腫の好発部位といわれている。そのほとんどがリンパ節以外の部位に発生する節外リンパ腫であり、発生部位は口蓋、歯肉、頬部が多く、顎骨内に発生する頻度は極めて稀である。口腔領域に発生する悪性リンパ腫は、臨床的にも画像的にも非特異的で多様であり、診断に苦慮する場合も少なくない。パノラマX線写真では内外側の皮質骨が残存している場合には骨髄内の病変が描出されにくく、CT や MRI などの画像診断が必要となる。一般歯科臨床においてX線上根尖病巣などを認め、また三叉神経麻痺が出現することから骨髄炎のような歯性感染症を疑い、消炎治療が先行してしまい、診断が遅れてしまう場合も多い。診断が遅れる理由として自覚症状の出現に対する消炎療法に反応して症状が軽減してしまうことと、下顎骨内の悪性リンパ腫の発生頻度が極めて低く、鑑別診断として考慮されていないことが原因と考えられる。

以上の理由から、下顎骨内の病変があり下歯槽神経麻痺が出現している場合には、積極的に CT などの画像診断を行うべきである。

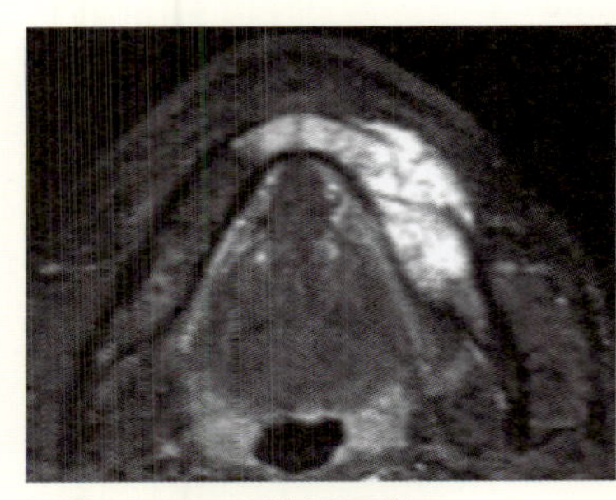

図❸　MRI T2強調画像

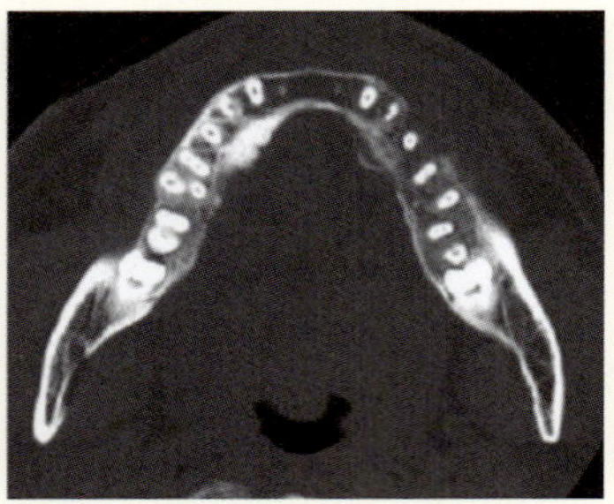

図❹　当科初診3ヵ月後の CT 像

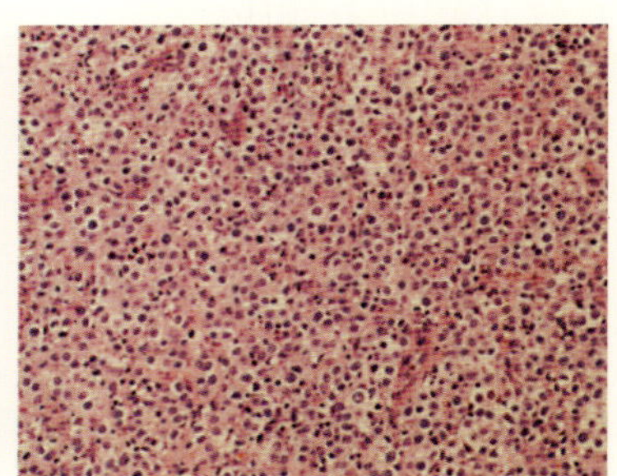

図❺　病理組織像（H-E 染色）

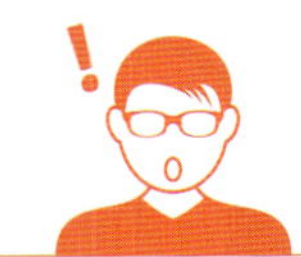

小林 恒　Wataru KOBAYASHI
弘前大学大学院医学研究科　歯科口腔外科学講座
〒036-8562　青森県弘前市在府町5番地

Q.112

舌誤咬部の止血困難

患者：69歳、男性
主訴：誤咬した舌尖部からの出血
既往歴：胸部解離性大動脈瘤の人工血管置換術（術後1年の状態）、高血圧症で内服加療中である。抗凝固薬、抗血小板薬の内服なし。
現病歴：初診日前日の夕食中に舌尖部を誤咬後に出血したが、自然止血した。初診当日に同創部から自然出血を来し、近医歯科を受診したが、止血困難なため当科を紹介された。
現症：舌尖部に約5㎜の裂創と同部に出血と血腫の形成を認めた。浸潤麻酔後、創部を3針縫合し、止血を確認した。しかし、初診翌日、同縫合創から再度、出血と血腫の形成を認めた（図1）。また、初診時に認めなかった手背部皮膚の紫斑が出現していた（図2）。
臨床検査所見：血液検査結果を表1に示す。

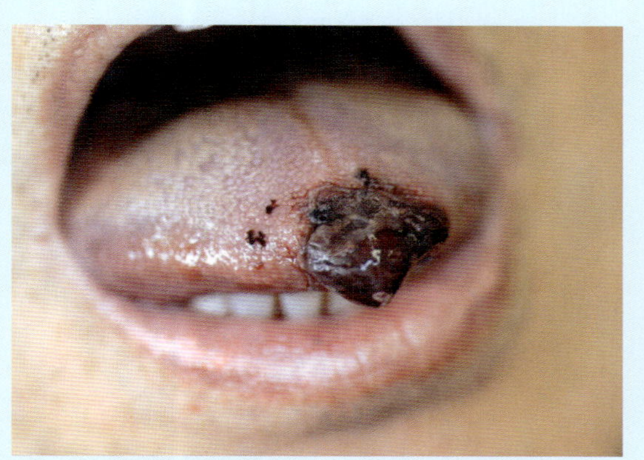

図❶　初診翌日の口腔内写真。舌尖部の血腫形成と出血を認める

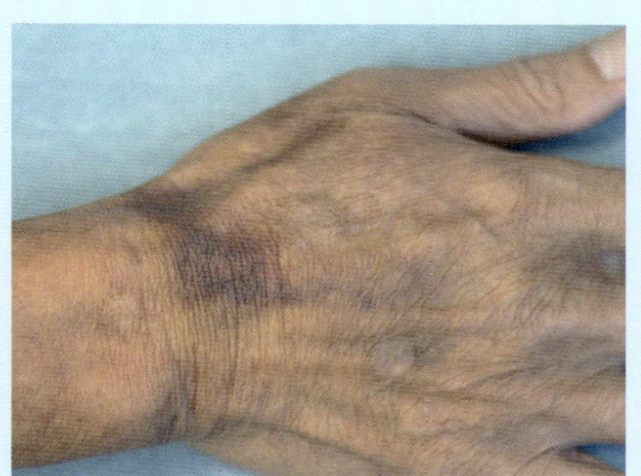

図❷　初診翌日の手背部皮膚写真。紫斑の存在を認める

表❶　血液検査所見

検査項目	測定値	正常基準値	(単位)
白血球数	7.5	4.0−9.0	(x10^3/μL)
赤血球数	3.8	4.10−5.30	(x10^6/μL)
ヘモグロビン	11.7	13−18	(g/dL)
血小板数	5.5	10−35	(x10^4/μL)
プロトロンビン時間	14.0	11.0−13.4	(秒)
部分トロンボプラスチン時間	27.8	23.2−35.3	(秒)
PT-INR	1.2	0.94−1.15	(なし)
フィブリン分解産物（FDP）	122.8	0−4	(μg/dL)
フィブリノーゲン	94.0	193−364	(mg/dL)

最も疑われる疾患名は？

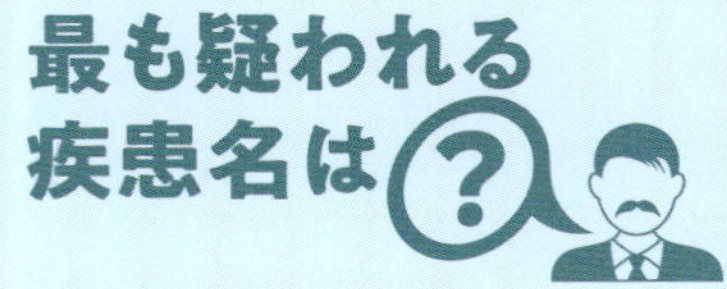

① 後天性血友病
② 遺伝性出血性末梢血管拡張症
③ von Willebrand 病
④ 慢性播種性血管内凝固症候群

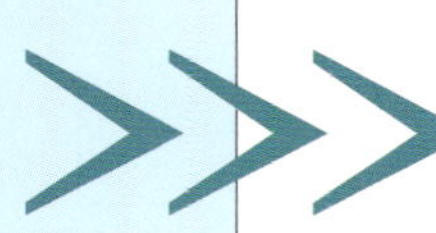

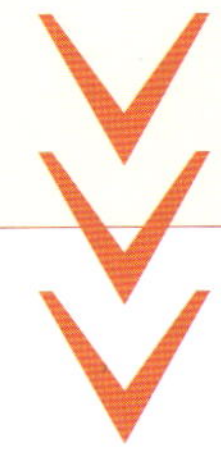

A.

血液検査所見でFDP（フィブリン分解産物）上昇、フィブリノーゲン減少、および血小板数低下を認めることから、出血性素因中の線溶系の異常による口腔内出血を疑い、血液内科へ診察を依頼した。その結果、持続的な口腔内出血、胸部大動脈瘤の存在に上記臨床検査結果を厚労省DIC調査研究班の基準に当てはめると、DIC scoreの合計は8点となり（**表2**）、慢性播種性血管内凝固症候群（慢性DIC）と診断された。同日より新鮮凍結血漿3単位、ケイツーN（ビタミンK）を2日間静脈内より投与され、口腔内出血は止血し、手背皮膚の紫斑は縮小した。心臓血管外科を受診した結果、胸部大動脈瘤中の解離した残存腔が血栓で閉塞される過程において、凝固因子が消費されている可能性を指摘された。初診後8日目、舌尖創部の治癒は良好で手背部皮膚の紫斑も消失した（**図3、4**）。

近年、悪性腫瘍や動脈瘤に合併した、慢性DICによる口腔領域の異常出血症例が報告されている。大動脈瘤に合併した慢性DICの発症頻度は低く、止血凝固異常を呈する例は5.8%と報告されている。

慢性DICは悪性腫瘍や大動脈瘤が有する局所的な血管壁の異常から血栓が形成され、凝固因子が過剰に消費され、更に線溶系が持続的に亢進することから、異常出血を呈するとされている。

基礎疾患として大動脈瘤を有する患者に歯科口腔外科領域の観血的処置を行う場合は、慢性DICの合併を考慮し、血液凝固系を術前に評価する必要があると思われる。

表❷　臨床検査項目とDIC score

検査項目	測定値等	正常基準値	DIC score
血小板数	5.5	10－35	2点
フィブリン分解産物（FDP）	122.8	0－4	3点
フィブリノーゲン	94.0	193－364	2点
出血	あり	－	1点
DIC score 合計	－	－	8点

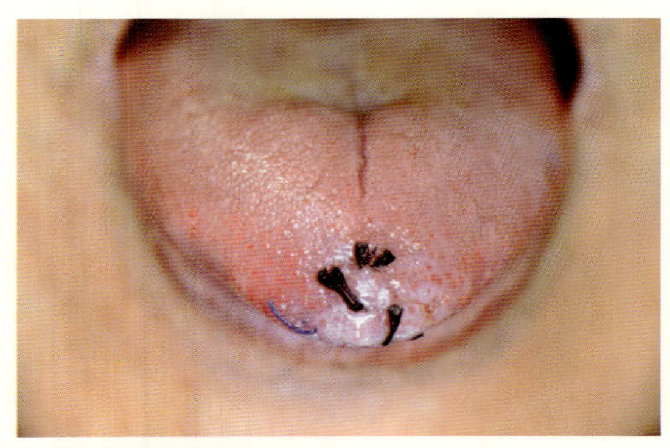

図❸　補充療法後、出血を認めない

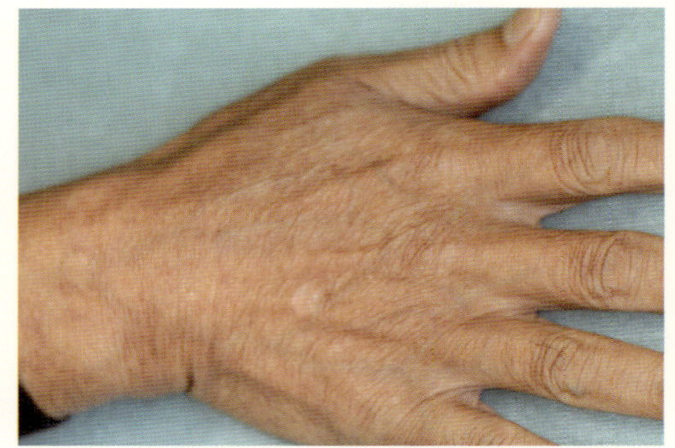

図❹　補充療法後、手背部皮膚の紫斑は消失した

大矢亮一
Ryoichi OYA
産業医科大学病院　歯科口腔外科
〒807-8555　福岡県北九州市八幡西区医生ヶ丘1-1

Q.113

上顎歯肉の腫脹、出血

患者：37歳、女性
主訴：上顎歯肉の腫脹
家族歴：特記事項なし
既往歴：中耳炎、虫垂炎、接触性皮膚炎、潰瘍性大腸炎
現病歴：20XX 年3月ごろより上顎歯肉の腫脹を自覚。ブラッシング時に同部より出血を繰り返したため、かかりつけ歯科医院を受診した。歯周治療およびステロイド軟膏の塗布を行うも症状改善せず、同年9月に当科紹介受診となった。
現症：体格中等度、栄養状態良好
口腔外所見：顔貌は左右対称。鼻症状はなく、頸部およびその他の部位に、腫大リンパ節は触知しなかった。
口腔内所見：上顎の唇側歯肉はび漫性に腫脹し、表面は粗雑で苺状を呈していた。易出血性であり、接触痛も伴っていた。口蓋側の歯肉はほぼ正常であったが、右側臼歯部の歯頸部にも同様の病変を認めた。上顎の歯は全顎的に動揺度1～2度であった。下顎歯肉に同様の病変を認めるも限局しており、右側前歯部唇側に認められるだけであった（図1）。
血液所見：一般的な血液検査を行ったところ、炎症性マーカーのCRPに若干の上昇を認めたが、その他の項目では異常所見は認められなかった。
画像所見：パノラマX線写真においては、全顎的に歯槽骨の吸収をやや認めるも、顎骨内にあきらかな病変は認められなかった（図2）。
病理組織学的所見：病変部（上顎歯肉）の生検を施行したところ、錯角化を伴う肥厚性の重層扁平上皮層を認めた。結合組織内に形質細胞、リンパ球、好中球主体の慢性炎症性細胞の浸潤および線維化を認めたが、異型細胞は認めなかった（図3）。

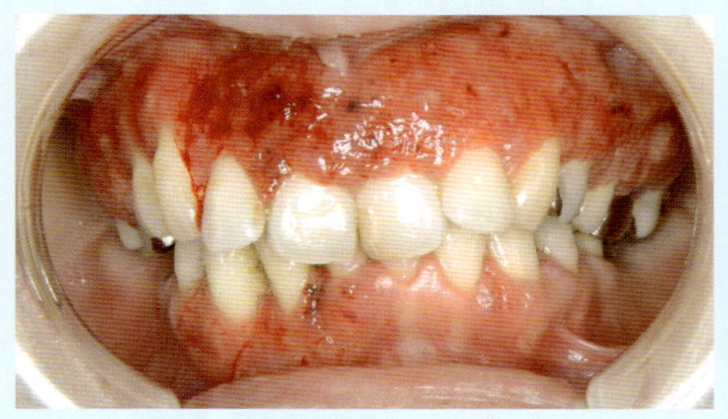
図❶　初診時の口腔内写真

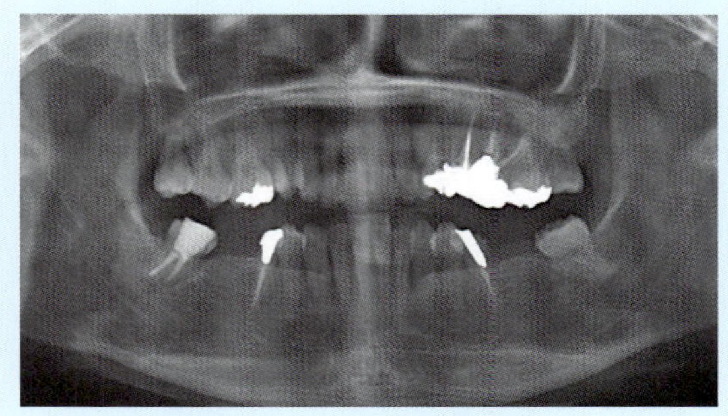
図❷　初診時のパノラマX線写真

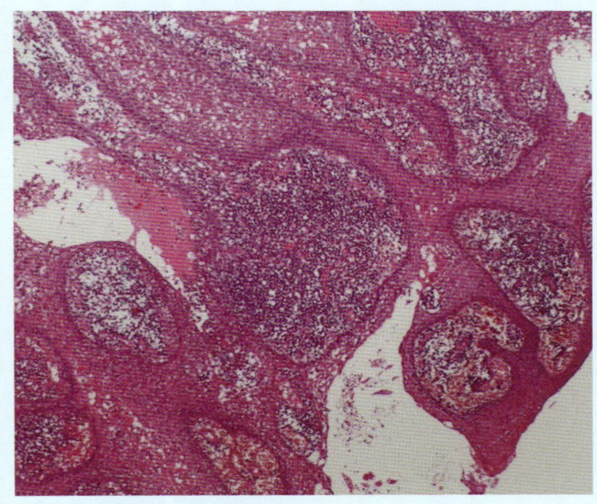
図❸　病変部の病理組織像

最も疑われる疾患名は

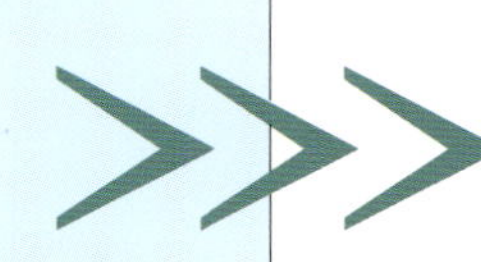

① 急性骨髄性白血病
② 血管腫
③ 多発血管炎性肉芽腫症
④ Histiocytosis X

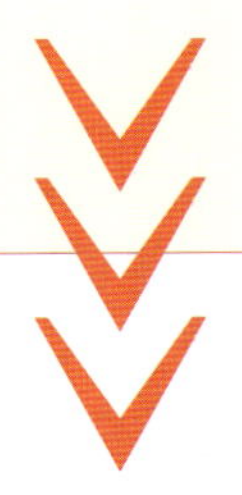

A.

③ 多発血管炎性肉芽腫症

多発血管炎性肉芽腫症（旧名 Wegener 肉芽腫症）は、病理組織学的に、①全身の壊死性・肉芽腫性血管炎、②上気道と肺を主とする壊死性肉芽腫性炎、③半月体形成性腎炎を呈し、その発生機序に抗好中球細胞質抗体（ANCA）が関与する血管炎症候群で、国の指定難病となっている。発症年齢は男性が30～60歳代、女性が50～60歳代といわれており、男女比はほぼ1：1とされている。発熱や体重減少などの全身症状とともに、上気道の症状（鼻出血、中耳炎、咽喉頭潰瘍）や血痰、呼吸困難といった肺症状のほか、進行性腎炎や多発関節痛などさまざまな症状を呈する。口腔内症状としては、特徴的な苺状歯肉（strawberry gums）を呈する場合もあるが、特徴的な所見がない場合もある。壊疽性歯肉炎あるいは肥厚性歯肉炎から始まる症例もあり、歯間乳頭が赤く腫れ、やがて壊疽性の潰瘍を生じる。X線像に歯槽突起や歯間中隔の吸収が認められ、歯牙の動揺を伴うこともある。

本症例では当初、腫瘍性病変を疑い上顎歯肉の生検を行ったが、病理組織学的には、歯肉炎を伴う炎症性肉芽との診断であった。よって、当科にて抗菌薬の投与と口腔清掃を定期的に行ったが、症状軽快せず微熱も継続した。全身疾患からの関連を疑い、追加の血液検査を行ったところ、PR3-ANCA、抗 SS-A/Ro 抗体値の上昇を認め、シェーグレン症候群や多発血管炎性肉芽腫症が鑑別診断として挙がった（**表1**）。膠原病内科に対診し、精査したところ、胸部 CT にて線状陰影が多数認められ、局所型の多発血管炎性肉芽腫症との確定診断がつき、ただちに治療が開始された。

治療としては、高用量ステロイド＋免疫抑制剤（シクロフォスファミド）による寛解導入療法が行われるのが一般的だが、本患者は挙児希望があったため、シクロフォスファミドの使用は行わずにメトトレキセートを選択し、後にアザチオプリンによる維持療法を行った。また、潰瘍性大腸炎の治療目的に内服中であったメサラジンも中止となった。治療開始4週間後より、PR3-ANCA 値の減少が確認された。口腔内においても、歯肉の腫脹、発赤はほぼ消失し、正常な状態へ回復したが、歯肉の退縮により歯牙の動揺が増悪したため、歯牙の暫間的な固定や歯周治療を継続して行った。症状が改善したこともあり内服治療を中断したところ、再度、歯肉の腫脹を認めたため、現在も内服治療を継続している。

難治性口内炎に遭遇する機会は多い。細菌やウイルス性の粘膜疾患や悪性腫瘍を考慮することはもちろんだが、今回のように自己免疫疾患に代表されるような内科疾患の可能性も考慮し、検査を行う必要がある。

表❶　血液検査所見

検査項目	検査値	正常値
PR3-ANCA（U/mL）	90.9	3.5未満
MPO-ANCA（U/mL）	<1.0	3.5未満
IgG4（mg/dL）	3.4	4.8～105
抗 SS-A/Ro 抗体（U/mL）	177	10未満
抗 SS-B/La 抗体（U/mL）	<7.0	10未満

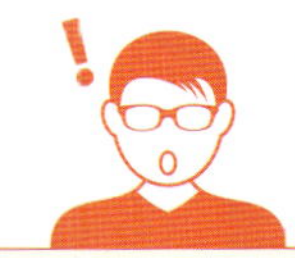

山下佳雄
Yoshio YAMASHITA
佐賀大学医学部　歯科口腔外科学講座
〒849-8501　佐賀県佐賀市鍋島5-1-1

Q.114

舌からの突然の出血

患者：77歳、男性

主訴：舌出血

現病歴：初診2ヵ月前から舌尖部にときどき疼痛を自覚するようになり、突然右舌体部より出血を認め、止血困難のため当院に救急搬送された。

既往歴：59歳時、舌がん（T3N2cM0）にて放射線化学療法を施行した。76歳時に左大腿骨骨折、術後はエルデカルシトールを内服していた。また、喘息にてモンテルカストナトリウム、L-カルボシステインの内服、発作時にベクロメタゾンプロピオン酸エステルを吸入していた。

現症：右舌体から舌縁にかけて脆弱な血餅が形成され、血餅の辺縁からは持続的な静脈性の出血を認めた（図1）。同部には30×12㎜の潰瘍を認めた。舌の可動はやや不良で、軽度の発語障害が認められた。本人や救急隊員からの問診、救急搬送時に圧迫したガーゼに含浸した血液の量から相当量の出血が考えられたが、貧血や脱水症状は認めず、意識も明瞭であった。局所麻酔後、血餅を除去して静脈性の出血点を確認し、そのすぐ中枢側を周囲組織と一塊にして結紮することで一応の止血を得ることができた（図2）。

臨床検査所見：血液検査にて赤血球431×10^4/㎜^{3}、ヘモグロビン14.2 g/dLで貧血は認めなかったが、白血球10190/㎜^{3}、CRP 0.52㎎/dLと炎症マーカーの軽度亢進がみられた。その他、異常所見は認めなかった。

画像所見：造影CT検査にて右舌体から舌縁にかけて境界明瞭で内部不均一な低吸収域がみられ、辺縁部に軽度の造影効果を認めた。両側顎下リンパ節、上内深頸リンパ節、中内深頸リンパ節に直径10㎜程度の複数の結節がみられた。また、右上内深頸リンパ節は低吸収域を伴い、中心壊死が疑われた（図3）。

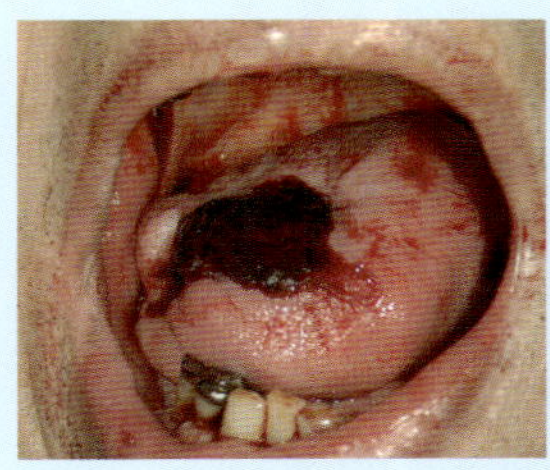

図❶　初診時の口腔内写真。右舌体から舌縁にかけて脆弱な血餅が形成され、血餅の辺縁からは持続的な静脈性の出血を認めた

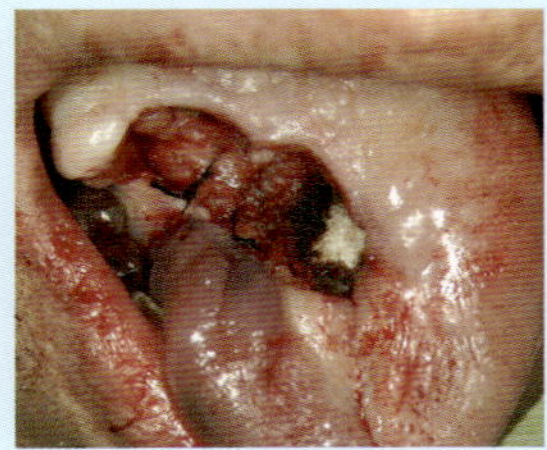

図❷　止血処置時の口腔内写真。血餅の下には30×12㎜の潰瘍が認められ、出血点のすぐ中枢側を結紮し、一応の止血を得た

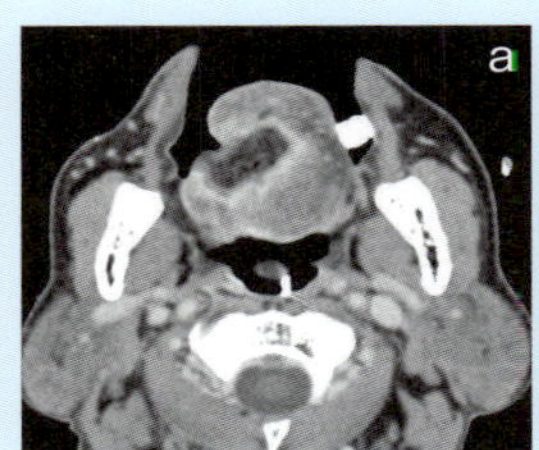

図❸　止血後の造影CT画像
a：右側舌体から舌縁にかけて、境界明瞭な軽度の造影効果を伴う像が認められた
b：両側顎下、上・中内深頸部に有意な腫大リンパ節を認めた。右上内深頸リンパ節は低吸収域を伴い中心壊死を疑わせる

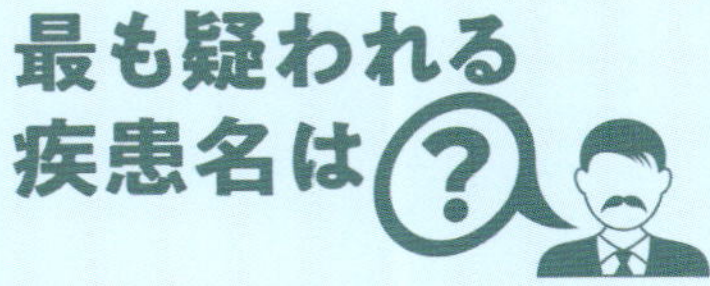

①舌咬傷　②舌血腫
③舌がんの晩期再発　④舌サルコイドーシス

A.

③ 舌がんの晩期再発

これまでの報告からも、口腔がんの局所再発は5年以内に発生することがほとんどで、10年以上の長期間を経て晩期再発する割合は10%以下である。なかでも、本症例のように17年7ヵ月という長期間経過後の再発は非常に稀である。日本癌治療学会の「癌診療ガイドライン」では、口腔がんの局所再発のほとんどが1～2年の間であるとしているが、本例のような晩期再発例もあることから、術後5年以降も半年に1回の経過観察を推奨している。

処置および経過：正常組織も含めて生検を行った後、止血剤サージセルを出血点にあてがい、アクロマイシン軟膏含浸ガーゼでタイオーバーを施すことで完全な止血を得た（図4）。

当科入院下で止血処置を施し、経過観察を行ったところ、扁平上皮がん（Squamous cell carcinoma：SCC）の診断を得たため頭頸部外科でTPF療法を2クール行い、退院後TS-1の内服を行った。外来にて以後の検査、治療に影響を与え得る予後不良な歯の抜歯や口腔ケア、定期的な口腔管理を継続した。

化学療法により舌の潰瘍は縮小したが腫瘍は残存し、顎下および頸部の転移リンパ節は増大し、全身へ多発転移を来したため緩和医療を行うなか、初診より10ヵ月後に死亡した。

病理組織学所見：腫瘍細胞が正常な重層扁平上皮を置換し、上皮下組織に索状に、あるいは胞巣を形成して増生しており、17年前と同様、扁平上皮がんの診断であった（図5）。放射線治療後の晩期再発のため放射線誘発がんの可能性を考慮する必要があるが、同組織、同部位であったことから、酒井らが提唱した確信度分類で最も確信度が低いCに分類され、誘発がんの可能性は低いと考えられた。

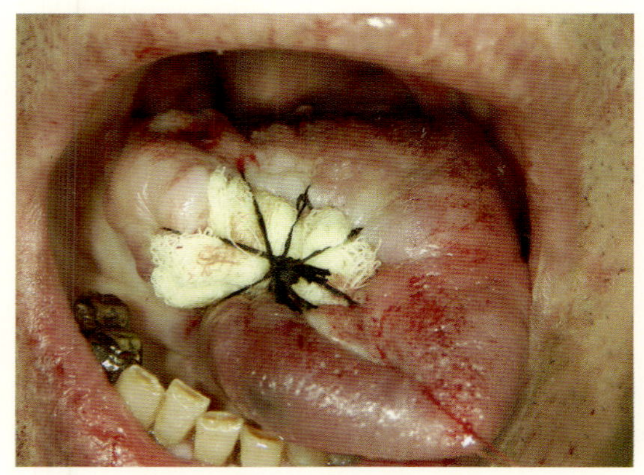

図❹　止血後の口腔内写真。酸化セルロースをあてがい、テトラサイクリン軟膏含浸ガーゼでタイオーバーを行い、完全な止血を得た

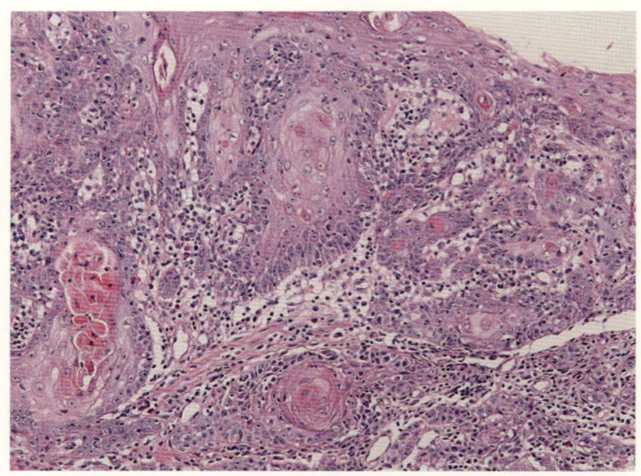

図❺　病理組織写真。腫瘍細胞が正常な重層扁平上皮を置換し、上皮下に索状に、あるいは胞巣を形成して増生している

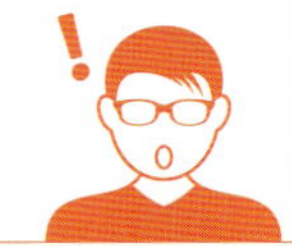

東森秀年
Hidetoshi TOHMORI
米田進吾
Shingo YONEDA
国家公務員共済組合連合会　呉共済病院　歯科口腔外科
〒737-8505　広島県呉市西中央2-3-28

Q.115

歯肉からの異常な出血

患者：77歳、男性
初診：2014年11月
主訴：歯肉からの出血
既往歴・家族歴：胃がん（2007年）、前立腺肥大（2011年）、認知症
現病歴：2014年11月初めに近在歯科医院にて5|の抜歯を行った。同日より抜歯窩の出血が持続していたが、放置していた。抜歯後3日目には口から血が溢れるようになったため、食事を摂ることができなくなり当科を受診した。
現症：**全身状態**；体格中等度、栄養状態やや不良。食欲不振にて最近体重の減少を気にしていた。
口腔外所見：頭部、前腕、下肢に、自然に発生した多発の点状出血斑を認めた（図1、2）。
口腔内所見：辺縁歯肉に不良凝結塊の形成と、その周囲からサラサラとした出血を認めた（図3）。出血量が多く、出血している歯肉をガーゼ圧迫しても、収縮剤を局所注射しても止血コントロールはできなかった。
初診時血液検査所見：赤血球数 526×10^4/μL、白血球数 76×10^2/μL、ヘモグロビン量 13.6g/dL、血小板数 6.4万 /μL、CRP 0.26 ㎎/dL、出血時間（Duke 法）1.0min、PT 40%、PT-INR 1.98、APTT 47.3sec、フィブリノゲン 64 ㎎/dL、Dダイマー 32.7ng/mL、FDP 定量 173.3μg/mL

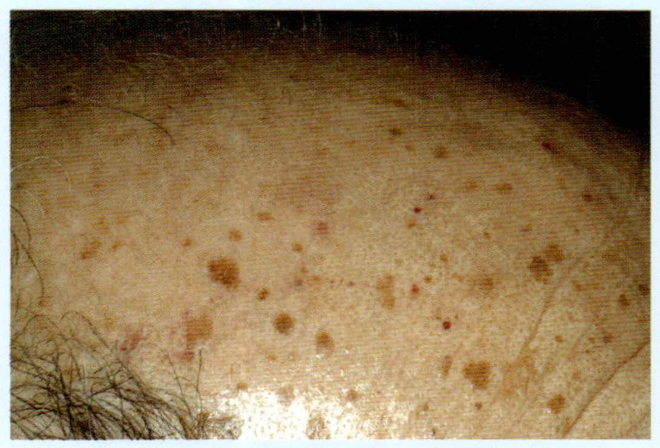
図❶　初診時、頭皮に認められた点状出血斑

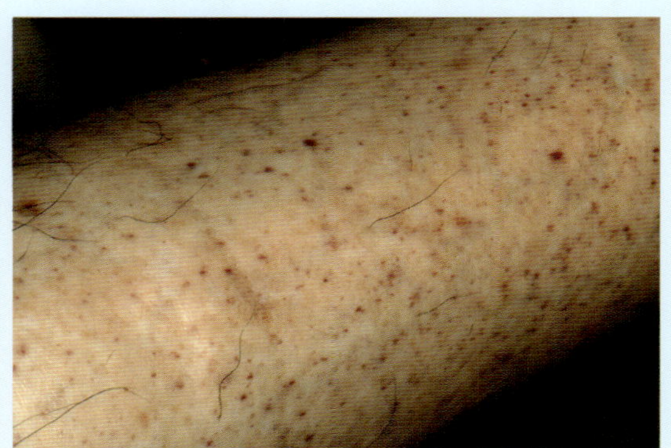
図❷　初診時、下肢に認めた点状出血斑

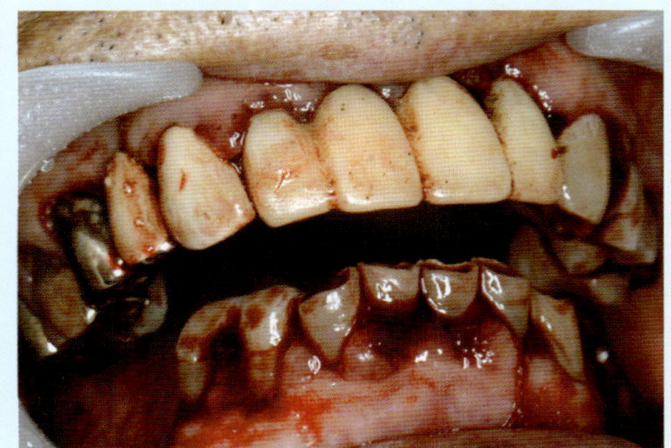
図❸　初診時の口腔内写真

最も疑われる疾患名は

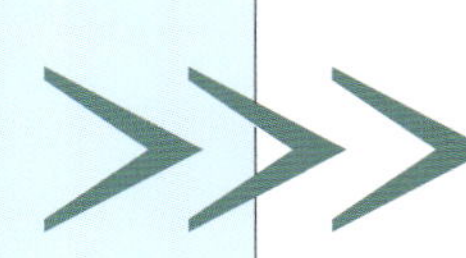

① 播種性血管内凝固症候群
② 血友病
③ 壊血病
④ 突発性血小板減少性紫斑病

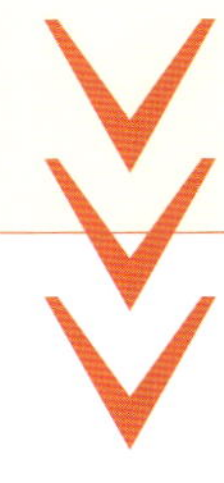

①播種性血管内凝固症候群

A.

歯科診療中に、全身疾患に関連する異常歯肉出血や抜歯後出血に遭遇することがある。歯肉の炎症など原因疾患があきらかな場合には診断は比較的容易であるが、口腔内に原因性が低く、全身基礎疾患が不明である場合は、診断に苦慮することがある。全身疾患に関連する口腔内の出血として、突発性血小板減少性紫斑病や白血病、血友病、再生不良性貧血、ビタミンK欠乏症、播種性血管内凝固症候群（disseminated intravascular coaguration：DIC）などが挙げられる。

本症例においては、歯肉からサラサラとした出血が見られ、ガーゼ圧迫では止血することが困難で、唾液に混じってすぐに口中が赤くなってしまうほどの異常出血を認めた。また、全身の皮膚に点状出血がみられたことから、全身疾患に関連する出血性素因を疑い、ただちに血液検査を行った。

検査結果から、血小板とフィブリノゲンの減少とFDPの著明な上昇を認めたため、DICと診断した。DICとは、固形がんや白血病、血管病変、敗血症などの種々の基礎疾患を有し、凝固系亢進による血栓傾向と、それに伴う二次的線溶系亢進による出血傾向を来した病態をいう。厚労省の診断基準では、①基礎疾患の有無、②出血症状・臓器症状の有無、③血小板数の低下、④FDP、⑤フィブリノゲン、⑥PTの各項目についてスコアリングし、補助診断基準のDダイマー、PIC、TAT、SFを用いて診断する。治療は、基礎疾患の治療、抗凝固療法、補充療法、および全身管理が基本となる。なかでも基礎疾患への治療が最も重要で、基礎疾患が制御されれば、DICは軽快あるいは終息するといわれている。

本症例では、医科へDICの診療依頼をするとともに、上下顎の止血シーネを作製し（**図4**）、サージカルパックとともに装着して歯肉出血のコントロールを行った。しかしながら、CEA 16.9ng/mL、Ca19-9 309U/mLと消化器系がんの腫瘍マーカーの異常が認められたものの、認知症のために検査が進まず、結果的に原因疾患への適切な治療が行えなかったこともあって、患者は14日後に亡くなった。そしてその後の剖検の結果、上行結腸に今回のDICの原因と思われる浸潤したがんが認められた。

DICでは、口腔内出血が初発症状となることがある。「この血は止まらないのではないか」と思わされるほどの異常出血では、衣服をまくり皮膚の出血斑を確認することが重要である。そして、DICなどの全身疾患が疑われたならば、ただちに医科との連携と、すみやかな原疾患の追求が望まれる。

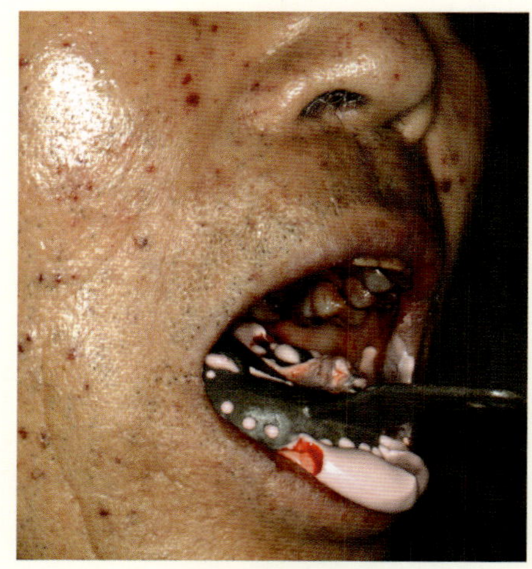

図❹　止血用シーネの印象採得。止血シーネを作製し、歯周パックと合わせて装着して、歯肉出血のコントロールを行った

黒柳範雄
Norio KUROYANAGI
碧南市民病院　歯科口腔外科　口腔ケアセンター
〒447-8502　愛知県碧南市平和町3-6

Q.116

原因不明の鼻血と上唇の傷

患者：5歳、男児
主訴：原因不明の鼻血と上唇の傷
既往歴：アトピー性皮膚炎、食物アレルギー
現病歴：母親より得た情報として、保育園に行く前に、かかりつけの歯科医院を受診し、局所麻酔下で左側上顎乳臼歯のう蝕治療を受けた。治療中も治療後もとくに異常はなく、男児は歯科医院からそのまま保育園に登園した。夕方、男児が保育園より帰宅すると、鼻血と口唇の傷が認められ、翌日当科を受診した。
現症：左鼻孔に鼻出血の跡を思わせる血餅、左上唇の腫脹と擦過傷の跡が認められた（図1）。粘膜側には、歯が接触したことによって生じたと思われる損傷も認められた。|Dに仮封材を認めたが、歯冠破折や歯肉膿瘍など、口腔内に異常所見は認めなかった。その他、頭部顔面や手足に異常所見はなく、全身状態も良好であった。

男児に発達障害はないが、保育園で転倒や鼻をいじったかなどについて尋ねるも、「わからない、知らない」との返答であった。心配している母親とは対照的に、診察中の男児の表情は穏やかであった。

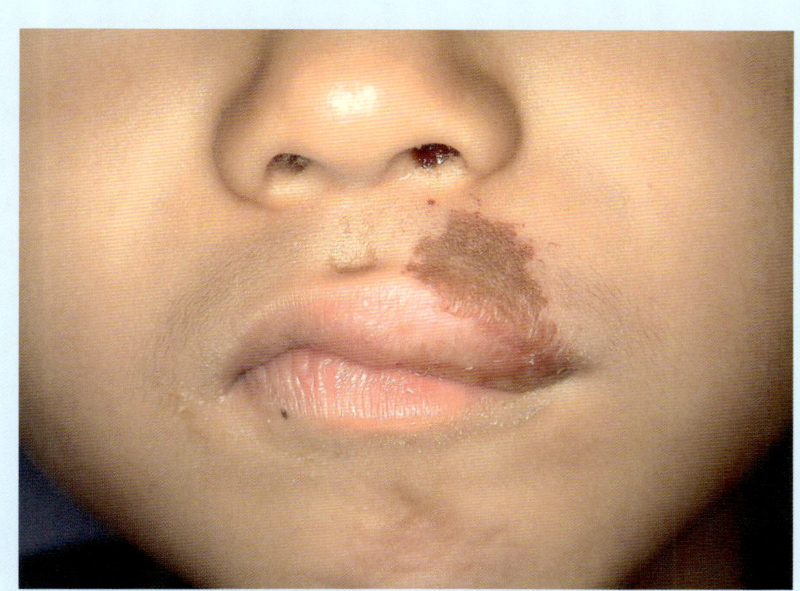

図❶　初診時の上唇周囲

最も疑われる疾患名は

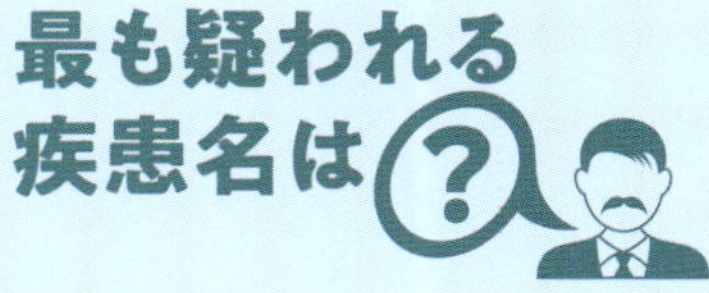

①転倒などによる外傷　②虐待による外傷
③局所麻酔による合併症　④出血性素因

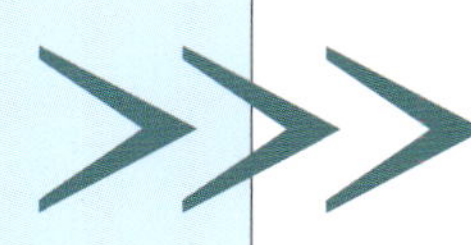

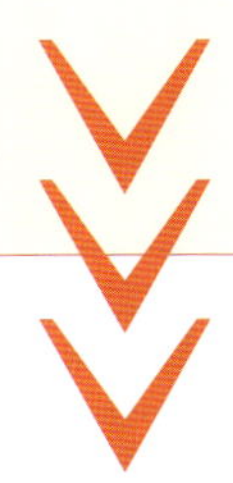

A.

③局所麻酔による合併症

まず、子どもへの問診は難しく、たとえば親に叱られると思うと、正確な返答（情報）が得られない。本症の男児も後ろめたさがあるのか、「わからない、知らない」といった返答のみであった。しかし、状況から最も疑われるのは、局所麻酔による合併症（あるいは続発症）であり、創傷処置にて軽快した（**図2**）。転倒などによる外傷を必ずしも否定できないが、上唇の擦過傷が限局的であり、一元的にはどのような状況で受傷したかの推測が難しい。

近年、虐待や育児放棄により、歯の脱落や破折、口腔軟組織の損傷、あるいはう蝕の多発などの事例が報告されている。歯科医療機関は、このような兆候を早期に発見しやすい立場にあり、この視点からの診察も重要である。子どもの乏しい表情や、保護者の疲弊感が感じ取れる場合もある。虐待による受傷部位は、直接見える体表面ではなく、衣服に隠れる部位や口の中なので、「唇以外に血は出ていないかな」などと話しかけながら、さりげなく袖や襟を捲って診察を行う。本症では他部位への外傷を認めず、子どもと母親の雰囲気からも虐待は否定的である。

歯科治療における局所麻酔後に、唇を咬む事例はしばしば経験される。本症では男児が登園後に、上唇周囲の違和感から唇を咬み、引っ掻き、鼻をいじったと推測される。最も使用されている歯科用局所麻酔剤は、歯科用リドカイン塩酸塩・アドレナリン注射剤であり、投与状況にもよるが作用時間は1～2時間である。投与後の口腔内咬傷の危険性については添付文書にも記載されており、子どもに投与した場合、保護者に十分注意を促す必要がある。本症で母親が十分説明を受けたかどうかは不明であった。この危険性を軽減する目的で、治療内容によって、血管収縮剤を含まず、作用時間の短い（30分程度）メピバカイン塩酸塩注射液が投与される場合も少なくない。

また、原因不明の出血をみたら、必ず出血性素因についても疑う。**図3**は以前勤務していた病院で、頬粘膜の血腫を主訴に受診された成人女性である。咬傷と思われたが、前腕にも出血斑（**図4**）を認め、精査後に特発性血小板減少性紫斑病の診断を得た。

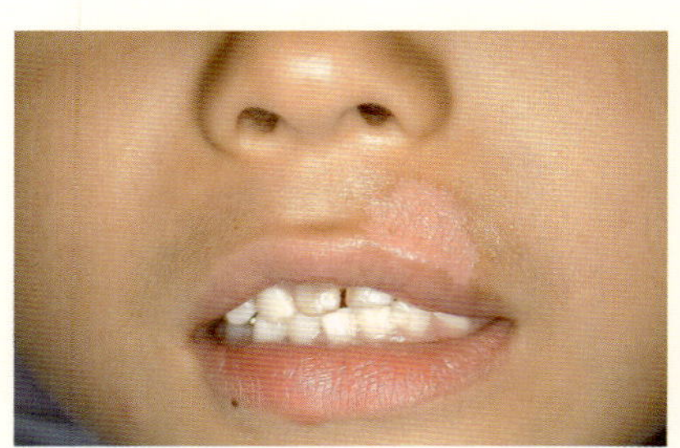

図❷　1週間後、痂皮は脱落（指で剥がしていた）

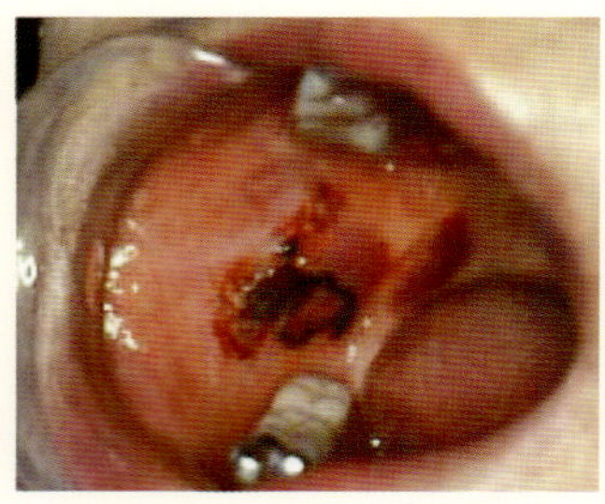

図❸　右頬粘膜の血腫が主訴の成人女性

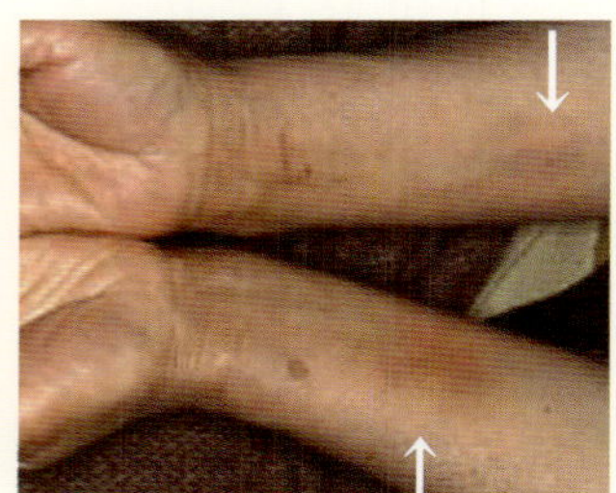

図❹　前腕の出血斑（矢印）

加納欣德
Yoshinori KANOH
あいち小児保健医療総合センター　歯科口腔外科
〒474-8710　愛知県大府市森岡町7-426

Q.117 頬粘膜からの出血

患者：82歳、女性

主訴：頬粘膜からの出血、疼痛

既往歴：陳旧性心筋梗塞、心房細動、高血圧症、変形性膝関節症

現病歴：1ヵ月前より、両側頬粘膜の疼痛を主訴に近歯科医院を受診し、カンジダ症の診断でフロリード® ゲルが処方された。その後も症状の改善が乏しかったが、10日前より四肢の皮下出血斑を自覚するようになった。2日前より頬粘膜からの出血、疼痛が強くなってきたため、再度近歯科医院を受診したところ、精査加療目的のため当科に紹介受診となった。

現症：**口腔外所見**；左手背、左前腕部、大腿部に紫斑を認めた（図1、2）。

口腔内所見：両側頬粘膜に発赤、びらんを認め、易出血性であった（図3）。右舌縁部にも紫斑を認めた。口腔粘膜に白斑は認めなかった。

常用薬：フロセミド、ジゴキシン、スピロノラクトン、ニコランジル、ワルファリンカリウム、酸化マグネシウム。

臨床検査所見：

WBC6,100/μL、RBC483×10⁴/μL、Hb10g/dL、MCV75.2fL、MCH22.1pg、MCHC29.4％、PLT33×10⁴/μL、AST27U/L、ALT16U/L、LDH347U/L、BUN35 mg/dL、CRE25mg/dL、CRP1.3mg/dL、PT-INR>10.0

図❶　左手背および前腕部に紫斑を認めた

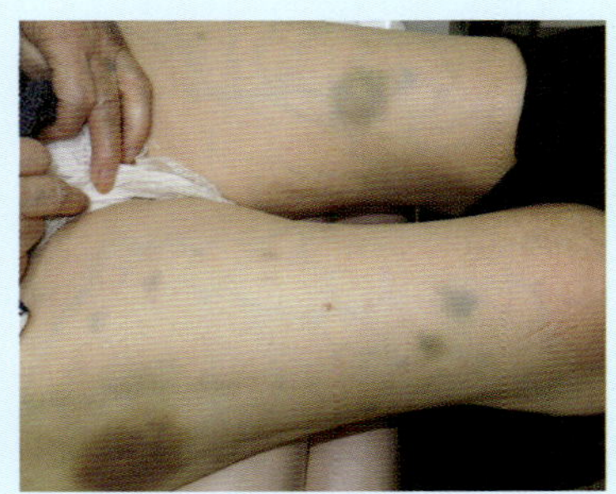

図❷　両側大腿部に紫斑を認めた

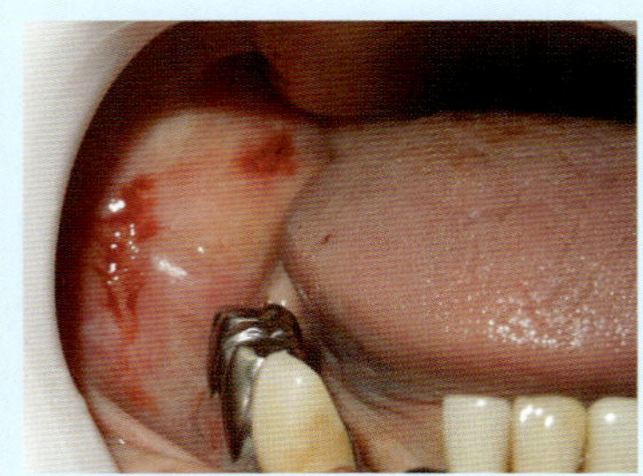

図❸　右頬粘膜にびらんおよび出血を認めた

最も疑われる疾患名は？

① 再生不良性貧血
② 薬剤による出血傾向
③ 特発性血小板減少性紫斑病
④ 播種性血管内凝固症候群

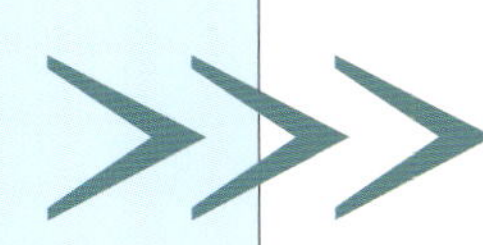

A.

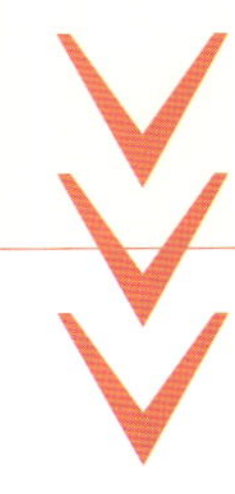

②薬剤による出血傾向

ミコナゾール（フロリード® ゲルなど）は口腔や食道カンジダ症に対して用いられ、口腔内に塗布される製剤であるが、ワルファリンとの併用により重篤な副作用事例が多く報告されている。2013年4月から2016年7月に両薬剤の相互作用による出血関連事象は41例、うち死亡例は1例報告されている（医薬品・医療機器安全情報 No.338）。ミコナゾールは嚥下されたものが吸収され、肝臓の代謝酵素を強く阻害するためワルファリンの血中濃度が上昇し、PT-INR が大幅に上昇する。また、ミコナゾールの服用中止後もワルファリンの作用が遷延し、数週間から数ヵ月程度続くため、ワルファリン内服量の調節が困難になることから、2016年10月からミコナゾールの添付文書で「併用禁忌」に変更となった。ワルファリンのみならず、他の抗凝固薬であるリバーロキサバン（イグザレルト®）も併用禁忌で注意が必要である。口腔・食道カンジダ症治療に対するミコナゾールの代替薬としてアムホテリシン B シロップ（ファンギゾン® シロップ）が挙げられる。

処置および経過：近歯科医院の診断により、ミコナゾールを3週間ほど使用していた。初診時、両側頬粘膜からの出血を認め、舌および全身皮膚の紫斑から凝固能異常を疑い、血液検査を施行した。PT-INR は10.0以上と検査感度上限を振り切るような状態であったため、ミコナゾールとワルファリンの薬剤相互作用による出血傾向と診断し、即日入院管理とした。循環器内科に対診を行い、ワルファリンの休薬、メナテトレノン（ケイツー N® 静注）10mg静脈内投与し、翌日には PT-INR は1.5に低下した。その後は、貧血や下血など全身症状はなく循環器内科に転科し、入院8日目に PT-INR1.9とコントロール域になったため退院した。

ワルファリン服用患者で、口腔粘膜からの出血や鼻出血、全身皮膚の紫斑などを認める場合は凝固能の異常が懸念されるため、PT-INR の確認を行い、ワルファリンの中止およびビタミンK投与によるリバースの検討が必要である。また、PT-INR が低下してもミコナゾールの影響は持続するため、ワルファリンの至適コントロール域になるまでモニタリングを頻回に行い、ワルファリン量を調節する必要がある。本例では、口腔粘膜の出血、四肢の紫斑からあきらかに凝固能の異常を示唆する所見があり、ミコナゾールとワルファリンを併用していることから、相互作用による PT-INR 過延長と判断し、循環器内科に対診して大事には至らなった。

高齢者の口腔カンジダ症に対して抗真菌薬を投与する頻度は多いと思われるが、基礎疾患の有無および抗凝固薬など常用薬の確認を行い、薬剤の相互作用を念頭におくことが重要である。とくにワルファリン内服中である場合にはミコナゾールとの併用禁忌であるため、地域の病院歯科や大学病院に治療依頼することが望ましい。

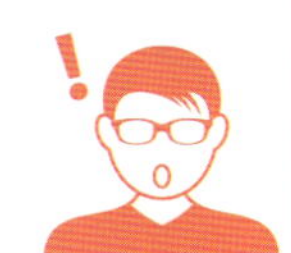

武内保敏 水戸済生会総合病院　歯科・口腔外科
Yasutoshi TAKEUCHI 〒311-4198　茨城県水戸市双葉台3-3-10

Q.118

乳児の口蓋に突如出現した骨様物

患者：9ヵ月、女児
主訴：口蓋部の精査
既往歴：特記事項なし
家族歴：特記事項なし
現病歴：某年12月2日の夜、両親が患児の口蓋部の異変（骨が突然出現した）に気づいた。すぐに近隣病院の救急外来を受診するも、診断が確定せず、当科へ紹介となった。翌朝、父親の運転する自家用車で、母親に抱かれながら来院した。
現症：患児は元気であり、飲食も通常どおり行っていて、呼吸状態、全身状態も良好であった。また、全身に外傷を疑う所見は認められなかった。

口腔内所見は、口蓋前方に乳白色の円錐状の骨様物が認められた。骨様物の表面は平滑で、動揺は認められず、周囲よりの出血や異臭も認められなかった（図1）。

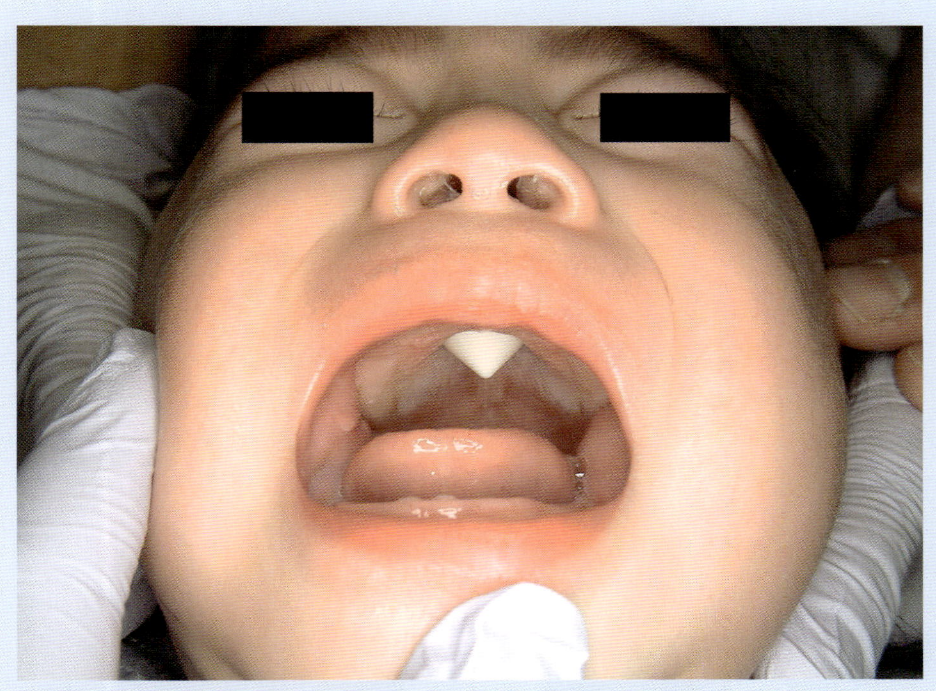

図❶　初診時の口腔内写真

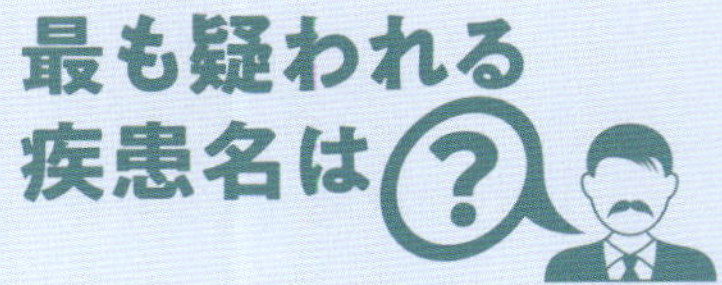

① 何らかの先天異常　② 口腔内異物
③ 骨隆起（口蓋隆起）　④ 口蓋腫瘍

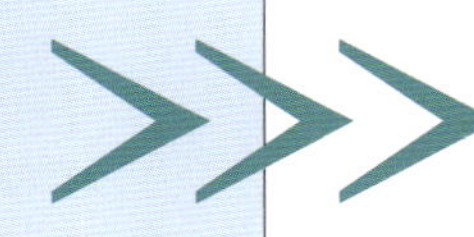

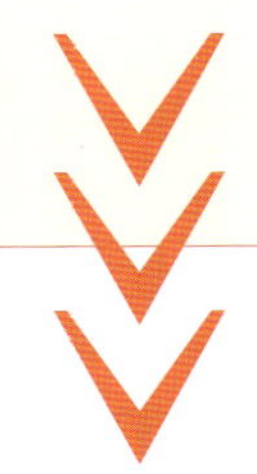

② 口腔内異物

A.

所見より、今回の骨様物が異物であることは容易に診断できる。しかし、口腔内を見慣れているわれわれには容易であるかもしれないが、前医や両親では判断がつかず、いくつかの注意が必要な症例である。

本症例の処置は、異物の脱落に伴う誤飲・誤嚥の可能性を考慮して、歯科用吸引嘴管にて異物自体を吸引しつつ、口蓋と異物の間に鉗子を挿入して間隙を作り、除去した。異物は、直径約12㎜の乳白色、円錐形のプラスチックキャップであり（**図2**）、両親は「まったく心当たりがない」とのことであった。この約半日の間に、異物が脱落し、窒息に至らなかったことは幸いである。

口腔内異物とは、通常外力により組織内に異物が迷入した状態を指し、何らかの傷害を伴っているものと考えられる。しかし、乳幼児においては、好奇心により手にしたものを口腔内へ運ぶ習性と、口腔内構造の特殊性により、いわば「口腔内組織外異物」というべき、傷害を伴わない口腔内異物の状態が起こり得る。これは、健常な成人においては自ら除去し得るため、乳幼児において特異的な発生機序である。

図3は、7ヵ月女児の下顎前歯に、玩具であるアイロンビーズが陥入した症例である。歯冠色の変化に母親が気づき、来院した。異物の誤飲・誤嚥に注意し、歯牙を脱臼させないよう除去した。母親は除去物を見るまで、それが兄弟の所持していたアイロンビーズとは気づかなかった。

乳幼児では、事故の際の目撃者がいない場合、その状況がはっきりせずに診断が困難となる。口腔内組織外異物においても、発見の遅れや対応の誤りにより、誤飲・誤嚥への進展や、**図3**の症例などでは、歯や歯周組織の損傷を引き起こすおそれがある。また多くの場合、保護者に異物としての認識がないことも特徴的である。

乳幼児の誤飲事故の多くは、家庭内で発生している。これは原因となるものを、子どもの手の届く範囲に置いてあるためと考えられる。乳幼児の診療を行う歯科医療機関においても、待合室や診察台周囲でこのような事故を起こさせない配慮が必要である。

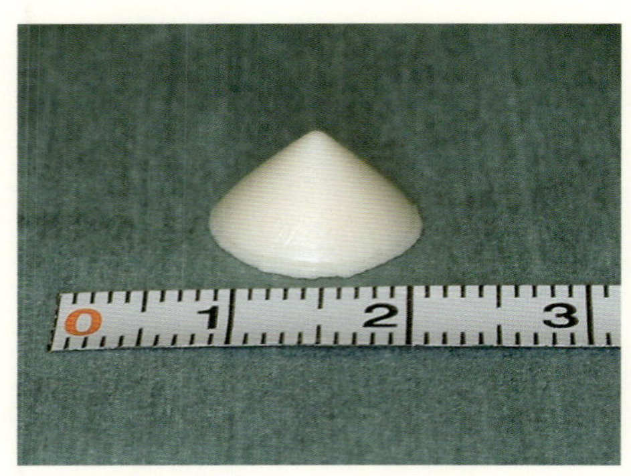

図❷　除去した異物

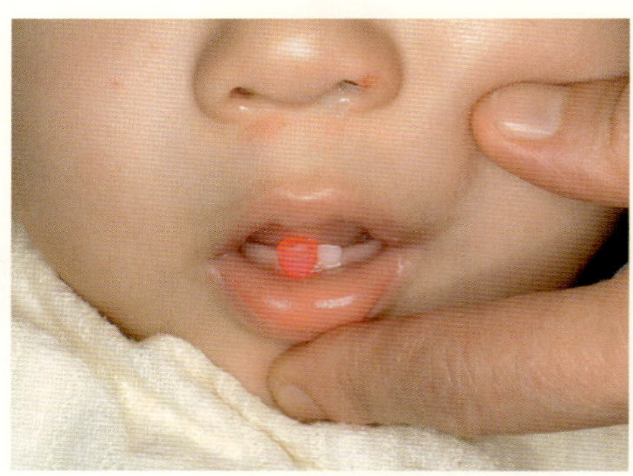

図❸　7ヵ月女児の下顎前歯に異物が陥入した症例

大渕泰彦　Yasuhiko OHBUCHI
加納欣徳　Yoshinori KANOH
あいち小児保健医療総合センター　歯科口腔外科
〒474-8710　愛知県大府市森岡町7-426

Q.119

発赤を伴った腫瘤性病変

患者：69歳、女性
主訴：右下顎部の硬結を伴う腫瘤
現病歴：1ヵ月ほど前から、右上口唇から頬粘膜に硬結を認め、自発痛を感じるようになり、当院を受診した。
既往歴：高脂血症
家族歴：特記事項なし
現症：右上口唇に発赤を伴う硬結を認め、右頬粘膜及び顎下部に硬結を伴う有痛性の可動性腫瘤を触知した（図1）。
X線所見：パノラマX線写真では全歯にわたり根尖病巣を認めなかった。造影 CT 所見では、右頬部および顎下部に結節性病変を認めた。MRI 所見では、脂肪抑制 T1W1像にて6×2㎜の扁平な強調像を呈していた（図2～4）。

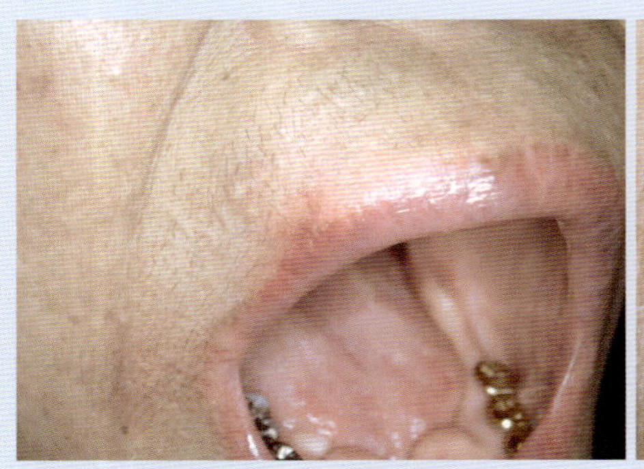
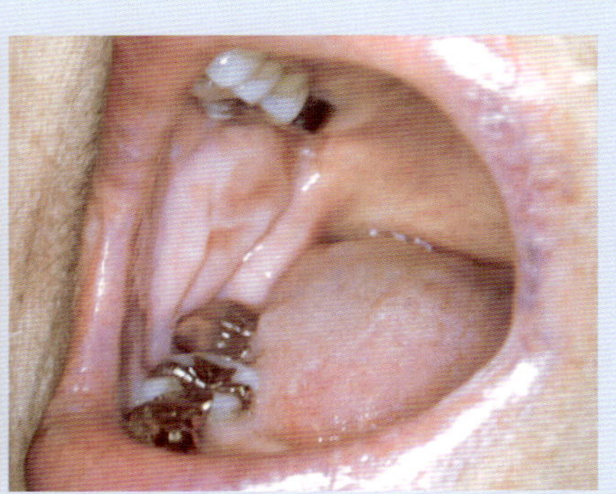

図❶　初診時の顔面・口腔内写真

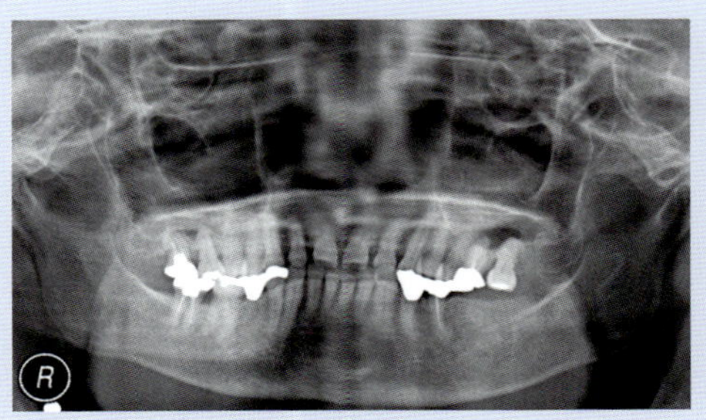

図❷　初診時のX線写真

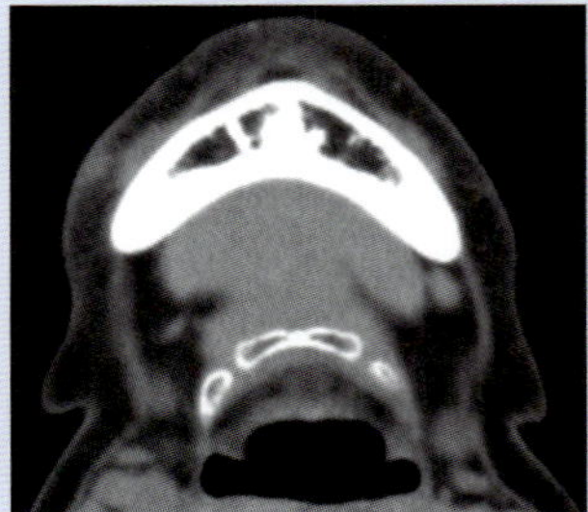
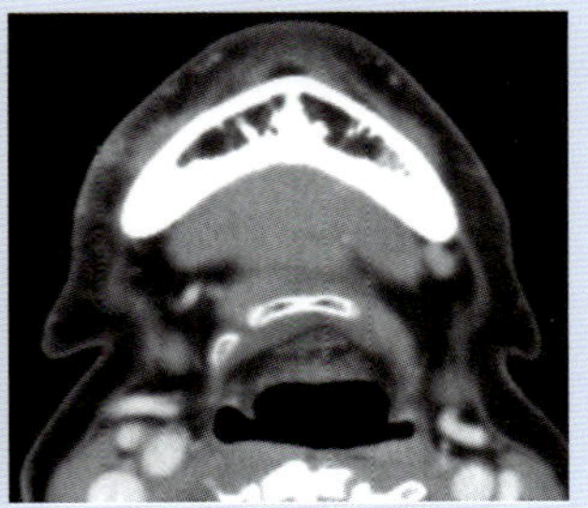

図❸　初診時の CT 写真

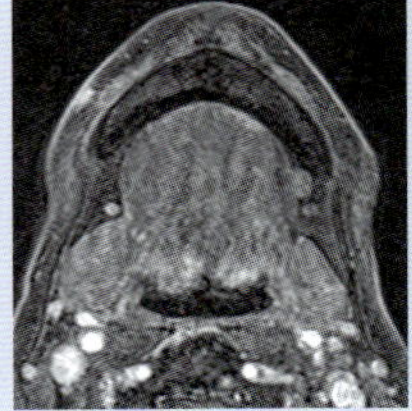
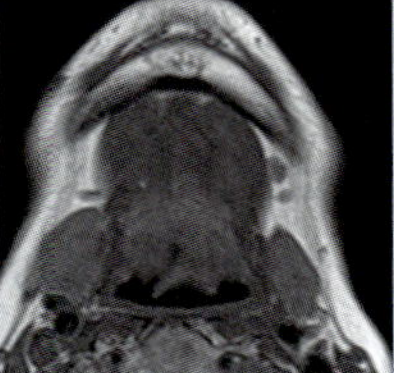
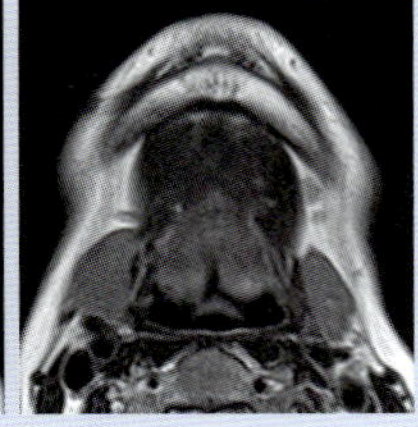
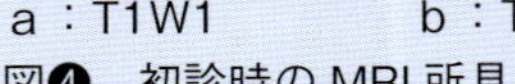

a：T1W1　b：T1　c：T2
図❹　初診時の MRI 所見

最も疑われる疾患名は？

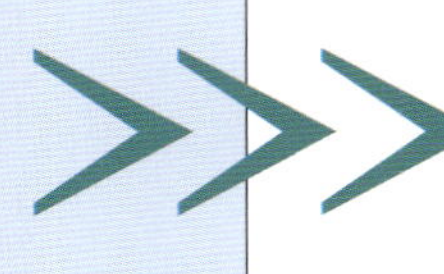

① 外歯瘻
② 炎症性疾患
③ 扁平上皮癌
④ 悪性リンパ腫

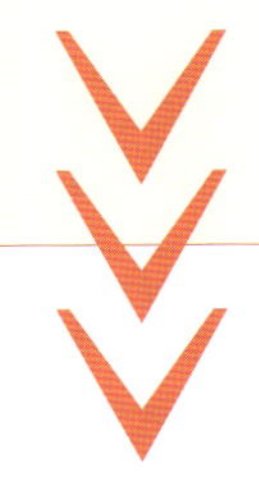

A.

メチシリン耐性黄色ブドウ球菌（MRSA）感染症は、発症すると医療関連感染として対応に苦慮することが多い。さらに近年、市中で感染が拡大している市中感染型 MRSA（以下、CA-MRSA）が臨床現場で大きな問題となっており、強毒素であるパントン・ヴァレンティン・ロイコシジン（以下、PVL）を産生する菌株の頻度が高いといわれている。

本症例では、右頬部腫瘤の一部を採取して、病理組織学的検査を行ったところ、悪性所見を認めず、細菌培養同定検査にて MRSA を検出した。薬剤感受性検査ではクリンダマイシンやクラリスロマイシンに耐性を示しており、バンコマイシンやアルベカシン、とくに ST 合剤であるスルファメトキサゾール・トリメトプリムでは感受性を示した（**表1**）。

MRSA-PVL 遺伝子検査（**図5**）では、PCR での増幅曲線では、①の陽性曲線と③の検体が類似の曲線を示し、融解曲線でも同様の結果が得られた。薬剤感受性検査に基づき ST 合剤を使用したところ、約2ヵ月かけて次第に腫瘤は消失し、再発所見もなく経過は良好である。

当院では、2008年7月から院内で発生したすべての MRSA 症例に対して PVL 遺伝子検査が行われており、現在 MRSA-PVL 陽性率は0.66%であった。PVL 陽性の MRSA の検出率は全国的に依然低いものの、重症例では壊死性肺炎、敗血症、脳膿瘍による死亡例が報告されている。そのため、MRSA の感染拡大予防の観点からすると、さまざまな可能性があるので、細菌検査を行うことが重要と考えられた。

表❶　細菌培養同定検査。薬剤感受性

抗生剤	感受性	MIC
ABK	S	≧0.5
CLDM	R	＞2.0
CAM	R	＞8.0
LZD	S	1.0
VCM	S	≦1.0
TEIC	S	≦2.0
ST	S	≦1/19

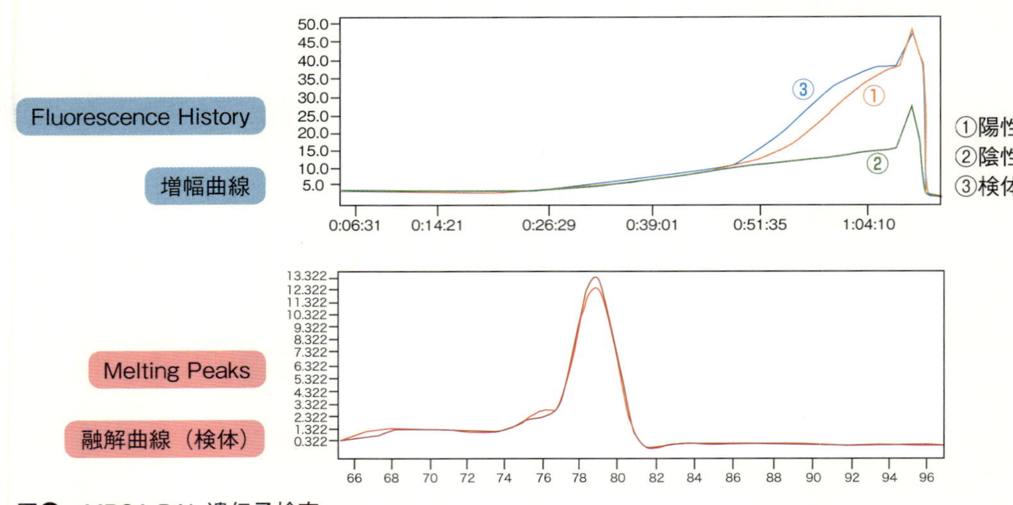

図❺　MRSA-PAL 遺伝子検査

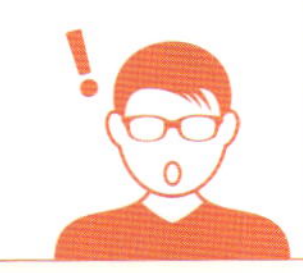

風岡宜暁
Yoshiaki KAZAOKA
愛知医科大学　歯科口腔外科
〒480-1195　愛知県長久手市岩作雁又1番地1

Q.120

口腔内の腫瘤

患者：2歳、男児（39週3,174gで出生）
主訴：口の中のできもの
現病歴：20XX年9月、21時ごろ、自宅で歯ブラシをくわえたまま転倒して顔面部を床に強打した。歯ブラシの柄は折れておらず、口腔内より出血があったため、救急車にて近医を受診した。異物の迷入や目立った外傷はなかったが、診察時に右側頬粘膜に腫瘤を認め、経口摂取困難であったために入院管理となり、精査目的で翌々日に当科を受診した。
現症：体温37℃、全身状態は良好であった。口腔内所見として、歯の動揺や破折はなかったが、右側頬粘膜耳下腺乳頭後方部に有茎性で弾性軟の腫瘤を認め、表面は壊死組織を思わせる偽膜を認めた（**図1**）。また、腫瘤による咬合障害、嚥下障害を認めた。
画像所見：CT画像では右側頬粘膜部から口腔内に突出した腫瘤を認めたが、周囲の骨吸収や骨破壊像は認めなかった（**図2**）。
血液検査所見：WBC8,700/μL（NEUT44.7%、EOSI7.0%、BASO1.3%、MONO9.5%、LYMP37.5%）、Hb13.3g/dL、PLT251×103/μL、CRP0.21mg/dL、AMY50IU/L、LDH322IU/L、AST24IU/L、ALT17IU/L、BUN3.8mg/dL、Cre0.2mg/dL

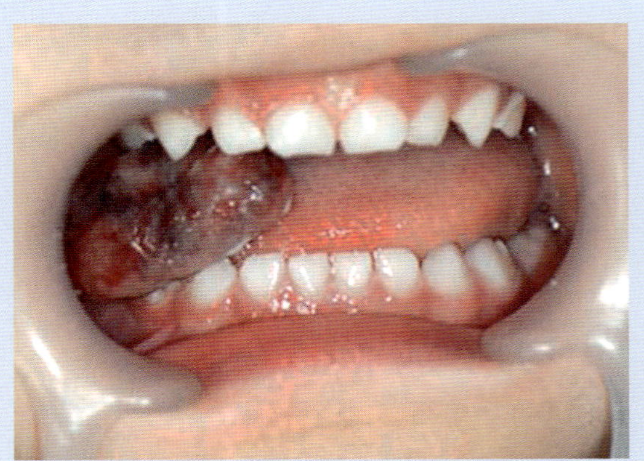
図❶　初診時の口腔内写真

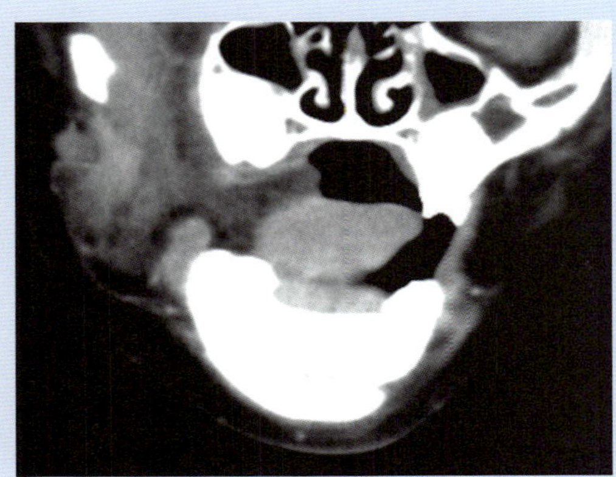
図❷　CT画像

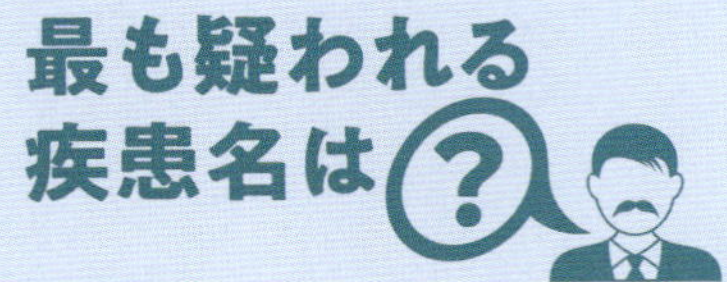

① 口腔内血腫
② 悪性腫瘍
③ 頬脂肪体ヘルニア
④ 化膿性肉芽腫

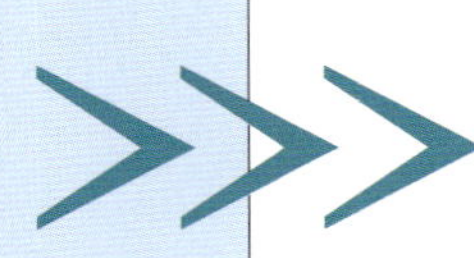

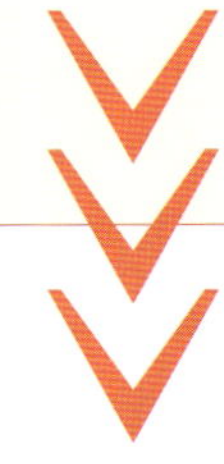

A.

外傷による頬脂肪体ヘルニアは1968年にClawsonらが最初に報告しており、わが国における小児外傷性頬脂肪体ヘルニアの報告は、筆者が渉猟したかぎり1979～2012年の自験例を含め31例で、男児15例、女児16例、平均年齢は2歳7ヵ月であった。歯ブラシによる原因が27例と大半を占め、治療に関しては切除27例、復位4例であった。

頬脂肪体ヘルニアの診断は、外傷の既往があるために容易ではあるが、本症例のように時間が経過した場合は腫瘍病変との鑑別が必要であり、迅速な処置および病理診断が重要となる。救急で歯科医院を受診した場合は、連携している耳鼻科または病院歯科等に依頼することが望ましいと思われる。

小児での口腔軟組織における外傷の原因の多くは、子どもが物をくわえたまま転倒し、受傷することによって生じるとされている。ある保健所の児童健診を受診した保護者のアンケートによると、約6割の子どもが歯ブラシをくわえて動き回っている実態が判明しており、このような事故を防ぐためにも、歯科医院でのブラッシング指導の際には安全に行う習慣および保護者に歯ブラシ事故について認識してもらい、注意喚起することが必要である。

処置および経過：本症例では初診の時点で受傷から1日以上経過しており、腫瘤による咬合不全で経口摂取が困難な状態であった。血液検査所見に異常はなく、経過から外傷性の脂肪体の逸脱と考えられたが、腫瘤の表面は壊死状の被膜で覆われており、腫瘤形成性の白血病などの腫瘍性病変の可能性も否定できなかった。即日に迅速生検を施行したところ、腫瘍病変ではなかったため、全身麻酔下で腫瘤を基部より切除した（**図3**）。

術後、創部の感染はなく、経過は良好であった。摘出物の病理組織学的診断は、脂肪組織であった（**図4**）。

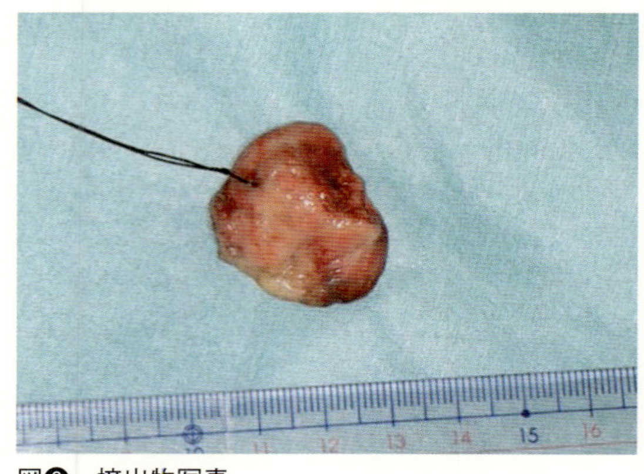

図❸　摘出物写真

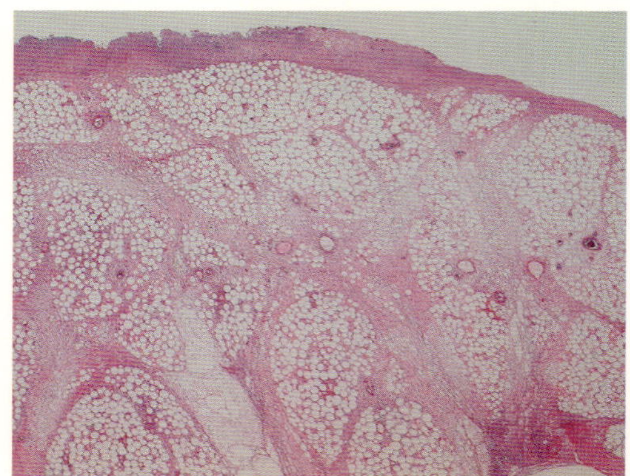

図❹　病理組織像（H-E染色×20）。一層の壊死組織に被覆された成熟脂肪細胞

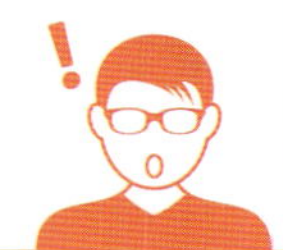

武内保敏
Yasutoshi TAKEUCHI
水戸済生会総合病院　歯科口腔外科
〒311-4198　茨城県水戸市双葉台3-3-10

Q.121

口唇の腫脹と発赤

患者：74歳、女性

主訴：口唇の腫脹および口唇周囲の発赤

現病歴：2012年5月ごろから口唇の腫脹を自覚するようになり、近くの皮膚科を受診し、白色ワセリン、ヒドロコルチゾン酪酸エステル（ロコイド®）の外用などで治療を受けた。しかし、症状の改善がなく、別の皮膚科を受診し、同年10月下旬、当院皮膚科を紹介され、受診した。同科にてジフルコルトロン吉草酸エステル（ネリゾナ®）外用で経過観察を行っていたが、症状の改善がなかったため、歯との関連を含めて精査目的に、当科に紹介受診となった。

既往歴：高脂血症

現症：全身所見に特記事項はなく、上下唇および周囲皮膚にわたる著明な発赤を伴った腫脹を認め、皮膚と赤唇との境界は不明瞭だった（図1）。接触痛が著明であったが、口唇の硬さは正常で、硬結は触知しなかった。口腔粘膜には異常所見は認めなかった。

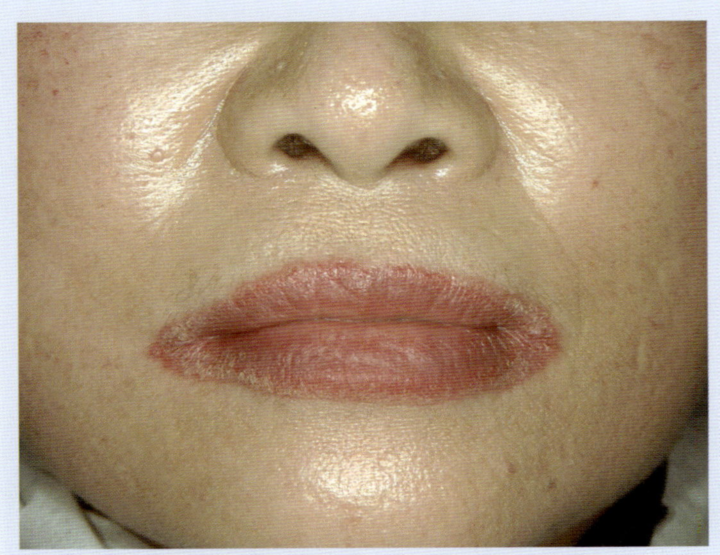

図❶　初診時の口唇

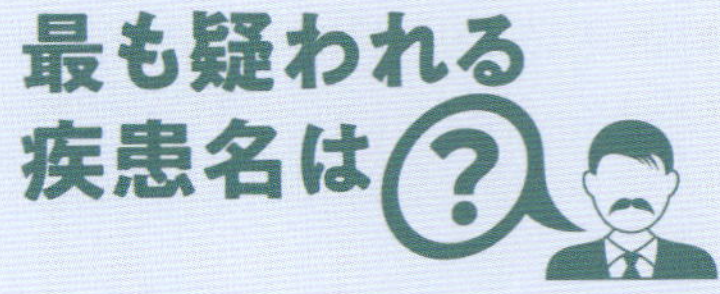

① 肉芽腫性口唇炎
② カンジダ性口唇炎
③ Quincke 浮腫
④ 接触性口唇炎

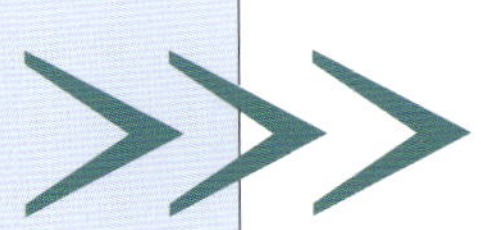

A.

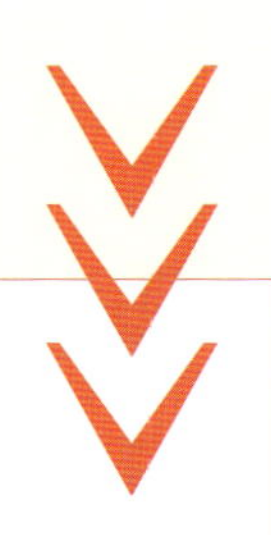

② カンジダ性口唇炎

診断と経過：下唇の生検を施行し、病理組織学的に、角質層に酵母状〜糸状の真菌の付着と好中球の浸潤像を認め、カンジダ性口唇炎と診断した（**図2**）。ケトコナゾール外用薬を開始し、１週間後には赤唇と皮膚との境界が明瞭になり、また、上下唇の腫脹、発赤は改善した。1ヵ月後には赤唇周囲の発赤はほぼ消失し、皮膚との境界も明瞭になった（**図3**）。

カンジダ性口唇炎：口唇紅部の皮膚炎などに対するステロイド薬の外用が起因となることも多いと考えられ、本症例でもステロイド薬の影響が疑われた。臨床的に、口唇紅部では鱗屑の付着と、その周囲皮膚に及ぶ著明な発赤が特徴的である。カンジダ性口唇炎の診断については臨床的特徴に加え、直接鏡検または生検が必要である。

肉芽種性口唇炎は上下口唇に生じるが、上唇に生じることが多く、無痛性でやや硬い、発赤を帯びた腫脹を示す。腫脹は突然発現し、持続的に経過する。顔面神経麻痺、溝状舌を伴うと、Melkersson-Rosenthal 症候群と呼ばれる。金属アレルギーや根尖性歯周炎に関連して生じることがあるが、Crohn 病やサルコイドーシスの部分症のこともある。病理組織学的に類上皮細胞、Langhans 巨細胞を含む肉芽組織を認める。

Quincke 浮腫は、皮下または粘膜下組織に突然発症する、限局性の浮腫性腫脹を来す疾患である。口唇に好発するが、口腔粘膜、顔面にも生じる。腫脹部は軟らかく、痛みや掻痒感などはない。抗ヒスタミン薬などの投与で比較的短期間で改善する。

接触性口唇炎は歯磨剤、食品、化粧品などに対するアレルギー性の反応である。歯磨剤や化粧品を変更した後に生じる。食品ではマンゴーによる口唇周囲炎が有名であるが、さまざまな食品添加物によって生じる。口唇およびその周囲に紅斑性の浮腫と微小水疱の形成が臨床的な特徴である。口唇ヘルペスと鑑別を要することがある。

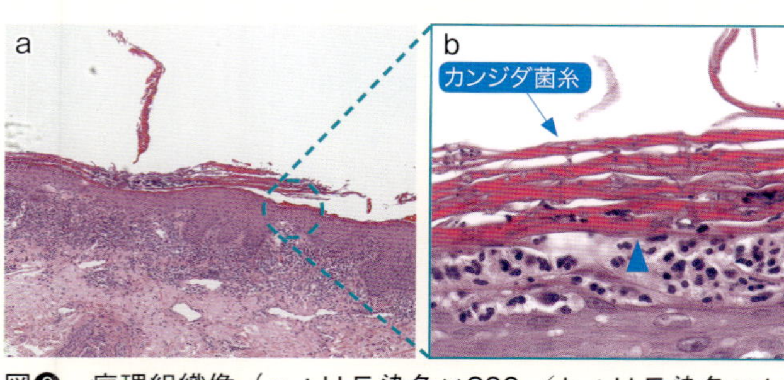

図❷　病理組織像（a：H-E 染色×200 ／ b：H-E 染色×1,000）。角質層部に真菌の付着を認めた（矢印）。また、白血球の浸潤（矢頭）が認められた

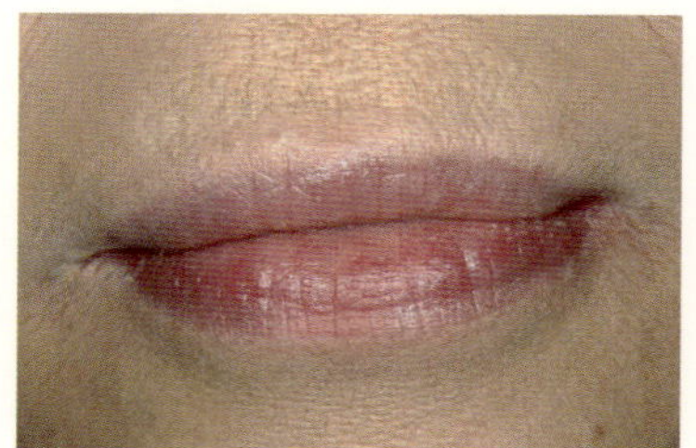

図❸　ケトコナゾール（ニゾラール®）外用開始から１ヵ月後、赤唇周囲の発赤はほぼ消失し、皮膚との境界は明瞭になった

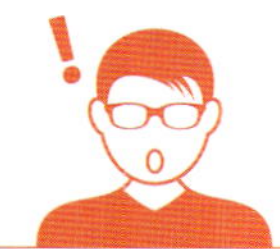

小澤通子　Michiko OZAWA
神部芳則　Yoshinori JINBU
自治医科大学　歯科口腔外科学講座
〒329-0498　栃木県下野市薬師寺3311-1

Q.122

新生児の口腔内腫瘤

患者：生後17日、男児

現病歴：出生時より口腔内の腫瘤を指摘され、近医小児科より当科に紹介された。

両親ともに既往はなく、在胎期間は41週と1日、自然分娩での出産であった。出生時の体重、身長はそれぞれ3,461gと50.5㎝で、アプガースコアは1分時で9点、吸啜反射、栄養状態および呼吸状態はすべて良好であった。

現症：

全身所見；左頬部に副耳を認める以外に所見はなく、授乳や発育にも問題はなかった。

口腔内所見；右頬粘膜から発生する有茎性の表面平滑、弾性硬の腫瘤を認めた（図1）。腫瘤は可動性があり、縦25㎜、横20㎜程度であった。その他、先天性歯などの異常所見はなく唾液の分泌も良好であった。

血液検査：特記すべき所見なし

画像所見：CTにおいて腫瘤に一致して硬組織様の不透過像を認めた（図2）。

超音波検査：あきらかな流入血管は認められず、複数の石灰化物を示す所見であった（図3）。

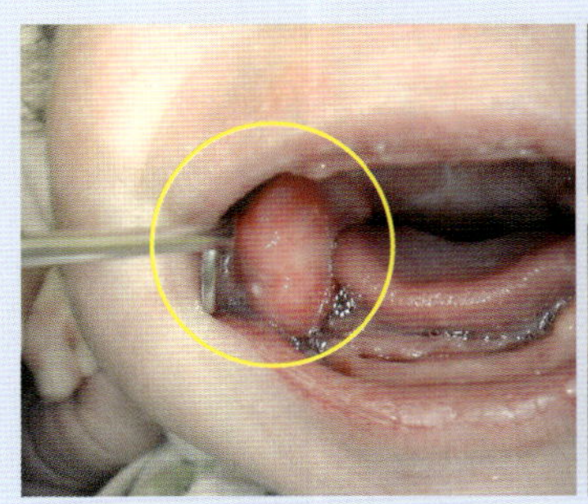
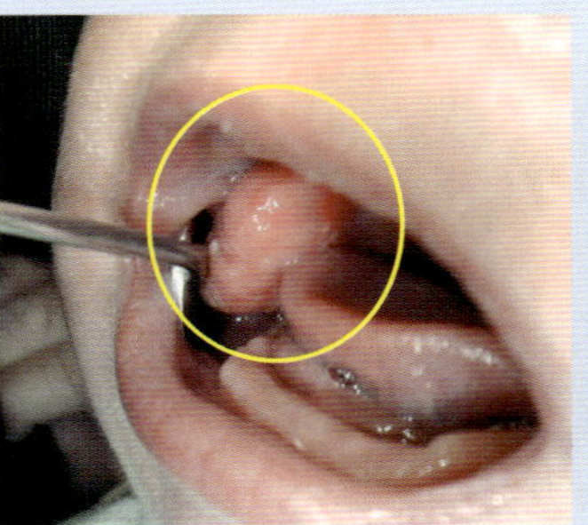

図❶　初診時の口腔内所見

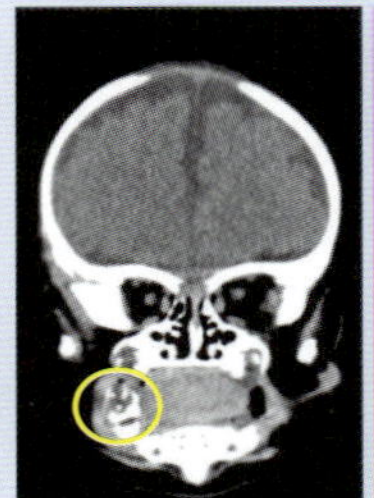
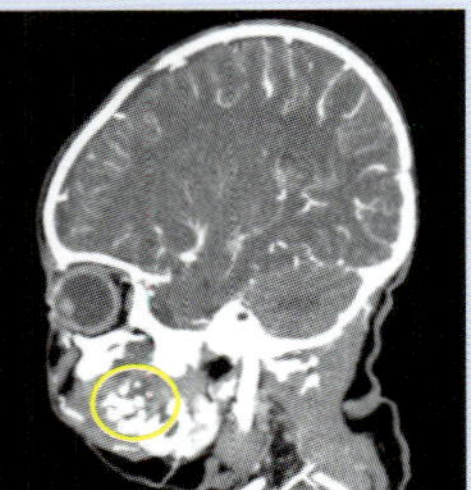

図❷　CT所見。右頬粘膜に石灰化物を認める

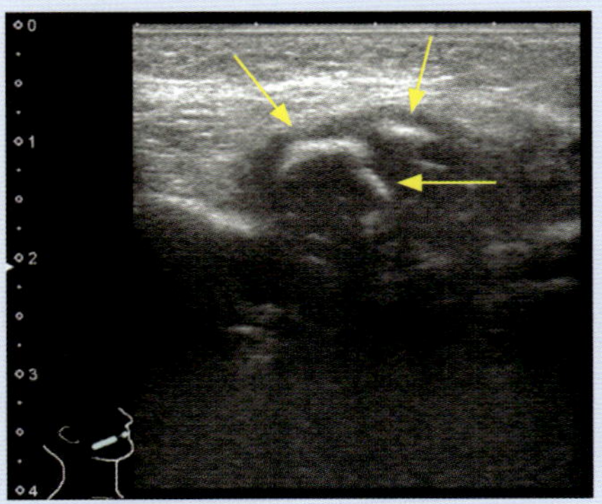

図❸　超音波検査

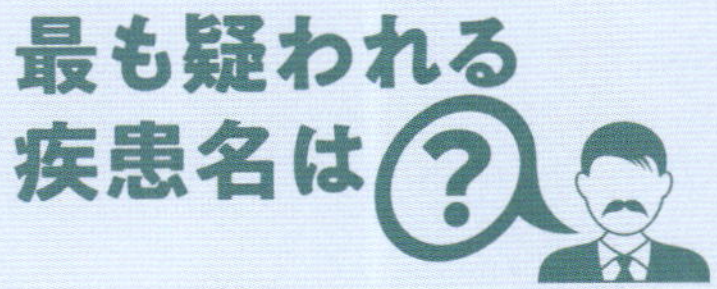

①粘液囊胞　②悪性腫瘍
③リンパ上皮性囊胞　④異所性歯牙腫

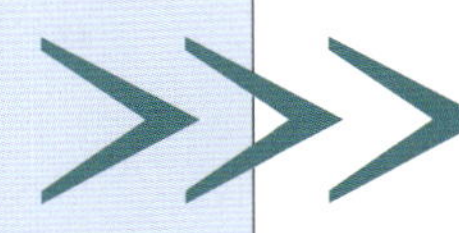

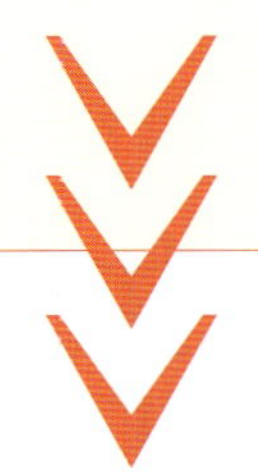

A.

④ 異所性歯牙腫

歯牙腫は、歯胚の形成異常から生ずる組織の形態異常で、複雑性歯牙腫と集合性歯牙腫に分類される。前者は解剖学的な歯の構造を示さない硬組織として、後者は歯の形態が確認できる硬組織として認められ、多くの症例で顎骨内に発生する。ほとんどの場合、無症状であることから、X線検査で偶然発見されることが多い。発育した場合には当該部位の顎骨の膨隆を認め、隣在する他の健常歯の萌出を阻害、歯根の吸収または歯列不正を惹起した場合には、摘出術の適応となる。また、無痛性で極めて緩慢に増大するが、鶏卵大以上になることは稀である。

好発部位については、複雑性歯牙腫では下顎大臼歯部に、集合性歯牙腫では上顎前歯部または下顎大臼歯部に頻発し、一定ではない。好発年齢は10〜20代であり、若年者に多くみられる。稀ではあるが、顎骨以外の異所性の歯牙腫も報告されている。その多くは歯肉や硬口蓋に発生したとされており、本症例のように顎骨に近接していない軟組織に存在する歯牙腫は極めて稀である。

新生児であり、有茎性の腫瘤性病変であったため、全身麻酔下で摘出術を行った(**図4、5**)。有茎性のため頬粘膜からの切除は容易で、出血もごく少量であった。摘出標本から、エナメル質や象牙質など歯の構造が確認できたため、集合性歯牙腫(**図6**)と診断した。

術前の画像所見で石灰化物が認められていたため、硬組織が関与した腫瘤病変であることは予想されていたが、歯牙腫の診断は病理組織検査で初めてあきらかとなった。顎骨内だけでなく、軟組織中にも歯牙様の硬組織が発生することを念頭におき、診療にあたる必要があると思われる。

現在、摘出術からおよそ2年が経過している。若干の頬粘膜の硬直がみられるほかは、開口障害もなく、咬合にも異常は認めていない。今後も、厳重に経過観察を行っていく必要があると思われる。

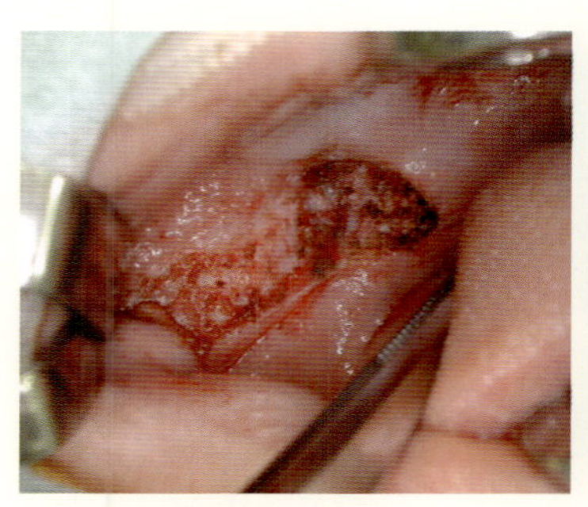

図❹　術中所見。切除後

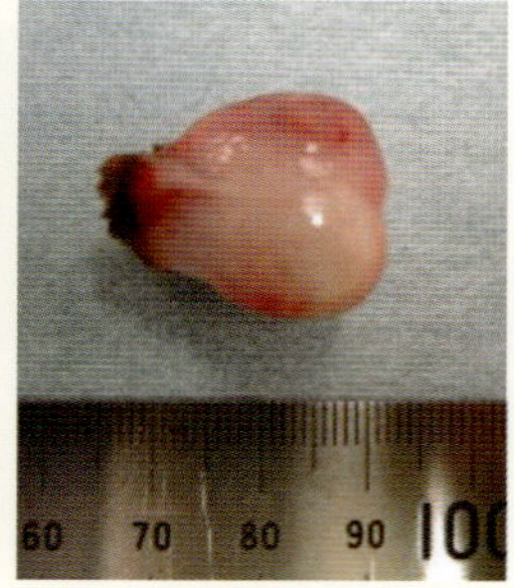

図❺　切除後の検体

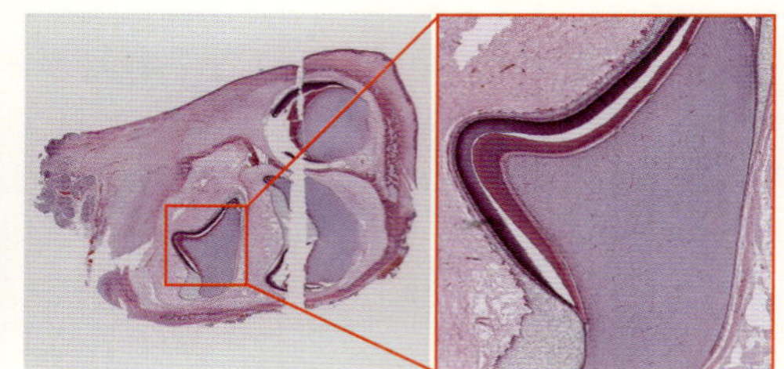

図❻　病理組織所見

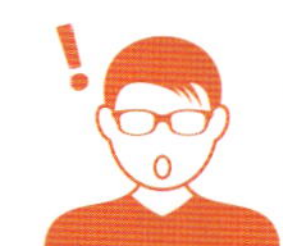

池田哲也　杏林大学医学部付属病院　顎口腔外科／耳鼻咽喉科
Tetsuya IKEDA　〒181-8611　東京都三鷹市新川6-20-2

Q.123 下顎臼後部の腫脹

患者：32歳、女性
主訴：右側臼後部の腫脹
既往歴：特記事項なし
現病歴：1年前より右側臼後部の腫脹を自覚するも、疼痛などの症状がないため放置していたが、徐々に増大してきたため近医歯科を受診。精査、加療目的に当科へ紹介受診となった。
現症：全身状態概良。口腔外所見では顔貌は左右対称、両側頸部リンパ節に異常所見は認めなかった。口腔内所見では右側下顎臼後部に径10mm大の類球形で、弾性やや硬、可動性のある腫瘤を触知した。被覆粘膜の色調はやや青紫色を呈しており表面は滑沢、周囲に硬結は触知せず、自覚症状は腫脹感があるのみだった（**図1**）。
初診時臨床検査所見：血液学的な異常所見なし
画像所見：MRI 画像では、7┐遠心舌側臼後部に径約11㎜大の境界明瞭な腫瘤性病変を認め、病変はT1で低信号、T2で高信号と低信号部分に分かれ、Gd 造影ではT2で低信号を認めた部位が造影されていた。また、拡散強調像では、T2で低信号を示した部位に拡散係数 ADC の低下を示す所見を認めた（**図2**）。

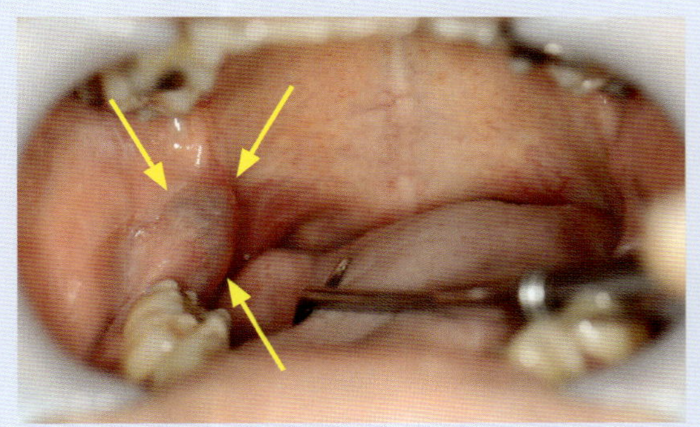

図❶　初診時の口腔内写真

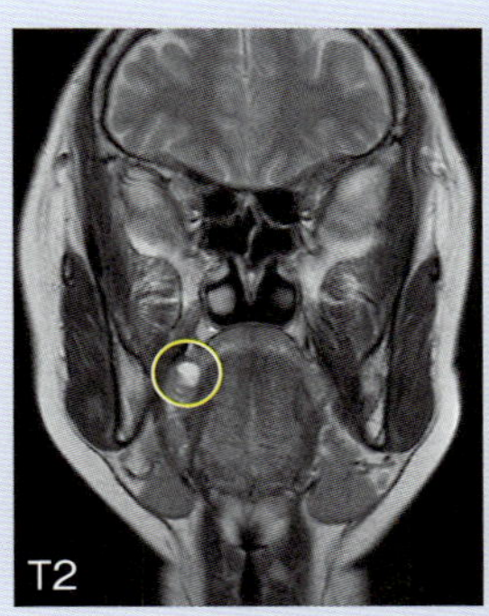

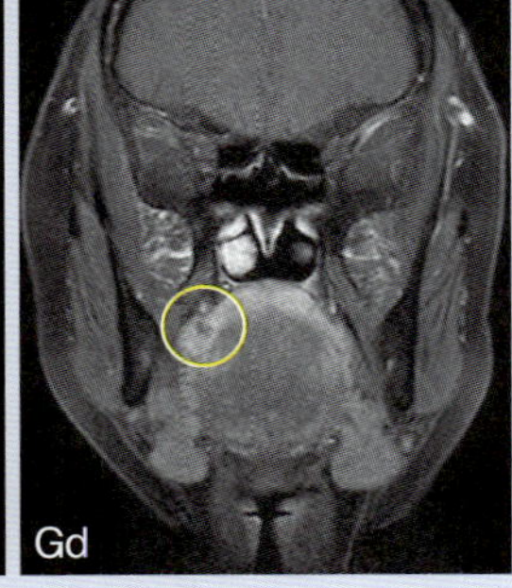

図❷　初診時の MRI 画像（造影）

最も疑われる疾患名は？

① 粘表皮がん
② 粘液嚢胞
③ 多形腺腫
④ リンパ管血管奇形

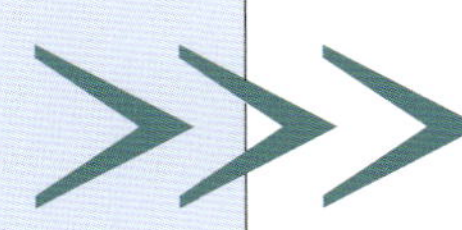

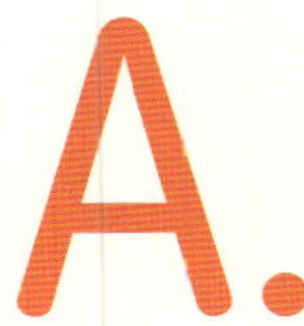

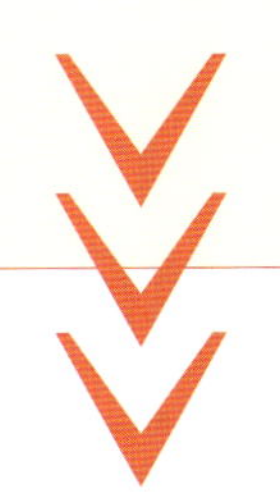

③ 多形腺腫

処置と経過：臨床経過および画像所見より、血管・神経・小唾液腺由来の嚢胞成分を伴う腫瘍性病変が疑われたが、粘表皮がんなどの悪性腫瘍を否定できない所見を認めたため、組織生検および試験穿刺は行わずに病変の全摘生検を行う方針とし、「右側臼後部腫瘍」の診断にて全身麻酔下で全摘生検術を施行した。術後2年6ヵ月で再発所見なく、現在のところ良好に経過している（**図3、4**）。

病理診断：H-E 染色では、腫瘍は充実成分と粘液成分を貯留した嚢胞状の部分から構成されていた。充実部分は、好酸性あるいは淡明な細胞質を有する筋上皮様腫瘍細胞のシート状ないし錯綜する増殖からなり、脂腺細胞の混在を散見し、わずかに粘液腫様の成分も認めた。核分裂像や細胞異形型は認めず、「多形腺腫」の病理診断となった（**図5**）。

解説：唾液腺腫瘍のなかで、多形腺腫の発生頻度は45～75%と文献によって差はあるが、最も高い発生頻度となっている。発生部位は口蓋が最も多く、口唇、頰粘膜、臼後部の順とされ、そのなかで臼後部の発生頻度は0.2～1.2%との報告もある。小唾液腺腫瘍は、組織学的にも腫瘍細胞の被膜外浸潤や異型性の強い細胞が散見されること、部位によって組織像が異なることがあるため、部分生検のみでは良性悪性の判断が困難との報告や、また舌、口底、臼後部の小唾液腺腫瘍の8～9割が悪性腫瘍との報告もあり、発生頻度の低い部位における腫瘍の取り扱いについては唾液腺悪性腫瘍の可能性を念頭に置く必要がある。安易な生検や試験穿刺、切開は厳に慎むべきであり、慎重な治療態度が必要である。

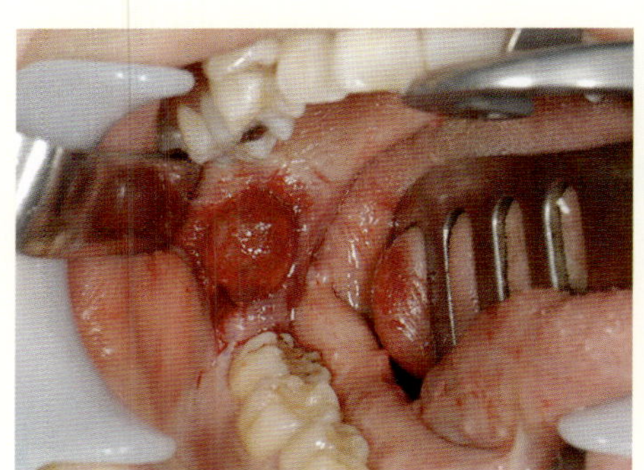

図❸　術中写真（全摘生検）

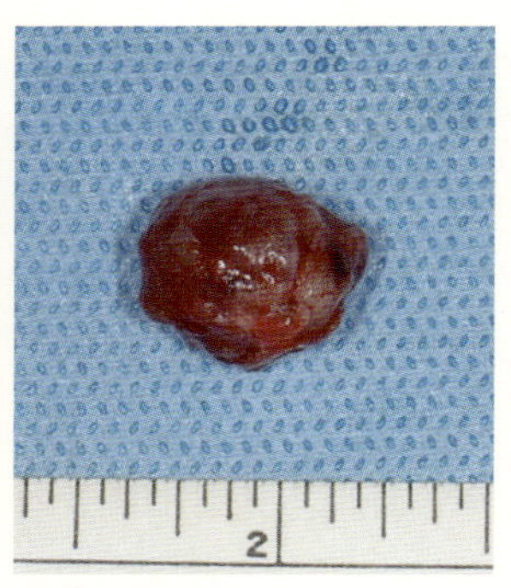

図❹　摘出物

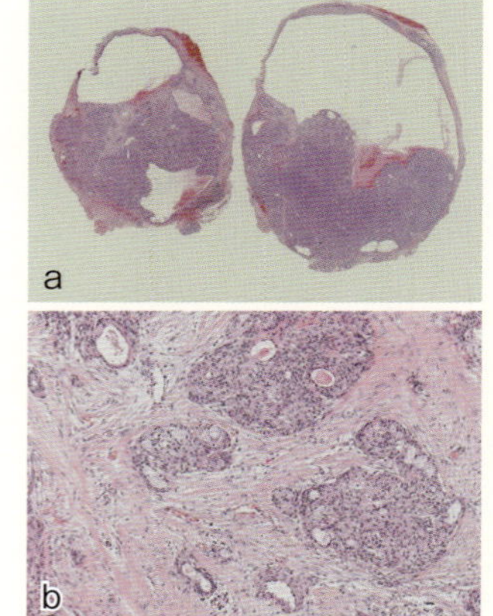

図❺　摘出物病理組織像（a、b：H-E 染色）

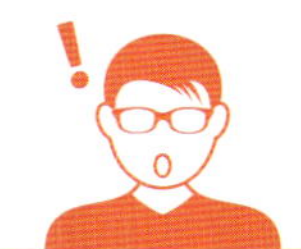

榊原典幸
Noriyuki SAKAKIBARA
日鋼記念病院　歯科口腔外科
〒051-8501　北海道室蘭市新富町1-5-13

●編集委員略歴

山城正司（やましろ　まさし）

1988年　東京医科歯科大学歯学部卒業
　　　　第一口腔外科（現顎顔面外科）入局
2007年　群馬県立がんセンター歯科口腔外科部長
2009年　東京医科歯科大学大学院顎顔面外科講師
2013年　NTT 東日本関東病院歯科口腔外科部長

《所属学会》
日本口腔外科学会　専門医・指導医
日本がん治療認定医機構　がん治療認定医（歯科口腔外科）
口腔腫瘍学会評議員、頭頸部癌学会評議員
口腔癌取扱い規約ワーキンググループ員

クイズで学ぶ口腔疾患123

発 行 日　2019年３月１日　第１版第１刷
編集委員　山城正司
発 行 人　濵野 優
発 行 所　株式会社デンタルダイヤモンド社
　　　　　〒113-0033 東京都文京区本郷3-2-15 新興ビル
　　　　　電話＝03-6801-5810㈹
　　　　　https://www.dental-diamond.co.jp/
　　　　　振替口座＝00160-3-10768
印 刷 所　共立印刷株式会社